科学出版社"十四五"普通高等教育本科规划教材

中医养生学

主 编 蒋力生 叶明花

科学出版社

北 京

内 容 简 介

　　本教材是科学出版社"十四五"普通高等教育本科规划教材。中医养生学是一门关于生命养护的基础理论、方法技术和实践应用的综合性应用型课程。主要内容包括养生发展简史、主要养生流派、养生基本理论、养生指导原则、养生内容方法、儿童期养生保健、青春期养生保健、中年期养生保健、老年期养生保健和女性养生保健。本教材编写秉承"以学生学习发展为中心"的教学理念，注重对学生的知识、能力和素养全方位的培养，着力于"立德树人"的根本任务，并体现教育部关于金课建设的"两性一度"要求。总之，本教材既有简便实用的养生内容知识，又有精深的思维拓展。

　　本教材适合于中医学、中医养生学、中医康复学、养老服务、健康管理等中医药多个专业的本科、高职高专、成人教育等学生使用，也切合于关注养生的社会大众阅读。

图书在版编目（CIP）数据

中医养生学 / 蒋力生，叶明花主编. —北京：科学出版社，2023.8
科学出版社"十四五"普通高等教育本科规划教材
ISBN 978-7-03-075615-2

Ⅰ.①中⋯　Ⅱ.①蒋⋯　②叶⋯　Ⅲ.①养生（中医）–高等学校–教材
Ⅳ.①R212

中国国家版本馆 CIP 数据核字（2023）第 092084 号

责任编辑：鲍　燕 / 责任校对：胡小洁
责任印制：赵　博 / 封面设计：蓝正设计

科 学 出 版 社 出版
北京东黄城根北街 16 号
邮政编码：100717
http://www.sciencep.com
三河市春园印刷有限公司印刷
科学出版社发行　各地新华书店经销
*
2023 年 8 月第 一 版　开本：787 × 1092　1/16
2025 年 2 月第二次印刷　印张：20 1/4
字数：481 000
定价：79.80 元
（如有印装质量问题，我社负责调换）

《中医养生学》
编 委 会

前　言

　　《中医养生学》是科学出版社"十四五"普通高等教育本科规划教材之一，为新编教材。

　　本教材编写之际，适逢党的二十大胜利召开，在党的二十大精神指引下，"健康中国"和"健康老龄化"战略建设积极推进，《"健康中国2030"规划纲要》等系列政策文件进一步落实，把"发展中医养生保健治未病服务"列为国家战略任务，表明中医养生保健在建设"健康中国"、发展中医药健康服务、发展中医药养老服务、抗击新冠疫情中越来越受到重视。为了适应新形势的发展和养生、养老、康复等专业教育教学的需要，培养高素质的中医养生保健专门人才，助推"健康中国"建设，本次教材编写秉承"以学生学习发展为中心"的教学理念，注重对学生的知识、能力和素养全方位的培养，在充分汲取《中医养生学》各版本教材成功经验的基础上，紧密结合中医养生保健研究的最新成果和编写者的教学实践经验，就有关内容进行了较大补充和调整。

　　本教材分绪论及上、中、下三编。绪论主要阐述中医养生的基本概念、基本理念和基本任务。上编为养生基础理论，概要阐述了中医养生的发展历史、养生流派、基本理论、主要原则等基础理论知识。中编为养生内容方法，重点介绍了养生内容方法的分类框架及精神情志、脏腑形体、四时起居、饮食服饵、气法丹功等五大类十四小类养生保健的内容和方法。下编为养生实践应用，主要着眼于儿童期、青春期、中年期、老年期及女性的养生保健，提出了五类不同人群的养生保健指导方案。

　　本教材特点及创新之处在于：

　　1. 坚持学术创新　首先是教材的框架设计，不唯在编的层面体现理论、方法、应用的逻辑理路，更主要的是在章节的内容安排上，全面展现了中医养生保健的知识体系，层次清晰，展开目录即可了解中医养生学的整体结构，便于认识学科的内在规律。其次是对养生内容方法的分类，第一次提出了五大类十四小类的分类框架，解决了历史上因养生内容宏富、方法繁芜而难以归类统计的问题。

　　2. 坚持课程育人　在全课程思政背景下，本教材着力于"立德树人"根本任务，关注中医生命观、健康观等方面的教育引领，引导学生树立敬畏生命、珍惜生命、养护生命最终达到享受生命的大健康理念，发挥课程育人功能。

3. 反映时代需求　老龄化社会的到来，"三孩"时代的开启，新冠疫情的影响，健康养护得到了全社会前所未有的关注，教材紧跟时代，及时反映中医养生保健的实践经验和科学研究成果，以便更好地服务于经济社会发展和大众百姓的健康需求。

4. 注重应用导向　教材下编专于应用，着眼于不同人群的全周期、全方位养生保健，以期为大众养生的良性发展提供指导。

教材编写全部由编委承担，最后由蒋力生、叶明花统稿、修改、审定。全书除绪论外，共 25 章，具体分工如下：绪论、第三章、第五章，由蒋力生、叶明花编写，第一章、第二章、第四章由叶明花编写，第六章由韩辉编写，第七章由胡英华、焦鸿飞编写，第八章由蒋维晟编写，第九章由曹峰编写，第十章由王河宝编写，第十一章由殷振瑾编写，第十二章由谈博编写，第十三章由刘华东编写，第十四章由叶耀辉、尹倩编写，第十五章由蒋力生、邓婷婷编写，第十六章由蒋力生、梁飞编写，第十七章由孙贵香编写，第十八章由张华编写，第十九章由蒋力生编写，第二十章由王英楣编写，第二十一章由侯江红编写，第二十二章由申冬冬编写，第二十三章由谢胜编写，第二十四章由石和元编写，第二十五章由邵梦秋编写。

本次编写，历时一年多，幸赖编委会全体老师通力合作，终于告成。需要说明的是，由于本教材的框架设计与历版教材有所不同，内容亦多有创新，编者初衷无非是想让教材结构更为科学合理，内容更为翔实完善，使用起来更为方便，但能否达到这个目标，有待教学实践的检验和读者的反馈。限于编者水平，书中的缺憾与纰漏在所难免，敬请各位同仁和广大读者提出宝贵意见，以便今后修订提高。

《中医养生学》编委会

2022 年 12 月

目　录

下 编 实践应用编

绪　　论

中医药文化作为人类伟大精神创造的天才代表，凝聚着中华民族深邃的哲学智慧和特定的精神情感，其灵魂深处蕴藏着中华民族古老的生命记忆，脉搏跳动始终贯穿着中华民族的文化特质和价值取向。中医药学是中国古代科学的瑰宝，也是打开中华文明宝库的钥匙。

中医养生是中医最具特色、最富魅力的组成部分，也是与世界上其他古代文明大异其趣的生命智慧。中医养生所创造的思想理论、方法技术和积累的经验体悟，不仅承传着中华民族对人类生命现象、生命奥秘的探索精神，更是中医药文化历久弥新、不断发展的内在动力和根本命脉。

一、中医养生的基本概念

（一）中医养生的基本内涵

中医养生是在中医理论指导下，遵循生命发展的规律，遵守普遍的社会伦理道德规范，倡导科学健康的生活理念和行为方式，并通过适合于个体差异的养生方法，以达到培植禀赋、促进发育、增强体质、预防疾病、维护健康、推迟衰老乃至延年益寿的目的。其中，增强健康是中医养生的核心主题。因此，中医养生，从根本来说是一门关于生命健康自我管理、维护和调节的艺术。

中医养生保健的基本内涵，主要包括以下几个方面。

一是有中医理论指导。中医养生理论是既源于中医理论，又独具特色自成体系，是以"天人相应""形神合一"为整体框架构建的，以"法于阴阳，和于术数"为养生总原则，运用中医理论指导保养精、气、神，并在养生实践的基础上形成的理论体系。中医养生学贯穿了中医学的基本思想，如整体观念、辨证论治、未病先防、三因制宜等；运用了中医学一些独特的理论，如阴阳五行、藏象经络、血气精神、体质情志等；使用了中医学独具风格的治疗方法，如针刺、灸法、按摩、方药、食疗等；它历经数千年的锤炼，具有悠久的历史和独特的民族风格。

二是遵循生命发展规律。中医学认为，"生、长、壮、老、已"不仅是人类生命发展的过程，也是生命活动的基本规律。生命的诞生、成长和衰老都是受自然规律限制的，在不同的生命过程或年龄阶段，人的生理、心理、精神表现各不相同，体质状态也有差异。这些都是自然规律支配的结果。因此，中医养生保健要善于探索、总结生命各阶段的发展特点，遵循生命健康发展的正常轨迹，根据不同年龄阶段的身心特点来确定养生原则和养生大法，真正掌握合乎生命规律的养生之道。既要遵从自然法则，以"自然之道，养自然之身"，又要顺从生命过程，围绕生命现象，"合道而养"，既不拔苗助长，也不"以生害生"。

三是遵守普遍的伦理道德规范。养生固然以个体为对象，但同样要以尊重他人为前提，不能因为个人修炼而影响、损害他人。同时，还要承担应有的社会家庭责任，不能为了个人养生而背弃家人，逃离现实，遁迹山林。

四是倡导科学健康的生活理念和生活行为方式，也就是正常的人生观和良好的生活行为习惯，这是人类共同的经验。中医养生学十分强调从自然环境到衣食住行、从生活爱好到精神卫生、从药饵强身到运动保健等进行较为全面的、综合的防病保健，把养生保健的理念落实到日常生活的各个方面，在生活中养生，在养生中生活。

五是强调全周期养生。养生从婴幼儿的培植禀赋、促进发育，直到老年人的健康养老，贯穿于生命的全过程。生命过程的各个阶段由于生理特点和社会经历的不同，养生的方略或侧重点各有不同，但基本的任务是预防疾病、维护健康、延缓衰老，而维护健康又是最核心的价值追求。

六是重视个体差异。养生方法千万种，只有适合养生者自身特点的方法，才是最好的、最有效的方法。中医养生保健十分重视按照不同情况区别对待，反对千篇一律、一个模式，而是针对各自的不同特点有的放矢，体现中医养生的辨人辨体施养思想。

（二）中医养生的相关学科

中医养生学是中医关于人体生命养护思想理论和方法经验的知识体系，是研究人类生命规律、衰老机制及养生原则、养生方法的一门学科。其研究对象主要是健康人群，属于第一医学范畴。其性质是一门涵摄多门学科内容的综合性应用型学科。

中医养生学外延广泛，至少涉及中医治未病、预防、保健、康复、抗衰老等多个知识领域或生理、心理、营养、社会、环境、气象、性科学、行为学、运动医学、体育医学、气功学、健身学等现代多个学科门类。

此学科与中医基础理论、中医康复学、中医老年病学、中医治未病学及预防医学、体育健身学等中西医学科有着某种亲缘关系，但由于各自的内涵不同，或邻近，或从属，还是有着明显的区别性特征。

1. 中医养生学与中医基础理论　中医基础理论是中医研究人体生命、健康、疾病、诊断、治疗、养生、康复的理论体系中最基本的，带有普遍适应性和基础性，能为中医各分支学科所认同和利用的理论学科。其研究对象是人体的生命、健康和疾病。其性质是一门基础理论和应用理论的奠基性学科。中医养生学的基本理论原为中医基础理论的重要组成部分。中医学关于生命与健康的认知、阴阳五行、脏腑经络、气血津液、精神情志等理论，不仅是中医养生的指导思想，也是中医养生理论的有机构成。在这一点上，两者有紧密的亲缘联系，但中医养生的方法、经验等应用理论，则已超出中医基础理论的范围。

2. 中医养生学与中医康复学　中医康复学，是以中医理论为指导，研究有利于疾病康复的各种方法和训练手段，促使伤残者、病残者、衰老者或急性病缓解期患者、精神障碍者、术后患者、低能畸形儿童等，在全身功能、精神与工作能力方面得到最大限度的恢复或改善，使他们尽可能地恢复生活自理和劳动能力的一门学科。其研究对象是特指疾病已被控制而疾病造成的影响尚未得到完全纠正这一特定领域，如病愈后衰弱体质的复壮，骨折愈后关节的僵直、肌肉萎缩的恢复，脑出血停止后丧失功能的恢复，人工替代部分（如假肢等）的功能锻炼等。其中，有关体质的复壮也属于养生学的内容，而有关功能训练则属于治疗学的内容。此外，人工肢体及其功能锻炼、器官移植术或人工支架等术后护理问题，则属于西医学中伴生的问题，在传统养生学中缺如。

3. 中医养生学与中医老年病学　中医老年病学，针对老年这一特定的人生阶段，以老年性疾病及其诊疗为主要研究内容。虽然老年病学和养生学都研究衰老的原因，探索延缓和控制衰老的途径、方法，都有如何保持老年人的健康、预防老年性疾病的发生等内容，但中医老年病学着重于老年性疾病治疗部分，而养生学是针对整个人生阶段，始终以维护健康为核心，而不局限于老年这一年龄段。

4. 中医养生学与中医治未病学　中医治未病学是一门新兴学科，也是国家中医药管理局列入重点建设的培育学科。它以中医"治未病"理论作为指导思想，主要研究各种未病现象的诊疗问题。治未病也是中医养生学的主要内容，但两者的区别在于：治未病针对的未病将病（或亚健康）或已病将传将变的疾病状态，着眼点在于"治"（诊断与治疗），而养生针对的是健康状态，重点在"养"。治未病以疾病为参照，着眼于亚健康人群，养生以健康为参照，着眼于健康人群。"治未病"的"未病先防"属于养生学的内容，而"既病防变"与"瘥后防复"则分别属于中医临床诊疗和康复的范畴。

5. 中医养生学与预防医学　预防医学更重视如何预防疾病，尤其是对于传染病和职业病，研制与应用各种预防药物和各种控制病因的手段等，以防范传染病、职业病、地方病等病种的发生。养生学虽也包括强身防病的内容，但只是其中的一部分。因此，养生学虽然涉猎广泛，但不如预防医学针对性强。且养生学主要着眼于健康的个体，而预防医学则往往需要动用政府、社会的力量。

6. 中医养生学与体育健身学　一般的体育健身不问形式和内容，都是从强身健体出发，如游泳、登山、跑步、射箭、下棋、打拳，均是养生的内容。但体育中的竞技，着眼点在于技能与体能的竞赛，并以胜负裁判结果，与中医养生目的不同，也不一定能达到长寿的目的。另外，如武术、技击等虽与太极拳相近，但重在打斗、制敌取胜，着眼点在于防敌卫身，而不是防病，与中医养生的宗旨迥然有别，故而不属于养生学的范畴。

二、中医养生的基本理念

所谓理念，就是基本的思想、看法、观点。通常认为，理念是行为的指导思想。中医养生理念，是中医在养生实践中经过长期的观察、体悟、分析、总结而形成的理性看法和见解，既是养生行为的本质反映，也是养生内在规定的表征。就中医养生而言，养生的方法千般万门，不是所有的方法都适合于每一个人，但是正确、科学的养生理念是引导养生活动理性、健康发展的思想基础。

中医养生的基本理念，表征四个方面的内容，即"敬畏生命，珍惜生命，养护生命，享受生命"。

（一）敬畏生命

"敬畏生命"是中医养生的前提。敬畏生命的根本因素，就是因为生命的化生非常神奇、非常偶然。《黄帝内经》多次提到"人以天地之气生，四时之法成""人生于地，悬命于天，天地合气，命之曰人"。人类虽然生活在地球上，但是人类的生命之纲是由自然来控制的，只有天地合气，人才能成为一个自然的完整的人。人源于天地之气，但气如何化生人，如何成就我们真实的生命本身，那是非常神奇、非常偶然的事，全凭造化，本乎自然，没有任何人力人为的安排。《尚书·周书·泰誓》早就指出："惟天地万物父母，惟人万物之灵。"认为天地万物，人是最神奇的存在。因此，对于这种自然造化，我们始终应该怀有一种敬畏之心。而且，只有树立了这种对生命的敬畏，才会增强我们的生命意识，无论是人类的整体，还是生命的个体，才会真正尊重生命，关爱生命。从人类整体来说，不仅要尊重个人的生命，也要尊重他人的生命；不仅要尊重人类的生命，也要尊重整个宇宙自然的生命。从个体生命来说，尊重生命就是不要亏待、轻视、践踏生命。实际上生命的偶然性，也蕴藏着宇宙自然的必然性、规律性。我们的生命看似偶然，实际上是天地造化的必然，受着宇宙万物规律的支配，体现着一定的规律性。为此，人一出生，就是这个世界上唯一的不可替代的个体。明白了这个道理，我们就应该树立起人生的自信和担当。有了这种敬畏之心，人作为万物之灵的高贵也才能由此而建立起来。

（二）珍惜生命

"珍惜生命"是养生的关键。生命只有一次，不可重来，而且生命非常短暂，百年如寄，所以生命非常珍贵，必须珍惜。

重视生命，追求人生快乐愉悦，始终是中医养生的价值取向。中医养生伊始，就继承了中华传统文化万物人为贵的思想，尤其是充分吸取了先秦杨朱学派"贵己为我""轻物重生"的合理价值观，并由此构建起以尊重生命、珍惜生命和养护生命为核心内涵的中医生命伦理学。首先，中医学认为天地造化，万类竞争，人为万物之灵，最为宝贵。如《素问·宝命全形论》说"天复地载，万物悉备，莫贵于人"；葛洪《抱朴子》说"陶冶造化，莫灵于人"；《无上秘要》称"一切万物，人最为贵"。其次，中医学认为作为万物之灵的人，最宝贵的就是生命。《太平经》说："天地之性，万二千物，人命最重。"陶弘景《养性延命录》说："禀气含灵，唯人最贵。人所贵者，盖贵为生。"孙思邈讲："人命至重，有贵千金。"

以上这些观点，是从生命的宝贵立言，而从生命的短暂来说，庄子说得最为直白，"人生天地之间，若白驹之过隙，忽然而已"。人的一生就像一匹骏马跨过一条隙缝，一呼而过，忽然而已，非常短暂。《西山卫生歌》也说："万物惟人为最贵，百岁光阴如旅寄。"人生即使能活到一百岁，也就好像是在旅馆里住过一晚而已。生命不仅短暂，而且生命只有一次，不能重生。《太平经》指出："人居天地之间，人人得一生，不得重生也。"正因为生命只有一次，所以珍惜生命就是人生的第一要务，故《太平经》告诫说"要当重生，生为第一"。葛洪《抱朴子·内篇·勤求》发挥《吕氏春秋》"重己"的思想，指出："生之于我，利亦大焉。论其贵贱，虽爵为帝王，不足以此法比焉；论其轻重，虽富有天下，不足以此术易焉。故有死王乐为生鼠之喻也。"所有这些记载，不管是道家的，还是医家的，立意无非是要珍惜自己的生命，保命全身，因为生命的存在是一切的前提。

（三）养护生命

养生就是"养护生命"。"养护生命"指的就是中医养生的措施、方法和途径。"凡物养则寿，不养则坏"。任何物体，保护保养得好，使用的时间就长，不善于保养，就容易败坏、毁坏、损坏，或者自然地腐朽变坏，使用的时间就会缩短。同样，人体的生命，人体的脏腑器官、气血津液，如果能够通过一定的方法措施加以维护、加以调节、加以管理，其存续的时间就必然会延长。陶弘景《养性延命录·卷上》说："人生而命有长短者，非自然也，皆由将身不谨，饮食过差，淫泆无度，忤逆阴阳，魂神不守，精竭命衰，百病萌生，故不终其寿。"宋代本草学家唐慎微《重修政和经史证类备用本草·卷第一·新添本草衍义序》说："身以安乐为本，安乐所可致者，以保养为本。世之人必本其本，则本必固。本既固，疾病何由而生？夭横何由而至？此摄生之道无逾于此。夫草木无知，犹假灌溉，矧人为万物之灵，岂不资以保养？然保养之义，其理万计。约而言之，其术有三：一养神，二惜气，三隄疾。"又说："夫安乐之道，在能保养者得之。况招来和气之药少，攻决之药多，不可不察也。是知人之生须假保养，无犯和气，以资生命。才失将护，便致病生，苟或处治乖方，旋至颠越。防患须在闲日，故曰安不忘危，存不忘亡，此圣人之预戒也。"张景岳《类经·摄生》也说："节饮食以养内，慎起居以养外，不妄作劳以保其天真，则形神俱全，故得尽其天年。"

（四）享受生命

"享受生命"是中医养生的目的。传统养生的最高目标是健康长寿，不仅健康，而且长寿，尤其是道家养生更是要成为神仙。神仙的概念在中国传统文化里，不仅是长生不死的代称，更是幸福快乐、无忧无虑、逍遥自在的象征。毫无疑问，健康长寿是人类永恒的追求，不管是哪一个民族、哪一个国家、哪一个地区的人都希望健康长寿。《"健康中国2030"规划纲要》明确提出："实现国民健康长寿，是国家富强、民族振兴的重要标志，也是全国各族人民的共同愿望。"古往今来，长寿文化是中华传统文化独具特色的内容，在世界文化史上也很有影响，有别于世界上其他的文化。特别是道家养生企图超脱生命的限制，实现长生不老甚至长生不死的成仙愿望，更是与世界上其他民族文化截然不同。但也要看到，影响长寿的因素很多，既有先天禀赋的关系，也有后天自然环境、社会环境、行为因素、疾病损伤等影响，不是说养生就一定能够长寿，正如《吕氏春秋》所言"长也者，非短而续之也，毕其数也"。养生只不过"尽数"而已。

唯其如此，"享受生命"才是养生的目的。生命的存在是最大的快乐和幸福。过好每一天，享受生命的快乐和幸福，就是养生的价值和意义所在。"享受生命"就是要以一种美的心怀、美的眼光、美的意境去充分体味生命过程的美妙和快乐，把自己当成世界上最高贵、最快乐、最自由、最幸福的人。要明白我们每一个人来到这个世界上，就是给这个世界添光加彩的，是这个世界不可或缺的一份子，同时也是受自然安排来享受世界之美、人生之美的唯一担当者，所以我们不要怨天尤人，哀叹某些我们认为不顺眼的事物和现象，我们应该时刻保持一种审美的情怀，去欣赏这个世界，去体味这个世界，把人生的美妙、生命的快乐融化在我们的精神享受里面。享受生命就是享受我们来到人间的美好，享受我们生命的过程，让我们生命的晴空绚丽多姿，精彩纷呈。

三、中医养生的基本任务

预防疾病、维护健康、延缓衰老，是中医养生的三大基本任务。几千年来，中医养生紧紧围绕这三大任务，发明了众多的养生方法，积累了丰富的经验，形成了博大精深的思想理论，由此构筑起独具特色的中医养生文化。

（一）预防疾病

预防疾病，是中医养生的基础和出发点，中医养生的历史就是因为预防疾病的需要而展开的。中医很早就提出了"治未病"的概念。"治未病"，既是一个文化概念，又是一个技术概念。

从文化层面来讲，"治未病"是中华民族忧患意识在身体文化上的突出体现。早在中国最古老的一部历史文献《尚书》中就提出了"有备无患"的理念，主张"事事乃其有备，有备无患"，充分认识到了预防的重要性和普遍性。春秋时期，"有备无患"的思想进一步发展。在中国古代另一部文化典籍《周易》中，不仅鼓励人们要培养"自强不息"的精神，还告诫人们要"夕惕若厉"，每天保持高度的警惕，慎重对待一切事情，以防灾难和不吉利的事件发生。《左传》还提出了"居安思危"的古训，提醒人们要在安全和平的常态下想到危险因素的存在。这个时期的老子、孔子，分别是道家和儒家的代表人物，两人都从身体文化的向度，直接提出了慎重对待疾病的问题。老子讲："夫唯病病，是以不病。"认为时刻警惕疾病的发生，加强预防，才不会发生疾病。老子还提出"为之于未有，治之于未乱"的主张，认为疾患祸乱都要在形成或发生前加以防备。孔子一辈子担心三件事：斋、战、疾，把疾病的发生看得像战争的发生一样严重，提出"君子以思患而预防之"的告诫，要求人们加强防患于未然的意识。战国时期，"备豫不虞"被作为一种社会责任来推广。总之，在中国传统文化里，"凡事豫则立，不豫则废""防患于未然"，不仅是一种社会理念，更是一种安身立命的处世准则。

从技术层面来讲，"治未病"是中医执业的一条行业规则。中医经典著作《黄帝内经》早就指出："是故圣人不治已病治未病，不治已乱治未乱。"认为等到疾病已经形成再去用药物治疗，祸乱已经发生再去想办法平息治理，就像口渴了才去挖井，打仗了才去铸造兵器一样，那不是太晚了吗？与《黄帝内经》同时代的另一部古书《淮南子·说山训》也提出："良医者，常治无病之病，故无病。圣人者，常治无患之患，故无患也。"主张一个高明的医生要能"治无病之病"，即在没有疾病的时候加以调理养护，以防疾病的发生。

古代把医生分为上、中、下三等，称为上工、中工、下工。只有那些善于治未病，让人不生病的医生，才是最高明的医生，才可称之为"上工"。

近年来，"治未病"这个古老的理念受到前所未有的重视，不仅在行业内，治未病成为新的业态形式，在社会上，治未病概念也逐渐为人们所了解。特别是全国范围内实施治未病健康工程以来，治未病工作呈现繁荣发展的局面。一是中医院治未病科室建设长足发展，全国县级以上中医院基本上均已设立治未病中心或科室，并按照《中医医院"治未病"科建设与管理指南（修订版）》的要求，对中医治未病的行政管理和技术实施提出了规范。二是治未病学术研究深入发展。据初步统计，近五年发表有关治未病的学术论文已逾万篇，学术著作数十部。特别是"世界中医药联合会中医治未病专业委员会"于2016年在南京成立，并已召开四届"国际中医治未病学术大会"，说明科研力量正在加强。三是中医治未病已纳入中医高等教育内容，"中医治未病学概论"已成为中医院校的基础课程。四是由于电视、网络、手机终端等信息媒体的推介，治未病的理念、知识和易于掌握的技术方法，得到广泛传播。

当然，我们应该清醒地意识到，治未病健康工程的实施还面临许多困难，还有许多繁重的任务等待完成。如"治未病的内涵研究，治未病的能力与服务内容，治未病的技术体系"等，都是亟待解决的问题。

（二）维护健康

维护健康，是中医养生的核心价值追求。在养生的三大任务中，预防疾病的目的就是保持人体的健康状态不受影响，而健康又是延缓衰老的前提。

中医养生为了实现维护健康的价值追求，不仅凝练了科学的养生理念，确立了切实的养生原则，更重要的是创造发明了许多养生的方法，积累了丰富的经验，形成了博大精深的养生理论，从而为中华民族的繁衍昌盛和文明进步做出了巨大贡献。

纵观人类社会发展的历史，健康问题始终是国家、民族生存发展的根本问题。在中华民族的记忆里，一百六十多年前的中国，由于清政府的腐败无能，国弱民穷，集体沦为"东亚病夫"的境地，因而受到世界列强的侵略欺凌，人民普遍陷入战争、灾难、饥荒、瘟疫的不幸之中，民族生存到了最危险的时刻。这段噩梦般的历史，至今仍然是中华民族最惨痛的记忆。新中国成立后，党和政府在领导社会经济发展的进程中，始终把人民的安康放在首要的位置，在大力发展人民卫生事业，改善医疗卫生条件，提高医疗水平的同时，还特别重视开展爱国卫生和全民健身运动，人民的健康素养和健康水平均获得大步提高。进入21世纪以来，中国政府大幅度增加对人民健康的投入，促使我国主要健康指标获得明显改善，人民的健康感、幸福感不断提高。特别是党的十八届五中全会，确立了建设"健康中国"的战略目标，紧接着又召开了全国卫生与健康大会，并制定了《"健康中国 2030"规划纲要》（以下简称《纲要》），标志着我国卫生与健康工作进入了一个全新的阶段，具有重要的里程碑意义。《纲要》指出："健康是促进人的全面发展的必然要求，是经济社会发展的基础条件。实现国民健康长寿，是国家富强、民族振兴的重要标志，也是全国各族人民的共同愿望。"习近平总书记在全国卫生与健康大会上强调："没有全民健康，就没有全面小康。要把人民健康放在优先发展的战略地位，以普及健康生活、优化健康服务、完善健康保障、建设健康环境、发展健康产业为重点，加快推进健康中国建设，努力全方位、全周期保障人民健康，为实现'两个一百年'奋斗目标、实现中华民族伟大复兴的中国梦打下坚实健康基础。"

　　《纲要》不仅提出"共建共享，全民健康"是建设健康中国的战略主题，还明确制定了到 2030 年具体实现的五大目标，即人民健康水平持续提升，主要健康危险因素得到有效控制，健康服务能力大幅提升，健康产业规模显著扩大，促进健康的制度体系更加完善。同时，《纲要》还规定了健康水平、健康生活、健康服务与保障、健康环境、健康产业等五个领域的健康中国建设主要指标。这个《纲要》，是推进健康中国建设的宏伟蓝图和行动纲领。

　　为了细化落实《纲要》提出的健康中国建设目标和任务，2019 年 6 月国务院又发布了《国务院关于实施健康中国行动的意见》，为健康中国建设提出了具体的行动部署。《健康中国行动》明确提出，健康是个人、家庭、社会、政府、国家的责任，根本的目的就是提高全民健康水平。

　　《健康中国行动》主要内容是启动实施十五项重大行动，第一项就是健康知识普及行动。从个人和家庭的层面来说，就是要自主自律、健康生活。倡导每个人是自己健康第一责任人的理念，激发居民热爱健康、追求健康的热情，养成符合自身和家庭特点的健康生活方式，合理膳食、科学运动、戒烟限酒、心理平衡，实现健康生活不生病、少生病，提高生活质量，延长健康寿命。同时学习了解、掌握中医养生保健知识，应用适宜的中医养生保健技术方法，开展自助式中医健康干预。从社会和政府的层面来说，就是要普及知识、提升素养。把提升健康素养作为增进全民健康的前提，根据不同人群特点有针对性地加强健康教育与促进，让健康知识、行为和技能成为全民普遍具备的素质和能力，实现健康素养人人有。在中医健康教育方面，"深入实施中医治未病健康工程，推广普及中医养生保健知识和易于掌握的中医养生保健技术和方法"，同时还要继续"开展'中医中药中国行'活动，推动中医药健康文化普及，传播中医养生保健知识"。因此，无论从满足群众需求还是从承担社会责任来说，宣传普及中医养生保健治未病知识，推广应用适宜的中医养生保健方法技术，是每一个中医药工作者责无旁贷的任务和担当。

　　《纲要》还提出"充分发挥中医药独特优势""发展中医养生保健治未病服务"，明确规定："实施中医治未病健康工程，将中医药优势与健康管理结合，探索融健康文化、健康管理、健康保险为一体的中医健康保障模式。鼓励社会力量举办规范的中医养生保健机构，加快养生保健服务发展。拓展中医医院服务领域，为群众提供中医健康咨询评估、干预调理、随访管理等治未病服务。鼓励中医医疗机构、中医医师为中医养生保健机构提供保健咨询和调理等技术支持。开展中医中药中国行活动，大力传播中医药知识和易于掌握的养生保健技术方法，加强中医药非物质文化遗产的保护和传承运用，实现中医药健康养生文化创造性转化、创新性发展。"

　　《纲要》和国务院 2016 年 2 月 22 日印发的《中医药发展战略规划纲要（2016—2030年）》、国务院办公厅 2015 年 4 月 24 日印发的《中医药健康服务发展规划（2015—2020年）》等文件一脉相承，均把"大力发展养生保健服务"列为重点任务，表明中医养生保健治未病在建设"健康中国"、发展中医药健康服务中，越来越受到重视。因此，如何贯彻落实《纲要》的规定，加快中医养生保健体系建设，提升中医养生保健服务能力，发展中医药健康养老服务和健康旅游服务，加强中医养生文化内涵建设与扩大对外交流活动等，既是中医养生保健助推"健康中国"建设的繁重任务，也是中医养生保健获得发展的巨大空间和绝好机遇。

（三）延缓衰老

衰老是人类必然经历的生命现象。但防止衰老、延缓衰老始终是人类孜孜以求不断探索的共同课题。中医学认为，"衰"是伴随"老"而出现的各种虚损不足的生命状态。"老而且衰"是一种生命必然，"老而不衰"是中医养生追求的目标，"未老先衰"是一种病理状态。中医养生就是要防止未老先衰，并尽量达到老而不衰。早在《素问·上古天真论》就提出了"却老全形""益寿而强"的命题，并且认为人的发育成长及衰老死亡与一种叫"天癸"的物质相关。天癸至则女子任脉通、太冲脉盛，月事来临而有子，男子则精气溢泻，阴阳脉和而有子；天癸竭则男女皆形坏而衰。在此基础上，中医学认识到，衰老的原因尽管是多方面的，但总不外乎体质禀赋、五脏虚损及气滞痰凝血瘀等几个方面。

针对以上衰老的原因，中医养生提出了一整套预防衰老、延缓衰老的方法，并在长期的实践中积累了丰富的经验。

在技术层面，营养抗衰老、药物抗衰老和心理抗衰老，中医学都有原创性成果，例如，营养抗衰老的食疗食养膳食，药物抗衰老的各种药方、药茶、药酒、药膏、药丸，心理抗衰老的各种情致或雅趣，还有许多抗衰老的功法、器具等。在经验总结层面，自《黄帝内经》提出"却老全形"的命题以后，历代不少医家都有个人养老的经验披露，如葛洪《抱朴子·内篇》的金丹服食、陶弘景的针灸按摩，均有独到体会。孙思邈的"养老大例"，是一份简略的养老方案。陈直的《奉亲养老书》、邹铉的《寿亲养老新书》，是包含四时、起居、饮食、服饵及精神调养的综合养老方案。曹庭栋的《老老恒言》所载"粥谱"，可以看作是古代营养抗衰老的特色方案。凡此种种，都是值得深入研究的古代养老智慧。因此，系统发掘整理中医抗衰老的经验，特别是普及推广中医养生防衰老的先进理念和有效措施，开发抗衰老的中药产品或保健产品，对于提高健康寿命，积极应对人口老龄化，一定会有更大的贡献。

新中国成立以来，特别是改革开放以来，我国健康领域改革发展取得显著成就，人民健康水平和身体素质持续提高，2022 年我国人均预期寿命达到 77.93 岁，已经超过上、中等收入国家平均水平。按照《纲要》制定的指标，人均预期寿命到 2030 年将达到 79 岁，接近高收入国家水平，而要实现这个目标，中医养生保健需要承担的任务主要有两个。

一是防治老年性疾病。实施中医治未病工程，在防治老年性疾病方面，利用中医药和非药物疗法如针灸、气功、推拿等，在延缓衰老及防治阿尔茨海默病、骨质退行性病变、帕金森综合征、中风等方面可以发挥显著的治疗作用。争取积极的预防措施，对于控制老年性疾病的发生、减轻社会和家庭负担，也必然带来积极的影响。

二是防治慢性病。由于引起慢性病的危险因素没有从根本上得到控制，如吸烟、酗酒、高盐、高脂、少动等不良生活行为，以及现代经济社会快速发展带来的生活、工作压力所造成的健康影响，导致近年来慢性病患病率持续上升，我国慢性病的总体防控形势依然严峻。要破解慢性病的社会难题，积极实施中医治未病健康工程，坚持预防为主，注意从源头上控制慢性病的发生、流行，特别要强化健康教育和健康促进，动员全民参与，倡导科学和健康的生活行为方式，营造养生保健的环境与氛围，把养生保健治未病融入到群众的日常生活中去，以便提高全民的健康素养，使中医药在慢性病防治和康复方面发挥更好的作用。

一方面，我们希望达到接近高龄期的人均预期寿命；另一方面，我们又要积极应对老龄化社会加速带来的各种问题，这就要求我们必须具备清醒的意识和高超的智慧。

自 1999 年我国进入老龄化社会以来，不过二十来年时间就已处于人口老龄化进程加速阶段。根据国家统计局《2022 年国民经济和社会发展统计公报》的数据，截止到 2022 年年底我国 60 周岁以上人口达到 2.8 亿，占总人口的 19.8%，其中，65 周岁以上人口近 2.1 亿，占总人口的 14.9%。目前我国已全面呈现老年人口基数大、增速快、高龄化、失能化、空巢化的明显趋势。老龄人口的天年颐养、生活照料、疾病治疗、康复护理、身心健康、精神安抚、文化娱乐等复合需求日益凸显。为了积极应对老龄化社会的挑战，实现"健康老龄化"社会目标，《中医药发展战略规划纲要（2016—2030 年）》的第 9 项任务是发展中医药健康养老服务，具体要求是"推动中医药与养老融合发展，促进中医医疗资源进入养老机构、社区和居民家庭。支持养老机构与中医医疗机构合作，建立快速就诊绿色通道，鼓励中医医疗机构面向老年人群开展上门诊视、健康查体、保健咨询等服务。鼓励中医医师在养老机构提供保健咨询和调理服务。鼓励社会资本新建以中医药健康养老为主的护理院、疗养院，探索设立中医药特色医养结合机构，建设一批医养结合示范基地"。健康养老的关键有两点：一是提高健康寿命；二是稳定、保持高龄老年人的自理能力，保证老年人的生命、生存质量，减少失能老年人。这两点既是实现健康老龄化社会的基础，也是中医治未病或中医养生的用武之地，中医治未病优势必然在健康养老服务中得到充分展现。

上　编
基础理论编

第一章　养生发展简史

中医养生源远流长，从远古到现代，经历了萌芽、形成、发展、繁荣的不同历史阶段。

第一节　远 古 时 期

远在原始社会，中华先民就显示出朴素的养生意识，有了早期的卫生保健活动，并积累了一定的生命保护经验，在劳动中创造了不少简单易行的保健技术。

早期的养生观念，是随着原始社会生产和生活的需要而逐步萌长的。原始社会的人们，受生命本能的驱使，或生产与生活技能的启发，为了趋利避害，建立起一些朴素的强身健体意识。

原始人类在漫长的进化过程中，从最初的完全受自然力的束缚和支配，逐渐学会了适应自然或部分利用自然力，如火的使用、衣着的发明及居住条件的改善，从而逐步积累起生产、生活的经验，增进了人类的健康。

火的使用，提高了人类占有和支配自然的能力，如《管子》所言，有了火就能"烧山林，破增薮，焚沛泽，逐禽兽"，而且还可以补"人械不足"，增强人的生存本领。更为重要的是，火的使用直接改善了人类的饮食条件，使人类在熟食的情况下，扩大食物品类，缩短消化过程，减少疾病，增强营养，改进体质，从而延长寿命。《韩非子·五蠹》说："上古之世，民食果蓏蚌蛤，腥臊恶臭，而伤肠胃，民多疾病。有圣人作，钻燧取火，以化腥臊，而民悦之。"《礼含文嘉》也称："燧人始钻木取火，炮生为熟，令人无腹疾。"此外，火的使用，还提高了人类防潮抗寒的能力，对于防御寒湿性疾病或关节疾病有着重要作用。

火的广泛使用，不仅使熟食成为普遍的习惯，而且带来了烹饪技术的不断丰富和发展，并开始了早期食养食治活动。同时，火还被用作原始的医疗手段，逐渐发明了热熨、热敷及灸焫等技术。

衣着服饰的发明，是原始先民摆脱赤身裸体、改变生存条件的巨大进步。从最初的冬用兽皮保暖、夏用树叶护身，到石器时代的兽皮缝制，反映了古人衣着智慧的演进。根据考古发现，早在旧石器时代晚期，人类就已经能够制作骨针等缝纫兽皮的工具，而在新石器时代，骨针、骨锥已大量使用，纺轮也已流行，余姚河姆渡遗址还发现了原始织机的部件，西安半坡村、吴县草鞋山等遗址还出土了布纹陶片及葛布实物，说明人类已能纺线织布，缝制布料衣服。衣着服饰的改善，增强了人体防寒抗病、减少外伤的能力。同时，也扩大了人类的生存空间，提高了人类的生存质量。

居住条件的改善，是和人类保健意识的增强同步发展的。原始社会初期，人类以自然洞穴为栖身之所。但在洞穴的选择上，包括洞口朝向、洞口地势及洞内是否干燥等环境因素的考虑，已经有了早期的保暖、避风躲雨、防止野兽侵袭及避免潮湿伤体的经验。

随着人口增多和社会生产生活条件的变化，原始人类慢慢走出洞穴，开始地面上的巢居穴处，积极主动地改善居住条件，彰显出人类特有的创造力。《韩非子·五蠹》："上古之世，人民少而禽兽众，人民不胜禽兽虫蛇。有圣人作，构木为巢，以避群害，而民悦之。"《墨子·辞过》："古之民，未知为宫时，就陵阜而居，穴而处。"这些记载，反映了上古时期先民巢居生活的历史。据考古发现，新石器时代，在我国长江流域及其以南地区，就已经出现由巢居发展而成的干栏式建筑。而穴居和半穴居遗迹，则除黄土高原外，遍布长江流域、珠江流域、西南和东北有黄土地带的广大地区，表明穴居已经成为当时中华先民普遍的居住形式。到了龙山文化时期，地面房屋建筑已经成为主要的建筑形式，并且在技术上发明了夯土筑基、土坯砌墙和应用石灰，使房屋建筑的结构、规模、安全和舒适程度都达到了空前的水平。《周易·系辞》："上古穴居而野处，后世圣人易之为宫室，上栋下宇，以待风雨。"《墨子·辞过》："为宫室之法，曰高足以辟润湿，边足以圉风寒，上足以待雪霜雨露。"居住条件的改善，无疑提高了人类卫生保健、预防疾病的能力。

经过漫长的时代发展，到了原始社会后期，随着生产技术的进步，养生保健方法技术得到创造性发展。

石器时代，砭石、石针等石器作为原始人类最初的医疗工具，用来切开脓肿、排脓放血或止痛消痈，形成了早期的外科技术。骨针、骨锥、骨石等骨器的普遍使用，可能是后世针刺技术的原始形态。而石器、骨器、木器应用发展而产生的缝制、编织等技术，则加快了衣着服饰的演进。

原始社会的采集和狩猎等生产活动，不仅促进了采集及涉猎工具的制造，也有益于强身保健，促进了人类身体健康整体水平的提高。新石器时代的早中期，我国长江、黄河流域已经形成了一定水平的原始农业和畜牧业。考古发现，浙江余姚的河姆渡遗址和桐乡罗家角遗址，是我国水稻栽培的主要起源地，表明远在七八千年前，水稻种植及猪、狗、鸡、牛等动物饲养，已在长江中下游地区普遍展开。农业种植技术和畜牧养殖技术的进步，奠定了中华民族以"五谷为养，五果为助，五畜为益，五菜为充"的综合膳食结构。尤其是以五谷为主食、以肉类禽蛋为营养的饮食要求，对于古代先民身体素质和健康水平的提高，无疑具有巨大的促进作用。

酿酒技术的发明，是古代科技文明的一大成就，对于医学保健事业有着重要的贡献。一般认为，至少在铜石并用时代的早期就有了酿酒的活动，大汶口文化出土的高柄杯，当是饮酒的器皿。而龙山文化的蛋壳黑陶杯，良渚文化的一些黑陶杯、漆杯，都可能是酒器，表明龙山文化时期饮酒的风气已经十分流行。酒和医药的关系十分密切。酒的保健作用也早为古人认识，《诗经》中就有"饮彼春酒，以介眉寿"的赞誉之辞，明代万全《养生四要》明确指出："酒者，诚养生之不可阙。"

第二节　先秦时期

秦始皇统一中国之前是为先秦时期。从传说中的五帝时代，历经夏商周三代至春秋战国，随着社会的发展，各种医事、饮食、养老等制度相继建立，诸子百家的养生论述纷然杂陈，养生的方法经验日益繁富，从而为养生学科的形成奠定了基础。

传说中的五帝时代，是古代的理想社会，尤其是黄帝时代，《淮南子·览冥训》称其"人民保命而不夭，岁时熟而不凶，百官正而无私，上下调而无尤，法令明而不暗，辅佐公而不阿，田者不侵畔，渔者不争隈，道不拾遗，市不豫贾，城郭不关，邑无盗贼，鄙旅之人，相让以财"。当时的人们，善于养生，"其知道者，法于阴阳，和于术数，食饮有节，起居有常，不妄作劳，故能形与神俱，而尽终其天年，度百岁乃去"（《素问·上古天真论》）。黄帝本人就曾问道于广成子，寻求养生的方法。

中国古代养生学至少可追溯到殷商时期，甲骨文中已有"盥""沬""浴""洗""帚""扫"等字，说明距今3000多年前的古人已注意个人起居卫生。殷墟出土的实物有盆、勺、壶、盂、陶搓、头梳等盥洗用具，说明当时已有洗手、洗面、洗头、洗脚及扫地等卫生习惯。以上史实表明在先秦以前漫长时期，是传统养生学的萌芽肇始阶段。

周代，养生保健的观念更为普遍，《周易》《周礼》《诗经》等儒家经典中的养生论述十分丰富。

例如，《周易·颐卦》里提示了节制饮食的养生原则，《周易·井卦》则较详细地讨论了饮水卫生的问题。另外，《周易》提出的"天行健，君子以自强不息""地势坤，君子以厚德载物"，历来被奉为人格精神养生的原则。

《诗经》中记载的生活方式和习惯，涉及相当一部分预防、保健的医学思想。主要涉及饮食卫生、环境卫生、精神卫生、体育活动、劳动锻炼等方面，如"夙兴夜寐，洒扫庭内""或饮于池""或燔或炙""饮酒温克""万舞有奕""蹲蹲舞我"。另外，"与子偕老"更是提出夫妻白头到老的美好愿望。这说明，周人的养生观念已涉及生活的各个方面，具有十分广泛的内容。

夏商周三代各种医事卫生活动日渐频繁，有关医事、饮食及养老的制度逐渐形成并不断发展。

根据《周礼》记载，周代宫廷医生分为食医、疾医、疡医和兽医四科，并设有医师之职官。其中，食医是专门负责卫生保健的官员，"食医掌和王之六食、六饮、六膳、百羞、百酱、八珍之齐""辨品百味之物""辨腥、臊、膻、香之不可食者"，把饮食卫生和四时口味纳入行政管理范围，说明当时对饮食与健康有了充分的认识，统治者才会如此重视饮食问题。

周代朝廷对饮食礼制也十分重视，设有专门的管理机构和官员。据统计，当时负责周王室事务的治官有4000多人，其中主管饮食或与饮食有关的官员多达2300人。尤其是食医的设立，反映了周人重视饮食与健康的史实。

养老敬老，是中华民族的优秀传统。远在尧舜时期，我国就已有养老之俗，夏商继之，而周则已经形成养老的制度。《周礼·地官》有"养老"的专门规定，是大司徒执掌邦国安定天下的主要职责之一。《礼记》的《王制》《内则》等篇,详细记载了当时的养老措施。

此外,根据《周礼》记载,周代已经建立起"慈幼""振穷""恤贫""宽疾"等制度,把贫困、残疾及幼儿等特殊人群的生活健康问题纳入到保养万民的政策范围。

春秋战国时期,是中国养生思想发展重要的时期,尤其是"百家争鸣"局面的出现,各种学说的激烈交锋推动了中国养生思想的发展,儒、道、杂家等提出各具特色的养生之道。养生家从饮食、起居、精神修养和运动养生等各个方面展开探索,养生方法渐趋繁荣,养生内容大为丰富。儒、道养生构成了这一时期养生的主流,为中医养生学的形成提供了早期的思想准备和营养内涵。更有春秋末期、战国时期的神仙信仰、阴阳五行和黄老之学,出现大批的方术之士,使中医养生的方法经过方士的整理、改善之后,以术数的方式肯定下来,获得更广泛的推行和流传。

老子是道家学说的创始人,首先提出"摄生""长生"等养生学重要概念。其养生思想的核心是"道法自然""清静无为""少私寡欲"。《老子·十六章》"致虚极,守静笃",《老子·二十五章》"人法地,地法天,天法道,道法自然",《老子·十九章》"绝圣弃智""绝仁弃义""绝巧弃利""绝学无忧""见素抱朴,少私寡欲",《老子·四十四章》"知足不辱,知止不殆",老子的这些观点,阐明摄生应从尊重生命的自然规律出发,顺应自然以养护身心。

庄子最早提出"养生"一词,继承并发展了老子"道法自然"的养生观,主张人类应该彻底摆脱所谓仁义礼智的束缚,完全按照人的自然本性,逍遥人世,即顺从事物之自然,不违背事物发展规律,不强作妄为。同时,庄子较清楚地论及具体方法,如"吹呴呼吸,吐故纳新,熊经鸟申""抱神以静,形将自正"等。

先秦儒家养生思想的主要特点是修德养心,重视人格精神的修养和伦理道德的规范。孔子以仁为本,以"己所不欲,勿施于人"为基本原则,注重用儒家仁、义、礼、智、信、孝、悌的伦理道德来加强人性修养,培养豁达乐观、积极进取的生活态度,达到温文尔雅、文质彬彬、博大宽容、中和平正的人格境界,最终实现"仁者寿"的养生目标。

孟子继承孔子的人格精神养生思想,更加重视修心。《孟子·公孙丑上》提出"我善养吾浩然之气"的养生格言,以培养坦荡、无私的胸怀,"富贵不能淫,贫贱不能移,威武不能屈""养心莫善于寡欲"的人格特征,以达到"仰不愧于天,俯不怍于人"的崇高境界。

管子十分重视精、气、神对人体生命的作用,《管子·内业》倡导"正静""平正""守一""和成",主张静心正心,节制"五欲",调和饮食,以达到养生长寿的目的。

《吕氏春秋》是战国末期秦相吕不韦及其门客所编,既兼采各家又自成一家,可谓杂家,其思想集儒、道两家之大成。在养生方面,《吕氏春秋》主张运动养形以怡神,提出"流水不腐,户枢不蠹""知本去害"的原则,特别强调"谨养之道,养心为贵"。全书分十二纪,按不同月令提出养生大法,开后世四季养生的先河。

第三节 秦 汉 时 期

秦汉时期,国家统一,实行中央集权的封建专制统治,人口增多,经济繁荣,自然科学进步明显，从而促进了医疗卫生事业的发展。随着《黄帝内经》养生理论的初步构建，养生之术广泛流行，中医养生学已具雏形。

秦汉时期，上承春秋战国诸子百家学术争鸣之遗绪，各种文化思想仍很活跃，道家思想，黄老之学，乃至神仙方术对当时的养生观念有着极大的影响，秦皇汉武对长生不老药的相信和追寻，就是这一史实的反映。即使汉武帝"罢黜百家，独尊儒术"之后，儒家经学发展，取得主流地位，但道家养生思想仍然流行，《老子河上公注》《淮南子》及司马迁的《史记》，均有丰富的养生论述。

秦汉时期，天文、历法、数学等古代自然科学进步明显，科学技术也大为发展，浑天仪、地动仪、候风仪等一批观测仪器相继发明。科学技术的进步，直接推动了古代医药学的发展，《黄帝内经》不仅奠定了中医的基础理论，也对中医的生命观、健康观、养生观展开了深入的讨论，从而构建起中医养生理论的框架。

《黄帝内经》对先秦以来的养生方法和经验进行了高度的概括和全面的总结，不仅形成了比较系统的理论，而且还记载了许多行之有效的具体方法。《黄帝内经》养生学说的内容，除《素问》的《上古天真论》《四气调神大论》《生气通天论》及《灵枢》的《本神》《天年》《五味》等专论外，其余都散见于各篇之中。其主要内容包括以下几个方面。

（1）提出了比较完整的生命学说理论，奠定了养生学的理论基础。《黄帝内经》指出"人以天地之气生，四时之法成""夫四时阴阳者，万物之根本也"。认识到自然界包括天地、四时阴阳均为人类生命的源泉。《黄帝内经》还指出"生之来，谓之精，两精相搏谓之神""两神相搏，合而成形，常先身生，是谓精""人之血气精神者，所以奉生而周于性命者也"。把精气神奉为生命之三宝，而气血津液等为生命的物质基础。这些理论，使养生学从一开始就建立在唯物论的基础上。

（2）充分运用阴阳五行学说，概括说明人与自然，以及人体结构、生理功能、病理变化等的统一性、特殊性及辨证关系，强调人要适应自然界的变化，既保持人与外部世界的和谐统一，又保持人体内部的平衡协调，"阴平阳秘，精神乃治"。

（3）提出"天年"的概念，以男子8～10岁为一阶段，详细阐述了人体生、长、壮、老、已的生命历程和规律，特别是对人体衰老的变化过程、原因有相当精辟的论述，并提出了有关延缓衰老的措施、方法。

（4）明确提出"治未病"的预防思想，把人体"正气"作为预防疾病和延缓衰老的关键，强调正气的主导作用，认为"正气存内，邪不可干""邪之所凑，其气必虚"。这种以内因（正气）为主的养生思想，对古代养生学的发展有着极为重要的意义，后世的许多养生方法，其出发点就在于健身强体，维护和增强自身的正气，提高防病能力，从而达到健康长寿的目的。

（5）在藏象理论的指导下，提出了以五脏六腑为中心，以精神气血为基础，以阴阳平秘为标准的综合养生模式。《素问·脉要精微论》指出："五脏者，中之守也……得守者生，失守者死。夫五脏者，身之强也……得强则生，失强则死。"把五脏的"得守""得强"作为养生的核心问题，强调五脏在生命过程中的主宰地位，这是中医养生学的基本特色。

（6）确定了"法于阴阳，和于术数"的养生总原则。"法于阴阳"，即以阴阳为法则。如何把握这个法则，可以分为真人、至人、圣人、贤人四个等级：真人则"提挈天地，把握阴阳"，至人则"和于阴阳，调于四时"，圣人则"处天地之和，从八风之理"，贤人则"逆从阴阳，分别四时"。和于术数，即以各种术数来调和身心。《黄帝内经》提到的养生术数，涉及气候、地理、精神、饮食、房事、起居、动静、导引、按摩、吐纳等多个方面。后世的各种养生功法几乎均可在《黄帝内经》中找到方法上的初始套路或理论上的早期依据。

《黄帝内经》关于生命、健康、疾病的认知，尤其是关于养生、治未病、却老延年及体质辨识等思想理论，表明中医养生的理论思维已经达到较高水平。

两汉时期，宗教文化大为发展。西汉时期，印度佛教即已传入我国西部地区，东汉明帝永平年间已经传入内地，到东汉末年更为兴盛，受此影响，本土宗教道教也随之创立。养生之术直接成为道教证道成仙的方便法门。

印度佛教传入中国后，一方面不断寻找与儒、道文化的圆融结合，实现中国本土化的改造；另一方面，也对中国传统文化带来影响。在中医养生文化的形成、发展史上，佛家的"澄心""顿悟"等认知方式，持戒守律的行为准则，以及素食禅茶等主张，都不同程度地被养生家所认同或吸收。尤其是安息国僧人安世高所译的《安般守意经》，东汉末年就已在洛阳地区流传，说明调息静坐养生在当时已经产生较大影响，以致后来广为流传的"止观"双修功夫，不仅成为佛教僧侣普遍遵行的修持方法，也为历代养生家所推崇。

秦汉时期，养生实践大为发展，有关精神情志、脏腑形体、四时起居、饮食服饵及气法修炼等养生技术广为流行，民间的养生活动更加普遍。服食、行气、导引、房事等养生方法，成为当时的主要流派。道教创立后，又产生了很多炼养的方法，仅据《太平经》记载，就有存思、守一、存神、辟谷、胎息等。此外，还有符咒、斋戒、禁法等道教法术，养生方法大为丰富。

秦汉时期著名的养生人物不断涌现，如西汉时期淳于意、公乘阳庆、韩康、费长房、刘安、董仲舒等，东汉则有王充、张仲景、华佗及其弟子魏伯阳等。其中，刘安、董仲舒、王充、张仲景、魏伯阳都有著作传世，不乏养生论述。

秦汉时期，涌现不少养生专论专著。根据《汉书·艺文志》的记载，有房事养生著作8家186卷，神仙著作10家250卷，另有经方中的食疗养生书《神农黄帝食禁》7卷。这些著作均已亡佚，现在所能见到的汉代养生文献，除了《黄帝内经》和19世纪70年代出土的马王堆汉墓帛书外，在汉初成书的《淮南子》《春秋繁露》中也有丰富的养生论说。

第四节 晋 唐 时 期

魏晋隋唐时期，由于方士盛行，佛道兴起，中医养生学在发展的过程中，充分吸收儒道佛及民间各流派的养生经验和理论，内容更为丰富和充实，呈现初步繁荣的局面。

自公元220年曹丕废汉立魏，至公元589年隋统一全国，史称魏晋南北朝时期。近400年间，朝代迭更，战乱频仍，国家长期分裂，既是中国社会发展历程最为纷乱之时，也是民族大融合时期。在其比较安定的年代和地区，生产和经济的恢复发展促进了科学文化的进步，带来了医学的曲折发展。尤其是汉末晋初，相当一段时间的伤寒流行，疫病猖獗，客观上推动了临床医学的繁荣发展。

李唐王朝开创了我国封建社会的鼎盛时期，其经济文化的繁荣和科学技术的发展，尤其是造纸技术的进步、雕版印刷的推广、国家图书典藏的扩充及开科取士的人才政策，都为医学的发展创造了良好条件。隋唐时代帝王对医学的重视，也为学术研究提供了保障。特别是唐代朝廷非常重视正规的医学教育，设立太医署，建立规范的医学教育和考核制度，培养了大批的医学专门人才，保障了医学发展。

晋唐 600 年，服石成为一种特殊的文化现象，所谓"帝王服丹、名士服散、庶民服石"，几乎成为一种社会风尚。这种风尚背景，既有医学养生保健、补虚救疾的因素，也有宗教神仙信仰、长生观念的支持，更有当时社会价值、人文旨归的影响。

晋唐服石之风，本质上是一种畸形的文化现象，似乎无可称道。但晋唐服石所形成的数以千计的服石方、服石药，创制发明的各种服石法、解散法、制丹法，以及积累的众多服石文献，客观上却极大地丰富和发展了本草学、方剂学的内容，为人类认知生命现象积累了经验，为研究古代科技发展史提供了丰富的文献史料。

隋代"三教归一"的纲领提出后，儒道佛三家之学影响着整个社会，并相互渗透融合。这一时期，不少医家精研儒道佛，结合自身的体悟，从不同角度加以阐发，进一步充实养生理论。

唐代的孙思邈不仅是伟大的临床医药学家，也是卓有成效的养生学家。孙氏以自己的孜孜努力和长期实践，活到 120 多岁，被医药界尊为"药王"。孙思邈在养生学上的成就是多方面的，几乎在养生学的各个领域都有涉猎，比如在精神养生、起居养生、服食养生、老年养生、房事养生等方面，都留下了丰富的养生学资料。尤其在食治食养方面，孙氏在《备急千金要方》一书中创设"食治"专章，按谷、肉、蔬、果收录食物数百种，开创了食疗食养的新天地。

晋唐时期，养生理论发展、方法创新、流派形成、著作纷呈，从而使中医养生学不断丰富、充实。

在养生理论方面，除了葛洪、陶弘景、孙思邈三位养生大家的理论贡献之外，巢元方、杨上善、王冰、司马承祯、胡愔等均从不同方面丰富发展了养生理论，如巢元方对导引调摄的证候阐释、王冰对阴阳理论的发挥、司马承祯的元气论、胡愔的脏腑调养论，都是养生理论研究的新成果。

在养生方法方面，魏晋以来，更有创新发展。以服石为主的服饵术，虽说有种种弊端而终归没落，但对药物方剂学的贡献不可否认。孙思邈倡导的食治食养、老年养生、房事摄养、环境择居等方法，司马承祯推介的存思、坐忘之术，胡愔等《黄庭经》系列的脏腑养生法，唐以来本草学中的食物本草，均使中医养生方法大为丰富。

魏晋时期三玄之学及道教的龙虎、上清、灵宝诸派，都不同程度地推动了道家、道教的养生理论和养生实践的发展。尤其是道教上清派、灵宝派在道教服食、存思等精神和形体炼养方面的方法经验，被后世养生家广泛接受。

晋唐时期养生著作的不断涌现，无疑是养生学充实发展的最好例证。《隋书·经籍志》著录的 256 部医著中，属于一般养生的有 32 种，神仙服食类 34 种，服石解散类 12 种，食疗著作 10 种，共 88 种，约占总著录的 1/3。《旧唐书·经籍志》所载的 110 家医书中，养生为 16 家，食疗为 10 家，医术本草及杂经方中还有不少养生内容。《新唐书·艺文志》著录的 231 部医书中，养生著作约有 38 部。以上三种经籍志或艺文志所著录的养生著作多已亡散，现存的养生文献，主要有嵇康的《养生论》、葛洪的《抱朴子》、陶弘景的《养性延命录》和散见在《诸病源候论》《备急千金要方》《千金翼方》《外台秘要方》中的养生论述。

除葛洪、陶弘景、孙思邈之所著外，晋唐时期著名的道家养生文献还有魏夫人所传的《黄庭内景经》及稍后的《黄庭外景经》《黄庭遁甲缘身经》和胡愔的《黄庭内景五脏六腑补泻图》等，被称作"黄庭经"系列，属于道教上清派的内修经典。张湛的《养生要集》编集东晋简、孝以前世传的各种养生经验和论述，包括儒、道、医凡数十家，惜书佚而不传，现在仅可从《医心方》《备急千金要方》等书中窥其一斑。唐代另一著名道教学者司马承祯先后撰有《元气论》《坐忘论》《服气精义论》《天隐子》等，对道教的存思、气法修炼多有介绍，尤其有关元气理论的阐释，堪称史上最系统、最深入的论述。唐代佚名氏及唐末彭晓所注《周易参同契》，则开始以内丹理论诠释《参同契》经文。唐末五代道士施肩吾编集的《钟吕传道集》《西山群仙会真记》，崔希范的《入药镜》等著作的问世，标志着道家内丹的正式兴起。

第五节　宋 元 时 期

宋元时期是中国传统养生学的发展、完善时期。这一时期，在晋唐积累的基础上，受理学、内丹学等的影响，医学上又有李杲脾胃论、刘完素火热论、朱震亨滋阴论等学派的崛起，各家学术空前繁荣，推动中医养生学的发展与完善。

两宋时期，南方社会相对稳定，促进了江南经济的发展。全国经济中心的格局发生了转变，经济中心由北方转移到南方。元朝统一全国后，经济较宋代有了更大的发展，经济的发展为各学科的发展奠定了坚实的物质基础，也为中医养生学的发展创造了条件。

宋元时期，科学技术也取得了长足的发展。特别是毕昇发明的活字印刷术，是人类印刷史上的一次飞跃，促进了文明的传播。大量的医学著作在此时得以印刷发行，加快了中医学的传播与普及速度，使更多的医家和文儒们有机会阅读多种中医文献书籍，印刷术的改良也使养生著作得以出版传世，促进养生学术的发展。

宋代理学的兴起，促进了儒家学术的新发展，此时期的医家也多受理学影响，中医养生学术也深受影响。

两宋时期对医学的重视是前所未有的，当时政府设立了完善的医疗机构和管理系统，还专门设立了校正医书局，对历代重要的医学典籍进行整理、考证和校对，使得大量典籍得以流传。宋代重视文士培养的政治特点使得大量儒医进入了医学队伍中，这一结构变化推动了医学理论的发展，对于中医养生学说的发展也起到了积极的促进作用，相关的养生著作也大量问世。

宋元时期是中医养生学的蓬勃发展时期。这一时期的养生文化有三大特点。

1. 理学及内丹学思想的渗透　养生的角度更加注重生命实质及改变人体内部环境，从根本上把握生命内在规律，来探讨增强抵抗力，延年益寿的方法与措施。受此影响，出现了以张伯端的《悟真篇》为代表的内丹胎息修炼术。《悟真篇》全面系统地总结了宋以前道教的内丹学说，提出了一套完整的内丹修炼方法，强调内丹术在养生学上的地位和作用，推动了丹功养生的发展。

北宋真宗进士张君房的《云笈七签》，包括服食、内丹、外丹、方术等养生资料，成为养生延年的重要文献来源。《苏沈良方》讲"观鼻端白"，主张静功练气，"天之所以刚健而不屈者，以其动而不息也。惟其动而不息，是以万物杂然各得其职而不乱"。《东坡志林·养生说》所言"已饥方食，未饱先止，散步逍遥，务令腹空"，即少食多动，保持健康。在多年的实践中，苏轼在按摩、身体修炼等方面颇有造诣，成为养生典范。朱熹主张"居静""持敬""调息"，以动静互济来修性养生。朱熹认为"静坐无闲杂思虑，则养得来便条畅"，强调"静坐非是要如坐禅入定，断绝思虑。只收敛此心，莫令走作闲思虑，则此心湛然无事，自然专一"。朱熹养生还强调饮食养生，素食为主，劳逸结合。朱熹在养身的同时注重以德养心，提出"存理灭欲"，主张以宽阔的胸怀和乐观的人生态度，平心和气地对待物欲的诱惑，此为一套内外兼修的养生方法。

2. 各家争鸣，养生文献颇多　宋元时期的养生文献主要分两大类。其一是养生的专门文献丰富且实用，如陈直的《养老奉亲书》、李鹏飞的《三元延寿参赞书》、蒲虔贯的《保生要录》、王珪的《泰定养生主论》、汪汝懋的《山居四要》、周守忠的《养生杂纂》及《养生类纂》、温革的《琐碎录》等。还有曾慥的《道枢》42卷，虽然记载的多为道教的养生理论及方法，被称为道家养生类书，但可供中医养生借鉴的内容十分丰富。值得一提的是，陈直的《养老奉亲书》是现存最早的老年养生专著，书中按照老年人的生理特征和发病特点，在食治、药疗、摄养等方面处处顾及，认为老年养生以顾护阳气为主，务使"虚阳气存"。《养老奉亲书》的观点对推动食疗学、老年病学的发展，提高老年人生存质量具有重要意义。李鹏飞的《三元延寿参赞书》从"天元之寿精气不耗者得之""地元之寿起居有常者得之""人元之寿饮食有度者得之"等"顺养天真"的三个方面立论，强调通过节欲、起居、饮食来养生，再加上滋补有药、导引有法、还元有途的措施，成为有理有据的实用养生文献。其二是综合性养生著作不断产生。金元医家学术的争鸣，推动了中医学理论与临床的发展，也促进了养生学的完善与进步。刘完素撰《素问病机气宜保命集·原道论》称"人受天地之气，以化生性命也。是知形者生之舍也，气者生之元也"，强调气是生命的最基本物质，十分重视调气、定气、守气、养气的功夫。李杲对脾胃的重视及有关元气的讨论，使脏腑养生理论和方法日益严谨而周密；朱震亨"阳常有余，阴常不足"的著名命题，使"养阴抑阳，去欲主静"成为主要摄生原则，"滋阴降火"不仅运用于疾病的治疗，同样也成为其养生防病的原则。这些都丰富了中医养生思想内容，至今仍具有借鉴、指导意义。

3. 政府重视，民众普及　在政府主持编纂的大型类书、方书中，收入许多养生内容。如《太平御览》设三卷"养生部"，还在"人事部""饮食部""药部"中收载大量养生资料。《太平圣惠方》《圣济总录》分别设有补益、食治、丹药、神仙服饵等专卷，收载养生方剂甚多。《圣济经》为宋徽宗赵佶所纂的养生专著；医官赵自化撰《四时养颐录》，宋真宗改名为《调膳摄生图》；宋真宗选定唐代郑景岫的《四时摄生论》和宋代陈尧的《集验方》两部养生治病著作颁布天下。因此，政府的重视，无论是从养生方法的推广，还是从养生文献的保护来讲，都具有重要的意义。

与此同时，宋元时期，民间养生也蔚然成风，如姚称的《摄生月令》、周守忠的《养生月览》、姜蜕的《养生月录》、韦行规的《保生月录》、丘处机的《摄生消息论》、瞿祐的《四时宜忌》等。元代饮膳太医忽思慧的《饮膳正要》是我国重要的营养和食疗专著，论述饮食营养和饮食卫生十分精辟，且简易实用，奠定了食养食疗的基础。

还有宋代蒲虔贯所发掘的"小劳术"、陈抟的"二十四节气坐功"及无名氏的"八段锦"都是宋元时期著名的养生健身术。这些养生方法简便易行，适于推广、传播。

第六节　明清时期

明清时期是中医养生学发展的鼎盛时期。这一时期，中医养生更为普及，养生方法更为繁富，养生著作不断涌现。

明清两代长达 450 多年，是中国封建社会相对稳定的时期。在鸦片战争以前，社会经济稳定，思想文化发展，科学技术进步，为中医养生学的繁荣发展提供了有利条件。

明代立国之初，极力加强中央集权制，不仅建立了一支强大的军队，改革吏制，实行六部分治，集权于皇帝一人，而且还大力削弱地方权利，严格户口控制，奠定了有明一代政治稳定的基础。同时，还注意实行比较宽松的政策，解放生产力，让人民休养生息，从而保证了经济的高度发展。清王朝早期，也十分注意缓和民族矛盾，安定社会，发展生产，很快就出现了"康乾盛世"。社会经济的进步和发展，无疑为养生学的发展提供了根本保障。

在思想文化上，明代继承宋元理学之旨绪，格物之风更加盛行，以王阳明为代表的心性之学把理学发展推向了巅峰。受此影响，以心性修炼为主要特征的调息静坐、性命双修等气法养生在明代大为流行。清代考据之学兴起，带动了中医养生文献的整理考证，许多养生丛书、类书得以编纂流行。

在科技方面，明代以来冶炼技术、纺织技术、造船技术等高度发达，不仅促进了经济生产的发展，也有力推动了医学的进步，促进了养生学的繁荣发展。

明清时期不仅养生学的各种经验方法日臻成熟、丰富，而且养生的理论思想也更加完善、系统、周密。其特点表现在以下几个方面。

一是综合性的养生著作、养生类书、丛书不断涌现。如高濂编纂的《遵生八笺》20 卷，广泛辑录儒、佛、道乃至文、史、哲、诸子百家的养生言论、经验、方法、方药等，为明以前养生的集大成之作。胡文焕编纂的《寿养丛书》，收入养生著作 34 种，使各种养生文献集于一编，极大地方便了养生家的学习研究。

二是养生保健成为全社会的关注热点，受到社会各界的重视。不仅广大医家在论述临床各种疾病的同时，均着力从保健、预防的角度论述养生学的积极意义，而且许多文人学士都自觉地从事养生学的文献搜集、整理、出版工作，使得明清两代的养生学文献倍增，各种养生专著层出不穷。著名的有王文禄的《医先》、胡文焕的《类修要诀》、朱权的《臞仙神隐书》、铁脚道人的《霞外杂俎》、万全的《养生四要》、冷谦的《修龄要旨》、龚廷贤的《寿世保元》、龚居中的《福寿丹书》、黄兑楣的《寿身小补家藏》、尤乘的《寿世青编》、汪昂的《勿药元诠》、徐文弼的《寿世传真》、王士雄的《随息居饮食谱》等，在养生学史上留下了宏富的文献资料。

三是导引按摩等以形体运动为主的健身术经过历代的总结、改造，更加规范、更加程式化，有的形成固定的套路法势，广为流传。如佚名的《古仙导引按摩法》、罗洪先的《仙传四十九方》、周履靖的《赤凤髓》、无名氏的《易筋经》《内外功图诀》等，都是图文并茂的导引书籍。著名的导引术如八段锦、十二段锦、十六段锦、五禽戏、六字诀法、易筋经十二势、陈氏太极拳等，成为后世经久不衰的经典健身术。

四是老年养生及食疗养生更加发展，一大批老年保健及食疗著作相继出现。如徐春甫的《老老余编》、曹庭栋的《老老恒言》、颜伟的《寿人经》及卢和的《食物本草》、章穆的《调疾饮食辨》等。此外，一些居家旅行备要之类的保健书如《山居四要》《山家清供》《野菜博录》《救荒本草》等，也得以广泛流传，说明养生保健活动已渗透到市井民生的各种生活环节，获得更广泛的发展空间，养生活动正朝着更加实用、更加简易、更加社会化的方向发展。

五是养生更加普及。明清两朝，帝王贵族大多数崇尚养生，讲究保健，朝野上下形成风尚，尤其是清代康乾之世的乾隆皇帝，十分注重养生，在位60年，寿至88岁，为历史上帝王中最长寿者，对社会养生风气的形成具有重大影响。受世风影响，明清时期许多文人学士亦儒亦医，或弃儒入医，转而讲求养生之道，尤其是王阳明心学一派，罗洪先、王畿、高攀龙、陈献章等践行心性修持，普遍实施调息静坐之法，对当时读书人影响很大。此外，高濂、袁黄、胡文焕、宋诩、石成金、陈士元、曹庭栋等文人，不仅崇尚养生，而且均有著作传世。许多医生既是临床大家，亦是养生有素者，如张景岳、孙一奎、李时珍、龚廷贤、徐春甫、万全、龚居中、徐大椿、尤乘等，对养生多有著述。正是由于帝王贵族的重视、文人学士的崇尚及医药学家的推广，中医养生逐渐走向民间、走向大众，成为明清时期社会长久关注的热点。此外，养生著作的大量流传，养生功法的趋向简化程式改造，使中医养生更为普及。

明清时期，中医养生理论研究和实践应用均获得长足发展。在理论研究方面，受性理和考据之学的影响，养生理论研究不断深化。理学家关于太极、理气、动静、气化、先后天等范畴的探究，深化了中医关于生命的认知、健康的认知和疾病的认知，充实丰富了中医命门、水火、藏象及气化理论，并为中医脏腑调养的温补、滋阴、固涩等法则的阐释提供了理论参照。在实践应用上，养生方法大为丰富，养生途径大为开辟，举凡精神情志的调摄、脏腑形体的保养、四时起居的合理安排、饮食服饵的掌控、气法丹功的灵活应用，均有很多新的突破，尤其是以尊重个性化差异为原创的各种养生方法，受到社会的普遍欢迎。

明清时期，养生专著涌现。明代养生著作，丛书有洪楩辑刊《医药摄生类八种》、胡文焕《寿养丛书》、周履靖《夷门广牍》中的养生文献；通论性著作有万全《养生四要》、高濂《遵生八笺》、吴正伦《养生类要》、龚居中《福寿丹书》、赵台鼎《脉望》、陈士元《隄疾恒谈》、冷谦《修龄要旨》、袁黄《摄生三要》、许乐善《尊生要旨》、沈仕《摄生要录》、周宏《卫生集》、王文禄《医先》、褚胤昌《达生录》、陈继儒《养生肤语》、龚廷贤

《寿世保元》。

清代养生著作，丛书有汪启贤《济世全书》、石成金《传家宝全集》、叶志诜《颐身集》；通论性著作有祝登元《心医集》、丁其誉《寿世秘典》、汪昂《勿药元诠》、尤乘《寿世青编》、徐文弼《寿世传真》、杨凤庭《修真秘旨》、程得龄《人寿金鉴》、罗福至《延龄纂要》等。

明清时期专门性养生著作主要有：①精神养生，朱权《神隐》、王象晋《清寤斋心赏编》、徐文弼《洗心篇》、李渔《闲情偶寄》、马大年辑《怡情小录》；②脏腑养生，汪琥《养生君主论》、赵献可《医贯》、李时珍《奇经八脉考》、汪启贤《脏腑辨论》、尤乘增补《脏腑性鉴》；③导引养生，《古仙导引按摩法》、罗洪先《万寿仙书》、曹无极《万育仙书》、周履靖《赤凤髓》、潘霨《卫生要术》、席裕康《内外功图说辑要》、朱权《活人心法》等；④四时养生，朱权《运化玄枢》、佚名《四气摄生图》；⑤起居养生，熊宗立《居家必用事类全集》、佚名《居家必备》、河滨丈人《摄生要义》；⑥房事养生，龙遵叙《食色绅言》、万全《广嗣纪要》、洪基《摄生总要》、汪启贤《添油接命金丹大道》，以及周履靖《夷门广牍》、叶德辉《双楳景闇丛书》、高罗佩《秘书十种》等丛书中的房事养生著作；⑦饮食养生，胡文焕《养生食忌》、孟笨《养生要括》、朱彝尊《食宪鸿秘》、王士雄《随息居饮食谱》、朱本中《饮食须知》、刘基《多能鄙事》；⑧食物本草类，卢和《食物本草》、赵南星《上医本草》、胡文焕《食物本草》；⑨食疗药膳方，吴禄《食品集》、应麐《蒲水斋食治广要》、尤乘《食治秘方》等；⑩气法养生，胡混成《金丹正宗》、尹真人《性命圭旨》；⑪老年养生，刘宇《安老怀幼书》、徐春甫《老老余编》、曹庭栋《老老恒言》等。

第七节　近　现　代

1840 年鸦片战争后，中国逐步沦为半殖民地半封建社会。受西方文化和西方医学的冲击，传统中医药学的发展遭遇严重障碍，中医养生学沉寂停滞而不彰于世。新中国成立后，祖国医学得到新生，中医养生学随之发展。

改革开放以来，随着国家经济社会的发展，人民生活水平日益提高，对健康的追求日益重视，养生保健的意识日益加强，群众性的养生保健成为时尚，因而中医养生也越来越为人们所重视，成为大众的普遍消费。

尤其是近年来，党和政府采取一系列政策和措施，扶持发展中医药事业，大力兴办中医医院，积极开展中医高等教育，中医药获得了前所未有的发展，中医养生也因之更加繁荣兴旺。特别是随着建设"健康中国"发展战略目标的确立，《"健康中国 2030"规划纲要》的颁布，《健康中国行动（2019—2030 年）》的实施，各种以健康为主题的文化活动蓬勃开展，如健康旅游、健康饮食、健康阅读等，成为人民群众的自觉追求。同时，各种保健食品、健身产品及各种养生保健服务、健康养老服务，越来越为人们所接受。与此相应，整个大健康服务产业迅猛发展，养生书籍、广播电视、微信公众号等各种新媒体，都成了面向大众传播中医养生文化的工具，各种文化宣传、旅游出行、饮食起居等活动，都注意加入中医养生保健的元素，整个中国迎来了全民养生，全民保健的热潮。

随着中医养生的蓬勃发展，中医养生研究也全面兴起，日益繁荣。一是研究队伍不断壮大。除了中医药院校专门的科研人员外，许多临床工作者、对中医养生感兴趣的社会大众，纷纷加入研究。有条件的地方，还专门成立养生学院、健康养生研究所、养生研究实验室、治未病中心、老年疾病研究所等。二是研究方法多有创新。随着现代科学研究的发展，各种信息技术、计算机技术、数据分析技术、人工智能技术，直接应用于中医养生研究，使中医养生手段、方法大为发展。三是研究内容更为广泛。在养生理论研究方面，生命认知、健康认知、体质状态辨识、治未病理论、亚健康理论、中医养生理论体系等研究，成为研究的重点；在文献研究方面，除了传统的养生文献校注整理之外，养生古籍数字化，大型丛书、类书、工具书的编纂，使中医养生文献研究更为活跃；在临床研究方面，针对各种常见病、多发病、慢性疾病、老年性疾病和代谢性疾病的养生调摄研究，正在全国如火如荼展开，甚至成为中医临床工作者的常规研究方向。四是科研水平大为提高，大批养生研究课题列入国家自然科学基金、国家社会科学基金、国家科技支撑计划、国家 973 研究计划项目、国家中医药管理局中医药行业专项。如国家973 研究计划的"中医原创思维研究"和"中医理论体系框架研究"分别设有"中医健康状态辨识"和"中医养生理论框架结构研究"等课题；国家科技支撑计划则设有"中医治未病研究""名老中医养生保健经验挖掘整理与推广应用研究"等项目；国家中医药管理局行业专项"中医传统养生保健方法的系统整理研究"等。五是科研成果不断涌现。通过国家 973 研究计划、国家科技支撑计划及国家自然科学基金等项目资助，在养生理论体系构建、中医健康状态辨识、中医体质分类、治未病内涵研究，名老中医养生保健经验挖掘整理等方面，形成了一系列成果。并且随着养生理论研究的深入发展，养生实践应用研究也取得了一大批可喜成果，如《中医体质分类判定标准》《中医养生保健服务规范》《中医治未病技术操作规范》《"治未病"健康工程实施方案》等多种规范方案、技术指南及行业标准在全国范围内推广应用。养生保健、食疗药膳、香疗艾灸等产品的研发生产也长足发展，市场繁荣，产品众多。

与此同时，中医养生高等教育也迎来了创新发展的大好机遇。随着中医养生学科的成立和中医养生学专业的设置，全国已有几十个中医药院校招收中医养生本、专科学生，多个学校设有中医养生硕、博点，中医养生高等专门人才队伍正在不断培养壮大。

◎ 小 结

中医养生源远流长，从远古到现代，经历了萌芽、形成、发展、繁荣的不同历史阶段。

远在原始社会，中华先民就显示出朴素的养生意识，有了早期的卫生保健活动，并积累了一定的生命保护经验、技术，是为萌芽期。

先秦时期，随着社会的发展，各种医事、饮食、养老等制度相继建立，诸子百家的养生论述纷然杂陈，养生的方法经验日益繁富。

秦汉时期，随着《黄帝内经》养生理论的初步构建，养生之术广泛流行，中医养生学科已具雏形。

魏晋隋唐时期，方士盛行，佛道兴起，中医养生学在发展的过程中，充分吸收佛道及民间各流派的养生经验和理论，内容更为丰富和充实，呈现初步繁荣的局面。

宋元时期，在晋唐积累的基础上，受理学、内丹学等的影响，医学上又有金元四大家的崛起，学术空前繁荣，是中国传统养生学的发展、完善时期。

明清时期是中医养生学发展的鼎盛时期。这一时期，中医养生更为普及，养生方法更为繁富，养生著作不断涌现。

进入 21 世纪以来，随着中医养生学科的成立和中医养生学专业的设置建设，中医养生学迎来了创新发展的大好机遇。

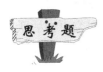

1. 分析《黄帝内经》初步构建的养生理论框架。
2. 宋元、明清时期的养生特点和主要成就体现在哪些方面？

第二章　养生历史流派

第一节　儒家养生

儒家文化是自汉代以后中国传统文化的主流，儒家思想也是汉以来两千多年封建社会的正统思想，儒家文化对中医养生学的影响是深刻而持久的，其荦荦大者有五个方面：一是儒家以仁为核心的人本主义和人文精神，铸就了中医学以治病救人、救死扶伤为"仁术"的根本性质；二是儒家的伦理道德规范，铸就了中医以"精诚"为大医风度的准则；三是儒家经典之首的《周易》提出的"运动变易"和"整体联系"的观点，是中医辨证论治的精髓；四是儒家提倡的"身体发肤，受之父母，不敢毁伤""老吾老以及人之老，幼吾幼以及人之幼"的孝道思想，奠定了中医养生奉老的养生学及老年医学的基本特色；五是儒家经学之风、格物之道、考据之学，培养了中医勤求古训、博极医源、不断进取的探索精神。总之，儒家精神在中医养生学的集中反映，就是历代儒医的层出不穷。

一、儒家生命观

（一）尊天之德，以人为本

儒家对生命的认识，从一开始就表现出自然属性的倾向。相传孔子整理《易传》，在《系辞下》就提出了"天地之大德曰生"的命题，指出天地是化育万物的本原。生，既是天地自身的生命运动，同时又是天地的根本德能。天地以其自身特性展开一个永恒不已的生成万物的运动。《序卦传》说"有天，然后万物生焉""有天地然后有万物，有万物然后有男女，有男女然后有夫妇，有夫妇然后有父子，有父子然后有君臣，有君臣然后有上下，有上下然后礼义有所错"。自然的、社会的、人事的，一切的存在都是以天地为基础的。很显然，孔子认为人类受命于天，具有自然属性。这种观点被后来的儒家充分肯定。《荀子·礼论》云："天地者，生之本也。"《礼记·礼运》云"人者，其天地之德，阴阳之交，鬼神之会，五行之秀气也""故人者，天地之心也，五行之端也，食味、别声、被色、而生者也"。朱熹也强调"生人受天地之气而生""人气便是天地之气"（《朱子语类》），指出人有自然之特质。

人类固然是自然界长期进化的结果，是自然万物之一，人们可以从天地自然那里获得生的认同，但人的生命毕竟异于万物而最宝贵。《尚书·泰誓》："惟人万物之灵。"《荀子·王制》阐释说："水火有气而无生，草木有生而无知，禽兽有知而无义，人有气有生有知，亦且有义，故最为天下贵也。"《孝经·圣治》也说："天地之性，人为贵。"而"伤人乎？不问马"的典故，则生动体现了孔子珍视生命的人道主义光辉。与此同时，《管子》明确提出了"以人为本"的理念，从维护诸侯王的统治利益出发，提醒统治者要充分关怀人的价值，满足人的需要，尊重人格和人的自我意志。管子的人本思想为儒家所吸收，并注入仁爱礼乐的内容，不仅成为后来历代儒家经世济民的人道主义主张，而且也是中华民族人文精神的重要始基。同时，这种以人为贵的生命意识，也成为儒家养生的重要思想基础。

《周易·系辞》还提出了与"天地之大德曰生"同等重要的另一命题，即"生生之谓易"。这是儒家生命认识的另一重大成果。"生"的意义，既包含产生、诞生的一面，也包含生成、生长的一面，两者结合为一体，就是发生发展的意思。因而，"生生"即宇宙万物的发生发展是一个生而又生、永恒不断而又日日更新的创造演进过程，这个过程称作"易"。显然，这里的"易"是关于客观世界存在的"易"，而不是《周易》。但是《周易》是对宇宙世界的模拟，是讲变易的书。变易又以阴阳来体现，因此，"生生"也就是"阴阳生生"。李鼎祚《周易集解》引文称："阴阳相易，转相生也。"孔颖达《周易正义》："生生，不绝之辞。阴阳变转，后生次于前生，是万物恒生，谓之易也。"在哲学上，"生生"强调的是宇宙万物发生发展、推陈出新的基本法则、基本规律，以及人类蓬勃向上、自我更新的进步精神。

在儒家"生生"生命观的影响下，儒家养生的内容也因"生生之谓易"的规定而从化生、生存、长生和衍生等方面展开。"化生"是天地之大德，已如前述。"生存"，不仅是简单意义上的活着，而是活出生命的意义和价值，所以《周易》提出的"自强不息""厚德载物"，就成为儒家以人格精神培养为主导的养生意识。"长生"，即是长有生命，儒家虽不以道家的成仙不死为终极追求，但保身长全，维护身体的长期稳定健康，以达到延年益寿的目的，却是儒家一贯践行的主张。"衍生"，就是使人体的生命繁衍不绝，这不仅是儒家孝道的基础，而且也是儒家优生优育等养生思想的内在动因。因此，可以说"生生"不仅是儒家生命学说的核心内容，也是儒家养生始终把握的主题。

（二）笃谨孝道，养身待为

孝道是儒家最重要的伦理观念，也是奉养父母的准则，而珍惜生命，养护身体又是孝道的重要内容。《孝经·开宗明义》说："身体发肤，受之父母，不敢毁伤，孝之始也。立身行道，扬名于后世，以显父母，孝之终也。夫孝，始于事亲，中于事君，终于立身。"珍重生命，爱惜身体，毛发肌肤不敢有所毁伤，这是孝敬父母的基础。诚然，儒家孝道规定的最终目的是，光宗耀祖，扬名于世。身体为立业之本，是创造一切事物的前提。生命的存在与身体的强健，是实现生命价值的首要条件。《礼记·儒行》云："爱其死以有待，养其身以有为。"儒家珍惜生命的主要原因，是为了追求有所作为，能在有生之年创下扬名于世的功名业绩。因此，在儒家的生命观看来，无论是尊敬父母，奉养亲人，还是实现自身生命的价值，珍重生命，爱身知己，始终是摆在第一位的。

儒家的孝道思想对于培植中华民族尊老爱幼的道德品格和尊长养老的民风习俗，产生了重要影响。《论语》讲"父母在，不远游"，《孟子》称"老吾老以及人之老；幼吾幼以及人之幼"，提倡"为长者折枝"，在日常生活中尊重帮助老人。《礼记·乡饮酒义》规定："乡饮酒之礼，六十者坐，五十者立侍，以听政役，所以明尊长也。六十者三豆，七十者四豆，八十者五豆，九十者六豆，所以明养老也。"并且指出："民知尊长养老，而后乃能入孝弟。民入孝弟，出尊长养老，而后成教。"在这种民族品德的影响下，养老奉亲成为传统养生学的重要内容。孙思邈首倡"养老大例"和"养老食疗"，论述养老的大体原则，尤其强调老年食疗的重要，指出："食能排邪而安脏腑，药能恬神养性以资四气。故为人子者，不可不知此二事。是故君父有疾，期先命食以疗之。食疗不愈，然后命药。"宋代陈直著《养老奉亲书》，是我国现存第一部老年养生专著。陈直把养老奉亲作为践行孝道的重要内容，认为"从天子至于庶人，孝无终始，而患不及者，未之有也。人子以纯孝之心，竭力尊亲，无终始不及之理""奉亲之道，亦不在日用三牲，但能承顺父母颜色，尽其孝心，随其所有，此顺天之理也。其温厚之家，不可慢于老者，尽依养老之方，励力行之。其贫下阙乏之家，养老之法，虽有奉行之心，而无奉行之力者，但随家丰俭，竭力于亲，约礼设具，使老者知其馨力事奉而止"。元代邹铉又在陈直的基础上有所增补，而成《寿亲养老新书》，使老年养生的内容更为丰富。清代曹庭栋著《老老恒言》，老年养生之述趋于完备。

（三）三立不朽，舍生取义

有生必有死，死亡是人类无法跨越的鸿沟。面对死亡，早期儒家表现出十分矛盾的态度，至少在孔子那里显得似乎有些无可奈何。《论语·先进》记载："季路问事鬼神。子曰：未能事人，焉能事鬼？曰：敢问死。曰：未知生，焉知死？"从这段对话来看，孔子好像对死亡采取了一种听之任之的自然主义态度。因此，孔子"罕言利与命与仁"。但是，《论语·颜渊》又说"死生有命，富贵在天"，对生死问题表现出异常的冷静和理智。朱熹为此解释说"命禀于有生之初，非今所能移"，就是说人的生死早在"有生之初"就已数定，不是生后所能改变的，人只能听天由命。儒家的"死生有命"论，后来常被人引申为消极悲观而又无可奈何的宿命论。实际上，儒家说的"有命"，就是后来《吕氏春秋》说的"尽数"，《黄帝内经》说的"天年"，指在正常情况下，一般人应该活完的应有的寿数。认识到人的生命有着普遍应该达到的寿限，正是儒家的高明之处。儒家在承认生死命定的必然性面前，不仅表现出无所畏惧、坦然淡定、乐天知命的态度，而且面对生死抉择，另有一套应对之方。

首先，是在自然生命无法延长时，可以通过道德价值的途径使之死而不朽，达到永恒。《左传·襄公二十四年》记载叔孙豹的话说："太上有立德，其次有立功，其次有立言。久而不废，此之谓不朽。"这就是著名的"三不朽"说，对后世儒家的安身立命，积极应世产生过深远的影响。人的个体生命自有死亡、腐朽之日，但是如能在生前建功立业，努力于道德的修养和人格的培植，在道德、言论或功业等方面有所建树，对国家民族、社会民生产生经久不衰的影响就能超越死亡，达到永恒。

其次，纵使不能掀天揭地、建功立业于当世，又无法成贤成圣、著书立说、流芳于百代，那么也应率性顺生，安居若素，平平淡淡过好每一天。《中庸》说："天命之谓性，率性之谓道。"《孟子·尽心》云："尽其心者，知其性也。知其性，则知天矣。存其心，养其性，所以事天也。夭寿不贰，修身以俟之，所以立命也。"又说："莫非命也，顺受其正。

是故知命者不立乎岩墙之下。尽其道而死者，正命也。"凡此所言，意旨即为反对轻视生命的行为，追求养天命之性，达到自然的寿数，正命而死。后世所谓尽享天年、寿终正寝的生命思想，即渊源于此。

再一点就是，当生命面临威胁，生死抉择关头，是贪生怕死，还是向死而生，这是考验儒家精神意志和气魄品格的试金石。儒家自孔、孟起就告诫人们，当自然的个体生命和社会道义发生冲突时，正确的选择应当是"舍生取义""杀身成仁"。在儒家精神的鼓舞下，历史上无数仁人志士，为了国家利益、民族尊严、社会道义，或者为了维护个人独立完整的人格精神，义无反顾地选择了"杀身成仁"，因而为历史所铭记甚至受到历代人民的祭祀纪念，成为千古传颂的不朽之人。如自投汨罗的三闾大夫屈原、举杯绝奏《广陵散》的嵇中郎、不复牵黄犬东门逐兔的李斯、精忠报国的岳武侯、一曲高歌"苟利家国生死以，岂因祸福趋避之"的林则徐等，都是气贯长虹，视死如归，舍生取义的典范。

总之，儒家生命观认为人禀天地之气而生，为万物之灵，生命最可宝贵。但有生必有死，如何使有限的个体生命达到永恒不朽的境界，就必须在有生之年自强不息，厚德载物，立功、立言、立德，或顺应自然变化规律，尽数全年，正命而终。如果面临生死抉择，就必须舍生取义，从而实现生命的道德伦理价值，没世而称名的积极意义。

二、儒家养生的特点

（一）以道德意识为养生导向

儒家养生向来被称作身心修炼的功夫。这种功夫，不仅着眼于身体的向度，而且更加留意在心性上用力。儒家身心修炼所要达到的境界，就是变化气质而成就圣贤气象。《大学》说："古之欲明明德于天下者，先治其国；欲治其国者，先齐其家；欲齐其家者，先修其身；欲修其身者，先正其心；欲正其心者，先诚其意；欲诚其意者，先致其知；致知在格物。"在这套格物致知、修身齐家平天下的学问中，修身是最根本的环节。"自天子以至于庶人，壹是皆以修身为本。"所以《大学》接着强调修身要首先注重正心诚意，即在道德意识上下手。孔子提出"仁者寿""大德必得其寿"的以德养生思想，强调道德精神在养生中的意义。《大学》还说："富润屋，德润身。"说明道德修养可以影响人的气质变化。孟子自称"我善养吾浩然之气"，因而达到坚强、勇敢和"不动心"的境界，并活到84岁高龄。尽管我们不知道孟子养气的具体方法，但从孟子对浩然之气的描述来看，"其为气也，至大至刚，以直养而无害，则塞于天地之间。其为气也，配义与道；无是，馁也。是集义所生者，非义袭而取之也。"这种"配义与道""集义所生"之气的培养，必定是一种具有道德意识的行为。孟子以后的儒者，尤其是宋明理学家，不管是静坐功夫，还是调息手段，无不注意以道德意识为修炼导向，在变化气质、成就圣贤气象中体现出特有的精神风貌。宋儒吕希哲说："气象好时，百事自当。气象者，辞令、容止、轻重、急徐，足以见之矣。"朱熹说："九容九思，便是涵养。"明代周汝登则称："容貌、辞气，德之符。一切容仪皆能淑慎，使之望而知为我辈人。"所谓"涵养""德之符"，无非是经过以礼制心、为仁由己的内心修养，从而在容仪举止上体现出儒家的精神气质来，"望之俨然，宽裕汪汪"，风度气派之焕然，足可以道貌岸然称。

（二）以日常生活为修炼机会

儒家身心修炼的第二个重要特点，就是把日常生活的每时每刻作为修炼的机会。所谓"放手处，即是修炼时"，不仅把身心修炼贯穿到日常生活的每个细节，使修炼本身成为一种生活形态，而且日常生活的任何境况都成为身心修炼的契机。

人生在世，"无所逃于天地之间"，世俗的尘网将它所有的子民笼罩其中，人与人之间，构成一个广泛的关系性网络。作为这个关系网络中的每一个人，都要和周边的人发生关系，在脉络中互动互应。古往今来，概莫能外。在古代，有父子、君臣、长幼、夫妇、朋友的"五伦"关系，按礼则有亲、义、序、别和信的相处原则，每个人在这种"五伦"序列中都必须按照礼的规定来处理好自己的关系。在现代社会，传统的伦理关系和行为准则可能发生改变，即使是血缘关系也有可能淡化，甚至消解，彼此疏离而间隔。但即便如此，人们绝不是互不相关的"孤独个体"，每一个生活在现实世界的人，都是与世共存，共他而生的，人我之间的相关性既无法回避也难以逃离。正是这种社会关系的真实相关，人与人之间就难免出现利害冲突，来自金钱、名誉、地位、爱恋的各种诱惑，就像毒蛇烈火般地吞噬燃烧着每个人的灵魂。面对这种"人间地狱"的考验，如何保持"心灵的安宁与纯洁"，维护"内在的自由与高尚"，使自己的精神家园永远春意盎然，而不随波逐流，被世俗的洪水所淹没卷走，正是儒家身心修炼所要达到的目标。

儒家的身心修炼，除了要求不能脱离现实的人际关系，要在与人打交道的"人间世"去实践外，还十分强调"事上磨练"的功夫。人们的日常生活，既丰富多彩，又复杂多变。那些千头万绪的俗务，那些无关宏旨却又整天缠绕身边的切实小事，甚至是家长里短、妯娌之争，均难免使人喜怒哀乐失常，或烦恼扰心，或义愤填膺，从而影响人的身心健康。那么，如何在日常生活中，在俗事纷扰之时，始终保持身心的平衡，才是修炼的根本要求。儒家养生之所以格外关注人际关系和日常生活，这是由儒家应世、入世或者现世的价值取向所决定的。儒家认为，人际关系是一种存在论上"给定"的东西，日常生活是一种鱼水关系，人不能离开人情事务就像鱼离不开水一样，既不能"息隐山林""相忘于江湖"而逃遁，又不能退藏于密室深斋而有所消解。人只能在日常生活的根本上下功夫修炼，才有可能获得身心愉悦，以及感受生活本身的快乐与美好。

儒家养生之所以要在日常生活中下功夫，除了追求人际关系的和谐和内心世界的平衡以外，还有个重要的方面，就是讲究人与自然、人与万物的统一，把处理好人与天地万物的关系当作身心修炼不可或缺的内容。从孔子的"舞雩之乐"，到张载的"民胞物与"；从孟子的"万物皆备于我"，到王阳明的"以天地万物为一体"；从董仲舒的"三年不窥之园"，到周敦颐的"与自家生意一般"的后院，儒家极力主张"推物及仁"，把天地、山川、河流、草木等外在的万事万物，内化为自身感觉的有机组成，从而在敬畏自然、尊重自然、爱护自然万物的情感中，生化升华出对生命的热爱和珍惜。这种近似于宗教性的人文主义精神，将自然的神圣寓寄于世俗的生活当中，并不断地挖掘这种与自然为一体的神圣意义和价值，不为世俗所限，企图达到人生大化与宇宙大化的圆融，从而实现人情与天道的统一，不仅是儒家身心修炼的一个特色，也是历代儒家追求超凡脱俗的人格境界。

（三）以静坐和调息为方便法门

静坐、调息是儒、佛、道三家共通的修炼方法，但儒家静坐、调息功夫自不同于佛、道两家，特别是经过宋明理学家的阐释和践行，最能体现儒家特色，成为宋明以来儒家最基本、最普通、最普遍而又最持久的修炼方式。

静坐的方法或许由孔子首创。《周易·系辞上》提出的"洗心""斋戒"，虽然不能确定就是静坐之法，但肯定包含静坐的内容。尤其《周易·系辞上》所述"易，无思也，无为也，寂然不动，感而遂通天下之故"，其中"无思也、无为也、寂然不动"，正是习静的要领。《庄子》中记载孔子对"心斋""坐忘"的解释，则可以充分证明孔子对静坐之理的把握。《周易·艮卦》也被后世养生家视为静坐养生的一种隐喻或象征。《周易·象传》解释说："艮，止也。时止则止，时行则行，动静不失其时，其道光明。"说明以山为艮的符号隐喻的是静止的精神。而"艮其背"正是"维坐容，背要直"的箴言，静坐要求的"坚静若山"即取源于艮卦之义。此后，《大学》关于"定静"的论述，似乎也为儒家的静坐之功奠定了理论基础，从而导致宋明理学家以静坐为身心修炼的基本方法。程颐所提倡的"半日读书，半日静坐"修身法，成为后来儒家广为实践的方法，甚至流传日本、韩国等地。苏东坡是著名的养生学者，有关养生论著甚丰，后人辑有《东坡静坐法》为养生界所熟知。南宋朱熹虽说主张以"敬"代"静"，但对于读书时静坐也十分强调。他说："大抵人要读书，须是先收拾身心，令身安静，然后开卷，方有所益。"不惟如此，朱熹甚至还给患者传授静坐疗疾的方法，认为"病中不宜思虑，凡百事且一切放下，专以存心养气为务。但跏趺静坐，目视鼻端，注心脐腹之下，久自温暖，即见工效矣"（《朱子大全·卷五十一》）。明代王阳明、高攀龙、袁黄、罗洪先等理学家，不仅十分重视静坐功夫，而且个人积累了十分丰富深厚的静坐经验，如袁黄著有《静坐要诀》、罗洪先有《卫生真诀》、高攀龙有《静坐说》等。到了近代，儒家的静坐养生方法融入民间百姓的日常生活之中，蒋维乔所著《因是子静坐法》，对静坐法的宣传普及起到了重要作用。

儒家调息养气之法，发端于孟子。孟子所倡"养浩然之气"的论述，奠定了先秦儒家气法修炼的基调，即在呼吸调理的同时，注重身心交关的训练，而养就坚定阳刚、大气磅礴之精神。继之者荀子，提出"凡治气养心之术，莫径由礼，莫要得师，莫神一好"的原则，更为儒家调息养生指明了方向。西汉董仲舒首倡静神养气，提出："君子闲欲止恶以平意，平意以静神，静神以养气。气多而治，则养身之大者得矣。"东汉王充重视元气的作用，提出了气命论的观点。这些均为后世习静养气之所本。此后历经魏晋隋唐的养生实践，发展到宋明理学，再由周敦颐、张载和程颢、程颐阐论发挥，终于培育发展出儒家一套"变化气质，气上成性"，并以培养圣贤气象为旨归的调息养生的修炼功夫。周敦颐创立太极动静图说，糅合儒道心性修养之学，提出"中正仁义而主静"的修养标准。张载首先提出"变化气质"的观点，程颢、程颐遵从而极力阐扬，遂使养气之说广为流行。朱熹著有《调气箴》，对调息之法进行了高度概括。明代王阳明在个人静坐经验中也对调息深有体会。与王阳明同时期的理学家王廷相，在元气一元论的思想指导下，充分肯定调息养气的合理之处，认为通过调息炼养，使"气不耗""气不逆"而"气和"，就能达到益寿养身延年的目的。

阳明后学的王畿著《调息法》一篇，融合儒、佛、道三家之说，而主要从儒家的立场对调息的机制进行了阐释。后来，黄宗羲《宋元学案》对调息之法亦有所记载，但大都不出宋明理学养气之范围。

值得说明的是，静坐和调息在修炼中难以截然分开，调息需要在静坐的状态下进行，而静坐修炼也往往与调息相关。王畿《调息法》指出："欲习静坐，以调息为入门，使心有所寄，神气相守，亦权法也。"

儒家的静坐与调息修炼之所以不同于佛、道两家，具有儒学特色，最突出的一个特点就是，无论静坐还是调息，始终都贯彻着道德意识的主导因素。儒、佛、道三家修身传统的最高境界都是追求内心的平静与安宁，即所谓"静""定"之境，但在儒家看来，"静""定"并不是空无一物，而是以道德为其蕴涵，这种"静""定"之心即为道德之心。如果没有道德作基础，没有德行作"静""定"的内容，任何平衡安宁的心境都不可能持久。相反，只要能够充分实现自己的道德意识，就能在任何情况下保持身心的灵敏与睿智，静坐和调息只不过是通达那种境界的权宜方法而已。

此外，佛道的修炼都讲究特定的状态，或退藏于密室，或静坐于幽斋，而儒家的修炼并不主张一定要营造一个人为的孤立隔离的特殊状态，而以日常生活随时随地为炼养的契机，即便是静坐、调息也只在生活中实践完成。儒家认为，在静坐的状态下可能比较容易实现内心的平衡与稳定。但是，一旦走出这种短暂的人为状态，回归到复杂多变的日常生活，就有可能重新失去身心的平衡而导致前功尽弃。王畿讲："譬之浊水初澄，浊根尚在，才遇风波，易于淆动。"孔子讲"居处恭，执事敬，与人忠"，就已强调在日常生活中的身心修炼。朱熹谈读书方法，有人问及"初学精神易散，静坐如何"，朱熹指出："此亦好，但不专在静处做功夫，动作亦当体验。圣贤教人，岂专在打坐上？要是随处着力，如读书，如待人处事，若动若静，若语若默，皆当存此。"可见朱熹也不把静坐当作身心修炼的不二法门，更多的是强调"事上磨炼"的功夫。

第二节　道家养生

道家文化是中华文化的风骨与精神，也是世界多元文化最具特色的文化形态。医道同源，表明了道家乃至道教与中医养生学在生命的认知上有着同一出发点和始基。因而，中医养生从理论观点到实践技术，都深深地烙印着道家的痕迹。在观念上，道家的"道法自然""天人合一""虚无恬惔"等理念，使中医养生学较早地形成了以自然状态为生命认知的品格；在理论上，道家对精、气、神学说的精辟阐释和对周天、丹田、泥丸、气化等概念的独到定义，均不同程度地丰富、发展了中医的生命学说；在实践技能上，道家道教在长生久视、神仙不老观念支配下提出的"我命在我不在天"的口号，为达此目标而产生的各种炼养法术，直接为中医养生保健、体认生命真谛提供了方便法门。此外，历代许多道教徒侣在修道炼养过程中对生命现象的独特感悟与认知，也为中医养生认知生命、探索生命的奥秘提供了历史借鉴与依据。道教炼丹术，则直接推动了古代制药学发展和药物化学的产生。

一、道家生命观

（一）生道合一

"人来源于道"，这是道教区别于世界上其他宗教的一个重要命题。《老子·四十二章》称："道生一，一生二，二生三，三生万物。"《老子道德经河上公章句》说："万物皆得道精气而生。"《太平经》认为"元气作道，以生万物"，并阐释说："元气恍惚自然，共凝成一，名为天也；分而生阴而成地，名为二也；因为上天下地，阴阳相合施生人，名为三也。"北宋张伯端的《悟真篇》也提出："道自虚无生一气，便从一气产阴阳，阴阳再合成三体，三体重生万物昌。"总之，道教认为人是万物的一个组成部分，由道所化生。

人源于道，道又是什么呢？《太平经》说"夫道者，乃大化之根，大化之师长也""夫道何等也，万物之元首，不可得名者。六极之中，无道不能变化……天地大小，无不由道而生者也"。由此看来，道就是宇宙的初始状态，即世界的本体。同时，道也是事物发展的规律，道生一、生二、生三、生万物的顺序就是其规律性的表现。

道教认为，人不仅来源于道，而且人身中即有道。《庄子》认为人在坐忘的状态下，就可以体悟到道的存在。《老子道德经河上公章句》说"善行道者，求之于身"，提醒人们要"保身中之道"。《太平经》说"夫天将生人，悉以真道付之物具，故在师开之导之学之，则可使无不知也。不开其门户，虽受天真道，无一知也""夫道若风，默居其旁，用之则有，不用则亡"。这就是说，虽然人身中有潜在的道，但若不知修炼，道就会在不知不觉中失去。

唐代《太上老君内观经》明确提出"生道合一"的命题，认为"道不可见，因生以明之；生不可常，用道以守之。若生亡则道废，道废则生亡，生道合一，则长生不死"。在这里，人的生命与道是一个相即不离的统一体。也正因为人身中有道，所以人可以通过人体内部的特殊修炼达到对道的体认和把握，最终实现成仙不死的目标。道教认为，从虚无大道中产生了人的生命。人在始生之时，神源清静，湛然无染，受形之后，污染六情而失道离真，最后就会体灭生亡。因此，"守道全生，为善保真"，遵循道的法则，自然无为，就能达到生道合一，长生不死。所以道教把对人身之道的寻求与体认，当作人生的最大目标。

一方面，道教认为，道既是宇宙的本原和主宰者，又是自然、社会的最高法则。"观天之道，执天之行，尽矣"。人们只要了解自然之道理，就能把握自然之情势。另一方面，道教还认为道广大无边，亘古永存，无所不包，无处不在，无时不有。它弥漫宇宙，超越时空，而又与时空并存，即不仅存在于自然、社会，也存在于人体之中。正因为人体是载道之躯，生命与道长存，所以人既是道的体现，也是道的归宿。因此，信道之人既可以从宇宙、自然等大的方面体悟把握道的真谛，也可从社会人事甚至个体生命中去把握道的玄机，整个人生就是一个悟道、体道进而履道的过程。正是在这种宗教情怀的影响下，道教中人发挥《老子》"从事于道者同于道，德者同于德，失者同于失"的意旨，认定只要认识掌握了事物的规律和本性而不违背它，就可以达到与天地合其德的境界，进而实现生命与道的合一。后来道教发展了这种思想，《混元妙真经》指出："人常失道，非道失人；人常去生，非生去人；故养生者慎勿失道，为道者慎勿失生，使道与生相守，生与道相保。"即修道者不要忽视生命的调养，而养生不要忽视道的主宰。从此，道家养生成为履行道教信仰的行为方式。

（二）重人贵生

重视生命，追求人生快乐自由的价值取向，始终是道家养生永不颠覆的意志航标。与世界上其他宗教相比，道教是最重视现世生命的宗教。道教成立之初，就继承了中华传统文化"万物人为贵"的思想，尤其是充分吸取了先秦杨朱学派"贵己为我""轻物重生"的合理价值观，并由此构建起以尊重生命、珍惜生命、养护生命和享受生命为核心教义的道教生命伦理学。首先，道教认为天地造化，万类竞争，人为万物之灵，最为宝贵。如《素问·宝命全形论》说"天复地载，万物悉备，莫贵于人"，《混元妙真经》称"一切万物，人最为贵"，葛洪《抱朴子·内篇》说"陶冶造化，莫灵于人"，陶弘景《养性延命录》也说"禀气含灵，唯人最贵。人所贵者，盖贵为生"。其次，道教认为作为万物之灵的人，最宝贵的就是生命。《太平经》说："天地之性，万二千物，人命最重。"《灵宝无量度人上品妙经》直接提出"仙道贵生"的主题，指出道教生命智慧的突出特点就是"贵生"，即重视生命。道教的全部教义都是围绕这一核心主题展开的。即便是修炼成仙，也要以现世的生命为基础。《太平经》指出："人居天地之间，人人得一生，不得重生也。"正因为生命只有一次，所以珍惜生命就是人生的第一要务，故《太平经》告诫说"要当重生，生为第一"。葛洪发挥《吕氏春秋》"重己"的思想，指出："生之于我，利亦大焉。论其贵贱，虽爵为帝王，不足以此法比焉；论其轻重，虽富有天下，不足以此术易焉。故有死王乐为生鼠之喻也。"

人类既然如此高贵，生命又是这样重要，好生、乐生、全生自然就成了道教基本的人生态度。好生，就是纯守天道，去凶远害，不开杀伐。乐生，就是达人知命，乐天不忧，生死齐物。全生，就是自爱自养，全形固神，长保其身。正是这种贵生思想和神仙信仰的结合，才孕育产生了道家一系列的养生理论、原则和方法，最终形成独具特色的道家养生学。

（三）我命在我

强调对生命的自我控制、调节，充分发挥生命管理的主体意识，始终是道家养生永不消蚀的信心基础。受神仙信仰的支配，道教不甘自然的束缚，大胆地向生命挑战，提出一个惊世骇俗的口号——"我命在我不在天"。这个口号最早出自葛洪《抱朴子·内篇》引《龟甲文》"我命在我不在天，还丹成金亿万年"。此后多有道书引述，如《养性延命录》引《仙经》云"我命在我不在天"，《真气还元铭》云"我命在我不在天"，《悟真篇》"一粒金丹吞入腹，始知我命不由天"，《固气还神九转琼丹论》"我命在我，非丹不仙"等。可见道教对"我命在我"这一命题的重视和推崇。这个命题，在理论上分析，至少有以下三个方面的意义。

第一，与儒家的"死生有命，富贵在天"和"未知生，焉知死"等多少有些消极和不可知论的生命观相比，道教"我命在我"的命题，以非常坚定的口吻，表达了对生命自我调节的主体意识和对神仙信仰的坚定意志。同时也反映了企望突破有限生命的超越精神。

第二，既然生命可以自我掌控，那么我就有充分的能动性对生命现象进行把握和调节。因而，道教在以我为主的意识下，各种修炼养生的法术层出不穷，蔚为大观，实质就是各个修炼者从不同层面、不同途径、不同角度主动对生命进行调节管理的尝试。

第三，"我命在我"强调的是个体性，即每个独立的生命个体。因而道教的修炼多以个体为主，没有太多普度众生的色彩。道教主张只要通过修炼，无分男女老幼、贵贱贫富，人人都可以成仙，但是，每个人闻道有先后，成仙有早迟，在修炼中对生命的感悟体认也不同。因而道教典籍中记载的养生法术和炼养经验，也有高低深浅的不同层次。

二、道家养生的特点

（一）以得道成仙为目标

对道的最高信仰和对成仙的目标追求，始终是道家养生永不枯竭的精神源泉。

道教徒侣在实现他们的宗教情怀和信仰目标的过程中，一方面把医学作为济世度人的工具，学习掌握传统中医学的经验知识，并在实践中不断充实完善；另一方面把修身养性作为炼己成仙的技术，坚持以个体生命为实验对象，希望通过行气、导引、服食及坐忘、存思、内丹等炼养手段达到形体和精神的永恒，并由此探索、总结出一套成仙的方法和理论。

道教修道的最高境界就是"形神俱妙，与道合真"，最终成为妙合自然的真人、至人、圣人、贤人、仙人、神人。为达此目标，道教徒侣在修炼的过程中，不仅把炼养的行为作为实现宗教信仰的神圣任务，而且更加自觉地用心体悟生命现象的各种细微变化，有意识地感知领悟生命的奥妙。尽管闻道有先后，得道有多少，悟道有深浅，但每一个道教炼养者都深信不疑，神仙可学，长生可期。后来嵇康《养生论》虽然不同意"神仙可以学得、不死可以力致"的观点，认为神仙只是禀受了异常的精气，自然天成，不是积久学习可以达到的，但是他也承认，只要"导养得理，以尽性命，上获千余岁，下可数百年，可有之耳"。这样就使道家养生从成仙不死的虚幻目标回归到延年益寿的现实中来，使道家养生更趋于理性的发展。

道教在实现以道为最高信仰、以成仙为最终目标的过程中，无论是其教理教义，还是其修持仪轨，所体现的核心价值，从根本上来说就是人类对生命的超越精神，这也是道教与世界其他宗教大异其趣的关键所在。正是在这种宗教精神的鼓舞感召下，近2000年的道教发展史上，大批的道教徒侣实质就是养生有成的实践者。其中，葛洪、陶弘景、孙思邈等，是道家养生的杰出代表。

（二）以众术合修为原则

道家养生，倡导多种方法综合运用，以期达到全面调理身心的作用。老子提出"摄生"的理念，虽然没有交代具体的方法，但已涉及精神和形体综合摄养的基本问题。庄子不仅是"养生"一词最早提出者，而且较清楚地论及养生、缮性的许多具体方法，如《庄子·刻意》所载"吹呴呼吸，吐故纳新，熊经鸟申"等行气导引术，《庄子·在宥》提出"神将守形，形乃长生"的形神兼养术，反映了庄子综合调养的观点。道教创立之初，盛行的炼养学派主要有行气、服食及房事三家。《太平经》记载的"备受经诀"有二十四种之多，包括服日精月华、佩符服水、服饵草木金丹等，变化无穷。晋代葛洪明确提出养生不能偏修，应该"藉众术之共成长生"的观点，批评那些役其所长、偏修一事的"偏枯之徒"。《抱朴子·内篇·微旨》说"凡养生者，欲令多闻而体要，博见而善择，偏修一事，不足必赖也""若未得其至要之大者，则其小者不可不广知也。盖藉众术之共成长生也"。此后，众术兼修的观点，不仅获得道教的普遍赞同，在形神兼养、内外并行、性命双修的基础上，创造发展出各种养生方法，而且几乎全部为中医养生所吸纳，并彼此涵摄，互相交映，取长补短，兼收并蓄，使道家养生术大为繁荣。

（三）以胎息内丹为境界

道家养生经过长期的草木石药及外丹服食失败后，逐步认识到仅有形体外表的改变，没有内在素质与功能的改变也难以达到长寿的目的。于是，一种以呼吸锻炼为主的气法炼养应运而生。气法养生目的是通过呼吸调节来改变气血运行的节律与功能，进而改变生命活动的进程。气法炼养的长期发展，使人们逐渐体悟到了生命的一些不寻常信息，因而炼养的功夫趋向更加细致、缜密的层次，最后创造出胎息、内丹的炼养方法。人们终于找到一条"打通周天，贯穿丹田，精气神化，妙合自然"的控制、调节、改变生命过程与生命节律的途径。就是通过"炼精化气、炼气化神、炼神返虚"的过程，使生命与宇宙合一，自然一体，不更不生。

内丹炼养兴起于唐宋之际，后来发展为道家炼养方法的主流。内丹修炼的基本原理是强化人的精神意识对身体的控制和支配，甚至任意改变物质和信息的形式与运动状态，达到精神与物质的高度一致。显然，内丹修炼的最后结果就是增强和改善人体的意识功能，使之能对脏腑经络及血气精神发挥绝对作用，实现生命的超越，达到提挈天地、把握阴阳、功侔造化、妙合自然的境界。内丹炼养由于其有一套完整的思想体系和规范的技术操作程序，且玄冥幽微，变化莫测，成为道家养生的最高境界，吸引无数的修道爱好者。

第三节 佛家养生

佛家文化虽然是舶来文化，但在中国本土化的历史过程中，也对中医养生文化产生过重大影响。主要表现为：一是佛教的"澄心证佛""顿悟成佛""心即是佛"等观念，导致了历史上从东汉年间郭玉的"医之为言意也"、唐代孙思邈的"澄心内视"，到明代李时珍的"反观内照"等历代不乏其人的生命体悟，从而对生命现象有着更为深刻的认识，如李时珍对奇经八脉的体认，就有与众不同的见解；二是佛教戒杀生的理念，对中医养生珍视生命、重视生物、注意保护生态多样性有过积极影响，如孙思邈指出"杀生求生，去生更远"，认为"损彼益己，物情同患"，即如"鸡卵一物"，"能不用者，斯为大哲"；三是佛教的素食主张，对中医的食养、食疗思想的形成有不同程度影响；四是佛教修持的"禅定""止观"功夫，为中医养生提供了方外法门。

一、佛家生命观

（一）人身难得

佛教认为，生命是流转的，存在形式有六种，众生由于善恶的缘起不同，分别在天界、人间、阿修罗、畜生、饿鬼、地狱等六道之间轮回。此死彼生，了无出期。相比之下，天道享乐，人道苦乐参半，后四道均为恶神恶道。恶业重者，死后堕入阿修罗及三恶道中，继续为众苦煎熬。只有善业多者，才有可能入于天道、人道。但从佛法的修行来看，要摆脱六道轮回，参究生命的实相，还只能在人间修持，故佛经常说："诸佛世尊皆出人间，终不在天上成佛也。"因此，生于人间，才有成佛的可能。

佛家认为生属人身，实为难得。此生为人，不知累世经历了多少因缘和合。《杂阿含经》说："人身难得"有如"盲龟浮木""盲龟浮木，虽复差违，或复相得，愚痴凡夫漂流五趣，暂复人身，甚难于彼"。意即人生的珍贵，实为无量劫后的善报。除了这种大的业缘环境外，即使从父精母血中阴入胎的因缘来看，也是殊为神奇。如《佛说胞胎经》《佛为阿难说处胎会》所述，人之"生有"，既受入胎的因缘支配，又受成胎的历经磨难，更要经历出胎的生死考验，其艰苦玉成，可想而知。孙思邈《备急千金要方》说"人命至重，有贵千金"，当是参透佛理的精切之语。

当然，佛教重视人生，是因为人有灵性，有意志，善思考，懂得精进修行，能证悟无生无灭的解脱，实现涅槃境界。

（二）众生平等

根据佛教的缘起论，世间万物都相对待而存在，相依赖而发展，万法皆依一定条件而生灭，众生均由因缘聚散而存亡。《杂阿含经》说："此有故彼有，此生故彼生；此无故彼无，此灭故彼灭。"彼此互为前提，万类平等，没有高低贵贱之分，没有优劣等次之别。在佛祖的心中，万物有情，诸法无异。因而，好生戒杀、物我齐同就成了平等一如的法性。反之，杀生就是根本的重罪。《华严经》称："杀生之罪，能令众生堕于地狱、畜生、饿鬼；若生人中，得二种果报：一者短命；二者多病。"佛教这种珍重生命、重视生物、切戒杀生的思想，对于维护生态平衡、保护生态多样性，无疑具有积极的影响。孙思邈《大医精诚》说："损彼益己，物情同患。况于人乎？夫杀生求生，去生更远。"认为杀戮损害另一类生物来求得人类生命的保障，离养生的宗旨实在太远了。这种平等的生命观，要求人类不仅要善待自己，珍惜自己，同时更要珍惜他人、善待一切众生，不可任意剥夺他人乃至动物的生命。

值得指出的是，佛教所称诸法平等，没有自性，强调的是众生皆具有清净的如来佛性，众生与佛是平等的，一切众生皆有成佛的可能，即佛在心中，人自成佛，让佛法弘扬天下。

（三）了脱生死

生死问题，是人类永恒的思考。有生必有死，这是不可抗拒的规律。但是，人生而贪生怕死，好生而恶死，在死亡问题上始终有极大的恐惧。生死问题，作为哲学的终极问题，迄今为止，只有佛教进行了最为深入的探讨。佛教认为，生不必喜，死亦不必悲，生是死的轮回，死是生的继续。只要生而行善，修持严谨，有朝一日功德圆满证悟法身，就能归于永恒，搬往极乐世界。郑志明对佛教生死关怀作了深入的阐述，所著的《佛教生死学》指出："佛教不追求生死，也不反对生死，而是要以有形的生命去证悟无限的生命，重点在于了生脱死，以修持来化解人的无明愚痴，熄灭一切烦恼与生死诸苦，得以真正洞察生命的本质，在缘起性空的体证下，不以色身为真实的我，更要求不以色身造种种生死之业，只求以善行来圆满生命，在涅槃的证悟中放任色身自然老死，顺应世间一切有为法的生住异灭。"

佛教的生命真谛，是要超越出天地的成住坏空，以及能化解掉人类的生老病死，这是宇宙大化的生命，是要普度一切众生了脱生死。佛教关注的不是个人有形的色身，而是真如佛性的法身，是经由修行证悟而成的永恒生命，也是通向于佛的生命，不再掉落到有形生命的生死流转之中。佛教这样的生命观，早已化解了困扰人类的生死课题，追求的是永无止境的生命境界。

二、佛家养生的特点

（一）以明心见性为宗旨

"识身本心，见自本性"。佛教认为，要超越轮回，勘破迷情，消除无明，证悟法身，归于涅槃，其关键在于明心见性。佛教修持的主旨是明心见性，目标是即身成佛，其核心内容是摒弃世俗的一切痴爱杂念，彻悟在世俗中迷失了的本性。所谓明心见性，就是要发现自己的本来真心，见到自己的本来真性，从而回到自己刚出生时那种纯洁无邪、清净天真的状态，勘破人间真假、有无、虚实之具象，懂得虚幻无常之事理，获取善的智慧。自从竺道生提出"一切众生皆有佛性"的观点后，对于佛性的修持就成了所有信佛者每个人内心的追求。但是如何来回归人的本性，由凡趋圣，那就得有具体的修持方法。而当年佛陀在菩提树下静坐悟道的经历恰好开示了众生向佛的途径。于是以坐禅为名号实质是调息静坐的方法就成了明心见性的津梁。佛教通过禅坐的方式，止息心念，排除俗尘的纷扰，就能觉心萌发，发现本性，从而即心成佛、见性成佛。如果按天台宗止观双修的修持，也即通过止功进入观门，或者由定入慧，在观慧的层面上，就是佛我一致、心性一致，当真正在内心穿越了世俗的各种业障之后，就会在澄明的灵魂深处唤起自身的本能，从而体现真如之理，使自己获得洞察人生一切苦难原因的能力，而最终摆脱苦难，解脱自身，从而达到寂灭的境界，这就是佛的智慧。这种菩提智慧，从根本上来说，就是帮助自己寻找精神的家园，启发内心的自觉，培养伟大的人格。这与儒家的成就圣人气象，道家的成为真人至人，都是一种道德人格的追求。

（二）以持戒守律为准则

戒律是防止学佛者种作恶业的行为准则，也是佛教教团管理的道德与法律的规范。"戒"是发自学佛者内心的一种精神操守，具有自律性；"律"是教团内部集体成员管理的纪律规定及违规的罚则，是他律的形式。戒律的内容包含道德的修养与行为的规定，将人们的语言、思想、行为纳入统一的规范。"戒"作为一种手段，目的是促使学佛者言语、思想和行为的纯洁，达到精神的清净自律，主动地对身和语的一切恶行进行有效的控制，保持内心的平静安定，最终实现心的解脱，证得真实的智慧。

佛教戒律很多，有五戒、八戒、十善、具足戒、菩萨戒乃至二百五十戒等。佛门中人，遁迹山林，操守戒律，不仅勘破红尘，拒绝权、名、利、禄的侵染，更从己身抵御酒、色、食、财的诱惑。这种修持方式，客观上给世俗社会的精神生活带来一定的影响，也不同程度地丰富了中医有关清心寡欲等精神养生的内容。

（三）以止观双修为功夫

止观双修是佛教徒侣普遍遵行的一种修持方法。"止观"亦称禅定，是佛教"戒、定、慧"三学之一。三学之中，戒为定基，定为慧门，禅定是获取智慧的门径，是证悟法身的唯一梯航。八正道中的正定，即为佛陀阐明禅定的理念。"止观"包括"止"和"观"两个方面："止"是指心专注一境，集中注意于有益健康的境物，摒除杂念，不使外驰，从而达到安静心神的作用；"观"是在"止"的基础上，更加澄心静虑，对"止"之境物集中观察并用心思维，以获取佛性和智慧。"止"和"观"是一体两翼的关系，修行时必须"止""观"并重，不可偏废。隋代的天台宗智𫖮大师《修习止观坐禅法要》指出："若夫涅槃之法，入乃多途，论其急要，不出止观二法……若人成就定慧二法，当知此之二法，如车之双轮，鸟之两翼。若偏修习，即堕邪道。"智𫖮强调禅定之法必须"止""观"结合，同时修炼。因为仅习"止"只能暂时遏止烦恼，却不能断除烦恼的根源，只有在"止"的基础上修习"观"，才能彻底去除烦恼。当然，"观"必须由"止"来实现，没有"止"的基础，也就难有智慧的获得。

中国佛教的止观之法，最早载录于东汉时期安息国僧人安世高所译的《安般守意经》，后经隋代智𫖮大师的发扬光大，形成系统的修持大法。智𫖮先后撰就《次第禅门》《六妙法门》《童蒙止观》《摩诃止观》等著作，不仅确立了其独特的止观思想体系，而且对止观修持的条件、途径、方法、境界都有明确的阐述，并为历代佛学修习者所奉守践行。

佛教止观双修的方法，本质上是属于调息静坐的功夫。其养生的价值，不仅能净化修习者的心灵，消除心中的无明和烦恼，保持精神的宁静，而且还能通过气、息的调节控制，减少心理能量的消耗，消除各种心理障碍，缓和紧张，消解焦虑，疏导压抑，有益于各种心理疾病、慢性疾病的治疗与康复，从而达到健康长寿的目的。

佛家养生除了上述主要特点外，有关素食的主张和制度、禅茶的习俗、佛教音乐的流行亦独具特色，对传统养生学的发展有过较大影响。

第四节　中医养生

以保养生命、维护健康为宗旨的中医养生保健，既是中医的出发点，又是中医发展的目标所在。因而，中医养生保健和中医临床诊疗一样，具有同等重要的地位和作用，是中医的半壁江山，更是中医的立脚之基。历史上，中医养生为探索生命奥秘、维护人类健康，预防重大瘟疫，提高中华民族的民族素质，促进社会的自然和谐健康发展做出了不可磨灭的贡献。由此而创造的中医养生文化，也因其渊博深厚的底蕴和无与伦比的魅力，成为独具一格、卓有影响的人类文化奇葩，受到世界各国的瞩目和重视。

中医养生学植根于中华传统文化的沃土，与中华传统文化的各个方面均有广泛的联系，尤其与儒、道、佛三家的思想理论有着互为涵摄、交相圆融的历史情结。儒家的伦理道德、仁爱孝悌、中庸平和、奉亲养老思想，道家的自然生态、清静无为、尊生重命思想，佛家的生命体悟、因果报应、调息静坐等思想理论，均是中医养生学的思想源泉或经验基础。中医养生学的许多理论形态均导源于儒、道、佛等传统文化的启迪或借鉴。

一、中医生命观

中医关于生命的认知，不以生命的本质为出发点，对于生命的本源，一般只说来源于自然，来源于父母，仅此而已，不作过多的探讨。而是以现实的生命存在为前提，关注的重点是生命的过程、现象和特征。

（一）生命过程

"生、长、壮、老、已"是人类生命发展的过程，也是生命活动的基本规律。这个过程，又可以划分为几个连续不断的年龄阶段。中医对年龄段的划分，主要有两种方法。

一种是《素问·上古天真论》的方法："女子七岁，肾气盛，齿更发长；二七而天癸至，任脉通，太冲脉盛，月事以时下，故有子……七七，任脉虚，太冲脉衰少，天癸竭，地道不通，故形坏而无子也。丈夫八岁，肾气实，发长齿更；二八，肾气盛，天癸至，精气溢泻，阴阳和，故能有子……八八，癸竭，精少，肾脏衰，形体皆极。"这种女"七七"、男"八八"之数的年龄段划分，着眼于发育与生殖周期的观察，以"有子""无子"作为生殖期判断的标志。在这个周期内，决定人体的生殖与发育的关键是肾气的充实与否，而肾气又与天癸密切相关。

一种是《灵枢·天年》的划分法："人生十岁，五脏始定，血气已通，其气在下，故好走；二十岁，血气始盛，肌肉方长，故好趋；三十岁，五脏大定，肌肉坚固，血脉盛满，故好步……八十岁，肺气衰，魄离，故言善误；九十岁，肾气焦，四脏经脉空虚；百岁，五脏皆虚，神气皆去，形骸独居而终矣。"这种以 10 岁为一个阶段的划分，是比较流行的方法。其意义在于：不同的年龄阶段，反映了不同的生命变化，生长、发育、壮大、强盛乃至退化衰老，自有其内在的规律。了解、认识这些规律，按照不同年龄段的生理状态来调整养护生命、延缓衰老，是中医养生的重要原则。

生命过程的这种阶段性划分，虽然具体数字不同，但都是介绍人每个生命阶段的生理特点，都反映出人的生命过程是生—长—壮—老—已的过程。而且还体现了肾为先天之本，肾脏在生命过程中起着主导作用，并贯穿于生命盛衰转化的全过程。

《黄帝内经》对生命阶段的划分，反映了不同年龄段的生命进程，在不同的生命进程中，有其不同的内在生理状态，生命的产生和衰败都受自然规律的限制；提示人们在遵循生老病死的自然规律的同时，人可以通过发挥主观能动性，保养生命，保持健康，延缓衰老。

《黄帝内经》对生命过程的认识，不仅奠定了养生理论的基础，还对确立不同年龄段的养生原则具有指导意义。

（二）生命现象

生命现象，始终是中医养生保健研究重点关注的内容。古往今来，无数的研究者都希望从生命现象的观察中勘破洞天，获取真信，掌握更多的生命规律。一般认为，生命现象包括生理、心理和精神三个层面。

从生理层面来说，"生、老、病、死"是生命现象的最高概括。如果说，"生长壮老已"是生命过程在时间上的展开，那么"生老病死"就是生命现象在空间上的呈现。生为阴阳之大化，自然妙合，神秘莫测，因而心存敬畏。生之要素，以血气精神为依托，《灵枢·本脏》："人之血气精神者，所以奉生而周于性命者也。"生之机制，以升降出入为枢机。《素问·六微旨大论》云："出入废则神机化灭，升降息则气立孤危。故非出入，则无以生长壮老已；非升降，则无以生长化收藏。"生之后，或老或病或死，不是要素有变，就是枢机异常。一如《素问·六微旨大论》所言："是以升降出入，无器不有。故器者，生化之宇，器散则分之，生化息矣。故无不出入，无不升降。化有小大，期有近远。四者之有，而贵常守，反常则灾害至矣。"因此，善养生者，就是要善于从血气精神的出入升降中把握生命的规律，并合乎规律地管理、养护生命。

从心理层面来说，"喜怒忧思悲恐惊"七情学说，虽不能概括心理现象的全部内容，但高度凝炼了中医学关于心理问题的基本规律。"七情"学说的丰富内容，不仅反映了中医学关于情感过程的认识水平，也透射出中医学关于感觉、知觉、注意、记忆、思维、想象等认知过程的智慧光芒。20 世纪 80 年代以来，不少学者开始系统地研究中医心理学，取得了令人瞩目的成果。其中，王米渠的《中医心理学》，作为中医心理研究的开山之作，不仅奠定了中医心理研究的基础，而且许多独创性的成果至今仍为学界所征引。此后，朱文锋等的《中医心理学原旨》、董建华等的《实用中医心理学》、闵范忠等的《新编中医心理学》先后问世，中医心理研究蔚然成风。2015 年汪凤炎《中国养生心理学思想史》出版，总结了自先秦至近现代儒、道、佛、医各家的心理养生思想，深化了传统养生学中关于精神情志养生思想的研究。

"七情"之外，中医学关于人格体质的分型，也是中医学探索心理现象的智慧结晶。人格是心理学研究的重要内容，主要表现为个人在对人、事、物及己身等各方面的适应性。体质主要指个体遗传禀赋、生理素质等方面的个体差异。两者本不同域，中医往往从形神合一的角度兼而论之，仅以《黄帝内经》为例，就有多种划分方法。《灵枢·通天》提出阴阳五态的人格类型，以太阴、少阴、太阳、少阳、阴阳和平为五态，各有其不同的性格和体质表征。《灵枢·阴阳二十五人》，按五行把人分为五类，每类又类比五音，从而分成二十五种类型。每型又有形态特征、个性特征及时令适应性的详细描述。《灵枢·论勇》则根据勇怯不同的性格表现、情绪变化及形体脏腑等情况，分为勇士和怯士两种人格类型。《灵枢·行针》则有重阳、重阴的人格分类，而《灵枢·逆顺肥瘦》更有肥人、瘦人之分。如此等，反映出《黄帝内经》对人格体质的认识、分析和区别，已达到相当精细的水平，并表现出明显的临床诊疗性趋向，是中医临床心理的宝贵经验。

从精神层面来说，人的精神境界、意志、信仰，乃至灵识，固然有心理基础的影响，但显然又难为心理现象所涵括，是一个值得深入探讨的问题。中医学的"神、志、意、魂、魄"藏象五志，虽然主要从心理层面来讨论意志过程，但纵观中医心理学的发展历史，有关意志过程的认识，往往溢出心理学的范畴。如"肝藏魂"之"魂"，究竟是心理上的意志过程，还是另有所指，古人的意见并不一致。《周易·系辞上》就说："精气为物，游魂为变。"这里的"游魂"，似乎是指精气散去离开人身而变为其他的物性。而《灵枢·本神》所言"随神往来者谓之魂，并精而出入者谓之魄"，魂魄究竟为何物? 亦是仁者见仁智者见智，千载难判。但不管如何，古人有关神明、意志、魂魄的阐释，毕竟为我们观察、认识生命现象提供了某种参照。当然，随着现代科学技术的发展，也许有一天借着暗物质理论、量子纠缠理论，我们可以对这些精神现象做出更为合理的解释。

（三）生命特征

1. 自然整体，平衡协调 中医学所说的自然，是本真的存在，是一种本来就是这样的生命存在，没有任何人为的干扰。整体也是自然、社会和人自身的三位一体的整体，是浑然一体不可分割的完全圆融的整体。而平衡、协调既是本体的，又是功能的，即脏腑、气血精神等形体构造在演进为个体生命时是平衡的、协调的一种存在，其生命的表现即生命活动也是平衡、协调的。中医学的根本任务，就是在自然状态下实现对人生命的整体调节，使生命的变化合乎生命的规律，让生命的过程遵循健康的轨迹。

人体是内外环境相对稳定的有机统一体，作为特定内环境的脏腑不是孤立不变的，它与外环境之间有着密切的联系，以维持内外环境的统一性和稳定性，从而保证人体的健康。

2. 形神相亲，表里俱济 健康的生命，不仅体现在形体层面，还体现在精神层面。中医学讲究形神合一，相辅相成，体用同在，互为依存，只有当外在的体魄和内在的精神达到了统一协调的时候，人才是真正的健康。

中医学认为，健康就是生命自在神、气、形的中和及其与自然、社会的中和。因此，促进生命活动的和谐、协调、有序，是实现自然健康的重要途径。

和谐，是健康的本质特征。《灵枢·本脏》称："是故血和则经脉流行，营复阴阳，筋骨劲强，关节清利矣；卫气和则分肉解利，皮肤调柔，腠理致密矣；志意和则精神专直，魂魄不散，悔怒不起，五脏不受邪矣；寒温和则六腑化谷，风痹不作，经脉通利，肢节得安矣。此人之常平也。"这里的"血和""卫气和"，指人体气血运行和畅，功能活动正常；"志意和"则指精神活动正常，情绪平和稳定，五脏强盛不受外邪侵犯；"寒温和"即指机体能适应外界寒温等环境的变化。《黄帝内经》所言的和谐之道，实际构建起一个人体生理、心理与自然、社会相统一协调的健康模式。这与近年世界卫生组织关于健康的定义是高度吻合的。

3. 阴阳对待，气化流行 中医学认为，生命确立，完全取决于阴阳的相需相待。阴阳对待，则生命存在，阴阳离决，生命乃绝。而大化流行，气机转换，升降浮沉，往来出入，则是生命功能的完全体现。这种内外交通、周流不息的内在机制是生命健康的根本保证。

气化是人体生命的内在机制，也是生命过程展开的形式，气化作为宇宙万物的基本属性，是万物新陈代谢、发展进化的内在力量。从宇宙的大化来讲，正如《素问·六微旨大论》所言："气之升降，天地之更用也。"天地的上下相成、交互为用，都是气之升降运动的结果。而从人体生命的流转而言，亦如《素问·五常政大论》所云："气始而生化，气散而有形，气布而蕃育，气终而象变，其致一也。"按照《黄帝内经》的观点，无论是天地本身，还是天地之间的万物，生命的繁衍生息与形体的聚散象变，均是气化的作用。

生命的过程亦是一个气化的过程，具体到脏腑经络的功能活动展开，可以呈现丰富多彩的形式。《灵枢·营卫生会》关于"上焦如雾，中焦如沤，下焦如渎"的形象描述，就是脏腑受纳水谷精微、转化敷布功能的生动体现。

4. 神机气立，色脉精明 《素问·五常政大论》云："根于中者，命曰神机，神去则机息。根于外者，命曰气立，气止则化绝。"又《素问·移精变气论》云："理色脉而通神明。"《素问·脉要精微轮》曰："切脉动静而视精明，察五色，观五脏有余不足，六腑强弱，形之盛衰，以此参伍。"色以察精气，脉以诊神明，色脉的情况是健康的外在表现。健康不健康就看色脉精明不精明。

健康生命的根据，无论是内部环境稳定的"神机"，还是外部条件支持的"气立"，都可通过色脉反应来揣度，由此而成就了中医望诊的神奇和脉诊的标志性技术。

二、中医养生的特点

（一）以古代哲学为思想基础

中国古代哲学的世界观和方法论，为中医养生学的创立和发展提供了直接的理论指导和智慧启迪。受古代哲学思维的影响，中医养生学以研究自然整体状态下人的生命现象为旨归，在对生命与疾病的认知过程中，完全遵循自然整体的认识论原则，这也是中医养生学作为自然整体医学的基本特征之一。中医养生学应用的许多理论范畴、概念，诸如阴阳、五行、精、气、神等直接取源于古代哲学，但又赋予自身的特有内容，这就形成了中医养生学一方面以古代哲学为理论武装，另一方面又充实、丰富、发展了古代哲学的特点。中医养生学的理论境界之所以称为中医哲学，其原因亦在此。此外，中医养生学的许多命题，如"天人合一""一阴一阳之谓道""阴阳不测之谓神""肾为先天之本，脾为后天之本"等均与古代哲学有着千丝万缕的联系。因此，中医养生学集中体现了中华文化的最基本的理念或者理论，甚至思维方式；中医哲学是中国古代哲学的重要组成部分。

（二）以兼容各派为发展手段

中医养生学植根于中国传统文化的沃土，不间断地吸收传统文化的知识营养，并按照医学的需要加以改造利用。比如，它重视儒家关于伦理道德规范和心性修养的以人格精神培养为主的养生思想，吸收"心斋""坐忘"等具体养生方法，而对"孜孜汲汲，惟名利是务，崇饰其末，忽弃其本"的趋世之士提出严正的批评；它兼容道家"效法自然，清静无为，形神兼养，众术合修"的养生思想，并广泛吸收道家、道教的养生法术，却不提倡霞外升举，神仙不死的虚幻行为；它重视佛家"顿悟成佛""心即是佛"的修持境界，吸纳佛家"禅定""止观"等炼养功夫，却不主张苦行僧式的清苦生活。中医养生学正是在传统文化的融会交流中，兼容并蓄、取长补短，从而得到不断补充、完善、发展，最终形成内容丰富而又特色突出的学术体系。除受传统文化的影响之外，更重要的是，中医养生学在其自身发展的历史过程中，由于思想主张的不同，或炼养方法的存异，亦学派纷呈，各有建树，形成了许多卓有影响的养生学说。诸如，补脾与补肾、补阴与补阳、养形与养神、养精与养气、运动与虚静、荤食与素食等，其间的孰先孰后、孰轻孰重，历史上曾多有争鸣讨论，从而丰富发展了中医养生学的内容。

（三）以综合调摄为基本原则

中医养生学以《黄帝内经》为标志，理论和实践都呈现繁荣发展的局面。《素问·上古天真论》提出了"法于阴阳，和于术数，食饮有节，起居有常，不妄作劳""虚邪贼风，避之有时，恬惔虚无，真气从之，精神内守，病安从来""志闲而少欲，心安而不惧，形劳而不倦"等一系列命题，奠定了中医养生学的大法，并由此成为历代养生的基本原则，奉守不移。

这个原则具有内外统一、形神兼养、综合调摄的特点。

其一，要"知道"。所谓"道"，就是规律。人生天地之间，受着自然、社会及人自身生命规律的支配。但规律是什么？规律是怎么支配生命的？需要去"知"。"知"是一个学习、了解、认识、把握的认知过程；同时又是一个感受、体会、领悟、证觉的体验过程。所以中医养生学不但要有理论和经验指导，更要有长期的体验和总结。

其二，要"法于阴阳，和于术数"。这是中医养生学的总纲。"法于阴阳"，就是要遵循天地阴阳变化的规律来调节人体阴阳。《类经·摄生一》："天以阴阳而化生万物，人以阴阳而荣养一身。阴阳之道，顺之则生，逆之则死，故知道者，必法则于天地。""和于术数"，就是综合运用各种养生方法来调养身心。这里的"和"，具有调和、和合、和谐的意义，即在养生活动中，要注意全方位全周期的系统调理，多种方法配合，以期达到最佳的效果。王冰注解《素问》言："夫阴阳者，天地之常道，术数者，保生之大伦，故修养者，必谨先之。"指出"法于阴阳，和于术数"是养生者必须首先谨守的法则。

其三，要"外避邪风，内存正气"。预防疾病为中医养生学的基本任务之一，也是治未病的核心内涵。中医学认为，疾病的发生就像盗贼的偷窃一样，总是在人们防患不周，身体虚弱的情况下发生的。养生就要内外统一，安内与攘外并举，对外要防御避免一切致病因素的侵袭，对内要安定脏腑气血，使机体生理功能得以正常发挥。"正气存内，邪不可干"，这是很明白的道理。

其四，要"精神内守，形劳不倦"。养生不外乎养神和养形两大方面。在古代思想文化背景下，形神理论、身心理论始终对中医养生起着指导性作用。养神就要恬惔虚无、志闲少欲、心安不惧、纯粹不杂、必静必清，像嵇康《养生论》所言："修性以保神，安心以全身。爱憎不栖于情，忧喜不留于心。泊然无感，而体气和平。"养形就要不妄作劳、形劳不倦，像《庄子》所要求的那样"无劳女（汝）形，无摇女（汝）精"。亦如华佗所称"身体欲得劳动，但不当使极耳"，说明劳逸适当，张弛有度是公认的形体养生要求。

中医养生学讲求形神兼养，养神和养形要互为支持，不可偏颇。认为"形静则神清""形全则气全，气全则神全"。反之，神形过用或过劳，就会导致形神俱损，有如司马迁《史记·太史公自序》所论"神大用则竭，形大劳则敝，形神离则死"。

其五，要"食饮有节，起居有常"。养生除了刻意的追求外，一般要在日常生活中展开，要在饮食起居方面下功夫，或调节，或控制，管好衣食住行、坐卧言语各方面的活动，养成良好的生活习惯、规律的作息制度，戒除不良的嗜欲爱好，一句话，就是要培养健康的生活行为方式。应该看到，天下芸芸众生大多生活于庸常世界，浸染于五色五音五味五志之中，目盲耳聋口爽发狂之事所在皆有。人是不能逃离社会现实的，如何"适嗜欲于世俗之间，无恚嗔之心，行不欲离于世，举不欲观于俗，外不劳形于事，内无思想之患，以恬愉为务，以自得为功"，这是需要智慧的。从这点来说，中医养生学本质上是一门生活行为管理的艺术。

🎯 小结

传统养生有儒、道、佛、医四大流派，各家的生命观不同，养生自成特色。

儒家生命观为尊天之德，以人为本；笃谨孝道，养身待为；三立不朽，舍生取义。

儒家生命观认为人禀天地之气而生，为万物之灵，生命最可宝贵。但有生必有死，如何使有限的个体生命达到永恒不朽的境界，就必须在有生之年自强不息，厚德载物，立功、立言、立德，或顺应自然变化规律，尽数全年，正命而终。如果面临生死抉择，就必须舍生取义，从而实现生命的道德伦理价值，没世而称名的积极意义。

儒家养生的三大显著特点，以道德意识为养生导向；以日常生活为修炼机会；以静坐和调息为方便法门。

道家生命观主张"生道合一""重人贵生""我命在我"。受神仙信仰的支配，道教不甘自然的束缚，大胆地向生命挑战，提出"我命在我不在天"。道家养生的特点：以得道成仙为目标；以众术合修为原则；以胎息内丹为境界。

佛家生命观主张"人身难得""众生平等""了脱生死"。佛家养生的特点，以明心见性为宗旨，以持戒守律为准则，以止观双修为功夫。

中医学关于生命的认知，不以生命的本质为出发点，对于生命的本源，一般只说来源于自然，来源于父母，仅此而已，不作过多的探讨。而是以现实的生命存在为前提，关注的重点是生命的过程、现象和特征。中医养生学的特点，以古代哲学为思想基础，以兼容各派为发展手段，以综合调摄为基本原则。

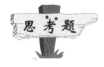

1. 儒、道、佛、医各家，如何看待生命？
2. 儒、道、佛、医各家，如何养护生命？

第三章　中医养生的基本理论

中医养生理论"大厦"赖以建立的基础，是由一些基本的概念、范畴及命题共同奠定的。这些概念范畴或命题，构成各种理论学说共同的理论支柱，或者起着表意符号的作用。中医养生基本理论是中医养生理论体系的根本，是中医养生实践的指导思想。中医养生的基本理论和中国传统文化，尤其是和古代哲学、道家思想联系密切，体现了中医养生理论的开放性、包容性特点。当然，这也是中医养生理论融合、吸收、改造、利用多元文化理论的结果。

中医养生的概念、范畴至为丰富，本章仅介绍天人、形神、体质、健康、衰老、治未病等基本理论。

第一节　天 人 理 论

人与自然的关系，是中国传统文化的一个基本问题。从人类文明之起始乃至今天，人类从未停止过对宇宙是怎么形成的、生命是怎么产生的、天与人关系如何等问题的思考与探索。天与人的关系之学是中国人最基本的思维方式，也是中国古代哲学研究的核心问题，中国的传统文化集中体现在对天人之学的研究。

一、天人的概念

天人之"天"，即指自然之天，是万物存在与价值之源的自然界。蒙培元说："自然界不仅是人类生命和一切生命之源，而且是人类价值之源。"尽管"天人合一"所说的天有多层含义，但最基本、最重要的是指宇宙自然界，也即通常所说的"天地"，包括天体、天气及天地万物，是独立于人的意志之外，不以人的意志为转移的客观存在，是不断运动变化的物质世界。天就是自然万类的表征。

天人之"人"，即生存于自然界的人类。但作为自然性的人，有两个根本的规定：一是在自然界具有重要的价值，但人的生命价值来源于自然，是自然界赋予的；二是人作为自然万物之灵的存在，具有参赞天地的主观能动性，能顺应自然的变化，有效地利用自然，不断地改善人与自然的关系，在天地的束缚之内获得良好的发展空间和最大的生命效益。

从本质上讲，人是人与自然、社会关系的总和。宋代理学家朱熹说："天即人，人即天。

人之始生，得之于天。既生此人，天又在人矣。"天地和人是不能分割的整体。

二、天人合一的内涵

天人关系的根本是天人相应，而天人相应理论的形成和发展有其深厚的传统文化基础。先秦诸子所阐发的"天人合一"思想，即是孕育这一理论的思想文化母体。"天人合一"是中国古代哲学的重大命题之一，集中反映了中国古代关于"天道"与"人道"相通相合的观点。"天人合一"思想强调天地意志可随时随地体现于社会人事之中，视天为"万物之祖，万物非天不生"(《春秋繁露·顺命》)。天创造了人类，创造了万物，甚至制定了伦理道德，以此来约束人类和规范人性，所谓"天地之生万物也以养人，故其可适者以养身体，其可威者以为容服，礼之所为兴也"(《春秋繁露·服制像》)。同时，人作为万物之灵，既能体认"天道"的存在，又能适应"天道"把握"天道"而生存发展。

"天人合一"之"合"，最基本的含义就是人与自然的内在统一，合不一定是合成、结合、组合、合并，是合乎、合于、调和、和合，是一种具有明显指向性的趋势；"合"是人类对生存环境的一种诉求，一种企图达到的理想状态，或者一种从人类本身的地位和作用出发，希冀实现的价值目标。

对于"天人合一"的理想目标，古往今来，许多学者从不同的角度对"合一"的内容进行了多方面的发掘与阐释，归纳起来，大致有四种意见。

第一，"天人合一"就是合于"道"。"道"是道家的最高范畴，也是中国古代哲学最具创造性的理论成果。其最基本的含义，即指事物发展的大法、规律。老子首创"道"的概念，提出"人法地，地法天，天法道，道法自然"的一系列命题，认为"道"即是天、地、人都要遵循效法的指称。"天法道"即为天道。春秋时思想家范蠡指出："天道皇皇，日月以为常，明者以为法，微者则是行，阳至而阴，阴至而阳，日困而还，月盈而匡。"天道其实就是自然之道，即万物之道。故《二程集》指出："道未始有天人之别，但在天则为天道，在地则为地道，在人则为人道。"明清之际的王夫之则直接说："道一也，在天则为天道，在人则为人道。"认为天道和人道具有某种同一性。日月星辰的天象变化，四时交替的阴阳流转，兴衰治乱的社会变革，都有其固有的规律性。人法天地，就是要善于了解、认识、掌握自然天地、四时阴阳的变化规律，获得启示，依道而行，而不是背道而驰，以免受到自然的惩罚。

第二，"天人合一"就是合于"德"。"德"也是古代哲学的著名范畴，常与"道"对称或合称，往往指事物发展的本质特征或客观必然性，有时直称"德行"。《易传》最早提出"夫大人者与天地合其德，与日月合其明，与四时合其序"的观点，主张顺应天时四序的规律。这里的"与天地合其德"即《系辞下》所说"天地之大德曰生"，认为天地的本性或者德行就是使万物生生不息，不断地生长发育，繁衍昌盛，以致实现"盛德大业"的成就，达到"先天而天弗违，后天而奉天时"的完美境界。汉代王充《论衡·谴告》称"天人同道，大人与天合德"，认为人具有天地的德行。中医学高扬"天地之大德曰生"的生命精神，一切从敬畏生命、尊重生命、珍惜生命出发，其初心即是仁爱慈悲之心，其宗旨即是救死扶伤，使生者更生的人道主义。"大医精诚"的本质，就是具有生命不息的道德情怀和生命担当。中医养生则进一步发扬光大"生生不息"的基本价值，并拓展到生态意义上的热爱生命、保护生命。如唐代大医孙思邈则直接指出"杀生求生，去生更远"，严格要求自己"不用生命为药"。

第三，"天人合一"就是合于"气"。气是生命的本质，合于"气"，即在本质上人和天是同质同源的。中国传统哲学认为，"气"是构成世界的本源，天地万物的生成、变化乃至消亡，都是由于阴阳之气相互作用的结果。受此影响，中医学也认为人的生命是自然界的产物。《素问·至真要大论》："天地合气，六节分而万物化生矣。"作为万物之一的人，当然也是来源于气。因此，《素问·宝命全形论》明确指出"夫人生于地，悬命于天，天地合气，命之曰人""人以天地之气生，四时之法成"。既然本源相同，本质一样，天人之间的关系也就密不可分，其协调、统一也是情理之中的事。

第四，"天人合一"就是合于"自然"。"自然"就是本来如此、本来这样。老子讲"道法自然"，是说"道"所效法的就是一种本来的存在，"道"本来就是如此这般，而不是在"道"的上面另外还有一个驾驭性的东西。"自然"的特征是浑然的、整体的、不可分割的，人生于天地间，和天地也是一个浑然的整体，具有不可分割的联系。有人说"中医是自然整体医学"，这是就中医方法论特征说的。所谓自然有三个方面的含义：一是指天地宇宙，即张景岳所言"天道茫茫，营运今古"的那个自然；二是指与生俱来的生命个体，即以五脏六腑等为形体结构、以精神魂魄意志为表现指征的人体小宇宙；三是指自然状态下天地人合一的生命本真，即没有任何人为干扰的自然而然，亦即本来就是这样的生命呈现。所谓整体，是自然衍生的整体，亦即人天、人际、人的身心关系的完全的、最高的整体。其全息性表现为自然、社会和人的三位一体的完全综合。因此，作为自然整体的中医学，在方法论上的基本特征，就是自然性和整体性，而且是自然的整体性，不是强加的机械的或者残缺的带有人为修补的整体性。如果说自然性是中医养生之道的内核，那么整体性就是中医养生的灵魂。自然所铸就的是生命现象的本真，整体所表达的是生命过程的全息。抓住了这两者，就把握了中医养生的精髓。因此，中医养生学的根本任务，就是在自然状态下实现对人体生命的整体调节，使生命过程的各个阶段均合乎生命的整体规律。

三、天人合一的机制

"天人合一"的内容不仅是一种价值目标，而且有其切实可行的途径和机制。中医学关于"天人合一"机制的认识，主要有三种看法。

一是"天人相类""天人相参"。人与天地自然具有相同的结构。中医学认为，人是天地的缩影，人体结构与生命现象，是对天地万物与自然规律的体现，因而人的身体结构与天地的结构是一致的，人身犹如一个小的天地。如《灵枢·邪客》以人头圆足方对应天圆地方，双目对应日月，九窍对应九州，四肢对应四时，五脏对应五音，六腑对应六律等，把人体形态结构，与天地万物一一对应起来。认为人体的结构，可以在自然界中找到相对应的事物，人体是天地的缩影，与天地自然具有高度的统一性。当然，这种比类相参是朴素的，甚至有牵强附会之嫌，但有意识地以天地为参稽，进行对照观察，以寻找天人之间的相互联系与共同规律，其探索精神无疑是值得肯定的。

二是"天人相感""天人相应"。人与天地相应，天地自然变化的规律作用于人体，人的生命活动体现出与天地自然变化同步的特征。中医学认为，自然气候变化影响人体生命，有多方面的体现。人与自然界是统一的整体，自然界的一切生物受四时春温、夏热、秋凉、冬寒气候变化的影响，于是形成了春生、夏长、秋收、冬藏的自然规律。一年四季的变化，对人体的五脏六腑、四肢九窍、形体经络等的功能活动，形成直接或间接的影响。人体的生理功能与病理状态，通过五行生克制化的规律，与天地四时变化相适应。故中医学有"肝旺于春""心旺于夏""脾旺于长夏""肺旺于秋""肾旺于冬"之说，指的是脏腑功能适应四时的变化规律。《素问·四时刺逆从论》："春气在经脉，夏气在孙络，长夏在肌肉，秋气在皮肤，冬气在骨髓中。"则是说明经气运行随季节而发生的变化规律。由于四时气候有异，人体在病理变化与发病规律上，也呈现出随季节变化的特点，如春季多温病，秋季多疟疾等。《素问·金匮真言论》："故春善病鼽衄，仲夏善病胸胁，长夏善病洞泄寒中，秋善病风疟，冬善病痹厥。"此外，面色与脉象等方面，人体同样呈现出随季节转换而变化的规律。如《素问·玉机真脏论》中有"春脉如弦""夏脉如钩""秋脉如浮""冬脉如营"的说法。除四季更替外，不同年份的气候变化，对于人体健康状态和疾病流行同样具有重大的影响。中医学将这种跨年度的周期性变化规律，系统总结为五运六气理论，并以此推论气候变化规律及其对人体健康和疾病的影响。中医学还认识到，人体的气机运行亦随昼夜的阴阳消长变化而改变。每天早晨阳气初升，日中阳气最盛，傍晚阳气已衰，夜半阳气最弱，而人体内的阳气同样遵循这一规律，呈现出阳气白天趋表、夜晚归里的周期性波动。故《素问·生气通天论》："故阳气者，一日而主外，平旦人气生，日中而阳气隆，日西而阳气已虚，气门乃闭。"由于人体阳气有昼夜的周期变化，故人体的病理变化也会出现"旦慧""昼安""夕加""夜甚"等高低起伏的周期性变化。

不仅气候变化影响人体，月相盈亏也会影响人体生理的气血盛衰。如《素问·八正神明论》："月始生则血气始精，卫气始行；月郭满则血气实，肌肉坚；月郭空则肌肉减，经络虚，卫气去，形独居。是以因天时而调血气也。"

此外，不同的地理环境和地区气候也会对人体体质状况与疾病发病甚至寿夭产生影响，说明人与天地自然遵循相同的变化规律。如《素问·五常政大论》指出："东南方，阳也，阳者其精降于下，故右热而左温。西北方，阴也，阴者其精奉于上，故左寒而右凉……阴精所奉其人寿，阳精所降其人夭。"王冰注曰："阴精所奉，高之地也。阳精所降，下之地也。阴方之地，阳不妄泄，寒气外持，邪不数中而正气坚守，故寿延。阳方之地，阳气耗散，发泄无度，风湿数中，真气倾竭，故夭折。即事验之，今中原之境，西北方众人寿，东南方众人夭。其中犹各有微甚尔，此寿夭之大异也。"

三是"天人相交""天人相通"。这是"天人合一"最重要的理论基础。"天人合一"无论是合于道，还是合于气，道、气都是周流六虚、升降出入、左右往来、上下交通的，所谓人在气交之中，就是天人的实际存在关系。中医学为了阐释天人相交的关系、方式和机制，形成了系统的气交、气化理论。

"气交"是指天地阴阳二气相互感应而交合的过程。天气下降，地气上升，阳气下降，阴气上升，则产生气交。气交而化生万物，气交而产生生命。《素问·六微旨大论》云："气之升降，天地之更用也……升已而降，降者谓天；降已而升，升者谓地。天气下降，气流于地；地气上升，气腾于天。故高下相召，升降相因，而变作矣。"

"气"不仅是万物始原，而且是万物存在的普通形式，世间万物皆由"气交"而化生，由气交而存在，人也是如此。人既是"气交"的产物，又在不断地进行"气交"的过程中维持着生命。张隐庵曰："气交者，天地阴阳之气，上下出入之相交也……人与万物生于天地气交之中，人气从之而生长壮老已。"

天人相交指的是人体在迎合天地间"气交"变化的过程中求得生存，需要随四季气候、昼夜时辰的变化，不断地调整自身的阴阳偏差，使其与天地阴阳的变化相融洽，顺时而变。中医养生就是要善于从天地相交的反应信息中获得生命体悟，纠偏维稳，保持阴阳气血、脏腑经络的平衡稳定，正如张景岳所说："人在天地之中，故求之于气交，则安危亦可知矣。"《素问·六微旨大论》中的"言天者求之本，言地者求之位，言人者求之气交"，讲的也是同样的道理。

如果"气交"只是人体和天地之气交合的一种现象，那么"气化"则是现象之后的本质。因为"人身自为小周天"，人与天地一样，自身内部也时刻存在着阴阳气交变化。人体内部的这种阴阳对待、气化流行的过程，既是人体生命的内在机制，也是天人相交的内在反应，而反应的形式是丰富多彩的，这也是生命活动的基本特征。例如，生理活动中物质与功能的转化，就是阴阳从相需相待状态，转而相摩相荡的展开过程。"阳化气，阴成形"，从有形物质转化为无形物质，是"化气"的过程，是"阳"作用的结果；从无形物质转化为有形物质，是"阴"作用的结果。阴阳之间化气、成形，生生化化，从而维持着正常的生理过程。中医学的"气化"理论，对天人相交的内在机制进行了精辟的阐论。本书第二章第四节中对"气化"有所介绍，此不赘述。

天人理论是中医养生的理论基石，也是中医养生的思想纲领。"天人合一"是中医养生的最高境界。按照天人理论，人生于天地之间，依赖于自然而生存，也就必须受自然规律的支配和制约。顺应自然，就是顺从天地自然的变化，适应周围外界环境，使人的生命活动与天地自然的变化保持一致。人的生命活动必须与天地自然的变化相适应从而实现人与自然的和谐统一；违背自然规律，必然会导致疾病甚至死亡。这是保持人体健康状态的先决条件，也是中医学养生与防治疾病所必须遵循的基本原则。因此养生要顺从自然四时阴阳变化规律，才能健康长寿。如《灵枢·本神》说："智者之养生也。必顺四时而适寒暑……如是则僻邪不至，长生久视。"汉代董仲舒《春秋繁露》也主张"循天之道，以养其身"。宋代欧阳修更明确指出"以自然之道，养自然之身"。

《阴符经·上篇》说："观天之道，执天之行。"天人相应的基本观念认为，人与自然界不是主体与对象的关系，人类只是天地万物中的一个部分；人与自然是息息相通的一体，与自然界遵循着同一变化规律。人不仅可以通过研究天地自然的现象来推论和阐明人体的生理和病理变化，同时也应时刻主动调摄自身的身体状态以达到顺应自然，维护健康的目的。因此，天人相应理论对中医养生学有着重要的指导意义和广泛的应用价值。环境养生，异法方宜；四季养生，择时而为；起居养生，因时制宜；饮食养生，审时调补等养生理念已越来越被人们所重视。

第二节　形神理论

形神是古代思想哲学长期探索、广泛讨论的命题，形成了丰富的理论成果。中医受古代哲学的影响，不仅众多医家参与形神关系的讨论，而且基于中医学的生命认知，尤其是通过养生实践的长期体悟，形成了见解独到、内容深刻的中医形神理论。中医形神理论是中医精神养生的指导思想，也是中医精神养生的智慧源泉。

一、形神的概念

形与神是中国古代哲学中的一对重要范畴。"形"是指形体，包括构成人体的脏腑、经络、五体和官窍及运行或贮藏于其中的精、气、血、津、液等。其以脏腑为中心，以经络为联络通路，构成一个有机整体，并通过精、气、血、津、液的贮藏、运行、输布、代谢，完成机体统一的功能活动。

"神"是指包括精神意识思维活动在内的人的生命活动，有广义和狭义之分：广义的神，是指对整个人体生命现象与精神活动的抽象概括；狭义的神，则是指人的精神意识思维活动，包括情绪、思想、性格等一系列心理活动。

中医学认为，形神之间具有互动关系。人是形神相依、心身相关的统一体，形与神两者相互依附，不可分割。形是神的藏舍之处，神是形的生命体现。神不能离开形体而单独存在，有形才能保证有神，形健则神旺。而神一旦产生，就对形体起着主宰作用。形神统一是生命存在的保证。

二、形神的关系

形神关系，是古代哲学广泛讨论的命题。中医学受先秦哲学思想的影响，在继承先秦形神学说的基础上，深入分析形神的发生学基础和依存关系，形成了独具特色的"形神合一"的生命观，丰富和发展了形神学说。

《灵枢·天年》指出："人之始生……以母为基，以父为楯，失神者死，得神者生。"人的生命由父母所生，但本质上是天地阴阳二气相合的结果。《灵枢·本神》指出："天之在我者德也，地之在我者气也，德流气薄而生者也。故生之来谓之精，两精相搏谓之神。"人凭天地之气而享有生命，借父母之精而产生形体。神与生俱来，随形而立，两者互依互存，肯定了形体是产生神的基础，离开这个基础人之神则无法借以存在。

"形具而神生"，有了形体才有精神活动的展开。《灵枢·天年》说："血气已和，营卫已通，五脏已成，神气舍心，魂魄毕具，乃成为人。"先有血气脏腑等形体，继而具有神气魂魄，形神合一才能成为一个有生命活力的人。《黄帝内经》认为，神附于形，形依于神，相互依存，相互为用，密切联系，不可分割，"形体不敝，精神不散"（《素问·上古天真论》）。人是形神相偕的统一体，神不能脱离形体而超然物外，形没有神的依附就徒存躯壳而已。所以《类经·针刺类》指出："形者神之体，神者形之用。无神则形不可活，无形则神无以生。"高濂在《遵生八笺·延年却病笺》中指出："人之所生，神依于形，形依于气。气存则荣，气败则灭。形气相须，全在摄养。设使形无所依，神无所主，致殂谢为命尽，岂知命者哉。"可见，形体离不开精神而存在，精神也离不开形体而存在。没有精神活动的形体和没有形体的精神活动都是不存在的。

形体的强壮与否决定精神的盛衰。《素问·六节藏象论》指出："五味入口，藏于肠胃，味有所藏，以养五气，气和而生，津液相成，神乃自生。"《灵枢·平人绝谷》有："神者，水谷之精气也。"清代医家张志聪亦指出："盖本于先天所生之精、后天水谷之精而生此神。"所以人体若失去后天水谷的滋养，则神亦无从保存，可见，形体强弱直接决定精神的盛衰。《灵枢·营卫生会》说："壮者之气血盛，其肌肉滑，气道通，营卫之行不失其常，故昼精而夜瞑。老者之气血衰，其肌肉枯，气道涩，五脏之气相搏，其营气衰少而卫气内伐，故昼不精，夜不瞑。"可见，形体状况决定精神状况。

脏腑功能影响人的精神活动。《素问·宣明五气》记载："心藏神，肺藏魄，肝藏魂，脾藏意，肾藏志。"神、魄、魂、意、志，名虽不同，但皆属人体之神的范畴，称之为五神，或五脏神。故人的精神、意志、思维活动是与整个人体生命活动的神气紧密相连的。王冰指出："五藏，谓五神藏也。五神藏者，肝藏魂，心藏神，脾藏意，肺藏魄，肾藏志，而此成形矣。"《灵枢·平人绝谷》亦说："五脏安定，血脉和利，精神乃居。"五脏是形体中的重要器官，它借五神以成形，又是五神的重要载体，体现了生命活动的神机与脏体密不可分的关系。五脏的功能正常与否直接影响人的精神，如《灵枢·本神》有"肝藏血，血舍魂，肝气虚则恐，实则怒……心藏脉，脉舍神，心气虚则悲，实则笑不休"。同时，中医学又将怒、喜、思、悲、恐称为五志，加上忧与惊则称为七情，五志七情同样地对应于五脏并与精气血津液密切相关。神的产生源自于形精，而居藏于五脏，依存于气血。此外，从神发生的所在看，除五脏及精气血津液以外，也与脑髓有关，故《灵枢·经脉》说："人始生，先成精，精成而脑髓生。"虽然《黄帝内经》对产生精神意识思维活动的具体部位模糊不清，但对人脑的功能却有比较深刻的认识，特别是对五脏功能会影响精神情志的认知，时至现代也是不可轻易否认的事实。

神为形之主导。形虽是神的载体，但神对形起主导作用，如《素问·五常政大论》曰："根于中者，命曰神机，神去则机息。"张介宾在《类经·疾病类》中亦指出："人之身体在外，五志在内，虽肌肉如故，而神气失守，则外虽有形，而中已无主，若彼此不相有也，故当死。"形和神两者关系密不可分，神去则生机灭，即人的生命也就停止了活动。

在复杂的生命活动中，起统率和协调作用的是心神，只有在心神的统率、调节下，各脏腑组织才能够齐心协力、有条不紊地发挥各种生理效应，生命才表现出协调统一的功能活动。所以《素问·灵兰秘典论》说："凡此十二官者，不得相失也。故主明则下安……主不明则十二官危，使道闭塞而不通，形乃大伤。"也正如张介宾所说："神虽由精气化生，但统驭精气而为运用之者，又在吾心之神。"人体不但自身各部分之间保持着密切的相互协调关系，而且与外界环境（自然环境、社会环境）也有着密切的联系。保持机体内外环境的相对平衡协调，也是靠"神"来实现的，如《灵枢·本脏》所说："志意者，所以御精神，收魂魄，适寒温，和喜怒者也……志意和则精神专直，魂魄不散，悔怒不起，五脏不受邪矣。寒温和则六腑化谷，风痹不作，经脉通利，肢节得安矣。"作为"志意"（神），不但承担协调内部脏腑功能、调摄七情魂魄的任务，还起到调节机体适应外环境变化，防止外邪入侵，保持健康的重要使命。所以说神为生命之主。如果神的这一主宰作用不能正常开展，发生神的太过或不及等病变，则不仅影响神明本身，而且影响脏腑气血，造成形体衰敝的情况。如七情致病中的"怒伤肝""喜伤心""悲伤肺""思伤脾""恐伤肾"等皆是直接伤五脏。五脏受伤进一步又可影响及心，使君主之官动摇不安，出现《灵枢·口问》所说的"悲哀愁忧则心动，心动则五脏六腑皆摇"的改变。如继续发展，则可影响整个生命形体，导致"形弊血尽而功不立"的"神不使"结局，最终导致治疗无功，形体衰亡。

总之，形神关系反映的是生命形体与精神心理、社会环境等一种平衡协调的关系。"形神合一"的形神观，反映了中医学的整体观念，是构建中医理论体系的重要指导思想之一，在中医学的历史发展过程中起着不可估量的作用。中医学认为，人的健康必须建立在形体健康和精神健康的高度和谐统一的基础上，两者相互依存，相互影响不可分割，故"形与神俱"是中医学衡量人体健康的根本标准。中医理论中的很多重要内容，都是以形神合一思想为理论基础的，如诊法中有"望神"；治疗中宜"粗守形，上守神"；养生当"积精全神"等。因此，"形神合一"思想对中医学的诊断、治疗、预后、康复，以及对心身医学的发展等，均具有重要的临床意义和现代价值。中医养生首先强调的是"调神"，而调神的最高境界，就是要做到"神与形俱""形神合一"。

三、精　神　内　守

形神理论的最大价值是为中医精神养生提供了直接的思想指导和知识营养。在形神理论的形成发展过程中，《黄帝内经》提出了正反相成的两个命题，一个是《素问·上古天真论》中的"精神内守，病安从来"，一个是《素问·疏五过论》中的"精神内伤，身必败亡"，高度概括了中医精神养生的核心内容。

"精神内守"指的是精神守持于体内而不耗散于体外，使机体精神饱满，外邪不能侵袭，疾病无从发生。其思想基础与老庄道家有关。《老子》有"不见可欲，使心不乱""五色令人目盲，五音令人耳聋，五味令人口爽，驰骋田猎令人心发狂，难得之货令人行妨""见素抱朴，少私寡欲"等。《庄子·在宥》："无视无听，抱神以静，形将自正。"受老庄影响，《黄帝内经》对精神涵养的问题进行了广泛的讨论。如《素问·上古天真论》："外不劳形于事，内无思想之患，以恬愉为务，以自得为功，形体不敝，精神不散。"《灵枢·本脏》指出"志意者，所以御精神，收魂魄，适寒温，和喜怒者也""志意和则精神专直，魂魄不散，悔怒不起，五脏不受邪矣"。《黄帝内经》之后，历代医家亦多有阐述，如《彭祖摄生养性论》："积忧不已，则魂神伤矣；积悲不已，则魄神散矣。喜怒过多，神不归室；憎爱无定，神不守形。"高濂《遵生八笺·清修妙论笺》曰"忘情去智，恬恢虚无，离事全真，内外无寄，如是则神不内耗，境不外惑，真一不杂，神自宁矣，是曰养神""善养生者，清虚静泰，少思寡欲"。龚居中《红炉点雪》："若能清心寡欲，久久行之，百病不生。"然纵观各家所述，大多旧话重提，鲜有新意者。对于为什么"精神内守"就能"病安从来"，"精神内伤"就会"身必败亡"，以及怎样才能做到"精神内守"等问题，未能进行深入的解答。历史上，对此有过透彻分析的只有西汉的《淮南子》。《淮南子·精神训》认为"精神内守，病安从来"的机制是"夫血气能专于五脏而不外越，则胸腹充而嗜欲省矣。胸腹充而嗜欲省，则耳目清、听视达矣。耳目清，听视达，谓之明。五脏能属于心而无乖，则勃志胜而行不僻矣。勃志胜而行不僻，则精神盛而气不散矣。精神盛而气不散则理，理则均，均则通，通则神，神则以视无不见，以听无不闻也，以为无不成也。是故忧患不能入也，而邪气不能袭"。说明精神与脏腑气血紧密相关，血气专注于五脏就能精神充盛，嗜欲减省，乃至忧患不入、邪气不袭、疾病不生。

"精神内伤，身必败亡"的原因是"夫孔窍者，精神之户牖也；而气志者，五脏之使候也。耳目淫于声色之乐，则五脏摇动而不定矣。五脏摇动而不定，则血气滔荡而不休矣。血气滔荡而不休，则精神驰骋于外而不守矣。精神驰骋于外而不守，则祸福之至虽如丘山，无由识之矣"。如果沉湎于声色犬马，就会五脏不安，血气摇荡，精神外驰，导致身体衰败。相反，"使耳目神明玄达而无诱慕，气志虚静恬愉而省嗜欲，五脏定宁充盈而不泄，精神内守形骸而不外越，则望于往世之前而视于来事之后，犹未足为也，岂直祸福之间哉！"没有声色诱慕，没有嗜欲干扰，就能五脏安宁，精神内守。

精神内守的法诀就是省嗜欲，因为"五色乱目，使目不明；五声哗耳，使耳不聪；五味乱口，使口爽伤；趣舍滑心，使行飞扬。此四者，天下之所养性也，然皆人累也。故曰：嗜欲者使人之气越，而好憎者使人之心劳，弗疾去则志气日耗"。

按照《淮南子》的观点，精神内守的关键是"省嗜欲"，这和老庄"少私寡欲"的思想一脉相承。少私是指减少私心杂念；寡欲，是指降低对名利和物质的嗜好，不妄耗泄精神。情欲人皆有之，但必须适度并有所节制。《荀子·正名篇》称："欲者，情之所应也……欲不可去，求可节也。"《吕氏春秋·情欲篇》指出："天生人而使有贪有欲，欲有情，情有节，圣人修节以止欲，故不可行其情也。"这些都说明人类的情欲是可节制的。因此，人要对自己的意识思维活动及情志心理状态进行自我锻炼、自我控制、自我调节，使之与机体、环境保持协调平衡而不紊乱。如果不善于控制自己的精神、情绪，仅为贪图一时的快乐，违背生活规律而取乐，"以欲竭其精，以耗散其真"，就会使精神耗散，不能守持于内，从而损害身心健康，促使人体过早衰老，甚至夭折。

养生在遵循"精神内守"的原则时，告诉我们应该注意树立正确的人生观、价值观，注意思想道德修养，不让外物扰乱自己的精神情志，不过度追求物质享受、金钱、名利和地位。同时，精神内守并不是让人消极、被动、懒惰而对生活没有想法，而是强调不要有太多负面情绪、妄想妄动，从而使内心安定、平静，正确面对人生中的各种人和事物。

第三节　体质理论

体质理论是中医学关于生命个体素质禀赋、形成原因、发展转变、群体分类及辨识特征的基本认识。体质理论的渊源甚远，内容亦十分丰富，本节在简要介绍体质概念的基础上，重点介绍体质的分类及体质辨识的基本特征。

一、体质的概念

体质，即机体素质，是指人体秉承先天父母遗传、受后天多种因素影响所形成的与自然、社会环境相适应的形态、结构、功能、代谢相对稳定的固有特性。它反映人体内阴阳运动形式的特殊性，这种特殊性以气血为基础，由脏腑盛衰所决定。

中医体质学说起源于《黄帝内经》，研究人体体质的概念、形成、特征、类型、差异规律及其对疾病发生、发展、变化过程的影响，并以此指导对疾病的诊治和预防，其内容贯穿在中医学的生理、病理、诊断、治疗及养生防病等各个方面。

二、体质的分类

古代文献研究表明，中医学很早就有对体质进行分类的记载，最详细的记载见于《黄帝内经》。《黄帝内经》主要根据阴阳五行学说的原理，并结合体形外貌及心理特征的差异，来进行体质分类。具体分类如下。

阴阳分类法：主要根据人体阴阳之气的多少及盛衰的不同来分类。《灵枢·行针》将体质分为"重阳之人""颇有阴""多阴而少阳""阴阳和调"4种类型。《灵枢·通天》将体质分为"太阴之人""少阴之人""太阳之人""少阳之人""阴阳和平之人"5种类型。

五行分类法：《灵枢·阴阳二十五人》运用阴阳五行学说的原理，根据人的皮肤颜色、形态特征、生理功能、行为习惯、心理特征，对环境的适应调节能力，对某些疾病的易罹性和倾向性等各方面的特征，划分出"木""火""土""金""水"5种基本体质类型。

体形分类法：《灵枢·逆顺肥瘦》中根据体形的肥瘦、年龄的壮幼，把体质划分为"肥人""瘦人""常人"三种类型。《灵枢·卫气失常》中又把肥胖的人按皮肤纹理及皮下肌肉的特性进一步分为"膏""肉""脂"3种类型。

心理分类法：《灵枢·论勇》中根据人格心理特征，将体质分为"勇""怯"两种类型。《素问·血气形志》还根据心理特征的差异，将体质划分为"形乐志乐""形苦志乐""行苦志苦""形乐志苦""形数惊恐"5种形志类型。

《黄帝内经》对体质的分类，除了应用阴阳、五行、体形、心理特征分类外，还有依据肤色、地域、脏腑形态特征等分类法。

《黄帝内经》之后，历代医家紧密结合临床实践，分别从不同角度，应用不同方法，对不同体质的表现提出了新的认识，分类也有所补充和完善。如张仲景根据大量的临床观察，提出了"强人""羸人""盛人""虚弱家""虚家""酒家""淋家""疮家""衄家""汗家""湿家""亡血家""失精家""素盛今瘦""其人本虚"等多种体质类型，与辨证论治相结合，对其发病、传变及预后，进行了较深入的揭示。晋代葛洪《肘后备急方》，记载了一些特殊体质的调养方法，丰富了中医体质养生的内容。隋代巢元方《诸病源候论》一书，对特禀体质的描述丰富了体质病因理论。唐代孙思邈《备急千金要方》《千金翼方》，对老年人体质认识有所深入，并且十分重视饮食对体质健康的影响。宋代钱乙《小儿药证直诀》、陈自明《妇人大全良方》、陈直《奉亲养老书》，分别对小儿、妇女、老人的体质进行了较深入的阐述。金元四大家则对地域性人群的体质特点有所揭示。明代张景岳对个体间体质的差异现象进行了比较系统的论述，将体质划分为阴脏、阳脏和平脏三种类型。清代叶天士首先提出"体质"一词。叶氏《临证指南医案》提到的"体质"一词有五十多处，如"木火体质""阳微体质""湿热体质""体质阴阳"等。在体质分类方面，叶氏主要从人的面色、面形、肤色及形态特征、肌肉的坚结与柔软等方面，辨识个体的体质差异。经考证，《临证指南医案》提到的体质类型至少有木火质、湿热质、肝郁质、阴虚质、阳虚质、脾虚质6种。

中医体质的现代分类，目前比较有代表性的主要有以下几种。

匡调元将体质分为6类，即正常质、晦涩质、腻滞质、燥红质、迟冷质、倦怠质，每一种体质都从临床特征上加以明确，便于掌握和操作，并对各类体质的用药宜忌进行了分析论述。毋国成将体质类型分为9种：无力质、苍白质、黏液质、紫滞质、迟弱质、盗热质、冷凝质、奋力质、结障质。田代华等将体质分为12型，即阴虚型、阴寒型、阳虚型、阳热型、气虚型、气滞型、血虚型、血瘀型、津亏型、痰湿型、动风型、蕴毒型。

当代对中医体质研究最为深入、成就最大的是王琦。王氏在对中医体质做出明确界说的基础上，总结出中医体质的基本原理，揭示了体质生理、体质成因、体质构成、体质演变的规律，从而创立了中医体质学。在体质分类及基础研究方面，王氏发现中国人群中现实存在的体质类型，可以分为平和质、气虚质、阳虚质、阴虚质、痰湿质、湿热质、血瘀质、气郁质、特禀质9种，由此创立了《中医体质量表》《中医体质分类判定标准》。后者已确定为中华中医药学会标准，已逐步为行业认可，并在中医治未病、健康管理、预防保健等公共卫生服务领域推广应用。

三、体质的辨识

中医体质辨识是以人的体质为认知对象的，因此对人的体质辨识必须从体质状态及不同体质分类的特性，把握其健康与疾病的整体要素及个体差异，遵循整体性、形神结合、舌脉合参的原则，从整体观点出发，全面审查其神色、形态、舌脉等体征及性格、饮食、二便等情况，并结合中医临床辨体论治的实际经验进行综合分析。在此基础上，根据不同体质制定防治原则，选择相应的预防、治疗、养生方法，从而进行"因人制宜"的干预措施。同时，人体的形态结构、生理功能和心理状态是构成体质的基本要素。一定的形态结构，必然表现为一定的生理功能，而伴随着形态结构、生理功能的变化，又会产生一定的心理过程和个性心理特征。因此，认识与辨析体质，必须依据个体的肤色、形态、举止、饮食习惯、性格心理特征，以及对季节的适应性、对疾病的易感性等方面表现的特征，全面综合地做出准确的体质辨识。

中医体质辨识已融入国家公共卫生体系，根据《中医体质分类判定标准》，把中国人群的体质分为平和质、气虚质、阳虚质、阴虚质、痰湿质、湿热质、血瘀质、气郁质、特禀质9种类型。各型体质的基本特征如下。

1. 平和质 是以先天禀赋良好，后天调养得当，体态适中，面色红润，精力充沛，脏腑功能强健为主要特征的一种体质状态。主要特征为形体匀称健壮，面色肤色润泽，头发浓密有光泽，双目有神，鼻窍通利，味觉正常，齿白唇红，精力充沛，不易疲劳，耐寒热，睡眠安，胃纳好，二便正常，性格随和开朗。

2. 气虚质 是指人体脏腑功能失调，气的化生不足，易出现气虚表现，常表现为元气不足，语声低微，面色苍白，气短懒言，易疲乏，自汗出，动则尤甚，舌淡红，舌边有齿痕，苔白，脉虚弱。造成气虚质的原因各异，因涉及脏腑不同而症状各异，临床常见心、肺、脾、肾的气虚，总的发病倾向为易患感冒，内脏下垂，平素抵抗力弱，病后康复缓慢。

3. 阳虚质 指由于阳气不足，失于温煦，以形寒肢冷等虚寒现象为主要特征的体质状态。多表现为面色㿠白，体形虚胖，肌肉松软，平素怕冷，手足不温，喜热饮食，精神不振，睡眠偏多，舌淡胖嫩边有齿痕，苔润，不耐受寒冷，性格内向，情绪不稳定，胆小不喜欢冒险。

4. 阴虚质 指由于体内津液精血等阴液亏少，以阴虚内热等表现为主要特征的体质状态。形体多偏瘦，易口燥咽干，手足心热，鼻微干，口渴喜冷饮，大便干燥，舌红少津少苔，平素不耐热邪、不耐燥邪，耐冬不耐夏秋，性情急躁，外向好动，活泼。

5. 痰湿质 指由于水液内停而痰湿凝聚，以黏滞重浊为主要特征的体质状态。常见体形多肥胖，腹部肥胖松软，面部皮肤油脂较多，多汗且黏，胸闷，痰多，容易困倦，性格偏温和，稳重恭谦，多善于忍耐，舌苔白腻，口黏腻或甜，身重不爽，对梅雨季节及潮湿环境适应能力差，易患湿证。

6. 湿热质 指以湿热内蕴为主要特征的体质状态。形体多偏胖，平素面垢油光，易生痤疮、粉刺，性格多急躁易怒，舌质偏红，苔黄腻，容易口苦口干，身重困倦，对潮湿环境或气温偏高尤其夏末秋初，湿热交蒸气候较难适应。

7. 血瘀质 指体内有血液运行不畅的潜在倾向或瘀血内阻的病理基础，以血瘀表现为主要特征的体质状态。形体多偏瘦，面色晦暗，皮肤偏暗或有色素沉着，容易出现瘀斑，易患疼痛，口唇暗淡或紫，舌质暗有瘀点，或片状瘀斑，舌下静脉曲张，不耐受风邪、寒邪，性格内郁，心情不快易烦，急躁健忘。

8. 气郁质 指由于长期情志不畅、气机郁滞而形成的以性格内向不稳定、忧郁脆弱、敏感多疑为主要表现的体质状态。形体多偏瘦，忧郁面貌，神情多烦闷不乐，善太息，或嗳气呃逆，或咽间有异物感，对精神刺激适应能力较差，不喜欢阴雨天气，性格内向不稳定，忧郁脆弱，敏感多疑。

9. 特禀质 指由于先天禀赋不足和禀赋遗传等因素造成的一种特殊体质。包括先天性、遗传性的生理缺陷与疾病，或过敏反应等。特禀体质人因其特殊禀赋而表现各异，如过敏体质者对过敏季节适应能力差等。

第四节 健康理论

实现健康长寿，是国家富强、民族振兴的重要标志，是我们全国人民的共同愿望。中医养生的基本任务就是预防疾病、维护健康、延缓衰老，核心内容是增强健康。健康理论是中医养生在长期实践中形成的理性认识成果，是生命智慧的结晶。中医健康理论的内容十分丰富，主要包括健康的概念、健康的标准、健康状态辨识、影响健康的因素等。

一、健康的概念

"健康"一词源于"健"与"康"的组合。健为身体强壮、强盛，康为精神安静、心态平和，古人很早就认识到健康应该是形体和精神一致的良好状态。健康连缀成词，最迟在明代中叶就已习用。徐春甫《古今医统大全》、龚廷贤《种杏仙方》、李梴《医学入门》、李中梓《医宗必读》等医籍已广泛使用"健康"一词。尤其是徐春甫，在《老老余编》中首次提出了"精神健康"的命题。随着历史的发展，中医关于健康的理解，日渐深刻细密，形成了较系统的理论。

现代医学对于健康的认识，早在 1947 年世界卫生组织（WHO）宪章中就指出："健康乃是一种生理、心理和社会适应都完满的状态，而不只是没有疾病和虚弱的状态。"1999年，世界卫生组织又将道德健康纳入健康定义，形成了现代的"四维健康"概念："健康不仅是没有疾病，而且包括躯体健康、心理健康、社会适应良好和道德健康。"

中医学认为，健康就是"形与神俱"，即形体强健而无疾病，精神饱满而心态平和，同时，"形神相亲，表里俱济"，精神与形体紧密配合，和谐稳定。即如《素问·上古天真论》所言"志闲而少欲，心安而不惧，形劳而不倦，气从以顺，各从其欲，皆得所愿。故美其食，任其服，乐其俗，高下不相慕，其民故曰朴。是以嗜欲不能劳其目，淫邪不能惑其心，愚智贤不肖不惧于物，故合于道"。"合于道"即合于生命的发展规律，在健康的意义上也合于现代医学形体、心理、社会、道德的四维健康概念。

形体健康是健康的基础。《素问·宝命全形论》："人生有形，不离阴阳。"阴阳是万事万物的根本规律，健康也以阴阳为根，所以健康的人应该是"阴阳匀平，以充其形，九候若一"（《素问·调经论》），即阴阳和调，阴平阳秘，机体功能保持正常且稳定、有序、协调。具体而言，人体的脏腑经络、肌肉筋骨、皮毛官窍等各组织器官都结构完备、发育良好，精气血津液等生命物质都充足而运行有序，形体则强健有力、功能正常。对此，《黄帝内经》有充分的论述，如《灵枢·寿夭刚柔》指出"形与气相任则寿，不相任则夭。皮与肉相果则寿，不相果则夭，血气经络胜形则寿，不胜形则夭""形充而皮肤缓者则寿，形充而皮肤急者则夭，形充而脉坚大者顺也，形充而脉小以弱者气衰，衰则危矣""此天之生命，所以立形定气而视寿夭者"。《灵枢·本脏》也称："人之血气精神者，所以奉生而周于性命者也。"认为血和、卫气和、志意和、寒温和是形体健康的保证。

心理健康，相对形体健康而言，指的是内心世界的精神安宁、人格健全、智力正常、情绪稳定等。中医养生学历来重视心理健康，强调"志意和""精神不散""形与神俱""知周乎万物"，认为精神心理应保持整体和谐、平衡稳定的健康状态，智力水平正常，对外界刺激反应灵敏、处置得当；七情应该"以恬愉为务，以自得为功"（《素问·上古天真论》），"乐恬憺之能，从欲快志于虚无之守"（《素问·阴阳应象大论》），"和喜怒而安居处，节阴阳而调刚柔"（《灵枢·本神》），各种情绪皆要适度，任何过激的情绪都会导致疾病的发生；要"内无眷慕之累，外无伸宦之形"（《素问·移精变气论》），"适嗜欲于世俗之间，无恚嗔之心"（《素问·上古天真论》），嗜求欲望应该适度而不为物欲所累，保持"恬惔虚无""精神内守"的状态，则能使人气机平和、调畅顺达而身心健康。

适应社会良好，是指个人应当在适应社会环境的过程中，发挥自身能力和特长，积极融入社会、建设良好的社会环境，并从中获得愉悦和满足，实现自我价值。中医养生学认为，人不仅"与万物沉浮于生长之门"，而且作为社会的人，更不可能脱离社会而存在，强调养生"行不欲离于世"，善于"适嗜欲于世俗之间"，要求个人能主动融入社会，对个人追求、名利及社会情况有客观理性的认知，适应社会风俗习惯，摒弃恶俗，其关键在"礼尚从俗，适时而行"。《素问·上古天真论》即指出应"美其食，任其服，乐其俗"，保持精神行为与社会环境的和谐愉悦。孙思邈《备急千金要方》指出养生就应当"于名于利，若存若亡，于非名非利，亦若存若亡"，要求人们在社会生活中应淡泊名利，适可而求。此外，中医养生学还强调，社会适应良好的人，与人交往应该始终保持谦逊态度，诚善待人、宽以待人，"常以深心至诚，恭敬于物，慎勿诈善以悦于人，终生为善""为人所嫌，勿得起恨"（《备急千金要方·道林养性》），从而以平和的心态融入纷繁复杂的社会环境。总之，人的生理、心理行为都要在社会活动中与社会群体保持和谐，不产生冲突，能够互相融合。我们在工作、学习中，在所有的社会行为活动中都要有一种良好的适应性，否则在社会上可能就会产生某种不和谐，比如冲突，从而给我们带来心理上、生理上的损害。

追求道德健康是中华民族的优秀传统，也是传统养生文化的突出特色。中华民族在长期的养生实践中，早就认识到长寿与伦理道德的关系格外密切。孔子是最早以德养生的典范。他主张"以德润身"，将身体健康与道德、教养融为一体，是修身养性的践行者。孔子提出的"仁者寿""大德必得其寿"的健康观，通过修养自身德行而获得长寿的想法，得到了弟子们和后代学者的广泛认可。西汉董仲舒认为："仁人之所以多寿者，外无贪而内清净，心平和而不失中正，取天地之美而养其身。"即一个道德品行好的人，能够保持内心的平静，不为外界贪欲所困扰，从而能达到长寿的效果。养德修身在养生史上不仅为儒家所提倡，历代医家也奉为长寿的根本。唐代医学家孙思邈在《备急千金要方·养性序》中说"故养性者，不但饵药餐霞，其在兼于百行，百行周备，虽绝药饵，足以遐年。德行不克，纵服玉液金丹未能延寿""道德日全，不祈善而有福，不求寿而自延，此养生之大旨也"。明确指出道德修养对于养生延寿的重要性。明代养生家吕坤进一步提出："仁可长寿，德可延年，养德乃养生第一要也。"清代养生学家石天基认为："善养生者，当以德为主，而以调养为佐，二者并行不悖，体自健而寿命自可延年。"指出品德修养是主要的，身体调理是次要的，两者相辅相成，才能身体健康，"寿命自可延年"。纵观历代思想家、医家、养生家的理论，我们可以发现，以德养生的重要性从未被忽视，一直处于中国古代养生体系中的核心位置。

二、健康的标准

中医学对健康与否的辨识，一般从形体表现与功能状态两个方面入手，提出了10条辨识标准。

（1）精神饱满，双眼明亮，炯炯有神。

（2）精力充沛，充满活力，且能耐劳，日常工作和生活不感紧张、劳累、疲倦。

（3）气色明润，面有光泽，色正而顺，没有异常之色。

（4）体态匀称，肥瘦适中，风度随然。

（5）脉搏从容，和缓有力，节律整齐。

（6）声息调和，声音洪亮，呼吸匀称。

（7）能吃能喝：食量均衡，不挑剔，不偏食，食而有味。

（8）能睡：睡眠安和，早晨起床有精神。

（9）能便：二便通畅，小便无涩痛阻滞，大便每日 1～2 次，无腹痛、泄泻。

（10）能动：行动自如，反应敏捷，腰腿灵便，且头脑清楚，思路不乱，记忆无明显衰退。

三、健康状态辨识

中医学以生命现象的研究为根本任务，它不以生命的实质为终极追求，而以生命的变化为研究对象，重点关注生命过程、生命现象、生命规律的种种变化情况。简而言之，就是探求人在自然状态下整体的生命现象。生命现象又总以生命过程为展开形式，有生、长、壮、老、已的不同阶段；每个阶段自有不同的生命现象，但又呈现规律性的变化。从一般意义上说，这种规律性的生命变化现象，当正态呈现时就属于生命的健康状态。

生命过程中的规律变化，不仅可以认识，而且可以区分为不同的水平。因此，所谓中医健康评价就是对生命过程中某一阶段即时的健康水平进行判断或描述。水平有层次之分，健康判断理应有等级之别。这正如《黄帝内经》所载，一般的健康者成为"平人"或"阴阳均平"之人，而修炼有素、体赋特别者又有"真人""至人""圣人""贤人"等不同的境界。因此，从普遍意义上说，"健康状态"是指正常人所处的普遍一致（相对）的健康水平，也可以称为狭义的"健康状态"，即我们通常意义上所说的健康。但是，在异常情况下，比如疾病、伤损或残缺时，也有一个健康水平的判断，此时的"健康状态"可以称为广义的健康状态，实质所指是在普遍意义上的健康水平之下的一种状态判断。现在临床研究中，广泛使用的各种健康状态量表（或称为生存质量量表），即是在广义上使用"健康状态"的概念。本书所指的"健康状态"，是在狭义的指称上使用该概念。这里所称的"健康状态辨识"，是指对正常的健康者的状态判定，即从日常角度出发，判断一个人健康不健康，而非医学意义上严格的健康水平评价。

四、影响健康的因素

人生天地之间，气交之中，自然环境的气候、地理条件，社会环境的政治、经济、文化和人际关系，以及个人的遗传禀赋和生活行为方式等，均可影响人的健康发展。

1. 自然环境因素　　"人以天地之气生，四时之法成"。日月星辰的变化，四时寒暑的往来，风云雨电的异常，时令气候的乖舛，均可直接或间接影响人体健康。

地有东西南北，水有轻重美恶，各以其类生人，象其气而应其类。古人论："山气多男，泽气多女，障气多暗，风气多聋，林气多癃，木气多伛，岸下气多肿，石气多力……高者其气寿，下者其气夭；轻水所多秃与瘿人，重水所多尰与躄人，甘水所多好与美人，辛水所多疽与痤人，苦水所多尪与伛人。"凡此种种，都与人的健康密切相关。

此外，居住环境的好坏，地势方向的高下阴阳，以及劳作环境的优劣，通风与否，光照与否，也可影响人的健康。

现代工业对人们生存环境的污染，如水污染、空气污染、固体废弃物污染、噪声污染，都极大地影响着人们的身心健康。

2. 社会环境因素　国家政治是否安定，经济是否繁荣，文化是否发达，以及宗教信仰、民情风俗，均可对人体健康造成影响。

人口老龄化也是我们不可回避的社会问题，在老年保健方面，阿尔茨海默病、帕金森综合征、骨质疏松等情况，是老年人安度晚年的主要杀手。

快节奏的旋律，紧张的工作氛围，巨大的经济压力，激烈的社会竞争，耀眼的诱惑，都让现代人，尤其是中青年人紧张焦虑，迷惑彷徨，恐惧不安，心神不宁，极大地影响着身心健康。

癌症、糖尿病、精神类疾病、心血管疾病和呼吸系统疾病等五大慢性病，不仅是健康风险，而且也是巨大的经济风险，长期影响着这类人群的生命质量。而在偏远的农村山区，贫困和营养不良依然是影响健康的重要因素。

3. 精神情感因素　人有悲欢离合，事有得失顺逆，"感时花溅泪，恨别鸟惊心"，人生的跌宕起伏，事业的拼搏竞争，无一不带来精神、情感的摇荡与波动，乃至影响人的健康。

经济负担、超负荷的工作、人事关系复杂、激烈竞争等产生的压力，已经是现代社会中对人类健康和生命构成威胁的最大杀手。一个长期处于压力下的人，容易导致紧张焦虑，甚至引发高血压、冠心病、狂躁、抑郁等精神心理疾病。

4. 生活行为因素　人们在日常生活中逐渐形成各种行为习惯，如为良好的习惯，就有可能增进健康，若是不合理的习惯，就会影响健康。有报告称，近代造成人类死亡的因素，医疗只占 10%，不良生活习惯却占 50%。《素问·上古天真论》所论"以酒为浆，以妄为常，醉以入房……逆于生乐，起居无节"，就是有害于健康的行为。日常生活中最常见的通宵熬夜、空腹不吃早点、抽烟酗酒、枯坐不动，都是有害于健康的不良生活方式。

健康是促进人全面发展的必然要求，是经济社会发展的基础条件。从个人角度，健康是生命的源泉，是第一需求；从全体人类角度，健康是人类永恒的追求。虽然人类都在追求健康长寿，同时也追求爱情、幸福等，但相对来讲，爱情、幸福、快乐都需要在健康的基础上实现。如果没有健康的基础，其他所有的一切都是空话。古希腊有位哲学家说过："如果没有健康，智慧不能表现，文化无从施展，力量不能战斗，财富就变成了废物，知识也无法利用。"所以健康是一切价值的基础。美国作家奥里森·马登《一生的资本》指出："健康乃是生命力的源泉。如果没有了健康，则效率锐减，生活也不再有乐趣，生命之光也会由此暗淡。所以，一个人身心健康，本身就是一种莫大的幸福。"

国务院《国务院关于实施健康中国行动的意见》明确要求我国公民："自主自律、健康生活。倡导每个人是自己健康第一责任人的理念，激发居民热爱健康、追求健康的热情，养成符合自身和家庭特点的健康生活方式，合理膳食、科学运动、戒烟限酒、心理平衡，实现健康生活少生病。"

总之，中医养生首先要树立健康意识，让每一个人成为自己健康的第一责任人。

第五节　衰老理论

衰老是生命过程的必然规律。中医衰老理论是中医认识、体悟这一生命规律的经验与思想总结。主要内容包括衰老的概念、衰老的表现、衰老的原因和机制、防衰却老的可能。

一、衰老的概念

衰老，指人在跨过盛壮期之后，必然经历的以五脏为中心的规律性生命退化过程。"衰""老"二字连用，最早见于《吕氏春秋·仲秋纪》，"是月也，养衰老，授几杖，行糜粥饮食"，后来《礼记·月令》中也引述了这句话。"衰"指身体功能减弱或退化，"老"指年龄大。

关于衰老的论述，《黄帝内经》中已明确指出随着年龄的增长脏腑虚衰则会导致人体衰老的发生与发展，并最终引起死亡。如《灵枢·天年》："五十岁，肝气始衰，肝叶始薄，胆汁始减，目始不明；六十岁，心气始衰，若忧悲，血气懈惰，故好卧；七十岁，脾气虚，皮肤枯；八十岁，肺气衰，魄离，故言善误；九十岁，肾气焦，四脏经脉空虚；百岁，五脏皆虚，神气皆去，形骸独居而终矣。"后世医家在此基础上，对衰老学说又各有发挥。金元时期李东垣《脾胃论》："胃之一腑病，则十二经元气皆不足也。气少则津液不行，津液不行则血亏，故筋、骨、皮、肉、血、脉皆弱，是气血俱羸弱矣。劳役动作，饮食饥饱，可不慎乎。凡有此病者虽不变易他疾，已损其天年。"明代李梴《医学入门》："人至中年，肾气自衰。"明代虞抟《医学正传》："肾气盛则寿延，肾气衰则寿夭。"清代叶天士《临证指南医案》："高年下焦根蒂已虚。"

中医理论认为肾为先天之本，随着年龄的增长，肾精日衰，逐渐出现发脱、齿松、耳鸣、耳聋、性功能丧失等衰老之象。脾胃为后天之本，脾气虚弱可导致气血虚弱，加速衰老的进程。肺主气，肺气不足，会导致呼吸、循环、代谢的紊乱。心藏神，主身之血脉，若心气虚衰，会出现精神意识思维紊乱，神情呆钝，面容憔悴等情况。肝藏血，主疏泄，肝脏虚衰，肝血不足，导致肝失疏泄，五脏气机紊乱，升降悖逆。肝血不足还可导致肾精亏损，从而进一步加速人体衰老进程。总之，人体脏腑逐渐虚衰，功能逐渐下降，是人体衰老的根本原因。

现代医学认为，衰老是指机体对环境的生理和心理适应能力进行性降低、逐渐趋向死亡的现象。衰老可分为两类：生理性衰老和病理性衰老。从生物学上讲，衰老是生物随着时间的推移，自发的必然过程，它是复杂的自然现象，表现为结构的退行性改变和功能的衰退，适应性和抵抗力减退。人体衰老过程中的生理变化主要体现在机体组织细胞和构成物质的丧失，机体代谢率的减缓，机体和器官功能减退。

二、衰老的表现

1. 衰老的外在表现　中医学认为，人随着年龄的增加，进入中老年后，会出现一系列衰老表现和老化征象。而由于人体的衰老过程是逐渐发展的，个体之间又存在着较大的差异，因此很难确定老年人衰老的年龄界限。

人体衰老的表现随着阳消阴长的变化，往往呈曲行性、全面性的形态和功能上的退行性改变，人体形体官窍不利等衰老之象会依次出现。一般而言，主要表现为生理形态、行为官窍及神志思维等方面的变化，甚至还会出现社会适应及其他方面的变化。

在生理形态上，主要体现在颜面、毛发、皮肤、牙齿、爪甲等生理形态的结构变化和外在表现。皮肤、毛发、爪甲的变化及身高、体重的增减，是衰老过程中主要的形态学征兆。皮肤与毛发的改变是人体步入衰老过程的最初信号，一般在 40 岁以后即逐渐出现。例如，皮肤弹性降低，皮肤松弛，皱纹增加，形成老年斑；头发变稀、变白，出现秃发；牙齿松动脱落；肌肉逐渐萎缩，形体消瘦，肌力减退，动作迟缓笨拙；骨质疏松且脆性增加，易发生骨折及驼背、弓腰现象，同时关节软骨变硬，骨质增生，关节灵活度降低；肌肉及骨髓的变化会导致老年人步态蹒跚及身长的缩短。

在行为反应方面，中老年人会出现行为举止上的迟钝，准确性差，言语反复、喃喃自语或默默不语等表现。北宋陈直《养老奉亲书》曰："上寿之人，血气已衰，精神减耗，危若风烛，百疾易攻。至于视听不至聪明，手足举动不随，其身体劳倦，头目昏眩，风气不顺，宿疾时发，或秘或泄，或冷或热，此皆老人之常态也。"

中医学认为五官内联五脏。眼、耳、口、鼻等生理功能，会随着人体脏腑的衰老而发生形态与生理功能的明显变化，从而出现诸窍不利。目窍不利则眼睑松弛，眼球干燥；视力减弱，老花等。老花眼在 45 岁以后即可出现。耳窍不利则听力下降，语言辨别能力差，听力困难，最终发展为老年性耳聋。鼻窍不利则鼻黏膜萎缩变薄，腺体分泌减少，嗅觉减退，涕液失控。口窍不利则口淡乏味，牙齿磨损、脱落。此外，在衰老过程中还会出现前后阴的变化，如溲不利或自遗，便不通或成泄等。王珪《泰定养生主论》有《论衰老》专篇描述衰老形态："荣卫告衰，七窍反常，啼号无泪，笑如雨流，鼻不嚏而涕出，耳无声而蝉鸣，吃食口干，寐则涎溢，溲不利而自遗，便不通而或泄，由是真阴妄行，脉络疏涩，昼则对人瞌睡，夜则独卧惺惺。"

在人体的衰老过程中五脏的衰变均能引起神志的变化，如神志失常、喜怒无常等。中老年人往往情绪不稳定，易激动；容易忧郁、悲伤、孤独或固执，甚至神志呆滞、性情淡漠、孤僻；言语反复，或自言自语；在思维上则出现明显的记忆力衰退，近事遗忘，远事牢记；往往思想陈旧，对新观念较难接受；判断能力出现障碍，严重时还会形成阿尔茨海默病。

人的适应能力及抵抗能力下降，也是衰老的重要表现。一方面，在衰老过程中，人体脾胃虚衰，生化功能失常，常常导致老年机体适应能力降低和抵抗能力减弱，特别易受异常气候及各种外邪侵犯而致病。另一方面，人体衰老过程中还会出现血脉异常，容易出现"高血压"或"冠心病"的相应证候。

衰老引起的身体功能衰退是整体性的、全身性的。一般在无病情况下，生理改变引起的表现较为轻微，日常活动多不受影响。但随着年龄的增长及生理功能的退化，会逐步发生如阿尔茨海默病、心血管疾病、老年糖尿病、肿瘤等相关性疾病，严重者会极大地影响生活质量并危及生命。

2. 衰老的内在标志　现代医学认为，衰老通常是指有机体从成年期开始功能衰退的过程，这个过程有其内在的特征或者标志。

早在 2013 年，科学家就已提出了衰老的九个分子细胞和系统标志，分别为 DNA 不稳定、端粒损耗、表观遗传改变、蛋白质稳态丧失、营养感应失调、线粒体功能障碍、细胞衰老、干细胞耗竭和细胞通信改变。

根据研究，衰老的特征必需满足三个条件：一是与年龄相关的表现；二是有实验证明能诱导它们可以加速衰老；三是通过干预它们可以减缓、停止甚至逆转衰老。

基于以上条件，2022 年 1 月，国外有学者在总结早前科学研究成果的基础上进一步提出了衰老的十二个标志，即基因组不稳定、端粒损耗、表观遗传改变、蛋白质稳态丧失、大自噬失能、营养感应失调、线粒体功能障碍、细胞衰老、干细胞耗竭、细胞通信改变、慢性炎症和生态失调。

科学研究表明，这十二个标志均与年龄时长存在相关性，其中任何一个标志均可以通过实验来诱导其发生衰退性表现，加速其衰老的进程。反之，通过干预可以使衰退性表现速度减慢、停止，甚至使其表现发生逆转。显然，随着研究的继续深入，对于揭示衰老过程与衰老现象必将会有更多的发现，从而有可能找到延缓衰老的有效方法。

需要说明的是，"标志"之间的区别本质上是分散的，但它们之间却又相互依赖，这就意味着一个特定标志会影响其他标志。因此，衰老是一个必须作为整体来考虑的复杂过程，每个标志都应被视为未来探索衰老过程及开发新的抗衰老药物的切入点。

三、衰老的原因和机制

1. 五脏虚损说　《黄帝内经》是这一假说的代表。《灵枢·天年》曰："四十岁，五脏六腑十二经脉，皆大盛以平定，腠理始疏，荣华颓落，发颇斑白，平盛不摇，故好坐。五十岁，肝气始衰，肝叶始薄，胆汁始减，目始不明。六十岁，心气始衰，若忧悲，血气懈惰，故好卧。七十岁，脾气虚，皮肤枯。八十岁，肺气衰，魄离，故言善误。九十岁，肾气焦，四脏经脉空虚。百岁，五脏皆虚，神气皆去，形骸独居而终矣。"认为 40 岁起人体开始出现衰老的外在变化，50 岁以后从肝脏开始，以 10 年为周期，按照五行相生规律，逐一趋向衰弱，各种老年表现相继出现，从而老态丛生。这一学说被历代医学家所接受，但五脏按五行相生顺序逐一衰退的观点是否合理，尚有争议。

2. 肾脏虚衰说　这是中医衰老理论中影响最大的假说之一，源于《素问·上古天真论》，其曰："丈夫八岁，肾气实，发长齿更。二八，肾气盛，天癸至，精气溢泻，阴阳和……五八，肾气衰，发堕齿槁。六八，阳气衰竭于上，面焦，发鬓颁白。七八，肝气衰，筋不能动。八八，天癸竭，精少，肾脏衰，形体皆极，八八，则齿发去。"认为人体生长、发育、衰老和肾气的密切关系，强调衰老与否、衰老的速度、寿命的长短很大程度上取决于肾气的强弱。对此，后世医家多有精辟的见解。《医学入门》曰："人至中年，肾气自衰。"《医学正传》曰："肾气盛则寿延，肾气衰则寿夭。"《叶天士医案》曰"男子向老，下元先亏"

"高年下焦根蒂已虚"。现代医家大都认可肾虚是衰老的主要原因，并借用西医学理论和实验来阐述和论证其机制。

3. 脾胃虚弱说 脾胃虚弱与衰老相关学说亦源于《黄帝内经》，其曰女子"五七，阳明脉衰，面始焦，发始堕"，认为衰老是从阳明开始的。其理由有二，一是阳明是多气多血之经，脾胃是后天之本、气血生化之源。脾胃虚弱，化源不足，元气失养，机体抵抗力下降，外邪乘虚致病，因病而衰。二是从生命气化的机制来看，脾胃是一身气机升降之枢纽，脾胃健运，能使心肺之阳下降，肝肾之阴上升，而使天地交泰。若脾胃升降失调，会产生一系列病变，从而影响健康长寿。对此学说，唐宋元明清诸医家皆有发挥、发展。

4. 精气神虚衰说 中医学把"精、气、神"誉为人身"三宝"。精气神虚衰说认为人体衰老的根本原因在于精气神随着增龄而不断虚衰。由于对精、气、神三者在衰老中的重要作用认识不一，因此又有精虚、气虚、神虚及精血亏损等不同观点。精虚说认为精气神三者应以精为主，精虚可导致五脏俱衰；气虚说认为人体衰老的发生和发展都取决于元气的盛衰；神虚说主要是指"神明"功能的衰退。

5. 津液不足说 《素问·阴阳应象大论》曰："年四十，而阴气自半也，起居衰矣。""阴气"即为人体的津液、阴精及血液，是人体生命活动的物质基础。认为人体津液随着年龄增长而逐步减少，阴气不足可对人体生理病理产生直接的影响。其主要表现在脏腑功能、气血运行、阴阳平衡诸方面。同时津液不足与老年病的发生、发展还具有密切的关系。老年人的血液在总容量方面有所减少，津液不足会使血液黏性增大，凝聚力提高，血液浓缩，血流缓慢，同时消化液分泌减少等。

衰老是一个自然过程，引起衰老的原因有很多，机制也很复杂。除了上述原因外，先天因素的遗传禀赋，后天因素的自然环境、社会环境、生活行为、疾病损伤等都可能是衰老发生、发展的原因。但是，无论什么原因，最终都会落点到五脏六腑、气血精神上来，引起脏腑功能的改变，导致身体功能的整体水平下降。

四、防衰却老的可能

衰老是不可避免的，但衰老是可受干预的，延缓衰老也是可能的。中医学强调"道者，能却老而全形""形与神俱，度百岁乃去"，不仅很早就有却老延年的观念，而且提出了一整套预防衰老、延缓衰老的方法措施。

在中医养老的历史经验中，有关延缓衰老的内容十分丰富，《黄帝内经》不仅提出了衰老理论的最早假说，而且还就却老延年的法则进行了有益的探索。同时代的司马迁《史记·龟策列传》，记载长江流域有人养龟食龟，以"助衰养老"。刘安《淮南子》有预防衰老的导引之法。此后《神农本草经》《名医别录》《新修本草》，乃至宋代的《本草衍义》《太平圣惠方》《圣济总录》，明代的《本草纲目》《普济方》成为中医抗衰药物、药方的集大成之作。这些古典本草方书中，许多抗衰老的方药都是值得今人挖掘整理、开发利用的有益资源。此外，在中医数以千计的养生著作中，关于营养抗衰老、心理抗衰老的方法经验，也是非常丰富多彩的，弥足珍贵，有待深入研究开发。

中医防衰却老，着力的重点在以下几个方面。

一是起居有常，饮食有节。倡导科学健康的生活行为方式，养成良好的生活习惯，不违背自然规律和生命规律，恪守自然和谐、平衡有序的原则，并持之以恒，使生命在一个平稳的状态下循序而行，尽享天年。

二是保证营养，辅以药物。中医养生学始终认为生命在于营养，营养充足，结构合理，摄入营养的数量和质量都能保证生命运动的需要。中医学还强调"药食同源"理念，在营养之外辅以药物调理，提倡适当进补，合理进补。

三是精神豁达，情志愉悦。中医养生防老，最重视的是老年人的心理健康，如何使老年人保持健康的心态，不畏老，不拒老，安老怀仁。同时还鼓励老有所学，老有所乐，不寂寞，不空虚，不绝望，得失不萦于怀，喜怒不挂于心。这些都是保证老年人心境平和、乐观向上的调养思想。

四是康宁静泰，静中有动。中医养生学认为，老年人尤其是高龄老年人，应以泰和舒适、怡静安宁为主要的生活形态，但应动静结合，静中有动，使心身在一种相对平衡稳定的状态中自信地存在。

第六节　治未病理论

中医"治未病"理念，几千年来一直是指导中医学发展的强大思想武器，至今仍然是极具先进性、科学性的优秀传统文化代表。今天我们通过实施"治未病"健康工程，大力开展"治未病"服务，对解决人类的疾病预防控制和卫生保健问题，促进中医药事业的更大发展，具有十分重要的战略意义。

治未病理论是关于"治未病"理念的思想诠释，主要包括"治未病"的概念内涵、文化意蕴，以及在中医养生实践中的价值与意义判断。

一、治未病的概念内涵

"治未病"含义有三：一是未病先防；二是既病防变；三是病后防复，是涵盖了所有未病、欲病、已病各阶段预防为主的思想。"治未病"的关键在于防范，如果把疾病分为未病、欲病、已病，则以养生为目的的无病自调就是未病阶段，已有临床症状而无实验室检查依据的亚健康、有实验室检查依据而无临床症状的亚临床就是欲病阶段；临床治疗的疾病就是已病阶段。

随着中医理论研究的深化，结合临床实际，未病的概念在不断扩展，已经包括了无病期、欲病期、既病防变期和愈后防复期，也就是从无病到已病的全过程。这些都被称为"未病"状态。也就是说，未病只是一个相对状态，并非全是没有病。相应的，治未病的内容也涵括了"未病养生，防病于先""欲病就萌，防微杜渐""已病早治，防其传变""瘥后调摄，防其复发"等多种状态；治未病的方法技术也越来越丰富多彩。

中医"治未病"最核心的内容是预防疾病，或未病先防。因此，"治未病"的主要着力点，针对的是疾病的欲病未发和潜病待发两种情况。

欲病未发，就是有发病的趋势或可能，但其人尚无明显症状或感觉，甚至在一般医生的眼里连一点征兆都没有，只有高明的医生才能一望即知。如《史记·扁鹊传》记载扁鹊诊察齐桓侯、皇甫谧《针灸甲乙经·序》记载张仲景诊察王仲宣的故事，齐桓侯、王仲宣均有发病的趋势，而他们自己却毫无感觉，也不愿意服药接受治疗。可惜扁鹊、仲景凭什么做出了他们两人有病的诊断，古书上没有交代，难究其详。

潜病待发，就是有病即将发作，而且显示出了某种征兆。如《素问·刺热》载："肝热病者，左颊先赤；心热病者，颜先赤；脾热病者，鼻先赤；肺热病者，右颊先赤；肾热病者，颐先赤。病虽未发，见赤色者刺之，名曰治未病。"这种见于颊、颜、鼻、颐等部位"先赤"的征象，就是一种"几"，是潜病待发的征兆，可以预先针刺治疗。

中医"治未病"除了未病先防的养生保健外，对于上述欲病、潜病的预先诊察治疗也是重要的内容。司马迁说："使圣人预知微，能使良医得蚤从事，则疾可已，身可活也。"《淮南子·人间训》："是故人皆轻小害，易微事以多悔。患至而后忧之，是犹病者已倦而索良医也，虽有扁鹊、俞跗之巧，犹不能生也。"

二、治未病的文化意蕴

治未病是重要的中医学概念，也是古老而先进的养生理念。

"治未病"的思想源起于古人的忧患意识，最迟也可以追溯到西周时期。周文王因于羑里而推演《周易》，不但忧患之思贯穿全书始终，而且开篇第一卦就明确提出"君子终日乾乾，夕惕若厉，无咎"，认为只有整天保持勤勉和警惕，心存戒备，才能免遭咎害。此后，孔子作"易传"，进一步发挥这种思想，提出"居安思危"的命题，阐述说："君子安而不忘危，存而不忘亡，治而不忘乱，是以身安而国家可保也。"《老子·十三章》直言不讳地提出："吾所以有大患者，为吾有身，及吾无身，吾有何患？"《老子·七十一章》也称："夫唯病病，是以不病。圣人之不病也，以其病病，是以不病。"所有这些论述表明：从周初到春秋时期的社会思潮中，对于世事的变动不居，人们已从一味敬畏天命、神明、祖宗的消极宿命观，转向人自身的主体清醒与理性能动的积极应对。这种沉毅且富于远见的戒惧之心，正是中医"治未病"最本质的意蕴所在。

因为忧患而心存戒惧，虽说是一种积极的精神状态，但仅仅停留在心理层面的顾虑，还不足以应对忧患的发生，应有的态度是采取实际措施，防患于未然，这才是中华民族精神的逻辑规定。先秦古籍中，有关防患主张的记载随处可见。

《尚书·说命中》："惟事事乃其有备，有备无患。"强调做每件事情都要有所准备，有了充分的准备才可避免祸患的发生。《尚书·周官》："若昔大猷，制治于未乱，保邦于未危。"指出治理国家的伟大谋略，是在社会没有动乱之时进行治理，国家没有危险的时候，采取保国安邦的措施。《诗经·大雅》则有"慎尔侯度，用戒不虞"之句，意在谨守法度，以防不测。《老子·六十四章》："其安易持，其未兆易谋，其脆易泮，其微易散。为之于未有，治之于未乱。"认识到事物在没有形成之前是脆弱的、微小的，容易处理。《周易·既济·象》："君子以思患而豫防之。"首次提出了"豫防"的概念。《礼记·学记》："禁于未发之谓豫。"《广雅·释言》："豫，早也。"《管子·牧民》："唯有道者能备患于未形也，故祸不萌。"《左传·成公九年》载该年十一月，莒国遭楚国子重攻打，连克梁丘、莒、郓三都，皆因地处偏僻、城墙破败、不设防备所致。故有评论者称："恃陋而不备，罪之大者；备豫不虞，善之大者也。"认为防备意外，是达到理想事物的重要之举，即"善之大者也"。《墨子·公孟》记载墨子批评公孟说："国治则为礼乐，乱则治之，是譬犹噎而穿井也，死而求医也。"强调国家的治理要勤勉不止，不要事到临头才去匆忙应对。

正是受上述思想的影响，《黄帝内经》《淮南子》等提出了"治未病"的概念。《素问·四气调神大论》曰："是故圣人不治已病治未病，不治已乱治未乱，此之谓也。夫病已成而后药之，乱已成而后治之，譬犹渴而穿井，斗而铸锥，不亦晚乎？"《灵枢·逆顺》中提出："上工，刺其未生者也；其次，刺其未盛者也……故曰：上工治未病，不治已病。此之谓也。"《淮南子·说山训》："良医者，常治无病之病，故无病。圣人者，常治无患之患，故无患也。"此后，葛洪《抱朴子》、孙思邈《备急千金要方》等均把"消未起之患""医未病之病"作为圣人上医的首要评价标准。

中医"治未病"是传统文化忧患意识的集中体现，意蕴深处昭示着中华民族敬慎、沉毅的元典精神。其核心价值在于人的最大忧患莫过于生命的存在，敬畏生命，养护生命，谨慎对待生命过程的演进，防患未然，防微杜渐，是维护健康、确保生命无虞的基本前提。

三、治未病的养生意义

养生和"治未病"有着高度密集的结点，彼此交融，相互涵摄，无论是概念内涵，还是意蕴外延，均有密切的联系。养生就是"治未病"理念最好的实践。如此，养生的全部过程即是践行"治未病"理念的活动，"治未病"也即体现养生的价值与意义。

1. "治未病"的第一要义是预防疾病 在中医养生学的三大基本任务中，预防疾病是第一位的，基本要求就是不生病、少生病、晚生病，或不生大病、不生重病。在这个意义上，"治未病"的"未病先防、已病防变、病后防复"的价值基础，和养生保健是同一指向的。在预防层面上，中医"治未病"不仅有深刻的思想，而且有切实的方法措施。比如，对于多数慢性病和难治病，像心脑血管疾病、呼吸系统疾病、代谢性疾病、癌症等，都可以通过"治未病"的种种措施，进行未病先防，有病早治，已病防变，病后调护。而且这种预防，特别强调患者的主动参与，让患者明白自己管理生命与健康的责任，学习疾病防治知识，通过自己的努力，控制疾病发展，防止病情恶化，提高生存、生活质量。即使对于传染病，也可以通过打断传播途径的任何一个中间环节，来有效地控制其流行。

2. "治未病"的核心内容是健康管理 国务院 2016 年 2 月颁布的《中医药发展战略规划纲要（2016—2030 年）》第 7 项重点任务中，明确规定"实施中医治未病健康工程，加强中医医院治未病科室建设，为群众提供中医健康咨询评估、干预调理、随访管理等治未病服务，探索融健康文化、健康管理、健康保险于一体的中医健康保障模式"。显然，任务中规定的治未病服务及探索中医健康保障模式，其核心内容与健康管理密切相关。而健康管理，说到底，还是中医养生保健。从目前的情况来看，就是要在以现代医学内容为主的健康管理服务中融入中医养生保健的理念、方法、措施，使传统的中医生命智慧及管理艺术和现代健康管理技术手段相结合，打造既适合中国国情又独具特色的中西医结合健康保障系统。中医治未病与健康管理的结合点，主要在于健康咨询和健康干预。前者是充分宣传普及中医养生的理念与知识，后者在于提供切实可行且具有个性化的健康维持与促进的中医养生保健方法与技术。

3. "治未病"的极致追求是延缓衰老 却病延年始终是中医养生治未病的目标和追求，也是中医养生学的三大基本任务之一。中医学认识到衰老是人类生命的必然规律，但通过一定的途径和方法，却可以在一定程度上延缓衰老，推迟衰老，达到"老而不衰"，甚或"长生久视"的效果。在几千年的中医养生实践中，历代医家对衰老现象进行了积极的探索，不仅在思想理论上有中医学独到的认识，在防衰却老、延年益寿的具体方法上，也积累了许多宝贵的经验。因此，系统发掘整理中医学抗衰老的经验智慧，特别是注意普及推广中医养生防衰老的先进理念和有效措施，开发抗衰老的中药产品或保健产品，对于提高健康寿命，积极应对人口老龄化，必然会做出更大的贡献。

小 结

养生基本理论是中医养生理论大厦的根本和基础，是中医养生实践活动的指导思想。本章重点阐述天人、形神、体质、健康、衰老、治未病等理论的基本内容。

"天人合一"是探讨人与自然的和谐整体关系的一个基本命题。"天人合一"之"天"，即指自然之天，是万物存在与价值之源的自然界。"天人合一"之"人"，即生存于自然界的人类。"天人合一"之"合"，最基本的含义就是人与自然的内在统一。"合一"，即合于"道"、合于"德"、合于"气"、合于"自然"。"天人合一"的机制，一是"天人相类""天人相参"，二是"天人相感""天人相应"，三是"天人相交""天人相通"。天人相应理论对中医养生学有着重要的指导意义和广泛的应用价值。

形与神是中国古代哲学中的一对重要范畴。"形"是指形体，"神"是指包括精神意识思维活动在内的人的生命活动。形具而神生，形为神之载体，神为形之主导。中医学认为，养生活动应该独立守神，形神兼养，达到"精神内守""形与神俱"的目的。

体质，是机体内在的脏腑、气血、阴阳状态的固有反应，是个体差异性的呈现。根据《中医体质分类判定标准》，将中国人群体质分为平和质、气虚质、阳虚质、阴虚质、痰湿质、湿热质、血瘀质、气郁质、特禀质九种类型。不同的体质有其基本特征，因而可以辨识。中医养生需要辨体施养。

中医学认为，健康就是"形与神俱"，即形体强健而无疾病，精神饱满而心态平和，同时，"形神相亲，表里俱济"，精神与形体紧密配合，和谐稳定。中医健康观合于现代医学形体、心理、社会、道德的四维健康概念。中医养生首先要树立健康意识，让每一个人成为自己健康的第一责任人。

衰老是人生的必然经历。衰老的机制，中医学有五脏虚损说、肾虚衰老说、脾胃虚弱衰老说、精气神虚衰说、津液不足衰老说、阴阳衰老说等多种认识。养生的高级追求就是防衰却老、延长寿命。

治未病是中医学的重要概念，也是古老而先进的养生理念。养生的全部过程即是践行"治未病"理念的活动，"治未病"也即体现养生的价值与意义。"治未病"基本含义有三：一是未病先防；二是既病防变；三是病后防复，涵盖了所有未病、欲病、已病的各个阶段。从养生意义上看，"治未病"的第一要义是预防疾病，核心内容是健康管理，极致追求是延缓衰老。

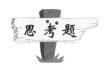

1. 解析"天人合一"的概念内涵。
2. 中医学如何看待形神关系？
3. 中医体质如何辨识？
4. 中医学如何认识"健康"？
5. 中医学如何认识"衰老"？
6. 治未病与养生，有什么联系和区别？

第四章 中医养生的主要原则

第一节 法于阴阳，顺应自然

一、法于阴阳

阴阳是宇宙的基本规律。古人认为，宇宙万物的生成、变化、发展或消亡取决于事物内部的阴阳作用。人的生命活动受宇宙规律的支配，其生成、存在和变化的一切过程，无一不是阴阳法则的规定。

从生命的形成来看，《素问·宝命全形论》："人生于地，悬命于天。天地合气，命之曰人。"张景岳《类经》解释说："形以地成，故生于地。命唯天赋，故悬于天。天，阳也。地，阴也。阴精阳气，合而成人。"《素问·生气通天论》："生之本，本于阴阳。"张隐庵《黄帝内经素问集注》指出："天以阴阳五行化生万物，故生之本，本乎阴阳也。"人是由天地之气，即阴阳之气相合而成，自然也由天地，即阴阳法则所规定，故《素问·阴阳应象大论》说"阴阳者，天地之道也，万物之纲纪，变化之父母，生杀之本始，神明之府也""阴阳者，万物之能始也"。阴阳作为天地之法则，贯穿于宇宙万物，同时又为宇宙万物所遵循。《黄帝内经》还认识到，人生天地之间，由阴阳之气交合而成，但就生命的个体而言，每个人由于禀受的阴阳五行之气有多有少，有厚有薄，因而就有个体间的差异。然而对于一个人来讲，形体和精神都统一于所禀之气，就会形成相对稳定的体质类型，如四态之人、五态之人、阴阳五行二十五人等不同的体质。禀受金气多的，其形色神气就以金性为主，称为金形之人或金人；禀受土气多的，其形色之气就以土气为主，称为土形之人。由于体质类型不一样，其秉性特点自然也就不一样。

"人生有形，不离阴阳"（《素问·宝命全形论》）。人体的组织结构，尽管形态各异，功能复杂，但却是一个有机的整体，而且可以根据其阴阳的特性，划分为相互对待的两部分，诸如上下、内外、表里、脏腑、经络、气血等。从形体结构而言，《素问·金匮真言论》说："夫言人之阴阳，则外为阳，内为阴。言人身之阴阳，则背为阳，腹为阴。言人身脏腑中阴阳，则脏者为阴，腑者为阳。"人体的结构再复杂，均可以阴阳来划分，阴阳中又可分为阴中之阳和阳中之阴等。

人的生长壮老已的不断演进，实则就是阴阳法则的依次展开。中医学认为，生命确立，完全取决于阴阳的相需相待。阴阳对待，则生命存在，阴阳离决，生命乃绝。而大化流行，气机转换，升降浮沉，往来出入，则是生命功能的完全体现。这种内外交通、周流不息的内在机制是生命健康的根本保证。

"阴平阳秘，精神乃治"，是对正常生理活动的概括，一旦阴阳失和，就会出现疾病状态。"阴胜则阳病，阳胜则阴病。阳胜则热，阴胜则寒。重寒则热，重热则寒""重阳则阴，重阴则阳""阴阳离决，精气乃绝"。疾病的发生发展既然是阴阳失调所致，则协调阴阳，就成为治病的基本准则。诚如《素问·至真要大论》所说："察阴阳所在而调之，以平为期。"这里虽然说的是论治，也同样适用于养生保健。

正因为阴阳法则始终对人体生命活动起着如此重要的规定作用，所以《素问》开篇《上古天真论》就提出了"法于阴阳，和于术数"的养生总纲。"法于阴阳"，就是要遵循天地阴阳变化的规律来调节人体阴阳。《类经·摄生一》："天以阴阳而化生万物，人以阴阳而荣养一身。阴阳之道，顺之则生，逆之则死，故知道者，必法则于天地。""和于术数"，就是综合运用各种养生方法来调养身心。这里的"和"，具有调和、和合、和谐的意义，即在养生活动中，要注意全方位全周期的系统调理，多种方法配合，以期达到最佳的效果。王冰注解《素问》言："夫阴阳者，天地之常道，术数者，保生之大伦，故修养者，必谨先之。"指出"法于阴阳，和于术数"是养生者必须首先谨守的法则。

调节阴阳的根本目的在于"和于阴阳"，达到"阴平阳秘，以平为期"的状态，从而实现人体"气血和""志意和""寒温和"的健康目标。《灵枢·本脏》称："是故血和则经脉流行，营复阴阳，筋骨劲强，关节清利矣；卫气和则分肉解利，皮肤调柔，腠理致密矣；志意和则精神专直，魂魄不散，悔怒不起，五脏不受邪矣；寒温和则六腑化谷，风痹不作，经脉通利，肢节得安矣，此人之常平也。"这里的"血和""卫气和"，指人体气血运行和畅，功能活动正常；"志意和"则精神活动正常，情绪平和稳定，五脏强盛不受外邪侵犯；"寒温和"即机体能适应外界寒温等环境的变化。《黄帝内经》所言的和谐之道，实际构建起一个人体生理、心理与自然、社会相统一协调的健康模式。这与近年来世界卫生组织关于健康的定义是高度吻合的。

二、顺应自然

自然的古典意义，是本来如此，本来这样，是指客观事物发展的本来规律。《老子》讲"道法自然"，认为道是事物本来规律的体现。在现代语义上，自然指的就是自然界，是人类存在的客观环境。顺应自然，是中国传统文化"天人合一"思想的体现。中医养生学认为，人是自然之子，依自然而存在，受自然规律之支配，保持与自然的和谐发展，是人类健康的基本保证。

《素问·宝命全形论》："人以天地之气生，四时之法成。"人为自然之子，人与自然有着相同的根源。《黄帝内经》认为"气"是构成世界的本原，自然界一切事物的生成、发展变化、消亡都是由于阴阳二气相互作用变化的结果。人的生命是自然界的产物，人作为万物之一，自然也来源于气，"天地合气，命之曰人"。

人作为自然的产物，依赖自然而生存，并受自然的制约。《素问·六节藏象论》："天食人以五气，地食人以五味。"人体生命活动所需要的物质（五气、五味）都来源于天地，自然界的变化必然会影响人体的相应变化。《灵枢·岁露论》"人与天地相参也，与日月相应也""天气变于上，人物应于下"。天地气候的变化可以直接或者间接作用于人体，从而影响人体的生理病理变化。

受古代哲学思想的影响及取象比类思维方法的规定,《黄帝内经》时期普遍认为,人与自然相符,有着相似的结构,如《淮南子》《春秋繁露》都有类似的记载。《灵枢·邪客》对于"人之肢节,以应天地"有详尽的阐述,认为人是大自然的缩影,与自然界有着某种对应的关系,而且受其影响。

人不仅与自然同构,而且人与自然遵循同一规律,人必须服从自然界规律。《素问·至真要大论》称"天地之大纪,人神之通应也",人"与天地同纪"。《素问·宝命全形论》:"人能应四时者,天地为之父母,知万物者,谓之天子。"人体生命活动规律与天地运行变化规律相通,人只有顺应天地自然的变化,才能维护健康。

人与自然保持和谐是维护健康的重要内容。从自然的角度看,"阴阳平则天地和而人气宁"(《中藏经·阴阳大要调神论》),阴阳二气的平和稳定是天地人三者和谐共存的内在根本。从人的主动性来看,"提挈天地,把握阴阳""和于阴阳,调于四时""处天地之和,从八风之理""逆从阴阳,分别四时""虚邪贼风,避之有时",真正做到"正气存内",就能"邪不可干",而保持健康平和的状态。因此,人与自然的和谐是健康的基本象征。

正是由于人与自然有着如此密切的关系,养生的基本前提就是要遵循自然的发展规律,顺四时,适寒暑,明地理,实现人与自然的高度和谐。董仲舒《春秋繁露》主张"循天之道,以养其身",宋代大文豪欧阳修说"以自然之道,养自然之身",都是这一思想的体现。

1. 顺四时 所谓顺四时,就是按照春夏秋冬四季的阴阳变化规律,合理安排日常生活行为,以达到适时令,奉天和的要求。《素问·四时调神大论》说:"故阴阳四时者,万物之终始也,死生之本也,逆之则灾害生,从之则苛疾不起,是谓得道。"如果违背了自然规律,即破坏了人和自然的统一性,则不免要致病。具体安排,又有按年节律、月节律、日节律的不同内容。

从年节律来说,首先有春夏秋冬的不同养生方案。《黄帝内经》提出根据自然界春生、夏长、秋收、冬藏的生化规律来调节生活秩序及精神活动,提倡"四气调神""春夏养阳,秋冬养阴"。总的原则就是春天养"生",夏天养"长",秋天养"收",冬天养"藏"。具体内容主要包括精神、饮食和起居调摄三个方面。精神调摄要根据五脏的生理特性进行,饮食调摄要根据五脏五味和五时的对应关系来安排,起居调摄则主要根据日照时间和寒温节序变化来安排。

一年四季,还可以进一步划分为二十四节气。不同的节气,有不同的气候特点,人们不仅随节令变化安排农活,还会因节令不同而调整日常生活起居和饮食安排,因而形成二十四节气养生的丰富内容。如冬至节,由于阴极之至,一阳之气始生,是养生的重要时机。冬至时节饮食宜多样,谷、肉、果、菜摄入合理,精神宜收敛涵养,活动宜防寒保暖,从这些方面多加调护,对于保证精力旺盛而预防早衰,乃至延年益寿,均有重要指导意义。

从月节律来说,人体的生理心理活动与月相的变化有着密切关系。《黄帝内经》认为,"月满则海水西盛,人血气积,肌肉充,皮肤致,毛发坚,腠理郄,烟垢着……至其月郭空,则海水东盛,人气血虚,其卫气去,形独居,肌肉减,皮肤纵,腠理开,毛发残,胶理薄,烟垢落"(《灵枢·岁露论》)。人体经络气血的循行及体力、智力、情志等变化,与月郭之盈亏密切相关。月郭满则血气实,肌肉坚,思维敏捷,情志稳定,体力充沛,这时人们可适度运动,增加工作时间或安排一些较艰巨的任务。月郭空则肌肉减,经络虚,体力减弱,反应迟钝,此时人们应减少活动,适当增加睡眠时间或安排一些较轻松的工作。

从日节律来说,随着太阳的东升西降,人体的生理活动表现出昼夜节律,如阳气具有"平旦人气生,日中而阳气隆,日西而阳气已虚,气门乃闭"(《素问·生气通天论》)的变化规律,平旦、日中、日西、日暮是太阳周日视运动在不同位置上的时间段,人体阳气伴随着太阳的周日视运动而不断地调整着分布状态和分布的部位,阳气在白昼时段则分布并活跃于体表阳分,晚上则收敛并静藏于内脏阴分。如果阳气应当在外而不能在外充分发挥作用,或者应当内敛静藏而不能足够闭藏时都属病态。若能掌握阳气昼夜分布状态和分布的部位并随时调整自己的生活起居,就能达到保养阳气的养生要求;如果不能掌握并遵循阳气昼夜运行规律,就可能招致病痛。所以《黄帝内经》倡导"暮而收拒,无扰筋骨,无见雾露"的养生观,若"反此三时,形乃困薄"(《素问·生气通天论》)。

2. 适寒暑 所谓适寒暑,主要是指适应自然界气候、气象的变化,趋利避害,与万物沉浮于生长之门。《吕氏春秋·尽数》指出"天生阴阳寒暑燥湿,四时之化,万物之变,莫不为利,莫不为害。圣人察阴阳之宜,辨万物之利以便生,故精神安乎形,而年寿得长焉";并指出"大寒、大热、大燥、大湿,大风、大霖、大雾,七者动精则生害矣"。中医养生学同样强调要充分发现并利用"四时之化、万物之变"对人体有利的因素,注意避开有害的因素,最大限度地发挥人的能动性,与万物一样在生长化收藏的生命过程中生生不息,尽享天年。

《素问·至真要大论》:"夫百病之生也,皆生于风寒暑湿燥火。"《灵枢·四时气》也说:"四时之气,各不同形,百病之起,皆有所生。"《素问·阴阳应象大论》直接指出:"冬伤于寒,春必病温;春伤于风,夏生飧泄;夏伤于暑,秋必痎疟;秋伤于湿,冬生咳嗽。"四时之气引起的疾病,都是四时之气对人体脏腑经络气血影响的结果。

五脏的生理活动必须与四时气候的活动规律相适应。《素问·金匮真言论》指出"五脏应四时,各有收受",认为肝通于春气,心通于夏气,脾通于长夏之气,肺通于秋气,肾通于冬气。并进一步认识到人体各脏腑都是由气构成的,也就是说具有共同的精气基础,其区别是在不同时相中表现出来的"象"不同。正如《素问·平人气象论》所说,春"脏真散于肝",夏"脏真通于心",长夏"脏真濡于脾",秋"脏真高于肺",冬"脏真下于肾",从而构建了中医学特有的四时五脏的"时脏"理论。

《黄帝内经》认为人体经络气血津液等的运行分布也随着四时气候的变化而发生相应的改变。如《素问·八正神明论》明确指出"天温日明,则人血淖液而卫气浮,故血易泻,气易行;天寒日阴,则人血凝泣而卫气沉",说明人体气血在不同的气候变化条件下,其分布部位、分布状态及运行状况会有明显的差异,呈现出规律性的节律变化。而四时气候的寒热变化对人体津液的代谢及其输布状态亦有非常大的影响。《灵枢·五癃津液别》云:"天暑衣厚则腠理开,故汗出;寒留于分肉之间,聚沫则为痛。天寒则腠理闭,气湿不行,水下留于膀胱，则为溺与气。"提示人体津液在不同季节气候的寒热变化条件下，其分布部位及代谢状况亦会呈现出明显的变化规律。由此可见，人的各种生命活动都受到四时阴阳变化规律的影响，人们如果能顺从天气的变化，就能保全"生气"，延年益寿，否则就会生病或夭折。

3. 明地理　所谓明地理，就是要明白不同的地理环境及其空气、水源、阳光甚至气候等构成要素，均有可能对人的体质、寿命及疾病的发生造成影响。《吕氏春秋·尽数》对于不同水源的地方性疾病有专门的记载，《淮南子·地形训》有"暑气多夭，寒气多寿"的说法。《黄帝内经》也有多篇论述，指出不同地域的养生方法。《素问·五常政大论》说："西北之气散而寒之，东南之气收而温之。"指出我国不同地区地势和气候的差异，西北地区，地处高原，气候寒冷少雨；东南地区，地势低下，气候温暖潮湿。《素问·异法方宜论》中亦详细论述了地域方土不同，人受到不同水土性质、气候类型、生活条件、饮食习惯的影响，所形成的东、南、西、北、中五方人的体质差异及其特征。清代徐大椿《医学源流论·五方异治论》指出："人禀天地之气以生，故其气体随地不同。"一般而言，北方人形体多壮实，腠理致密；东南之人多形体瘦弱，腠理偏疏松；滨海临湖之人，多湿多痰。居住环境的寒冷潮湿，易形成阴盛体质或湿盛体质；温室厚衣，又可形成阳盛内热体质等，此时就应根据不同的体质选用不同的养生方法。

第二节　动静结合，形神兼养

动静相随，形神相依，这种辨证统一的关系，决定了生命活动的平衡稳定与协调和谐。因此，中医养生必须动静结合、形神兼养，以保持生命活动的和谐，达到健康长寿的目的。

一、动　静　结　合

动与静，是自然界物质运动的两种基本形式，有动才有静，静中有动；有静才有动，动中也有静。人体生命活动始终保持着动静和谐的状态，维持着动静对立统一的整体性，从而保证了人体正常的生理活动功能。如《素问·六微旨大论》云："成败倚伏生乎动，动而不已则变作矣。帝曰：有期乎？岐伯曰：不生不化，静之期也。帝曰：不生化乎？岐伯曰：出入废则神机化灭，升降息则气立孤危。故非出入，则无以生长壮老已；非升降，则无以生长化收藏。"深刻地揭示了动和静的辨证关系，并指出升降出入是宇宙万物自身变化的普遍规律。《内功图说》也说："人身，阴阳也；阴阳，动静也。动静合一，气血和畅，百病不生，乃得尽其天年。"由此可见，人体的生命活动就是动静统一的和谐体。如形属阴主静，是人体的物质基础、营养的来源；气属阳主动，是人体的生理功能、动力的源泉。又如五脏藏而不泻，主静；六腑泻而不藏，主动。人体有关饮食营养物质的吸收运化、水液的输布代谢、气血的循环贯注、废物的排泄及物质和功能之间的相互转化等，都是在机体内脏功能动静协调之下完成的。只有动静结合，刚柔相济，才能保持人体阴阳、气血、脏腑等生理活动的协调平衡，人体才能充满旺盛的生命力。因此养生就要把"动"和"静"

有机地结合起来，静以养神，动以养形，动静结合，形神兼养，这样生命活动才能协调统一，才能达到健康长寿的目标。

"生命在于运动"，动就是养形的。从生物学的观点讲，"用进废退"，即人身经常使用的器官和系统会发达起来，不太常用的器官和系统就会逐渐退化。运动是维持和促进人体健康的基本因素，《吕氏春秋·尽数》说："流水不腐，户枢不蠹，动也。形气亦然，形不动则精不流，精不流则气郁。"运动可以提高人体各组织器官的功能，促进气机通畅，气血调和，经络通达，九窍和利，从而增强人的体质，提高抗御病邪的能力，预防疾病的发生。早在几千年前，运动锻炼就已经成为强身防病的重要手段。在《黄帝内经》中就有"和于术数"的养生方法，倡导人们运用导引、吐纳等形式健身防病。相传"尧"的时代，人们就知道跳舞能够增强体质。《吕氏春秋》曾提到远古居民由于居住环境而易感寒湿痹痛的患者，懂得"作舞以宣导之"。华佗创立的"五禽戏"就是模仿五种不同动物的动作，以活动肢体关节，达到强壮身体的作用。同时《黄帝内经》还告诫人们"不妄作劳""形劳而不倦"，劳作及形体锻炼也要从实际出发，循序渐进，量力而行，适量有度，劳逸结合，避免过度疲劳和进行过量的运动，否则对身体有害无益，尤其是中老年人更应注意劳逸结合，劳动也好，运动也好，都要有益于身心。此即《备急千金要方·养性》中所告诫的，"养性之道，常欲小劳，但莫大疲及强所不能堪耳"。

静，主要指保持精神上的清静。心神为一身之统领，任诸物而理万机，具有易动难静的特点，故清静养神十分重要，"静则神藏"，心静则神凝，神凝则心定，如此神藏而不妄耗。"躁则消亡"，倘若心神过于躁动，神不内守，就可扰乱脏腑，耗伤精血，招致形体疾病的发生。故《黄帝内经》提出了"恬惔虚无"的养生防病思想，告诫人们应少私寡欲以养心神。

生命体的发展变化，始终处于一个动静相对平衡的自身更新状态中，"天下之万理，出于一动一静"（《类经附翼·医易》）。动为健，静为康，动静结合，刚柔相济，两者相辅相成。《黄帝内经》主张"不妄作劳"，强调动静适度。"时行则行，时止则止，动静不失其时"，如果"动失其时"，就会造成人体的损害，如"久视伤血""久卧伤气""久坐伤肉"等。无论从事什么工作，都要适度而不宜太过，并保持充足的睡眠，通过静养来消除疲劳，恢复旺盛的精力。

实践证明，能将动和静、劳和逸、紧张和松弛处理得当，协调有方，则有利于养生。所以，动静相宜是养生的一大法则，人们需根据自身情况，衡量运动的力度与能量。身体强壮的人可以适度增加运动量，身体虚弱、体力较差的人则可以适度减少运动量。年轻人以动为主，动中有静；中年人有动有静，动静相当；老年人以静为主，静中有动。同时，还要结合四季时令的更替、每日时辰的变化，灵活地调整运动量，如早晨先静后动以升发阳气，晚上先动后静以潜藏神气；春夏宜动，秋冬宜静。

二、形神兼养

《黄帝内经》认为"形与神俱"是上古之人春秋百岁，尽终天年的根本保证。形神和谐是健康的表征，形神失调是疾病的标志。中医养生，无外乎养神和养形两端，两者不可偏废。形神兼养，是中医"形神合一"生命观的体现。

形神合一，两者相辅相成，不可分离，共同维持着人的生命活动。健康的形体是精神充沛、思维敏捷的物质保证；而充沛的精神和乐观的情绪又是形体健康的主要条件。中医养生重视形体与精神的整体调摄，提倡形神兼养，养神为上。

养形，就是摄养人体的内脏、肢体、五官九窍及精气血津液等。形乃神之宅，保养形体是非常重要的，形盛则神旺，形衰则神衰，形体衰亡，生命便可告终。《黄帝内经》提出了很多养形的方法，如《素问》中的《上古天真论》《四气调神大论》《生气通天论》等所述调饮食、节劳逸、慎起居等养生方法，多属养形的内容。

《黄帝内经》之后，中医养生创立了很多形体调养的方法，以增强体质、保养精力。大体可以分为动养、静养、食养和药养等几个方面。动养，就是通过形体运动锻炼，使关节灵活、经络疏通、气血流畅、机体活跃的方法，诸如传统的行气导引、按摩推拿之术及现代的各种体育运动等；静养，就是使形体得到充分休息，或恢复体力精力，运动量较小，相对静缓的调养方法，如传统的调息静坐、存思守一之术及现代的冥想默坐等；食物、药物调养则重在保养精血，《景岳全书》说"精血即形也，形即精血"，《素问·阴阳应象大论》亦指出"形不足者，温之以气；精不足者，补之以味"，告诉人们可运用药物调补或饮食调养来温补阳气，滋养精血，保养形体。

养神，亦称调神。调神，指调摄人的精神情志意识思维活动，去掉过多的嗜欲和名利思想，乐观旷达，轻松愉快，使内心保持恬恢平静的状态，即精神内守，最终达到"乐恬憺之能，从欲快志于虚无之守，故寿命无穷，与天地终"（《素问·阴阳应象大论》）的目的。

调神摄生的方法也有很多，可以从多方面入手。一是清静养神，无忧无虑，静神而不用，保持精神情志的淡泊宁静状态，减少名利和物质欲望，和情畅志，使之平和无过极。二是四气调神，顺应一年四季阴阳之变调节精神，使精神活动与五脏四时阴阳关系相协调。三是行气导引，通过调身、调心、调息等环节，对神志、脏腑进行自我锻炼。四是修性怡神，通过多种有意义的活动，如绘画、雕刻、下棋、音乐、书法、养花、垂钓、旅游等，培养自己的情趣爱好，陶冶情操，使精神有所寄托，达到移情养性、调神健身的目的。五是养心安神，由于"心藏脉，脉舍神"（《灵枢·本神》），"心者，君主之官"（《素问·灵兰秘典论》），"心者，五脏六腑之大主"（《灵枢·邪客》），故《黄帝内经》调神的首务是养心，只有"主明则下安，以此养生则寿""主不明则十二官危，使道闭塞而不通，形乃大伤，以此养生则殃"（《素问·灵兰秘典论》）。

养神和养形有着密切的关系，两者不可偏废，要同时进行。养形调神，守神全形，使得形体健壮而精神充沛，最终达到"形与神俱，而尽终其天年"的养生目的。

形与神俱是形神关系的最佳状态，也是中医养生的目的所在。《黄帝内经》认为神与形有机结合，相伴相随，俱生俱灭，只有形神相俱才成为一个真正的人。形与神俱是整个生命历程中生命存在的基本特征，也是尽终天年的必要条件，当然也就成了养生的目标追求。如《素问·上古天真论》曰："形与神俱而尽终其天年""形体不敝，精神不散，亦可以百数"。形乃神之宅，是神的物质基础，只有形体完备，才能产生正常的精神活动；神乃形之主，是生命活动的统帅，只有精神调畅，才能促进脏腑的功能活动，保持阴平阳秘的生理状态。所以无神则形不可活，无形则神无以附，两者相辅相成，不可分离，才能实现形神合一、身心和谐的关系。

第三节　保养精气，调和脏腑

精和气是生命活动的物质基础，脏腑是人体强壮的根本所在。只有精气饱满，脏腑坚固，人体生命才能健康存续。因此，保养精气，调和脏腑，是中医养生的重要原则和核心任务。

一、保 养 精 气

精、气、神是人体生命活动的三大根本因素，被称为人身三宝，既禀受于先天，又养育于后天，决定人体的生殖、生长和衰老，其重要性不言而喻。《灵枢·经脉》云"人始生，先成精"，《素问·金匮真言论》亦云"夫精者，身之本也"。精，是生命之源，是构成人体的基本物质，也是贯穿于人生全程各种生命活动的物质基础。气为生命活动的原动力，气乃精之所化，精为气之本。所以李杲在《脾胃论·省言箴》中说："气乃神之祖，精乃气之子。气者，精神之根蒂也，大矣哉！积气以成精，积精以全神。"说明精气充足才能神识健全。汪绮石《理虚元鉴·心肾不交论》说："以先天生成之体质论，则精生气，气生神；以后天运用之主宰论，则神役气，气役精。"只有精气充盈，神气旺盛，身体才能健康无病，延年益寿才有希望。因此，保养精气这一理念，受到《黄帝内经》及后世医家的高度重视，从以下几个方面来说明。

一是保养肾精。肾主藏精，肾精是决定人寿夭的关键。肾精充旺，则人不易衰老，长生久视；肾精亏竭，则人易衰老，横遭夭折。而且肾精能生髓，脑为髓海，主持精神思维活动，所以肾精充足，则生髓功能旺盛，人的精神思维能力正常，思维敏捷，博闻强识。所以养生要注重保养肾精，如《韩非子·解老》云："身以积精为德，家以资财为德。"明代张介宾《类经》指出："善养生者，必宝其精，精盈则气盛，气盛则神全，神全则身健，身健则病少，神气坚强，老而益壮，皆本乎精也。"保养精气，关键要做到积精保精、补精益精两个方面。

积精保精就是要尽量少用肾精，保证肾精的完整，即使使用，也应小心节制，切不可挥霍。《素问·上古天真论》指出人如果"以酒为浆，以妄为常，醉以入房，以欲竭其精，以耗散其真"，则会"半百而衰"，原因正是"不知持满"，就是没有注意保持肾精的盈满。《素问·阴阳应象大论》还强调要运用"七损八益"的房事养生术补益精气，避免肾精亏耗。《黄帝内经》节欲保精的原则对后世影响很大。汉代张仲景《金匮要略》说"房室不令竭乏"，以保精气；唐代孙思邈《备急千金要方》具体介绍了节欲保精的方法；元代朱震亨在《格致余论》中专门撰有《色欲箴》，规劝世人节欲以保全肾精，其目的都是防止肾精耗伤而保持其充盈，以固健康长寿的根本。积精保精必须通过避外邪、慎起居、调饮食、和情志、节房事等环节才能得到。所以孙思邈提出养生者应做到"少思、少念、少事、少语、少笑、少愁、少乐、少喜、少好、少恶、少欲、少怒"，即是通过日常生活行为的节制来顾护肾精。

而性生活是最耗肾精的，所以应该注意不要过早结婚，因为"破阳太早，则伤其精气"（《三元延寿参赞书》）。而婚后性生活也不应太过频繁，以不影响生活、工作为宜。随着年龄的增大，性生活的节奏也应逐渐减少。

补精益精是因为肾精作为人进行生命活动的重要物质，即使再节省，消耗也无可避免，所以人应在日常生活中多注意对肾精的补益，以保障肾精的充足。既可以选择服食黑芝麻、黑豆、紫河车、熟地黄、枸杞子及左归丸、右归丸等可以补肾填精的食品和药品，也可以选择艾灸或按摩关元、肾俞、涌泉等有补肾益精作用的穴位，还可以选择一些有补肾作用的导引方法。需要注意的是，这些方法都应该在懂得中医养生的有资质的中医师的指导下进行。

二是调养真气。明代陈继儒在《养生肤语》中说："天地以气生人，故一日一时未尝能离乎气。鱼之在水，两腮翕动，无有停时；人在宇宙间，两鼻翕张，亦无有停时，所以统辖造化之气，人赖之以生也……故知人生天地间，虽可见者形，所以能长久者气。"人在气交之中，无时无刻不与气交通流转，如鱼似水。因此，气是人体生命化生、成长、发展的第一要素。刘完素《素问玄机原病式·火类》指出："夫气者，形之上，神之母，三才之本，万物之元，道之变也。"故元阳子解《清静经》曰："大道无形，非气不足以长养万物，由是气化则物生，气变则物易，气甚即物壮，气弱则物衰，气正即物和，气乱则物病，气绝即物死。"清代黄宫绣《本草求真》明确指出："气者，人身之宝，凡五脏六腑，筋骨皮肉，血脉，靡不本气以为迭运，则气关人甚重。"正因为气对人体生命如此重要，所以万全《养生四要》提出："善养生者，必知养气。能养气者，可以长生。"

养气最关键的是调养真气。真气是维护人体生命活动之气的统称，由先天元气和后天水谷精气所化生。《灵枢·刺节真邪》指出："真气者，所受于天，与谷气并而充身也。"当然，人体之真气，又与先天之元气的充实与否至关密切。保养真气的重点首先在于保养元气。《寿亲养老新书》说："人由气生，气由神往，养气全神，可得真道。凡在万形之中，所保者莫先于元气。"《素问·上古天真论》强调养生要使"真气从之"。所谓"从之"，当理解为"充足、调顺"；只有真气充足，运行调顺，才能温煦五脏，抵御外邪，使病无由生。历代养生家和医家都非常重视调养真气。如汉代王充《论衡·气寿》说："气薄则其体弱，体弱则命短。"《太平御览·养生》认为人"因气而衰，因气而荣，因气而死，因气而生"。金代刘完素《素问元气五行稽考》则直接指出："元气固藏，富贵寿考。"这些论述都反映了调养真气的重要意义。

调养真气包括养气和调气。第一是养气，就是保养真气，使之充盛而不损耗，具体途径包括顺应四时、谨慎起居以固阳气，节制房事以巩固肾气，调理饮食以补脾胃后天之气。此外，许多养生名家还提出节情志、省言语可以养气之说，证之于古今长寿老人的养生实践，确为经验之谈。《黄帝内经》对如何保养真气虽无系统论述，但通过其对有关真气的作用及病理的论述，结合后世医家的阐发，仍可悟出其养气的含义。第二是调气，是指通过呼吸之气的调节来促进真气的运行。呼吸之气的调节在气法中称为调息。《素问·上古天真论》《素问·刺法论》等篇载有"呼吸精气"等以调息为主的养生方法。明代袁黄《摄生三要·养气》明确提出："养气者，须从调息起手。"因为肺主一身之气，司呼吸，宗气积于胸中，通过呼吸吐纳，可以调理肺气，使气机协调，经脉畅通，真气能周流全身而发挥其生理功能。除气法之外，按摩、针灸、健身操等均重视调节呼吸之气，以达到真气的流通。

上述保精养气的摄生原则，在摄生过程中是互相联系、互相促进的。总的来说，保精可以生气，养气可以全神。故刘完素《素问玄机原病式·火类》说："是以精中生气，气中生神，神能御其形也。"明代张介宾《类经·摄生》也认为"精盈则气盛，气盛则神全"。而心神宁静又可以保养元气，促进精的化生和固藏。所以，养生应精气神三者兼养，正如明代龚廷贤在《寿世保元·老人》中所要求的"惜气存精更养神"。

二、调 和 脏 腑

人体的生命活动基于脏腑功能而展开。总体来说，五脏主藏精，六腑主化物；五脏以守为功，六腑以通为用。脏腑的功用，因其本性，各有所司，不仅所藏所主不同，所喜所恶亦自有别。人体脏腑的生理功能虽各有不同，但都在同一个有机的整体中彼此相应，互相配合，共同完成受纳水谷、化生气血、藏守精气等各种生理活动。

调和脏腑既是养生的出发点，也是养生的归结处。养生的诸多方法都是以脏腑为基点而展开的，同时，各种养生方法的最终目的或效验，都是要使脏腑坚固、精神饱满、气血平和，即要使生命的基础得以巩固加强，使五脏六腑的生理功能得以正常发挥。调养脏腑以调养五脏为核心，同时兼顾调畅六腑及脏腑协调。

一是调养五脏。中医养生强调以五脏为中心的整体观。自然界春夏秋冬四季的更替、温热寒凉气候的变化、饮食五味的殊别、精神情志活动的异常等无不影响脏腑阴阳气血的变化。因此，体内脏腑阴阳的消长要适应自然界阴阳的变化及情志活动的影响，方能达到健康养生的目的。人体的各脏腑生理功能虽各有不同，但它们在同一个有机的整体中彼此相应，共同完成食物的受纳，以及精气的贮藏、气血的生化等生理活动。如果人至老年精血俱虚，各脏腑功能显著降低，必然难以化生生命活动所必需的物质。故养生的特点是利用各种方法满足物质和功能之间的生化供求，使脏腑的生理功能及内外环境的协调平衡均处于正常状态。

五脏调养中，尤其需要重视对心、肾和脾的调养。

心为君主之官，藏神明，主血脉，脏腑在心的主宰下相互协调，共同维持正常生理活动。所以心的功能正常与否，与人的生死寿夭密切相关。正如清代尤乘《寿世青编·养心说》所强调"夫心者，万法之宗，一身之主，生死之本，善恶之源，与天地而可通，为神明之主宰，而病否之所由系也"。

肾为先天之本，内寓元阴元阳，是元气、阴精的生发之源，生命活动的调节中心。肾中精气阴阳的盛衰，直接影响并决定人的生长发育和衰老过程。可以说衰老最根本的原因是肾气虚衰。肾气充足，则精神健旺，身体健康，寿命延长；肾气衰少，则精神疲惫，体弱多病，寿命短夭。正如《医学正传》所说"肾元盛则寿延，肾元衰则寿夭"。

脾为后天之本，主运化水谷精微，是气血生化之源。张景岳称："脾为土脏，灌溉四旁，是以五脏中皆有脾气，脾胃中亦皆有五脏之气，此其互为相使……故善治脾者，能调五脏，即所以治脾胃也。"《素问·太阴阳明论》指出："脾者土也，治中央，常以四时长四脏，各十八日寄治，不得独主于时也。"人出生以后，各组织器官必须依靠脾的吸收和转输，才能维持正常生理功能。脾的消化吸收功能健全，不断供给周身营养物质，才能满足人体生长需要的物质；反之，则易早衰。如《景岳全书·先天后天论》指出："后天培养者，寿者更寿；后天斫削者，夭者更夭。"

因此，人的生命活动主宰在心，根基在肾，保障在脾。在心神的统领下，先后天相互资助，相互促进，在人体生命活动中共同发挥重要作用。如果先天不足，但得到后天的保养，就可以弥补先天而增寿；若先天充足，而后天调摄不当，亦难延寿命。因此养生保健，调养脏腑，除了心神调养外，应着眼于两个根本，以脾肾为先，既要顾护肾脏，又要调理脾脏，使精髓足以强中，水谷充以御外，这样才能使人体各脏腑功能强健。气血阴阳充足，而达健康长寿之目的。

二是调畅六腑。六腑是人体受盛和传化水谷的器官。六腑以通为用，以通为顺，以降为和。六腑的通畅和功能协调是人体健康的重要保证。六腑与五脏紧密配合，构成一个有机整体，相互依存，相互协调，共同作用，维系和完成人体的生命活动。《备急千金要方·肝脏脉论》指出："夫人禀天地而生，故内有五脏、六腑、精气、骨髓、筋脉，外有四肢、九窍、皮毛、爪齿、咽喉、唇舌、肛门、胞囊，以此总而成躯。故将息得理，则百脉安和；役用非宜，即为五劳七伤六极之患。"

三是脏腑协调。养生不但要维护和促进心、肾、脾胃的生理功能，还必须重视这些脏腑的配合协调关系。明代万全《养生四要》指出："今之养生者曰：心，中之主也；肾者，精之府也；脾者，谷气之本也。三者交养，可以长生。"脏腑调养是个系统工程，五脏之间、脏与腑之间的关系都要处理好。如四季养生中春季强调养肝，其目的是奉养夏长之心气；夏季强调养心，目的是奉养秋收之肺气，等等。饮食养生中要求调和五味，不可偏嗜，其目的则是防止太过之味克伐或乘侮相应的脏器。在精神调摄中应认识到，一种过激的情志不但会伤害本脏，也能影响其他脏腑，避免情志过激可以保持脏腑功能的和谐。这些养生方法都是遵循协调脏腑的原则而实施的。

第四节　知本去害，守宜戒忌

一、知 本 去 害

养护生命，还有一个重要的原则就是发挥有利因素，去除有害影响。早在《吕氏春秋·尽数》就指出："天生阴阳寒暑燥湿，四时之化，万物之变，莫不为利，莫不为害。圣人察阴阳之宜，辨万物之利以便生，故精神安乎形，而年寿得长焉。"认为自然万物对人体的影响，既存在有利的一面，也存在不利的一面，顺应天地阴阳、四时变化的有利条件，避免各种有害因素，始终是养生的基本原则。为此，《吕氏春秋》提出了"知本"与"去害"两个重要命题，并为历代养生家恪守奉行。

1. 知本　《吕氏春秋·尽数》说："故凡养生，莫若知本，知本则疾无由至矣。"所谓"知本"，就是要懂得养生的根本。那么，这个根本又是什么呢？中医对此有深入详尽的阐释。概括起来，至少有以下几个含义。

"本"为阴阳。中医学反复强调"人生有形，不离阴阳""生之本，本于阴阳""四时阴阳者，万物之根本也"。人是天地阴阳气化的产物，自然受阴阳的规定和支配，养生就是要"法于阴阳"，达到阴平阳秘的状态。

"本"为五脏。"五脏者，人之根本也"（《难经集注·二十四难》）；"五脏者，身之强也""得强则生，失强则死"（《素问·脉要精微论》）。养生的核心任务就是调养脏腑，使脏腑坚固，维持脏腑功能的平衡稳定，保证生命活动的正常展开。

"本"为正气。正气，是指人体脏腑、经络、气血津液等功能活动和抗病、康复能力的统称，包括现代医学所谓的免疫功能。《黄帝内经》将神气、精气、真气等皆视为正气。如《灵枢·小针解》："神者，正气也。"《素问·调经论》："精气自伏，邪气散乱。"《灵枢·邪客》："邪气得去，真气坚固，是谓因天之序。"人体脏腑和调，经络通达，气血充盛，功能正常，则正气旺盛；反之，脏腑失调，经络不通，气血亏损，津液失利，功能失常，则正气不足。总之，人体脏腑经络、精神气血的功能活动，都是正气的体现。

正气是人体健康的保障，对于抗御病邪、损伤康复具有重要作用。在御邪抗病防病方面，脏腑经络气血功能正常，正气充足，就能有效抵御邪气侵犯。如肺主皮毛，宣发卫气，固护肌表，致密腠理，外邪难以入侵；脏腑协调，气血冲和，津液和调，可防止痰饮、瘀血等病理产物及内伤的产生，从而防止疾病发生。在疾病损伤和康复方面，正气有自行调节、修复、补充的作用。当内外环境发生变化时，通过自身调节以维持体内环境稳定及与自然界的和调关系，或对邪气造成的机体损伤，进行修复补充，使疾病向愈。

预防疾病是中医养生的三大基本任务之一，而预防疾病的关键就是培养、增强人体的正气。《素问遗篇·刺法论》："正气存内，邪不可干。"《素问·评热病论》："邪之所凑，其气必虚。"强调正气在发病中具有主导作用。中医学认为疾病的发生、变化，是在一定条件下邪正斗争的反映。正气有防邪入里、祛邪外出的作用，能调节、稳定机体内在阴阳平衡，消除内邪，维护健康。"正气存内，邪不可干"，即是说只要机体正气旺盛，正能胜邪，外邪难以侵入，内邪也不易产生，便不会轻易患病。只有在正气不足的情况下，邪气才有可能侵犯机体引起疾病。所以邪气侵袭致病，机体的正气必然存在"虚"即不足的情况，这就是"邪之所凑，其气必虚"。不仅预防疾病要培养正气，中医在临床治疗疾病时也特别讲究顾护正气，尤其在使用汗、吐、下法时，强调不能攻伐太过，损伤正气，以免病情加重。

每个人的正气也不是一成不变的，经常处于运动变化中。人疲劳了容易患咽痛感冒，休息好精神好就不易患病，就是个体正气盛衰变化的一个直观反映。正气健旺，要靠自己生活起居规律、饮食有节、调畅情志、劳逸结合、适当锻炼等来培养和增强，得了病害要靠药物扶持正气和祛邪。另外要特别注意，尽量减少和避免接触邪气的机会，做到"虚邪贼风，避之有时"，才能更好地保证"正气存内，邪不可干"。

2. 去害　就是避免各种有害因素的侵袭、伤害。《吕氏春秋·尽数》："毕数之务，在乎去害。何谓去害？大甘、大酸、大苦、大辛、大咸，五者充形则生害矣；大喜、大怒、大忧、大恐、大哀，五者接神则生害矣；大寒、大热、大燥、大湿、大风、大霖、大雾，七者动精则生害矣。"认为人要尽享天年，活完应有的寿数，就必须去除各种损害，饮食上甘苦辛酸咸不要太偏，情志上喜怒忧恐惊不能太甚，气候环境上要回避寒热燥湿风雨雾露异常。这些都是显而易见的有害因素，容易引起重视，还有一些隐而不显的因素，也不能忽视。如《素问·上古天真论》："虚邪贼风，避之有时。"《灵枢·九宫八风》："谨候虚风而避之，故圣人日避虚邪之道，如避矢石然，邪弗能害，此之谓也。"对于那些潜在的风险，中医养生的大法是一"不过用"，二"不伤本"。

《素问·经脉别论》指出："生病起于过用。"认为人体发病除了虚邪贼风的侵袭外，饮食过用、情志过用、劳作过用也是疾病发生的常见原因。这种观点由来已久，《庄子·刻意》就有"形劳而不休则弊，精用而不已则劳，劳则竭"的说法，《史记·太史公自序》也称"神大用则竭，形大劳则敝"。此后历代养生家都非常重视节用节劳以养天年，尤其是体质虚弱之人更要注意。明代黄承昊《折肱漫录》认为："体弱人每事当知所节，节欲，节劳，节饮食，此其大要。"还说："凡用心、用力及用目、用耳，一切事稍觉其劳，即便却去，以节省之，稍息再劳，庶不至受病。若待病而后调之，费力多而取效难矣。"这里所说的劳作过用，包括劳力、劳神、房劳过度等，也是现代社会广泛关注的话题。近年来，在美、日等国家，由于"慢性疲劳综合征"和"过劳死"的频率攀升，日益引起人们的重视，一些有识之士不断向社会发出诚恳的告诫。其实，100 年前美国成功学奠基人奥里森·马登就已经在他的名著《一生的资本》里呼吁："身体是最大的本钱！"他还劝告说"再精良的一架机器，如果不按时检查整修，还是很容易毁坏，最终会减少使用寿命。人也是一样，如果他整日埋头苦干，过度劳累，等到自己支持不住时才肯罢手，那么他很可能会一蹶不振，往日的健康也不可能恢复了""还有很多人，一边透支他们的身体，一边请医生来诊治，结果就是，胃病、失眠、癫狂、神经衰弱等疾病接踵而至"。这些话至今仍然振聋发聩，让人警醒。

与"不过用"相同，"不伤本"也是古已有之的成法。早在《素问·宣明五气》就有"久视伤血，久卧伤气，久坐伤肉，久立伤骨，久行伤筋"的告诫。到了晋代，葛洪在《抱朴子·内篇·极言》引古语，提出了"养生以不伤为本"的原则。在《抱朴子·内篇·微旨》重申："禁忌之至急，在不伤不损而已。"葛洪认为，养生最紧迫、最重要、最根本的原则就是不要造成形体、精神的损害。至于具体有哪些损害需要加以禁忌，《抱朴子·内篇·极言》归纳为"十三伤"，即才所不逮而困思之、力所不胜而强举之、悲哀憔悴、喜乐过差、汲汲所欲、久谈言笑、寝息失时、挽弓引弩、沉醉呕吐、饱食即卧、跳走喘乏、欢呼哭泣、阴阳不交。为了避免这些损伤，《抱朴子·内篇·极言》紧接着提出了"唾不至远，行不疾步，耳不极听，目不久视，坐不至久，卧不至疲"等 30 条养生方法。《抱朴子养生论》还围绕"以不伤为本"的原则，进一步提出了养生要"去六害"和"十二少"的方法。六害就是名利、声色、货财、滋味、佞妄、沮嫉，"六者不除，修养之道徒设尔"。"十二少"就是少思、少念、少笑、少言、少喜、少怒、少乐、少愁、少好、少恶、少事、少机，这是"保和全真"的根本。反之，如果变为"十二多"，就会"伐人之生甚于斤斧，损人之命猛于豺狼"，出现神散心劳、脏腑上翻、气海虚脱、腠理奔血、筋脉干急、智虑沉迷等一系列不正常的生理心理反应，造成形体、精神的伤害。

二、守 宜 戒 忌

"守宜"，就是遵循阴阳变化的规律、天地自然的法则、社会伦理的规定，以及适合自身的条件，安排有利于身心健康的生产、生活行为。能做的、该做的事情就是"宜"，比如饮食之宜、起居之宜、环境之宜等。

"戒忌"，就是对忌讳的事情存有戒心。一般来说，戒忌即为禁忌，主要指有关行为的检约，趋吉避凶，以不涉险秽为关键，而尤以起居禁忌、饮食禁忌、房事禁忌为要紧，谨身慎为则是禁忌的主旨所在，深为历代养生家所重视。如《孔子家语·困誓》："孔子曰：不观高崖，何以知颠坠之患；不临深泉，何以知没溺之患；不观巨海，何以知风波之患。失之者，其不在此乎？士慎此三者，则无累于身矣。"孔子告诫的不涉三险之地，实为经验之谈，与不立危墙之下是一样的道理。

"宜"和"忌"是事物的两面，正反相成，有所为，有所不为，往往是为人处世的基本策略。谨守宜忌也是中医养生的重要内容，守宜而行，戒忌不为，是不可忽略的养生原则。《老子·五十章》分析"出生入死"的原因时指出，"死之徒"及"动之死地"的大多数人，"生生之厚"是根本的原因。所谓"生生之厚"，无非是只知道"益生"的一面，却不知道"损生"的一面，不懂得回避那些危害"生之徒"的因素。按照《三元延寿参赞书》的观点，人本有三元之寿，可以活到 180 岁，为什么很少有人达到这个寿域呢？就是因为"不知戒慎，日加损焉。精神不固，则天元之寿减矣；谋为过当，则地元之寿减矣；饮食不节，则人元之寿减矣。当宝啬而不知所爱，当禁忌而不知所避，神日以耗，病日以来，而寿日以促矣"。因此，《三元延寿参赞书》特别指出日常行为生活中，哪些方面要慎重对待，哪些事情要尽量避忌，往往从养生的反面立言，"终日乾乾，夕惕若"，以戒备警惕之心，唤醒人们检点自己的言行，防止不利的事情发生。

谨守宜忌要从观念上入手，在思想上树立敬畏、忧患意识，懂得吉凶、顺逆的道理，才有可能在日常行为中检约自己。

1. 存敬畏　禁忌起源于对某种超自然神秘力量的敬畏，并逐渐演化为自我力量的觉醒。在漫长的觉醒过程中，敬畏生命、敬畏天命始终是基本的主题。

敬畏生命，珍惜生命，是中华传统文化的基本精神，也是中华民族生命意识的根本体现。人类之所以敬畏生命，是因为迄今为止对生命的神奇性、偶然性仍然茫无所知，对生命从"哪里来、到哪里去"的追问始终无法回答。生命的存在就是天地的必然，敬畏生命的必然就是尊重生命，或者是尊重生命的存在。养生的前提，就是要自我尊重生命，没有个体觉悟的主动性、积极性，养生就没有持久的意志力和动力。

敬畏天命就是敬畏自然。孔子讲"君子有三畏"，第一就是"畏天命"。天命是什么？就是天道，即自然规律。张景岳《类经·序》："天道茫茫，营运今古，苟无穷，协唯一。"在苍茫的宇宙间，个体渺若尘埃，《庄子》称"吾生也有涯，而知也无涯。以有涯随无涯，殆矣"。个体生命的渺小与短暂，对自然界变幻莫测的强大力量无法理解，也很难抗拒。即使科技如此发达的今天，我们对自然规律的把握又能说有多少呢！"无知者无畏"，当人们懂得敬畏，遵守禁忌时，标志着知性社会的开始。因此，敬畏也是一种智慧，在某种程度上是生存的底线，一个社会如果没有普遍的敬畏，人人肆无忌惮，无所顾忌，后果将是不堪设想的。

2. 明忧患　前已述及，中医治未病理论的文化意蕴深植于中华民族的忧患意识。不唯如此，实际上忧患作为一种普遍的民族意识，古往今来贯穿于民众生活的方方面面。"多难兴邦，殷忧启圣""生于忧患，死于安乐""忧劳可以兴国，逸豫可以亡身""积善之家必有余庆，积不善之家必有余殃"，这些格言警语，中国人耳熟能详。大到国家，小到个人，甚至家庭，都把"居安思危""慎以避祸"时时挂在心头，并落实于行为上。从生命养护的角度看，岂能有半点疏忽。嵇康《养生论》说得非常明白："世人不察，惟五谷是见，声色是耽，目惑玄黄，耳务淫哇。滋味煎其腑脏，醴醪鬻其肠胃，香芳腐其骨髓，喜怒悖其正气，思虑销其精神，哀乐殃其平粹。夫以蕞尔之躯，攻之者非一涂；易竭之身，而外内受敌。身非木石，其能久乎？"人生维艰，为了适应千变万化的自然与人事，随时都有忧患。因而必须有一种恭敬戒慎的心理准备，把忧患时刻记住，切勿违反，以免遭危害。

3. 识吉凶 在中国传统文化中，吉凶、利害、善恶等观念始终是权衡事物性质或发展结果的砝码，而趋利避害、趋吉避凶常常是应世处世的重要原则。受此影响，中医养生文化的根本取向就是为了实现平安、健康，乃至长寿的目的。"戒忌"只是为达此目的之手段。

《黄帝内经》理论中，无论是日常的起居养生，还是疾病的诊疗防治，都围绕着趋吉避凶这一主题展开。认为在日常养生中顺道而行则为吉，背道而行则为凶；法于四时、合于阴阳则为吉，以妄为常、逆于生乐则为凶。在疾病的诊断治疗过程中顺应自然与人体规律，仔细审察色脉变化，以守常知要，即可"本末为助，标本已得，邪气乃服"，病去人安；倘若"治不本四时"，且"粗工凶凶，以为可攻"，不知避凶者，将导致"故病未已，新病复起"的不良后果，甚至使患者陷入危险的境地。

4. 知顺逆 懂得事物吉凶的道理，就能知所宜忌，从而不逆。《黄帝内经》认为，"从""顺"则为宜，"逆"则为忌，无论是医疗还是养生，首先要遵守的就是人体本身的宜忌，其次是遵守四时环境的宜与忌。《素问·四气调神大论》强调："阴阳四时者，万物之终始也，死生之本也。逆之则灾害生，从之则苛疾不起，是谓得道。道者，圣人行之，愚者佩之。从阴阳则生，逆之则死，从之则治，逆之则乱。反顺为逆，是谓内格。"显然，这里所述的逆从之道，其本质就是对四时阴阳之道的遵从与否，这也是吉凶判断的试金石。

第五节 综合调摄，全程养护

一、综 合 调 摄

人体是一个有机整体，人的生命与所处的自然环境息息相关，各个环节互相协调，方可保证整体生命活动的正常进行。所以，中医养生必须从人体全局着眼，注意到生命活动的各个环节，全面考虑，综合调养。中医养生方法众多，不同的方法作用于人体不同的系统、层次，具有不同的效能。恰如李梴在《医学入门·保养说》中所说"避风寒以保其皮肤、六腑""节劳逸以保其筋骨五脏""戒色欲以养精，正思虑以养神""薄滋味以养血，寡言语以养气"。所以，中医养生应综合各种方法，按照生命活动的自然规律，注重动静结合、劳逸适度、补泻兼施、形神兼养。它在强调全面、协调、适度的同时，也强调养生要有针对性，即根据实际情况，具体问题，具体分析，不可一概而论，要结合因人制宜、因时制宜、因地制宜等原则。《太平御览》云："凡养生者，欲令多闻而贵要，博闻而择善，偏修一事，不足必赖也。"从整体着眼，对人体进行全面调理保养，使人体内外协调，适应自然变化，增强抗病能力，避免出现失调、偏颇，达到人与自然、体内脏腑气血阴阳的平衡统一，这便是综合调养。如果仅凭施行单一方法而想获健康长寿，或者促进疾病康复的认识，这就忽略了人自身是一个有机的整体，人与所处的自然环境也是一个有机整体的观念，都是违背了中医养生综合调养的基本原则。

传统养生，倡导多种方法综合运用，以期达到全面调理身心的目的。老子提出"摄生"的理念，虽然没有交代具体的方法，但已涉及精神和形体综合摄养的基本问题。庄子不仅提出了"养生"一词，而且较清楚地论及养生、缮性的许多具体方法。《太平经》记载的"备受经诀"有二十多种服气的方法，晋代葛洪明确提出养生不能偏修，应该"藉众术之共成长生"的观点，批评那些役其所长、偏修一事的"偏枯之徒"。《抱朴子·内篇·微旨》说"凡养生者，欲令多闻而体要，博见而善择，偏修一事，不足必赖也""若未得其至要之大者，则其小者不可不广知也。盖藉众术之共成长生也"。此后，众术兼修的观点，不仅获得道教的普遍赞同，在形神兼养、内外并行、性命双修的基础上，创造发展出各种养生方法，几乎全部为中医养生所吸纳，而且彼此涵摄，互相交映，取长补短，兼收并蓄，使传统养生方法大为繁荣。

二、全 程 养 护

中医养生是针对人全生命周期，追求至高品质生活的养护行为，贯穿于人生命形成乃至生命消亡的全过程。由于不同生命年龄阶段，人体的生理状态与疾病发生、发展和转归有不同特点，所以中医养生还需根据不同的年龄阶段，采取相应的养护方法，以期达到保养生命，防止病情传变和复发以促进人体健康，并达到高质量生活的目的。

结合古代医家的认识及当今对年龄段的划分标准，可将人的一生分为五个大的年龄段（七个时期），即胎儿期、未成年期（婴幼儿期、童年期、少年期）、青年期、中年期、老年期。根据人体各年龄阶段的生理特点，心理状态，以及学习、生活、工作各种情况不同，中医养生所采取的养护理念与措施亦应随之而变。

胎儿期，是从父母生殖之精结合到小儿出生为止的一个阶段，共约 40 周（属于虚岁范畴）。在小儿出生前，应在中医养生理论指导下，做到优生优育。明代张介宾特别强调胎孕养生保健的重要性，他在《类经》中指出"凡寡欲而得之男女，贵而寿，多欲而得之男女，浊而夭"，告诫为人父母者，在怀孕前就应当重视节欲保精，这样子代出生后体质强壮，脏腑功能才能强盛，生长发育才能正常；否则可能造成子代先天禀赋不足，体弱多病，生长发育迟缓或先天性生理缺陷和遗传性疾病等。清代陈莲舫《女科秘诀大全》对胎前所宜、胎前所戒及胎前禁忌的论述，主张要从胎孕入手以培植人体禀赋。《幼幼集成》关于禀赋护胎的论述，也是强调胎孕阶段禀赋培植的重要性，而《婴童百问》的"初证""护养法"则对新生婴儿的体质调养提出了具体措施。此外，历代医家及养生家都特别注重胎教的实施，即《妇人大全良方·胎教门》所说："自妊娠之后，则须行坐端严，性情和悦，常处静室，多听美言，令人讲读诗书，陈礼说乐。耳不闻非言，目不观恶事，如此则生男女福寿敦厚，忠孝贤明。"

　　婴幼儿期，可分为婴儿期（0～1 周岁）和幼儿期（1～3 周岁）。一般婴儿期以母乳为主食（4～6 个月后逐渐添加辅食），幼儿期以成人食物为主食。婴幼儿是一个重点养护群体，明代医家万全在总结婴幼儿的调养要点时指出"若要小儿安，三分饥与寒"，意思是说要确保小儿平安健康，就不能给孩子吃得过饱、穿得过暖。一是因为小儿为纯阳之体，生长发育迅速，但脏腑功能尚未成熟。且小儿脏腑柔弱，易受外邪侵袭，若衣着过多，热郁难散，汗出受风，易为外感病证。二是因为小儿生长发育需要的营养物质相对较多，但婴幼儿脾胃运化水谷的功能相对较弱，只要日常进食量能满足代谢需要就可以，不宜吃得过饱，且不宜喂食难以消化的食物，否则很容易损伤脾胃而造成小儿食积。

　　童年期儿童气血逐渐充盛，生长发育迅速。此时儿童活泼好动，在七八岁时换去乳牙。因其生长发育的需要，对食物营养的需求较大，所以儿童时期的养护应以保证身体发育的营养需求为主，避免出现营养不良。同时应预防营养摄入过多造成儿童超重或者肥胖的发生。

　　少年期一般是中学学习的关键时期。此时应引导他们多参与有益于身心健康的活动，避免不良思想和生活方式对其身心的危害。在此期间，会经历青春期，也就是性成熟的过程。随着肾中精气逐渐充盈，开始产生天癸这种物质，促进人的生殖器官发育成熟，具备了生殖功能，外在表现为男、女第二性征发育。此时虽然性发育开始，但其心智发育尚未完全成熟，故应多加疏导，避免身心健康受到影响。

　　青年期是人体脏腑发育成熟，气血充盛，形体最为盛壮的一个年龄阶段。青年时期也是心智发育成熟，学习知识，勇于探索的年龄阶段。因其形体强健，正气充盛，不宜滥用补药，以坚持健康生活方式为主，如规律饮食、按时作息、坚持体育锻炼、无不良嗜好、不沾染毒品、积极参加社会公益活动等；同时要避免不良生活方式，如经常饥饱无常、吸烟、酗酒、熬夜等，树立正确的生命价值观。

　　中年期是人体脏腑气血由盛转衰的转折点和衰老的初始阶段。随着年龄增加，中年人的生理功能不断下降，在逐渐衰老的趋势下，中年人若不注重养生保健，则容易出现早衰的表现，如《素问·阴阳应象大论》记载因中年时期调摄不慎造成阴阳失调的表现，"年四十，而阴气自半也，起居衰矣。年五十，体重，耳目不聪明矣。年六十，阴痿，气大衰，九窍不利，下虚上实，涕泣俱出矣"。因此在中年时期，就必须要积极调养来延缓衰老，防止病症的发生。张介宾在《景岳全书·中兴论》中指出："人于中年左右，当大为修理一番，则再振根基，尚余强半。敢云心得，历验已多，是固然矣。"通过中年时期的调养，为进入老年期做好准备。清代王燕昌也指出 30 岁后防大病，"三十岁后，若患大病，虽经医愈，此后气血断难还元"。强调了防大于治，充分显示了《王氏医存》未病先防的养生思想。

　　老年期是人体衰老的中、后期阶段。人到老年，生理功能明显衰退，表现为脏腑功能衰退，精气血津液亏虚，正气不足，易被病邪侵犯而发病。当视其阴阳气血之虚实，有针对性地采取保健措施。如李杲在《脾胃论·远欲》中描述其老年的身心状态时说"残躯六十有五，耳目半失于视听，百脉沸腾而烦心，身如众派漂流，瞑目则魂如浪去，神气衰于前日，饮食减于囊时，但应人事，病皆弥甚"，并提出"安于淡薄，少思寡欲，省语以养气，不妄作劳以养形，虚心以维神，寿夭得失，安之于数，得丧既轻，血气自然谐和，邪无所容，病安增剧"的身心调养方法。故老年人应性情开朗，虚怀若谷，坚持运动，生活自理，老有所为，保养精气神，来尽享天年。陈直原著、邹铉续编的《寿亲养老新书》是老年人日常保养和临床调护的系统性著作，"其言老人食治之方，医药之法，摄养之道，靡所不载"，内容十分丰富，特点也非常明显。对于老年人的调养，明清有更多的著作论述，如徐春甫的《老老余编》、曹庭栋的《老老恒言》都是老年养生的名著，尤其是《老老恒言》，不仅从生活起居的方方面面对老年调养提出了周到详细的方案措施和注意事项，而且所载 100 首老年养生粥谱，开启了老年粥养的新纪元，对后世影响很大。此外，还有石光陛的《仁寿编》、石成金的《长生秘诀》、无名氏的《聋聩却老编》等，都是老年养生专著。

🎯 小　结

　　中医学认为，人的生命，源于阴阳之气的结合，是自然的产物。人的生命过程，无时不受阴阳法则和自然规律的支配。因此，遵循阴阳的规律，顺应自然的法则，是中医养生的基本前提和重要原则。

　　动静相随，形神相依，这种辨证统一的关系，决定了生命活动的平衡稳定与协调和谐。因此，中医养生必须动静结合、形神兼养，以保持生命活动的和谐稳定。

　　精和气是生命活动的物质基础，脏腑是人体强壮的根本所在。只有精气饱满，脏腑坚固，人体生命才能健康存续。因此，保养精气，调和脏腑，是中医养生的重要原则和核心任务。

　　人的生命健康和疾病的发生、发展，受到多种因素的综合影响，如季节气候，地域环境，人的年龄、性别、体质等。所以，养生活动需要关注到这些因素，遵循三因制宜，综合调养的基本原则。

　　人的生命全过程经历生、长、壮、老、已，不同阶段有不同的生理特点，养生还需要针对性地采取相应的养护方法，以达到保养生命，增进健康，高质量生活的目的。

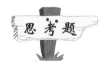

1. "顺应自然"的内涵包括哪些方面？
2. 如何理解"形神兼养"？
3. "法于阴阳"的养生意义何在？
4. "调和脏腑"的内涵有哪些？
5. "综合调摄"的含义是什么？

中　编
内容方法编

第五章　中医养生的基本内容

　　古代养生方法众多、内容宏富，可谓方外有方，法中有法，并由此形成流派纷呈、争奇斗艳的局面。通过对近千种古代炼养文献的调查，经归纳统计，首次对古代养生的方法内容做出了较为合理的分类。古代养生的内容大致可以分为精神、情志、脏腑、形体、四时、起居、环境、房事、禁忌、饮食、服饵、药膳、气法、丹功十四个方面。其基本框架如下。

　　这个分类框架的逻辑顺序是精神是主宰，形体是核心，起居是基础，饮食是关键，气法是特殊。也就是说，养生以养神为主，养形次之。正如道家所言"太上养神，其次养形"。然"形恃神以立，神须形以存"，形神关系互为依赖、互为作用。形神兼养，就是要意识上重视养神，技术上重视养形。四时起居，是生命过程的日常展开，因此是养生的基础。养生的基本着手处，都要落实在日常生活里。所谓道不在烦，养生的学问全在于日常生活习惯等琐细之处。至于饮食、气法，一为口，一为鼻，前者是营养管理，后者为呼吸修炼。古代养生就其大者言，不过这五大类十四小类而已。十四类的基本内涵概述如图 5-1。

图 5-1　养生方法基本框架

养生方法	精神情志	精神养生
		情志养生
	脏腑形体	脏腑养生
		形体养生
	四时起居	四时养生
		起居养生
		环境养生
		房中养生
		禁忌养生
	饮食服饵	饮食养生
		服饵养生
		药膳养生
	气法丹功	气法养生
		丹功养生

一、精 神 情 志

（一）精神养生

精神是人类的内心世界，包括思维、意志、信仰和灵识等。精神既是人体生命活动的外在表现，又是生命活动的内在主宰。其核心内涵通常是指对宇宙万物的基本认知和价值判断，以及对自然、社会、人生的基本态度。

精神养生，指人的思维、意志等心理活动在道德、情操、胸怀、境界的培植上，既符合一般社会伦理规范，又符合身心健康的要求。

精神养生以培植高尚的气质、宽广的胸怀和真诚友善的态度为根本，并由此达到清静平和的美妙境界。

中医养生学认为脏腑、形体、呼吸的修炼，如果没有精神上的淡泊宁静，没有达到"清静无为""离形坐忘"的境界，就很难取得"形神相亲，表里俱济"的效果。

精神修炼的核心内容和最高境界就是清静。《真仙直指语录》云："清静二字，清谓清其心源，静谓静其心海。心源清，则外物不能扰，性定而神明；心海静，则邪欲不能作，精全而腹实。"简而言之，就是心地纯洁，精神宁静。

精神的概念有广义和狭义之分。一般来说，中医学的精神是指广义的概念，不仅是精和神的合称，是人体生命活动的总体表征，而且还往往涵摄情志内容，或精神情志并称。狭义的精神是指现代意义上的精神意识活动，是独立于物质性"精"的主观意识。本书所述精神养生，是狭义的精神概念。

（二）情志养生

情志是人类对外界刺激做出的情绪和情感反应。一般称为"七情"，包括喜、怒、忧、思、悲、恐、惊。除此以外，还包括紧张、焦虑、烦躁、孤独、沉默及抑郁等反应。

情志养生，指人对喜、怒、忧、思、悲、恐、惊等情感、情绪心理活动的调节、控制。情志养生，就是通过一些有益身心的娱乐活动以增加生活的情调趣味，从而达到闲雅适兴、愉悦宁心的目的。

情志和精神是彼此独立的概念，各自内涵不同，但又相互影响，甚至互为因果，以致常常两者合称。实际上两者有着本质的区别。情志往往偏于感性，而精神属于理性；情志具有不稳定性、突发性、短暂性等特点，而精神则比较稳定，比较持久，一般不以暴发性显现。

二、脏 腑 形 体

（一）脏腑养生

脏腑养生，就是以五脏为核心，以维持脏腑功能稳定协调为目的的综合养生方法。五脏是生命的基础，是身体强壮的根本。脏腑养生的关键是顺应脏腑功能特性及四时阴阳变化，以保持精神气血的旺盛。

（二）形体养生

形体养生是指通过肢体运动锻炼，以达到疏通经络、调理气血、强壮形体的养生方法。

传统的形体养生方法，主要有导引、按摩和武术等形体运动。但不仅仅限于这些，形体养生的内容非常丰富。从形体的层面来讲，不同的人格体质有不同的方法，不同的形体部位亦有相应的方法。因此，凡是以形体为出发点的方法都可归于形体养生，如体质养生、颜面养护、头发养护等。从方法的层面来讲，凡是作用于形体，引起形体相应变化，能起到经络疏通、气血流行、关节滑利、四肢灵便、容颜焕发、形体强健的方法，都属于形体养生。除了导引、按摩外，如针灸，推拿，以及现代体育锻炼的游泳、跑步、球类等各种运动方法，都属于形体养生。还有利用药物或其他介质，进行敷熨、熏洗、沐浴、泡足、喷鼻、点眼的方法，也属于形体养生的范畴。

三、四时起居

（一）四时养生

四时养生就是根据春夏秋冬四时阴阳变化规律，结合人体自身的体质及脏腑气血特点，调节精神情志，合理安排饮食起居、生活劳作等行为活动，并采取积极的调摄养护手段和方法，以达到保养身心的方法。

中医养生学在"天人合一"思想的指导下，不仅重视人与环境的和谐统一，而且还特别强调与时令节序的顺应适从，以保证脏腑气血和四时阴阳的平衡协调。

四时养生的内容非常丰富，除了春夏秋冬四季的季节段养生外，还可以细化到逐月、逐节气、逐日、逐时的养生，把日常的生活行为进行课表化的安排。

（二）起居养生

起居养生就是合理安排个人的日常生活，培养健康合理的生活行为方式，改变不良生活习惯或嗜好，真正提高个人的健康素养。同时，除了日常生活行为的合理安排外，还需要辅以适宜的调护手段和方法，通过一定的修持锻炼，取得形神相亲、表里俱济的效果。

起居的范围十分广泛，平常所说的衣食住行，言谈举止，无不包含其中。起居养生的实质，无非是倡导科学健康的生活理念和生活行为方式，做到"法于阴阳，和于术数，食饮有节，起居有常，不妄作劳"，即有规律、有节度地生活。

（三）环境养生

环境养生，指人身的小宇宙顺应天地自然规律的养生方法。天人相应与天人合一，不仅是古代中华民族的宇宙观，也是传统养生的重要思想基础。中医养生始终把"道法自然"贯彻到养生修炼的每一个环节，高度强调人与自然、人与天地大环境的和谐统一，甚至将人身视为一个小宇宙，只要人身的小宇宙和自然的大宇宙高度一致，即达到"与天地并生，与万物为一"的境界时，人就能相安无事，长驻永年。

环境养生的原则是"法天则地"，即顺应天地自然的规律，无违天时，无背地利。具体内容，包括天文气象环境、地理水源环境、居住工作环境的选择与适应。比如居处居室方面，则要对方位、朝向、地势、干湿、气流、安静、方便等多项因素加以选择。

（四）房事养生

房事养生是古代养生家企图通过房事修炼来达到健康长寿的一种炼养术，其本质是有关性心理、性生理、性技巧、性药物的知识。

"男女居室，人之大伦"，房事活动不仅是夫妻生理之必需，也是社会正常发展之要求。房中养生的价值，主要是强调房事生活的健康与卫生，提倡节欲保精，反对纵欲耗精，注意房事活动的禁忌，指出气象、环境、情绪、体质等因素对性健康的影响。

（五）禁忌养生

禁忌养生，就是通过外在的规定而使语言行为有所禁戒、忌讳的特殊养生方法。简而言之，就是遵守有关禁忌，约束言行，以达到趋吉避凶、养护生命的目的。

禁忌是一种普遍的人类文化心理现象，涉及文化学、人类学、社会学、宗教学、民俗学等多个学科领域，不仅具有广泛的社会基础，也有着深刻的精神层面的内容。

在养生学上，谨守各种医药禁忌，如服药禁忌、针灸禁忌、饮食禁忌、房事禁忌、妊娠禁忌、日常起居禁忌等，不仅具有某种趋利避害的心理支持作用，而且确实可以避免一些不利事件，起到维护健康的作用。

四、饮 食 服 饵

（一）饮食养生

饮食养生，就是科学合理地安排膳食结构，保证生命所需的营养物质，培养良好的饮食习惯，注意饮食调护，遵守宜忌的养生方法。

饮食养生的特点，一是倡导合理的膳食结构与营养调配，保证生命能量的正常供给；二是十分强调饮食宜忌，对于何物宜食，何物应忌，乃至饥饱择食，均有告诫；三是特别重视饮食的卫生习惯，对饮食时间、饮食姿势，乃至冷热性味，多有规定；四是特别注意饮食调护，从进食前的精神状态，到饮食后的散步摩腹，细致入微，主张通过饮食情绪及饮食行为的调节、控制、养护，以达到"百节虞欢，咸进受气"的饮食保健目的。

（二）服饵养生

服饵，亦称服食，是指服用特定的食物、药物或保健品以求得健康长寿的养生方法。

服食养生之术，经历了曲折的发展变化。早期服食术，主要是服用一些据说具有长生不死作用的草木食物或药物。魏晋之后，服石成风。先是服用云母、丹砂等矿石药，后来进而烧炼铅汞以求得金丹大药，使服食养生畸形发展，成为隋唐时期的颓风。由于矿石金丹的毒性，导致不少人服石身亡，以致外丹服食在唐以后迅速衰微，最终沉寂并退出历史舞台。无论是草木服食，还是丹石服食，均极大地丰富了中医本草学、方剂学的内容，推动了古代化学的发展。明清以后，服用补益的药物成为风尚。近现代服用保健品，也很普遍。

（三）药膳养生

药膳是在中医药理论指导下，将中药与某些具有药用价值的食物相配伍，并采用我国独特的饮食烹调技术和现代科学方法，制成的具有一定色、香、味、形的食品，用以治疗疾病、强身健体、延缓衰老的养生方法。

药膳按其功用可以分为滋补类、治疗类。滋补类由具有补益作用的药物与食物或调料配制而成，用来调理人体脏腑器官的功能，补益阴阳气血的不足，以及增强体质、美容和抗衰老等，因此又可以称为食养食补方。治疗类主要是针对各种患者的具体情况，在辨证的基础上，采用治疗性药物（主要为药食两用的药物），经一定烹饪加工方法与某些食物相配制作而成，具有一定的治疗作用或辅助治疗作用。按其性状则可以分为药食、药粥、药菜、药茶、药酒、药饮、药羹、药汤、药丸、药散等几类。

五、气 法 丹 功

（一）气法养生

气法养生，其实质就是一种呼吸锻炼，是指有意识地控制或调节呼吸，以改变呼吸的节律或气息的大小长短，从而达到养身疗病之目的。

气法修炼，可分为两个层次：最基本、最重要的是服气法，而最高级的是胎息法。服气，又称食气、行气、炼气，其形式又有服外气和服内气之分。服外气，是一种吐故纳新的功夫，即吐出胸中浊气，而吸收天地间自然生气或日月精华之气。服内气，即在息出之时，叩齿集神，以意引气，咽下丹田，使气凝炼。胎息，即在服气的基础上，使神气相结，气息微微，若有似无，呼吸在脐部或丹田进行，如人在胞胎之中。总之，不管是服气，还是胎息，呼吸修炼的目的在于通过呼吸气息的调节，改变人体新陈代谢的节奏，使脏腑器官得到休息，并使其功能得到改善或加强，从而收到延年益寿的效果。

（二）丹功养生

丹功养生，包括外丹、内丹两部分。外丹采用铅汞等矿物经炉火烧炼，以求得"金丹大药"，服之以期长生不死。由于丹药毒性大，致死者甚多，唐以后日渐式微，终致不传。内丹与外丹相对，是以人体为炉鼎，以精、气为药物，以神为动能，运用意念，经过一定步骤的"烧炼"，即可使精气神三者，在体内凝聚成"丹"。内丹成为宋明以后炼养家的主要方法，其内容逐渐丰富，不断融合导引行气、守一存思、服食胎息等各种功法，形成了一整套体系严密、内容丰富的内丹理论。

◎ 小 结

古代养生方法众多、内容宏富，通过对近千种古代养生文献的调查统计，按照"精神是主宰，形体是核心，起居是基础，饮食是关键，气法是特殊"的逻辑顺序，首次对古代养生的方法内容提出了"五大类十四小类"的分类框架。古代养生的内容大致可以分为精神、情志、脏腑、形体、四时、起居、环境、房事、禁忌、饮食、服饵、药膳、气法、丹功十四个方面。本章对每一类的概念进行了界定。

　　这个分类框架，经过应用检验，基本能将古今文献中所有关于中医养生的方法囊括其中，无所遗漏。这是迄今为止，最全面、最系统的中医养生方法分类，解决了养生方法难以归类统计的历史问题。

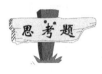

1. 养生内容如何分类？
2. 进行养生内容分类，需要遵循的逻辑思路是什么？

第六章　精神养生

第一节　精神养生的概念

精神养生贯穿于中医养生之始终，是中医养生学的重要内容。精神养生是指在中医整体观念的指导下，通过恬惔虚无、少私寡欲、聚德全神等方式，保持心态清静平和，排除邪欲妄念干扰，以此来保护和增强精神心理健康的养生方法。精神养生的主旨在于通过净化人的精神世界，清除过度贪欲，纠正不良性格，调节异常情绪，使自身的心态趋于平和、开朗、乐观、豁达，以达到健康长寿的养生目的。

精神养生秉持中医形神一体观思想体系，进行各类精神调摄。中医养生学所讲精神，一般指思维、意志、情感等人类特有的心理活动现象，可归属于神的范畴。广义的"神"是对人体各类生命现象的总括，狭义的"神"指心所主魂、魄、意、志、思、虑、智等神志。中医理论认为，五脏皆藏神，五脏整体协调神志活动。其中心的作用尤为关键，"心主神明"，为人体感觉、思维、情感等主要活动的功能集合体，在精神运作中发挥主导作用。如张景岳在《类经·脏象类》中所云"人身之神，惟心所主……此即吾身之元神也。外如魂魄志意五神五志之类，孰非元神所化而统乎一心"。

人体是一个复杂的生态系统，人体生命运动的特征，即是精神活动与生理活动的整体概括，即形神一体的生命观。"形乃神之宅，神乃形之主"，两者相互依存，不可相离，构成统一的有机整体。《养性延命录·教诫》提出："故人所以生者，神也；神之所托者，形也。神形离别则死。"神不能脱离形体独自存在，形不能离开神的统摄主导，一旦形神分离，则意味着个体之消亡。神本于形而生，依附于形而存，为形体功能活动的具体体现，所谓"形质神用"。另外，神具有统率主导形体之功用，所谓"神能御其形"。

中医养生学认为应坚持形神兼养的养生思想，但强调神的主宰作用，以养神为首务。《灵枢·本脏》云："志意者，所以御精神，收魂魄，适寒温，和喜怒者也……志意和则精神专直，魂魄不散，悔怒不起，五脏不受邪矣。"提出人体健康的心理活动"志意和"，可使人注意力集中，情绪稳定，有效抵抗疾病侵袭。神是生命活动的主宰，在神的统率调节作用下，精神活动有序协调，各类物质、能量代谢为主的生理活动正常运作。神不仅可使人体自身各部分之间保持协调，且可协调人体与外界环境的联系，维持机体内外环境的平衡协调，如《素问·至真要大论》云："天地之大纪，人神之通应也。"

保养精神，顾护其神，就可维持机体的阴阳协调，发挥精神对机体的调控作用。《类经·论治类》即阐释道："凡治病之道，攻邪在乎针药，行药在乎神气。故治施于外，则神应于中，使之升则升，使之降则降，是其神之可使也。若以药剂治其内而脏气不应，针艾治其外而经气不应，此其神气已去，而无可使矣。虽竭力治之，终成虚废已尔，是即所谓不使也。"个体神机正常，精神安定，性情恬和，即可气血不妄动，充分发挥主观能动性，健康安好或加快痊愈。

第二节 精神养生的原则

一、恬 惔 虚 无

精神养生强调恬惔虚无，通过控制嗜欲，使人思想清净、情绪安定，达到一种无欲无求、安然内观的状态。如《素问·上古天真论》所言："恬惔虚无，真气从之；精神内守，病安从来？"在这种状态下，人的生命活动最为自然、健康。

所谓恬惔虚无，"恬"即安静、坦然，"惔"即清净、淡泊，恬惔意即清静安逸、淡泊怡然，在精神层面克服贪欲，泰然平和；"虚无"即心无杂念，没有忧思烦扰。恬惔虚无，即要求人体保持思想的安闲清净，适时排解不良情绪，保持人体正气的顺畅、调和，使精神守持于内，则疾病便无从发生。如王冰所云："恬惔虚无，静也。法道清静，精气内持，故其气从，邪不能为害。"

恬惔虚无主要通过调和情绪，保持心态的安闲清静，排除杂念，防止情绪剧烈波动，维护体内脏腑气血运行的良好环境，以清静养神为其主要方式。《素问病机气宜保命集》中即指出："神太用则劳，其藏在心，静以养之。"保持内心宁静，抛却杂念，静以养神，为恬惔虚无的常见实施途径。静则百虑不思，神不过用，有节制地用神而不妄想过思，有助于神气的潜藏内守。如《素问·痹论》中所说"静则神藏，躁则消亡"，神气的过用、躁动往往容易导致耗伤，使身体健康受到影响。

《素问·上古天真论》提出应顺应自然节奏，保持良好心态，使自身处于恬愉自得的心境状态，其云："其次有圣人者，处天地之和，从八风之理，适嗜欲于世俗之间，无恚嗔之心，行不欲离于世，被服章，举不欲观于俗，外不劳形于事，内无思想之患，以恬愉为务，以自得为功，形体不敝，精神不散，亦可以百数。"注重保持良好淡然的精神状态，外不行劳于事，内无愁忧思虑，以自然平和的心态避免形体衰败、精神散乱。在精神养生的过程中，宜"以恬愉为务，以自得为功"，避免出现长时间的不良情绪，通过精神的颐养恬然，培养淡雅高洁的心神状态，做到《素问·上古天真论》中所说的"志闲而少欲，心安而不惧"，充实元气，却病延年。

遵循恬惔虚无的精神养生原则，营造良好的精神状态，既是一种恬然淡泊的生活态度，也是一种洁净崇高的心理体验，淡然有礼，中和平静，是中医养生学所提倡的健康心身状态。

二、少 私 寡 欲

精神养生主张修养本性，节制私欲，遵循少私寡欲的养生原则。老子针对社会的虚伪、张扬等不良现象，认为人们应该保持清净朴素的心态，回归自然、淳朴的状态，也就是"故令有所属：见素抱朴，少私寡欲，绝学无忧"。少私，指减少私心杂念；寡欲，指降低对名利、物质的贪欲。如《老子道德经河上公章句》注曰："少私者，正无私也；寡欲者，当知足也。"节制私欲，公正知足，不被各类欲望所诱惑，不沉溺于追名逐利，保持本性，健全心身是精神养生的重要理念。老子进而认为思想上应"平和无欲"，提出了无知无欲、处下不争、知止知足、致虚守静的养生原则。《孟子·尽心下》云："养心莫善于寡欲，其为人也寡欲，虽有不存焉者，寡矣；其为人也多欲，虽有存焉者，寡矣。"其提出修养心身的最佳方式，莫过于寡欲而养心。《遵生八笺·清修妙论笺》中亦提出："善养生者，清虚静泰，少思寡欲。"《红炉点雪》则云："若能清心寡欲，久久行之，百病不生。"均强调以理收心，正确对待个人利害得失，减少贪欲对精神状态的影响。

若欲望无休，不加节制，不仅会加重个体的精神负担，且会进一步导致身体疾患。《老子》中即明确指出欲望过度带来的危害："五色令人目盲，五音令人耳聋，五味令人口爽，驰骋畋猎令人心发狂，难得之货令人行防。"《素问·上古天真论》亦指出："以酒为浆，以妄为常，醉以入房……故半百而衰也。"强调欲望无节导致的危害，提倡"美其食，任其服，乐其俗，高下不相慕"，以此节欲养心，精神内守，做到"嗜欲不能劳其目，淫邪不能惑其心"的思想境界。

《吕氏春秋·本生》中提出过度追求物质欲望与感官享受会对人体造成损害："世之富贵者，其于声色滋味也多惑者，日夜求幸而得之则遁焉。遁焉，性恶得不伤？"《吕氏春秋·侈乐》中也提到："欲之者，耳目鼻口也；乐之弗乐者，心也。心必和平然后乐，心必乐然后耳目鼻口有以欲之，故乐之务在于和心，和心在于行适。"其重视内心的安定平和，认为内心的宁静淡然是感官刺激导致欲望的前提，快乐和欲望都需适中不过。

在养生过程中，中医养生学既注重形体的养护，更重视精神心理的调摄，所谓"形神兼养"。通过践行少私寡欲的养生原则，使人精神情绪处于安静、乐观和没有过分欲望的状态，精神守持于内，减少私心与欲望，内心淳朴。如若私欲太过，嗜欲无休，不仅烦扰终日，还可能会产生悲伤、失望、恼怒、郁闷等一系列负面情绪，扰乱心神，致使机体气血逆流，易酿生各类心身疾病。如果能够做到减少私欲，节制贪嗜，则可减轻不必要的思想负担，使人心地坦然，心情舒畅，从而促进身心健康。如汉代华佗弟子吴普在其《太上老君养生诀》中便将"少私寡欲"的观点进一步发挥，提出："善摄生者，要当先除六害，然后可保性命，延驻百年。何者是也？一者薄名利，二者禁声色，三者廉货财，四者损滋味，五者除佞妄，六者去妒嫉。"《养生四要》中也提到："养生之法有四：曰寡欲，曰慎动，曰法时，曰却疾。"养生首重养心，心境淡然，清心寡欲，淡泊从容，则可平静和调，精神内守，以此延年益寿。

三、聚德全神

聚德全神，指通过个人道德品质的培养提升，使自身的精神平和，情绪稳定，持续维持开朗、乐观、恬愉的状态。中医养生理论历来重视形神一体，身心兼养，在其之中，又尤重养德，认为品德高尚之人，可以延年益寿。所谓修身为德，则阴阳气和，道德高尚之人，行事光明磊落、性格豁达开朗，如此，则其神志怡然，精神安宁，气血调和，生理功能平稳，形神俱全，从而健康长寿。

聚德全神，既是精神养生中修身养心的重要原则，也具有文化学、社会学与伦理学上的意义和价值。我国传统文化将道德修养列为生活核心要素，《礼记·中庸》云："故君子尊德性而道问学。"此处之"德"，不仅限于道德之德，亦可指个人品性中自然至诚之性。老子于《道德经》中强调"道生之，德蓄之，物形之，势成之"，认为世间万物莫不尊道而贵德，敦厚朴实，简单自然。"道"代表自然律，是道家世界观的核心，而"德"代表顺应自然律的法则，是道家方法论的核心。道德高尚之人，其行事亦光明磊落，洒脱豁达，精神状态积极向上，具有健康高尚的生活情趣。《太平经》中亦提出："道者，天也，阳也，主生；德者，地也，阴也，主养。"同样认为要想得道，须先积德，强调要修道积德以求长寿。

诸子百家和历代医家均将修德养神列为摄生首务。《庄子·天地》云："执道者德全，德全者形全，形全者神全。神全者，圣人之道也。"指出养生需养德，高尚的精神境界是形神俱全的必要条件。《礼记·大学》中提出："德者，本也；财者，末也。"注重德行修养，认为德为人之根本，财为人之细末，根深才可叶茂，德全才能寿长。有德之人，行事磊落，仁爱无私，受到世人认可尊敬，长久保持积极光明的生活环境，自然长生寿全。孔子在《礼记·中庸》中进一步指出"大德必得其位，必得其禄，必得其名，必得其寿"，强调修养、道德与寿夭的关系，明确了道德高尚与健康长寿之间的关系，体现了道德健康的内涵意义。养生贵在养心，而养心首要养德。嵇康在论述养生原则时亦指出"顺天和以自然，以道德为师友，玩阴阳之变化，得长生之永久"，注重养德以修身的养生理念，主张道德品性是仅次于顺应自然的大事。他还提到"五者无于胸中，则信顺日跻，玄德日全，不祈善而有福，不求寿而自延，此养生之大旨也"。认为德行之修习，直接影响人之寿限，关乎养生之成败，将养德融入养生之中。

古代医家也认为养德、养生实为一体。孙思邈于《备急千金要方·养性序》中强调养德的重要性："百行周备，虽绝药饵足以遐年，德行不克，纵服玉液金丹未能延寿。"《医先》指出"养德、养生无二术"，认为养德就是养生，养生就要养德。德行高尚，有利于机体神安志宁，气血顺和，"神安则延寿"，所谓"心内澄，则真神守其位；气内定，则邪秽去其身"，故具有崇高品德之人多能寿至天年。《遵生八笺》认为"君子心悟躬行，则养德、养生兼得之矣"，龚廷贤在《寿世保元》中亦认为"德为福寿之本……积善有功，常存阴德，可以延年"，均强调了聚德全神以养生的重要性。

正因为养德对养生的意义重大，所以不修德行、不怀善念之人，往往难以德全寿长。孔子有云："君子坦荡荡，小人长戚戚。"君子品行高尚，心胸开阔，无所牵累，自然神清气爽，恬愉自得，往往仁和有德而高寿；小人心术不正，患得患失，焦虑难安，劳神耗心，必然有损心神，难以长寿。《春秋繁露·循天之道》同样针对养德指出："夫德莫大于和，而道莫正于中……是故能以中和理天下者，其德大盛，能以中和养其身者，其寿极命。"强调追求道德的高尚境界，从而心下无私，意和神安。葛洪亦在《抱朴子》中强调"欲求仙者，要当以忠孝和顺仁信为本。若德行不修，但务方术，皆不得长生也"。同样以德行修养作为福寿久驻的根本条件。

因此，精神养生应以聚德全神为重要原则，品德高尚，光明磊落，神志安定，气血调和，使人体生理功能正常运行，精神饱满，形体健壮，从而"形与神俱"，做到德全而寿长。

第三节　精神养生的内容与方法

精神养生的内容非常丰富，总体上可以分为保持清静平和的心态和防止邪欲妄念的干扰两个方面。

一、保持清静平和的心态

（一）保持清静的法诀

1. 知道不忧　心境的平静清灵来源于深刻正确的认知，知道不忧是维持平和心态的常见方式，其"道"者，可理解为阴阳四时之常理。中医学从整体观念出发，认为人与自然界万物间存在联系，"道"是体现人体与自然联系的客观规律。如《素问·上古天真论》曰："上古之人，其知道者，法于阴阳，和于术数，食饮有节，起居有常，不妄作劳，故能形与神俱，而尽终其天年，度百岁乃去。"通晓自然之道，就可以了解天地、日月、四时、男女等运行的法则，同样，养生长寿也要从其"道"入手了解。

通晓阴阳四时之道的规律性知识，是保持清静平和心态的首要条件，从中医养生学的客观规律出发，去应用践行养生原理，本质上是知行合一的良好体现，也是对健康心态的基础奠定。既知其道，心中明澈，了然于胸，自然心境安然，宁静气和，血脉通利，保持良好的健康状态。诸多先秦哲学家皆享有高寿，现代社会的知识分子群体，其平均寿命亦高于社会平均寿命，也是知道不忧的典型体现。

《论语·子罕》中提及："知者不惑，仁者不忧，勇者不惧。"智者明道达义，通解事物本质，知错就改，明辨是非，因此不会迷惑；仁者不较得失，心怀广大，坦然无私，因此不会忧虑；勇者道义为先，志道直前，无所畏惧。《淮南子·诠言训》中亦言："故知道者不惑，知命者不忧。"了解为道之人不会迷惑，知晓命运之人不会忧虑，同样将"知道不忧"作为虚静中和精神境界的重要内容。

2. 知足常乐　是保持良好心情的常见途径，远离奢侈、极端的事物，顺应自然，知道满足，既是一种达观的人生态度，也是一种修养心身的智慧。老子遵循自然之法，提出安天顺天的生活之道，指出"罪莫大于可欲，祸莫大于不知足，咎莫大于欲得"，认为人类生活的罪孽之深在于其常常任情纵欲，生活中最大的祸患在于不知满足，最大的灾殃在于贪得无厌，人们一旦知道了省视自身、抗拒嗜欲，内心得到了满足，就会身心清净，获得幸福长久的生活。所以老子说："故知足之足，恒足矣。"葛洪《抱朴子·外篇·知止》也说："知足者，常足也；不知足者，无足也。常足者，福之所赴也；无足者，祸之所钟也。"认为知道满足的人经常会满足，不知道满足的人永远不会满足，知道满足的人幸福就会到来，不知道满足的人祸患就会到来。

一个人如果能做到知足常乐、自信自知，就会有一个开朗、愉快的良好精神状态，切身感受到生活的轻松、欢乐与美好，自然可心胸舒畅、健康长寿。如《老老恒言·省心》

中所云："二三老友，相对闲谈，偶闻世事，不必论是非，不必较长短……亦所以定心气。"清代李渔也指出知足洒脱、常乐怡情的重要性，提倡"顺性怡情"，在《闲情偶寄·颐养部》中明确提出："乐不在外而在心，心以为乐，则是境皆乐；心以为苦，则无境不苦……以不如己者视己，则日见可乐；以胜于己者视己，则时觉可忧。"

但也需注意，中医养生学提倡的"知足常乐"，是以自我能力为尺度，尊重客观事实基础为前提的乐观精神，绝非安于现状、故步自封。"知足常乐"之"知"，意为体验、感知，反映的是个体的心态环境；其所说之"足"，应为客观存在的、不可改变的富足与满足。要想获得稳定持久的良好精神状态，应在尊重客观事实的前提下，通过认知、体会现实存在，在主观上适度调整自身的心理状态，达到心身、内外的和谐统一，并长时间维持此意识状态，做到"常乐。"

3. 知止不殆　《道德经》指出："知足不辱，知止不殆，可以长久。"懂得满足就不会受到屈辱，懂得停止就不会遇到危险，这才是保持长久的方法。明代《增广贤文·上韵》亦云："知足常足，终身不辱；知止常止，终身不耻。"提出面对欲望要知足少欲、适可而止。"知止不殆"之"止"，非为浅尝辄止之止，而是经过周密分析、冷静判断、深入思考之后的理性选择。知止不殆，不是为了退却逃避，而是为了未来更好地进取。

知止不殆，是顺应自然，不过不及，不偏不倚，中正平和的精神状态。《礼记·中庸》有云："喜怒哀乐之未发，谓之中；发而皆中节，谓之和。中也者，天下之大本也；和也者，天下之达道也。致中和，天地位焉，万物育焉。"董仲舒《春秋繁露·循天之道》阐释说："中者，天地之所终始也；而和者，天地之所生成也。"遵循适度、适可而止的思想，不可过度，知止明道，中和有节，是精神养生的重要方式。

在现代社会这样一个物质高度发达的环境中，人们面对的诱惑日益增多，往往沉溺于过于追求财富、名望。但欲望无止境，贪嗜总难填，懂得满足才不会受到屈辱，懂得停止就不会遇到危险，知止不殆才是保持长久的方法。因此知止不殆，明理存戒，谦让和善，适可而止是实现精神富足的常见方式。

（二）保持清静的措施

精神修炼的核心内容和最高原则就是清静。《真仙直指语录》云："清静二字，清谓清其心源，静谓静其心海。心源清，则外物不能扰，性定而神明；心海静，则邪欲不能作，精全而腹实。"简而言之，就是心地纯洁，精神宁静。立心纯洁，就没有欲望和邪念；处志宁静，就不惧喧嚣和干扰。

精神养生围绕"清静"二字而展开，其具体方法有内视、存思、守一、坐忘等。此外，从精、气与神的依存关系着手，节精、慎言也是保神养神的重要手段。

1. 内视澄神　内视，又称内观，常欲闭目内视，存见五脏之形，要求存见的对象都能形象地反映在心中，从而达到收心入静的效果。《备急千金要方·道林养性》称："既屏外缘，会须守五神（肝心脾肺肾），从四正（言行坐立）。言最不得浮思妄念，心想欲事，恶邪大起。故孔子曰：思无邪也。"认为人倘若能摒除外因，就当守住五脏所藏的五神及视、听、言、行四者都要遵循正确的原则。也就是不要胡思乱想，一心惦记着嗜好和情欲，那样邪恶的念头就会突然产生。正如孔子所说"思无邪"。如何达到"思无邪"的状态呢？孙思邈认为应"常当习黄帝内视法，存想思念，令见五脏如悬磬，五色了了分明勿辍也。仍可每旦初起，面向午，展两手于膝上，心眼观气，上入顶，下达涌泉，旦旦如此，名曰迎气。常以鼻引气，口吐气，小微吐之，不得开口。复欲得出气少，入气多。每欲食，送气入腹，每欲食气为主人也"。

2. 存思静神 存思，即闭合双眼或微闭双眼，存想内观道教神真或某一具体物像，以集中意念，排除妄想。孙思邈主张用这种方法来静己心海，使邪恶不作，以达到修炼精神的目的。

《备急千金要方·调气法》所载存思的具体方法为"仰下徐徐定心，作禅观之法，闭目存思，想见空中太和元气，如紫云成盖，五色分明，下入毛际，渐渐入顶，如雨初晴，云入山。透皮入肉，至骨至脑，渐渐下入腹中，四肢五脏皆受其润，如水渗入地，若彻则觉腹中有声汩汩然，意专思存，不得外缘，斯须即觉元气达于气海，须臾则自达于涌泉，则觉身体振动，两脚蜷曲，亦令床坐有声拉拉然，则名一通"。并指出如能按此方法认真修炼，就能做到二通，甚至得到三通五通，这样就会使人精神和悦，身体润泽，面色光辉，两鬓和头发润泽，眼睛明亮，耳朵精明，食任何东西都觉得甘美，气力也强健，百病皆去。

3. 守一安神 守一，即以虔诚的态度，集中意念强化对"一"（即气或道）的信仰，从而达到控制身心安静的目的。"守一"一词，出自《老子·第一章》"载营魄抱一，能无离乎"，意即精神和形体合一，能不分离吗？《老子道德经河上公章句》则对此引申为"人能抱一，使不离于身，则长存"。即把使精神与形体不离散的"抱一"看成了长生之道。"抱一"一词在《太平经》中就发展为"守一"，并说守一即精、气、神三者合一之意。

守一的具体方法是选择比较安静的场所，最好是重墙厚壁之地，使自己听不到喧哗之声。守一前要先行斋戒，使自己目不视邪恶之事，并要坚定守一的信念。然后闭目内视，意守腹中，努力使精神守于身中。如能经常守持，坚持不懈，精神自然内聚于身，故可长生久视。孙思邈在《备急千金要方·房中补益》《摄养枕中方》中多处提到"守一"的用处，指出"若知守一之道，则一切不烦也"，心境清静，自然延年益寿。

4. 坐忘虚神 坐忘之法首创于庄子，是一种通过安坐和存想来达到忘物、忘己甚至物我两泯、内外俱忘、神归虚寂境界的修炼方法。《庄子·大宗师》："堕肢体，黜聪明，离形去知，同于大通，此谓坐忘。"郭象注："坐忘者，奚所不忘哉？既忘其迹，又忘其所以迹者，内不觉其一身，外不识有天地，然后旷然与变化为体而无不通也。"后世对坐忘法进行充分发挥，司马承祯提出了信敬、断缘、收心、简事、直观、泰定、得道七个修炼步骤，其目的是忘却世间的一切，无所不忘，而完全进入虚静境界。

5. 节精啬神 精为肾精，为神之物质基础。《备急千金要方·房中补益》："凡精少则病，精尽则死，不可不思，不可不慎。"指出男子在交接之时，当注意固护精气，不得滥施泄泻。如若人们能在房事中善于巩固精关，护惜元气，就可以使人心情悦怿，容颜焕发，自然可以收到强身健体、延年益寿之功。

《备急千金要方·房中补益》又说："所以善摄生者，凡觉阳事辄盛，必谨而抑之，不可纵心竭意以自贼也。若一度制得，则一度火灭，一度增油；若不能制，纵情施泻，即是膏火将灭，更去其油，可不深自防!"指出善于摄生保养的人，大凡碰到情欲非常旺盛的时候，必须谨慎地加以抑制，不可任意放纵来摧残自己的身体。

孙思邈在《备急千金要方》中，特别告诫年轻人说:"凡人生放恣者众，盛壮之时，不自慎惜，快情纵欲，极意房中。稍至年长，肾气虚竭，百病滋生。"由此可知，人们必须终身谨慎房事，特别青壮年时期，更要注意节制房事，固摄精气，保养精神，否则就将自食其果。

6. 慎言节神　中医学认为声音出自气海之中，多说话则容易损声耗气。而气为神的物质基础，神为气的外在体现，气充则神旺，气弱则神疲，故善摄生养性之人必须慎言少语以固护真气，使气固神生，气充神旺。

孙思邈在《备急千金要方·道林养性》中指出了慎言节神的具体方法及注意事项，认为修心养性之人要使心理平衡，就必须谨慎言语，凡开口说话或朗诵，一定要经常想到声音出自于气海之中。每天日落之后不要多说话和朗诵，宁可等待第二天清晨再说。每天早起要专门谈论美好的事物，不要先计较钱财的多寡得失。吃饭的时候不要谈话，一边说话一边进食，容易患胸背疼痛之类的病。寝卧时也不要多言笑，因为五脏像钟磬一样，不悬挂敲打是不会发出响声的。走路时亦不要说话，如要说话就得停下来再说，因为边走边谈容易耗散真气。凡此等等，无非说明省言即为省气，省气即可充神。

二、防止邪欲妄念的干扰

(一)防止邪妄的法诀

1. 断缘　精神养生需静心除欲，排除欲念烦扰，抛弃过于追求功名利禄之心，也就是"断缘"。佛教典籍《杂阿含经》即提出"断缘"之思想，提倡断除心识对物质现象的攀缘，于诸世间外境无所取，达到不再流转于生死轮回之境界。唐代高道司马承祯继承和发挥老、庄思想，吸纳儒家正心诚意和佛教止观、禅定等观念，强调主静去欲的重要性，提出信敬、断缘、收心、简事、真观、泰定、得道七个修行的步骤。司马承祯强调唯有生活自然恬惔、少私寡欲，维持清净虚明、无思无虑的心理的心神状态，才能获得健康长寿。其在代表性著作《坐忘论》中提到:"断缘者，断有为俗事之缘也。"认为通过远离尘俗，安闲淡然，不纠结于世俗、不沉溺于妄为之中，就可以排除牵累困扰，达到恬适简单的生活心境，否则只会导致形体劳顿、心神不安的危险状态。

虽然司马承祯列出的"断缘"具体修行，从现代社会的眼光来看，非所有人均可践行，但其所蕴涵的"弃事则形不劳，无为则心自安"的"断缘"思想，是精神养生的重要内容和根据。从中医养生学角度而言，所谓"断缘"，"断"者言其能割舍、不偏执、不牵累，"缘"者言其世俗名位、酒食声色。要若养生长寿，必须摒弃物欲，不妄为贪念，"断缘"后可使自身心神清净、闲适恬惔，从而排遣忧烦，断除苦恼，使身心怡然，意志平和。孙思邈亦认为，若不修德行，沉溺于名利声色不能自拔，则易"竭情尽意，邀名射利，聚毒攻神，内伤骨髓，外败筋肉"。适当减少追名逐利之心、患得患失之感，断舍对权势富贵的迷恋，对保养精神具有重要意义。"断缘"所表达的是一种对待世俗的态度，是一种恬静简单的生活心态，并不是绝对地否定世俗，而是提倡一种简单朴素的生活方式，这种适度的处事原则是有益于个体心身健康的。

2. 简事　所谓"简事"者，即为简省或简化俗事，安分守己，不强求分外不当之物。"简事"不是单纯地减少事务或只行简单之事，而是基于个人判断的基础上，对诸多琐事有所权衡，做出选择，进行取舍，对非必要之事予以精简。如《坐忘论》中所言："断简事物，知其闲要，较量轻重，识其去取。"人处世间，诸事烦扰，虽衣、食、住、行等基本事宜不可废，但酒肉、名位、金玉等不可恋栈不舍，过于追求名利，是本末倒置，轻重互易。所谓"名位假而贱，道德真而贵"，人们更应推崇和重视自身精神生活与精神价值的倾向，简省营事过程，做到恬简安闲，收心敛性。

简事，是一种宁心定神的生活状态，去除不必要的物欲，抛却无谓琐事，将生活简单化、明了化，外忘其形，内定其心，收到神静心宁、情志安闲的效果。

3. 泰定　"泰定"，是一种内心安然自若的状态，司马承祯言其"无心于定，而无所不定"。经过精神养生的修习与坚持，而到"泰定"之时，精神状态达到了明净收心的平稳状态，烦乱自消，心不受扰，泰然恬静，安养定慧。"泰定"之状态，也就是对待生活、生死、物欲，豁达大度、知足不争、心气平和的精神境界，以平常心看待一切，所谓"以恬养智，以智养恬，智与恬交，相养而和，恬智则定慧也，和理则道德也"。

《礼记·大学》提出了安定泰然的生活之道："知止而后有定，定而后能静，静而后能安，安而后能虑，虑而后能得。"认为品德正直，明理向善，即能够意志坚定，镇静从容，心安不忧，思绪周详而有所收获。尤乘于《寿世青编·养心说》中亦强调："应以自然，任其自去，忿愤恐惧，好乐忧患，皆得其正，此养心之法也。"保持内心的泰然安定状态，达观怡然，对诸事冷静、客观地看待处理，是保养心神、精神内守的重要原则。

（二）防止邪妄的措施

《医述·养生》说："人身之精气如油，神如火，火太旺则油易干，神太用则精气易竭。"若嗜欲不止，忧患无穷，心神永远不得安宁，易于扰动精气，轻微的则伤精而多病，严重的则早衰甚至夭亡。怎样才能排除外在的干扰，有人调查了《老子》《黄帝内经》等一系列古典著作的记载，提出了防止邪欲妄念的四个大法。

1. 无视无听，抱神以静　《老子》说："五色令人目盲，五音令人耳聋，五味令人口爽，驰骋畋猎令人心发狂。"耳目是心神接受外界刺激的主要感觉器官，人处于社会之中，外界纷扰必然会通过感觉器官作用于人的精神，耳之所闻，目之所视，均会使精神烦劳而心神不宁。历代医家尤其强调节制用神，认为多思则神殆，多念则志散，多欲则志昏，多事则形劳。

为了保持心态平和、思绪宁静，庄子提出"无视无听，抱神以静"的养神方法，使目清耳静，心静神凝。人类具有社会属性，要求做到绝对的无视无听是不可能的，也是脱离实际的。但是在精神紧张、情绪激动、身心疲劳的情况下，或者是在嘈杂的环境中工作时间较长，都需要在安静的环境中休息、睡眠以保养精神。从年龄方面来讲，人到老年，精神日渐衰退，抑目静耳的养神方法更为必要。

2. 无思无虑，志意专直　"无思想之患"就是思想上不妄想，"淫邪不能惑心"，那么行为上就"不妄作"。

"志意和则精神专直,魂魄不散,悔怒不至"。"志意所为必当,则无悔怒,智以处物治已,当循理而动也"。一个意志坚强的人,要按照事物的发展规律,循理而行。

3. 婉然从物,乐俗而行　"婉然从物,或与不争,与时变化",就是要善于适应社会人际的各种关系,也就是我们说的要顺应,"婉然从物"就是从容不迫地适应外界的条件变化。

"乐其俗",要容纳进世俗生活当中,"善附人""好利人""尊则谦谦",就是要以十分的热情去拥抱生活,保持良好的人际关系。

4. 要"十二少",勿"十二多"　葛洪《抱朴子》直接提出保和全真者要有十二少,比如少思、少念、少笑、少言、少喜、少怒、少乐、少愁、少好、少恶、少事、少机。与此相反,如果不能做到这十二少,就有可能变成十二多,比如多思则神散,多念则心劳,多笑则脏腑上翻,多言则气海虚脱,多喜则膀胱纳客风,多怒则腠理奔血,多乐则心神邪荡,多愁则头鬓憔枯,多好则志气倾溢,多恶则精爽奔腾,多事则筋脉干急,多机则智虑沉迷。这些都是戕害人之生命,比刀斧更厉害,比豺狼虎豹还更猛烈的损伤行为。

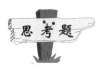

小　结

　　精神是中医的基本概念,贯穿人体感觉、思维、情感等主要活动始终。精神养生是中医养生理论的关键组成部分,以形神兼养为基本指导思想,以养神为首务,保养精神,顾护其神,维持机体正常的阴阳动态平衡。精神养生遵循恬惔虚无、少私寡欲、聚德全神的基本原则,通过保持清静平和的心态并排除邪欲妄念的干扰,来达到精神的安定调和。

思考题

1. 《黄帝内经》中如何阐述"形神兼养"的精神养生思想?
2. 历代医家是如何认识"少私寡欲"这一精神养生原则的?
3. 如何看待积极上进、拼搏努力精神与"知足常乐""知止不殆"养生理念的关系。

第七章 情志养生

第一节 情志养生的概念

情志是人类对外界刺激做出的情绪和情感反应。一般称为"七情"，包括喜、怒、忧、思、悲、恐、惊。除此以外，还包括紧张、焦虑、烦躁、孤独、沉默及抑郁等反应。情志是在脑神的调控下，五脏精气变动而产生的喜、怒、忧、思、悲、恐、惊等反应，以情感（情绪）为主体，并兼顾认知及意志过程，具有体验、生理和行为等变化的多维结构心理现象。

外界刺激是情志产生的条件，脏腑功能活动是情志产生的基础，脑神统帅作用是情志产生的主宰。脑神通过统领脏腑，主持血脉，以调节各脏腑的功能活动及维持各脏腑之间的平衡协调，适应内外环境的变化而产生各种不同的情志变化。在脑神统帅下各脏腑功能协调，从而产生了最终效应——脏腑、情志的变动。

情志是五脏精气运动应答外界刺激产生的反应，五脏精气充足，脏腑功能协调，则表现为正常的情志反应；反之，则易产生消极情绪。因此，情志活动和五脏关系密不可分，主要体现在以下几个方面。第一是不同的情志活动和五脏各有联系，这就是《素问·阴阳应象大论》所说的心"在志为喜"，肝"在志为怒"，脾"在志为思"，肺"在志为忧"，肾"在志为恐"。第二是过度的情志刺激，会对相应脏腑产生影响，即"喜伤心""怒伤肝""思伤脾""忧伤肺""恐伤肾"。如大怒可使肝阳上亢，甚则导致中风；忧思不解，则饮食少思，消化功能减退；恐惧过度，可引起二便失禁等。第三是情志因素有相互制约的作用，其规律同五脏相克关系一样，即"恐胜喜""喜胜忧""悲（忧）胜怒""怒胜思""思胜恐"，如忧思愁闷不解，勃然一怒，往往可使患者从忧思中解脱出来。第四是五脏功能正常是人体情志活动正常的基本保证，而脏腑有病变能引起情志异常。如《灵枢·本神》指出"肝气虚则恐，实则怒""心气虚则悲，实则笑不休"；《金匮要略》中心肺阴虚的百合病所致心神恍惚不定，脏躁病所致"喜悲伤欲哭"等，均说明情志和五脏的内在联系。

正因为五脏和精神关系密切，故在养生实践中，中医学非常强调精神因素的作用，不仅通过药物调理五脏以治疗情志疾病，还利用情志及情志之间的相互制约关系来调理治疗脏腑疾病。

情志养生是以中医学整体观念为指导，与现代临床实践相结合，融合多学科知识，通过节制、疏泄、移情、开导、暗示等措施积极培育愉悦的情绪，及时控制调节消极的情绪，以恢复心理平衡，达到形与神俱、尽终天年的养生方法。

第二节　情志养生的原则

情志养生，就是通过一些有益身心的娱乐活动以增加生活的情调趣味，从而达到闲雅适兴，愉悦宁心的目的。情志养生活动主要以积极培养愉悦的心情、控制消极不良的情绪为总原则，但在具体实践过程中则以形神并治、调理气机、协调脏腑、因人制宜为现实遵循。

一、形　神　并　治

由于形与神在生理上关系密切，因此，两者在病理上常相互影响，表现为形病则神病，神病则形亦病，在情志致病中尤为突出，临床常精神障碍和躯体病变并见，即神形俱病。《灵枢·本神》："心，怵惕思虑则伤神，神伤则恐惧自失，破䐃脱肉……脾，愁忧而不解则伤意，意伤则悗乱，四肢不举……肝，悲哀动中则伤魂，魂伤则狂妄不精，不精则不正当人，阴缩而挛筋，两胁骨不举……肺，喜乐无极则伤魄，魄伤则狂，狂者意不存人，皮革焦……肾，盛怒而不止则伤志，志伤则喜忘其前言，腰脊不可以俛仰屈伸……恐惧而不解则伤精，精伤则骨酸痿厥，精时自下。"说明过度情志伤神，在神病的同时可出现相应的形体病变。《黄帝内经》所记载的大厥、薄厥、噎膈、崩漏、痿证等大多是由情志因素所导致的神伤形损的病证。现代研究证实心理、社会因素作为一种应激，可以使机体产生一系列改变，特别是以自主神经系统、内分泌系统或免疫系统为中介所造成的胃肠、心血管、内分泌和肌肉等组织器官的功能改变，一旦应激因素发生强烈、持久或反复存在，便可使机体由功能性改变逐渐演变为器质性损害而形成诸多躯体疾病。

因此，"形神并治"情志病证应涵盖两方面内容：一方面调神以御形，通过语言开导法、情志相胜法等心理疗法调整患者的精神活动；另一方面治形以摄神，"凡治病之道，攻邪在乎针药，行药在乎神气，欲为针者，先须治神"，从而达到"精神进，志意治，故病可愈"之目的。

二、调　理　气　机

气机是脏腑功能活动的基本表现形式，气机和畅在维持各脏腑生理功能，协调脏腑组织之间的整体平衡中发挥着重要的作用，而情志的产生及调节与脏腑功能密切相关。因此，气机和畅是正常情志活动的基础，如《灵枢·平人绝谷》所称："气得上下，五脏安定，血脉和利，精神乃居。"气机升降正常，则脏腑功能协调，血脉畅行，心身健康。情志过激则易致气机紊乱，脏腑功能失调，从而导致疾病。如《素问·阴阳应象大论》云："喜怒伤气……暴怒伤阴，暴喜伤阳。厥气上行，满脉去形。喜怒不节……生乃不固。"《灵枢·寿夭刚柔》云："忧恐忿怒伤气，气伤脏，乃病脏。"不同的情志会引起不同的气机变化，"怒则气上，喜则气缓，悲则气消，恐则气下……惊则气乱……思则气结"（《素问·举痛论》）。可见，气机紊乱，代谢失常，津停成痰，血滞为瘀，则可进一步加重病情。因此，调理气机对情志病证的治疗至关重要。

调理气机时，还须注意顺应脏腑气机的升降规律，如脾气主升，肝气主疏泄升发，常宜畅其升发之性；胃气主通降，肺气主肃降，多宜顺其下降之性。

三、协 调 脏 腑

情志活动以精、气、血、津液为物质基础，产生于脏腑功能活动中，脏腑精气对外界刺激的应答，可产生不同的情志活动，如《素问·阴阳应象大论》说："人有五脏化五气，以生喜怒悲忧恐。"因此，脏腑功能协调，使精、气、血、津液得以正常生化输布，在情志的产生变化中发挥着重要的作用，即《灵枢·平人绝谷》所云"五脏安定，血脉和利，精神乃居。"若脏腑功能紊乱，则影响精、气、血、津液的正常生化、输布，致使气血阴阳出现虚实盛衰变化，对外界刺激的应答异常，出现情志伤脏等病变，如《素问·调经论》说"血有余则怒，不足则恐"，气血充足与否直接影响人的情志。

四、因 人 制 宜

"因人制宜"是指根据患者的年龄、性别、体质等不同的个体特点，来制订适宜的养生原则。体质因素是情志致病的主要生理原因，由于"有刚有柔，有弱有强，有短有长，有阴有阳"的体质差异，所以情志变化是否可引起疾病，引起什么性质的疾病，也因人而异。

个体体质的不同，首先表现在机体对疾病的耐受力与易感性上，而机体的耐受力又与人的意志力有直接关系。一个意志力坚强的人能够长时间地承受各种精神压力或不愉快的事件，并可逐渐化解；而意志力薄弱的人在承受了一定精神压力后，很容易诱发各种心身疾病。在《灵枢·论勇》中对勇士与怯士描述说："夫勇士之忍痛者，见难不恐，遇痛不动……目深以固，长衡直扬，三焦理横，其心端直，其肝大以坚，其胆满以傍，怒则气盛而胸张，肝举而胆横，眦裂而目扬，毛起而面苍，此勇士之由然者也。"怯士则相反，"见难与痛，目转面盼，恐不能言，失气惊，颜色变化，乍死乍生……怯士者，目大而不减，阴阳相失，其焦理纵……虽方大怒，气不能满其胸，肝肺虽举，气衰复下，故不能久怒，此怯士之所由然者也"。勇士与怯士从形体结构到脏腑的刚柔、气血的强弱等方面都各有不同，所以对待环境、困难的态度，对压力的耐受力，对疾病的易感性及疾病的转归预后等方面也都各有不同。因此在面对惊恐刺激、意外困难、劳苦夜行、涉水跌仆等情况时，勇士气以胆壮，脏气充盛，对外来刺激抗御能力强，从意志、体格上都能有较强的适应能力，不易发病，即使感而为病也易已。相反，怯士胆气脆弱，胆不能壮气，一旦受到外邪侵袭，则易于发病。

人在特定的时间、空间及各种复杂条件下产生了各种类型的个体特异性行为模式，如《灵枢·通天》和《灵枢·阴阳二十五人》论述的个体之间的差异和特性，这些差异往往决定个体对情志的易感性及其反应类型的倾向性。正是由于个体行为模式的不同，所以对同样的外界刺激会引起不同的情志反应，并在主观上对同一事件加以放大或缩小。如一个活泼、开朗、达观、自信并有着良好的个性特征的人，就会表现出很好的适应能力，一般的紧张事件都不会对其构成任何威胁，即使遭受挫折，也能正视现实，及时调整自己的价值取向，适应已改变的情境；或者以顽强的毅力和勇气，采取适当的方式，寻求解决办法。所以，具有良好个性及心理品质的人，可有效抵御各种不良刺激，只有那些超强刺激才能突破这一防线。与此相反，若心理品质不良，个性孤僻或性格偏执、敏感、狭隘、自我封闭、胆怯、自卑等，则往往表现为适应能力差，甚至与环境格格不入，容易遭受挫折。同时，这种不健全的个性特征又使他们难以有效地抵御外界刺激，对他人来说较弱的刺激就可能突破他们脆弱的心理防线，产生持久或强烈的情志反应，进而引发疾病。因此，在情志病证的治疗中应注重个体的体质、人格等差异而"因人制宜"。

第三节 情志养生的内容与方法

中医学非常重视人的情志活动与身体健康的关系，七情太过，不仅可直接伤及脏腑，引起气机紊乱而发病，也可损伤人体正气，使人体的自我调节能力减退。情志既不可压抑，也不可太过，贵在有节适度。既要合理控制自己的情绪，防止太过伤人，也要适度宣泄，以免郁而为患。总而言之，情志养生的内容与方法主要是围绕积极培养愉悦的心情，控制消极不良的情绪两方面展开。

一、积极培养愉悦的心情

（一）积极向上，陶冶情操

人生在世，当主动培育奋发进取、努力创造、积极奉献的精神追求或价值取向，同时也要有热爱生命、希冀快乐、享受人间大美的情感展现。人非草木，孰能无情？所谓七情六欲，无非是人体情感活动的外在表现。虽然人生的不同阶段都难免遇到挫折，年轻力壮之时，或为事业功名而奔竞，或为家室儿女所操劳，尤其当境遇不偶，营求未遂，事业受挫，仕途困顿，或生活突变，家庭失和，衣食不周，焦劳不适，自然难免忧心忡忡，愁思百结，甚或怵惕惊恐，悲愤难伸，此时如何调畅情志，开拓身心，抒发积郁，积极培养愉悦的心情，就显得特别重要。而老年体衰之人即使功成名就，家有余庆，也难免有患得患失、寂寞孤独，甚或咨嗟悲苦之时，因而如何保持愉悦心情，顺应老人情性，时其节宣，就成了养老奉亲的重要内容。陈直《养老奉亲书》指出："老人孤僻，易于伤感，才觉孤寂，便生郁闷。养老之法，凡人平生为性，各有好嗜之事，见即喜之。有好书画者，有好琴棋者，有好赌扑者，有好珍奇者，有好禽鸟者，有好古物者，有好佛事者，有好丹灶者，人之癖好，不能备举，但以其平生偏嗜之物，时为寻求，择其精纯者，布于左右，使其喜爱，玩悦不已。老人衰倦，无所用心，若只令守家孤坐，自成滞闷。今见所好之物，自然用心于物上，日日看承戏玩，自以为乐，虽有劳倦咨煎性气，自然减可。"

培养愉悦的心情，陶冶情操的方法很多，如积极心理暗示法。暗示疗法是指在无对抗态度的条件下，采用语言、表情、手势或其他方式，含蓄、间接地对患者的心理和行为产生影响的一类心理治疗方法。暗示疗法的心理影响表现为使患者不经逻辑思维和分析判断，直接接受被灌输的观念，主动树立某种信念，以改变情绪行为，从而达到缓解不良情绪的目的。

中医学中有很多以暗示为主要机制的心理治疗方法，《素问·调经论》所称"按摩勿释，出针视之。曰我将深之，适入必革，精气自伏，邪气散乱"，即是暗示疗法的最早记载。还有以诈治诈，对装病者，以计谋欺诈之，暗示他要顺势愈病；假借针药疗心病，针药疗病是假，以暗示解除心理病因；七情气厥治疗，过度情志刺激，造成气厥，使患者感悟而病愈；权谋治疗，通过计谋让患者解除心理病因；改变环境治疗，通过改变环境，达到对心情、心境的暗示作用。诸如此类的暗示方法，在临床实践中都有较好的疗效。

假借针药疗心病在中医临床有广泛的运用。如唐代元颜以吐药"吐"出疑心吞的"虫"，而治愈一乳母之心疾；明代吴球用泻药"泻"出"蛆"，因而解除患者酒醉后饮水疑饮蛆的"心病"；宋代李明甫用针刺"虫"，治愈义乌县令疑病的心痛证。

暗示既可来源于人，也可来自周围的环境，可分为积极的暗示和消极的暗示。作为医疗上的暗示仅指有利于疾病痊愈的积极暗示。此外，医护人员应尽量避免因言行不慎给患者带来的悲观消极的暗示。

同时，应用暗示疗法时还应特别注意，每个人的受暗示性各不相同，这与人的个性心理特征及高级神经活动特点密切相关，亦与年龄有关，而人的智力水平与文化程度在能否接受暗示方面并无决定性作用。施术前要取得对象的充分信任与合作，每次施术过程应尽量取得成功。如不成功，则易动摇对象的信心，影响其对施术者的信任，做第二次暗示时难度就会加大，成功的希望也相对较小。

除上述心理暗示法外，还可运用音乐疗法，通过聆听高亢激昂，曲调雄壮，具有激昂情绪、振奋勇气功效的音乐，如《义勇军进行曲》《国际歌》《欢乐颂》《霹雳行》《黄河大合唱》《大刀进行曲》等，振奋患者低沉消极、悲观失望的情绪。

（二）顺志从欲，调畅情志

情志活动是人们对客观现实的一种反映，受社会环境、人际关系等各种因素的制约和影响。所以，当个人面临比较严重的冲突和压力时，有时依靠自我心理调节难以完全化解恶劣情绪，必要时可以配合心理疏导，引导其树立积极乐观的心态，使情志得以调畅，心理得以平衡，重拾昂扬斗志。

《灵枢·师传》中说："未有逆而能治之也，夫惟顺而已矣……百姓人民，皆欲顺其志也。"所谓顺志从欲，是本着合情合理、适度适量的原则，顺从患者的某些意愿，满足其一定的心身需求，以改善其不良情感状态，去除心理障碍的方法。对那些由于外界条件所限，或因个人过分压抑、胆怯、内向而愿望难遂，日久形成的情志郁积尤为适宜。张介宾说"以情病者，非情不解。其在女子，必得愿遂而后可释""若思虑不解而致病者，非得情舒愿遂，多难取效"。赵濂在《医门补要·人忽反常》中介绍了顺志从欲的具体方法，"凡七情之喜惧爱憎，迨乎居室衣服，饮食玩好，皆与平昔迥乎相反者，殆非祸兆，即是病机。他人只可迎其意而婉然劝解，勿可再拂其性而使更剧也"。

　　顺志从欲，调畅情志的方法非常丰富，可以通过情绪转移法为患者创造良好的环境条件，充分利用有益于身心健康的自然条件和社会条件，使之与不良的刺激因素脱离，转移和分散其相对固定的情志指向，移易、变更其精神意念活动，从不良情绪中解脱出来，从而达到调摄情志的目的。《续名医类案》中说："失志不遂之病，非排遣性情不可。"

　　当患者沉溺于恶劣的情绪状态中不能自拔时，可以培养或发展其多种情趣爱好，并适当加以诱导，来治疗和防范心身疾病。可以先了解其心理特点，兴趣所在，投其所好。《儒门事亲》中说："好棋者与之棋，好乐者与之笙笛。"吸引和激起患者的乐趣，转移其对病情的注意，移其心则忘其病，其后渐愈，如琴棋书画移情、运动移情等。

　　移情并不是压制情感，而是改变情志活动的指向；易性并不是取消个性，而是更易其消极的情志状态，把心身创伤等不良刺激变为奋发努力、积极进取的动力。通过移情易性的行为疏导，有时可以让患者幡然悔悟，脱胎换骨，一扫懈怠消极的心态，心有所托，志有所向，主动寄情于高雅的志趣。

　　在中华传统文化中，通过转移情境、变化气质调畅情志的方法不胜枚举，具体还可以弹琴下棋，吟诗作画，或侍养花鸟鱼虫，或寄情于草木，乐志于山水；或赏菊篱下，垂钓江滨；或优游山岳，远足域外；或枕石漱流，听松观涛；或焚香煮茗，藤罗览月，不一而足。所谓"音声动耳，诗语感心""看花解闷，听曲消愁""水声养耳，草色养目""琴医心，泉医肺"，高濂《遵生八笺》设"燕闲清赏笺"三卷，载雅兴逸玩之事凡数百，足资参稽。凡此之类，触物皆有会心处，皆可陶冶性灵，变化气质、转移情境、开导襟怀，达到顺志从欲，调畅情志的功效。

二、控制消极不良的情绪

（一）适度宣泄，勿令过情

　　七情乃人之常性，情志变化要与整体的功能活动保持协调统一。当面临巨大的情感压力时，及时适当地发泄情绪，可以缓解紧张，维护机体内环境的相对稳定。所以，当怒则怒，当喜则喜，当悲则悲，否则就无法适应复杂的环境变化，容易引起疾病。事实证明，过分压制情绪，紧张得不到释放，压力就会内化而影响脏腑功能，日久必然使气血失和而为患。宣泄情绪的方法有很多，可以根据具体情况选择痛哭、喊叫、倾诉、写作等不同的方式。

　　除此以外，还可运用音乐疗法进行调节：①抑怒处方：聆听本类音乐多低沉伤感，凄惨悲哀，具有抑制狂躁、愤怒，减轻情绪亢奋的功效。可用于情志偏激易怒及喜笑不休症、狂躁症者，如《江河水》《汉宫秋月》《三套车》《塞上曲》等。②解郁处方：聆听本类音乐多节奏鲜明，优美动听，具有怡悦情志、疏肝解郁的功效，可用于调畅抑郁情绪，使精神心理趋于常态，用于情志郁结所致的各种病证，如《光明行》《喜洋洋》《步步高》《春天来了》《雨打芭蕉》《阳关三叠》《啊，莫愁》《高山流水》等。

　　需要发泄的一般都是恶劣情绪，如果不适度约束，很容易使人沉浸在过激过久的恶性情志之中而不能自拔，所以，情绪的宣泄要有一定的限度，否则同样会损伤脏腑气血而为病。即所谓"悲哀喜乐，勿令过情，可以延年"。对此，则可以适当地进行体育运动以活动身体气机，宣畅情绪，具体如慢跑、游泳、球类运动，抑或习练八段锦、太极拳、易筋经等传统导引功法，其可以通过协调脏腑、调畅气血，达到宣泄情绪，平衡心态的作用。

七情伤人，唯怒为甚。《灵枢·本神》说："盛怒者，迷惑而不治。"怒是情志致病的魁首，对人体健康的危害较大。遇有可怒之事，要尽可能保持理智，用理性克服情感上的冲动，使七情不致过激。同时，注意培养耐性，忍一时、退一步都可以在一定程度上控制粗暴的情绪反应，防止盛怒伤人。

总之，情志的调节，就是指通过有节制的发泄，使情志活动不要太过或不及，以防止疾病的发生，正如《吕氏春秋·仲春季》所说："欲有情，情有节，圣人修节以止欲，故不过行其情也。"

（二）劝解开导，排忧解烦

对于那些胡思乱想，放纵无稽，痴心妄想的欲念不能一味地顺从，应予以劝说和引导。言语开导法，就是通过交谈，用浅显明白的道理，经过说服教育，使其发泄心中屈情，了解内心郁情的性质及自己所能做的努力，主动解除消极的心理状态的一种疗法，是心理治疗的基本方法，心理学上称为精神支持疗法。语言刺激对人的心理、生理活动都会产生很大的影响，在某些情况下，甚至可以替代或胜过各种客观物质刺激，而引起类似药物、针刺等的疗效反应。要注意开导的语言环境和为患者保守秘密。《素问·移精变气论》中说："闭户塞牖，系之病者，数问其情，以从其意。"

情志病证的发生大多与遭受挫折、灾难，或承受环境所带来的严重压力密切相关，它不仅表现为焦虑、紧张、忧郁、悲哀、知觉过敏、注意力难集中、坐立不安等心理行为的改变，还可有一系列的生理表现，如头痛头昏、心跳、食欲不振、手颤、小便频数、月经不调等。以语言为手段通过支持性心理治疗，增强心理平衡调节系统的功能，增加对心理紧张状态的承受力，从而有效地纠正心理紧张状态。

《灵枢·师传》论述了言语开导的基本原则、方法和步骤。

"告之以其败"：指出不良情绪状态和行为的危害，引起患者对不良心境行为与疾病关系的重视。

"语之以其善"：指出只要调节情志，克服不良行为，注意节欲，治疗及时，措施得当，健康是可以恢复的，以增强患者康复的信心。

"导之以其所便"：告诉患者应如何调养，如何节欲，帮助制订治疗、康复的具体措施。

"开之以其所苦"：即让患者充分表达与释放内心的苦闷与压抑，解除他们内心的消极情绪。

言语开导是通过医患"共语""共情"达到治疗目的的重要手段，因此，中医首先要善于倾听患者倾诉，富于同情心，耐心细致地询问病因病情，鼓励、引导患者吐露真情；其次，要切合实际，因人而异，因势利导。语言表达要讲究技巧，用语要恰当、中听，扣人心弦，动之以情，晓之以理，喻之以例，明之以法。通过言语开导，最终使患者端正态度，解除顾虑，增强信心，积极配合，改变行为，恢复心理平衡。

以上帮助患者纠正不良行为和改变认知的四个方面不可分割，相互依赖，构成一个全面完整的认知过程，与现代西方行为主义心理学的认知疗法不谋而合。

此外，还可聆听音乐疗法中具有宁心安神、定志除烦、消除紧张焦虑情绪的宁神处方，如《圣母颂》《梦幻曲》《二泉映月》《春江花月夜》《平沙落雁》《梅花三弄》《烛影摇红》《江南好》等，本类音乐多用于情志焦躁的各种病证。

（三）移精变气，情志相胜

《素问·移精变气论》曰："古之治病，惟其移精变气，可祝由而已。"清代医家吴瑭在《医医病书·治内伤须祝由论》中对此作了阐释："祝，告也；由，病之所从出也……吾谓凡治内伤者，必先祝由。盖详告以病之所由来；使病人知之而勿敢再犯，又必细体变风变雅，曲察劳人思妇之隐情，婉言以开导之，庄言以惊觉之，危言以悚惧之，使之心悦诚服，而后可以奏效。"根据患者的客观表现，对其说明发病原因，分析病情，转移、分散患者的注意力，解除其思想负担，稳定其情绪，以达到调整气机，使患者精神内守的情志疗法，属于精神心理疗法的范畴。

情志相胜则是中国古代典型而系统的心理治疗方法，是根据中医情志及五脏间的生克关系，用相互制约、相互克制的情志来转移和干预对机体有害的情志，以达到协调情志的目的。

具体而言，比如以情制情法，以情制情法源于《黄帝内经》，依据五行生克理论及五脏功能相关的整体观，通过情志相互制约达到协调情志的目的，产生心理治疗作用，即《素问·阴阳应象大论》《素问·五运行大论》所论"怒伤肝，悲胜怒""喜伤心，恐胜喜""思伤脾，怒胜思""忧伤肺，喜胜忧""恐伤肾，思胜恐"。后世医家张从正在《儒门事亲》中具体指出："悲可以治怒，以怆恻苦楚之言感之。喜可以治悲，以谑浪亵狎之言娱之。恐可以治喜，以恐惧死亡之言怖之。怒可以治思，以污辱欺罔之言触之。思可以治恐，以虑彼志此之言夺之，凡此五者，必诡诈谲怪，无所不至，然后可以动人耳目，易人听视。"明代医家吴崑在《医方考·情志》中说："情志过极，非药可愈，须以情胜。"情志相胜疗法的基本精神，是有意识地采用一种情志去激发某一脏腑的功能，纠正其所胜的情志刺激而引起的机体平衡失调，借助以偏纠偏之法巧妙而有效地治疗相应的疾病。在治疗中，掌握好刺激的强度，采取有针对性的刺激方法，灵活巧妙地加以运用是取效的关键所在。

常用的以情制情法有喜伤心者，以恐胜之；思伤脾者，以怒胜之；悲伤肺者，以喜胜之；恐伤肾者，以思胜之；怒伤肝者，以悲胜之等。在运用以情制情之法调节患者的异常情志时，要注意刺激的强度，即治疗的情志刺激要超过致病的情志刺激，或是采用突然强大的刺激，或是采用持续不断的强化性刺激。总之，后者要超过前者，才能达到以情制情的治疗目的。同时还要注意对象的性格特征，要对情志的转换有一定的承受能力，并且不能具有极端性格。

◎ 小 结

中医情志养生是中医养生的重要内容。而随着现代社会压力的不断增加及焦虑、狂躁、抑郁、孤独等各种情志类疾病的越来越多，广泛融合运用古今中外文化中怡情养性、陶冶性灵的经验方法，充分发挥中医情志养生的智慧，培育达观愉悦情绪，调控消极不良情绪，就能有效地防治各种情志疾病，增进身心健康。

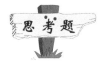

1. 请简要论述情志养生的概念与内涵。
2. 请列举4～5种中医情志养生的方法。
3. 针对情绪焦虑人群，制订一份中医情志养生方案。

第八章 脏 腑 养 生

第一节 脏腑养生的概念

五脏调养是在中医藏象理论指导下，以五脏为核心，以维持脏腑功能稳定协调为目的的综合养生方法。

五脏是生命的基础，是身体强壮的根本。《素问·脉要精微论》说"五脏者，身之强也""得强则生，失强则死"。《云笈七签》认为"夫生之成形也，必资之于五脏，形或有废，而脏不可阙；神之为性也，必禀于五脏，性或有异，而气不可亏"；又称"人有五脏，生养处其精神。故乃心藏神，肺藏气，肝藏血，脾藏肉，肾藏志""心者，生之本，神之处也；肺者，气之本，魄之处也；肝者，罢极之本，魂之处也；脾者，仓廪之本，荣之处也；肾者，封藏之本，精之处也。至于九窍施为，四肢动用，骨肉坚实，经脉宣行，莫不禀源于五脏，分流于百体，顺寒暑以延和，保精气以享寿"。因此，中医养生保健的核心内容就是调养脏腑，使"五脏所藏""五脏所主"功能正常。《金匮要略·脏腑经络先后病脉证》称："若五脏元真通畅，人即安和。"

人体是一个统一的有机整体，整体的生命活动是各脏腑、组织及器官生理功能的综合体现。脏腑的功能不是孤立的，存在着相互制约、相互依存和相互为用的关系。脏腑之间的联系，不只是单一的对应关系，往往是多脏多腑间的联动关系。比如心主血的功能活动，作为人体最重要的生命活动之一，不仅需要心的主导，而且还需要脾的生化统摄，肝的储藏调节，肺气的推动，肾阳的温煦，以及胃、小肠的受盛转化等综合协调，才有可能实现。因此我们在研究人体脏腑功能的时候，不能把脏腑活动看成是简单的齿轮传动式的机械运动，实际上任何生命活动都是同时由多个脏腑参与的有机组合的活动。

第二节 脏腑养生的原则

脏腑调养的基本原则，就是要遵从脏腑的生理规律，保持脏腑功能的稳定协调，顺应四时阴阳的变化，以保证生命活动的正常进行。

一、顺应本性，各有侧重

脏腑养生的目的就是要培基固本，使五脏六腑坚固强壮，功能发挥正常。因此，脏腑调养，就是要以脏腑的生理特性和功能为出发点，顺应其本性，根据其特点，采取相应的方法措施。从维护脏腑功能来讲，首先要明确五脏所藏、五脏在志、五脏所主、五脏主时、五脏所合的基本内涵，才有可能在精神情志调摄、形体气血养护的实践中有的放矢，动而合理；从顺应脏腑特性来讲，最关键的是要了解五脏所喜、五脏所恶、五脏所通、五脏色味、五精所并的趋势态向，从而在脏腑调养时投其所好，违其所忌。同时，既要熟悉脏腑功能特性在一般时候的普遍意义，又要洞察异常情况下的特殊意义。比如，脏腑的饮食养生，既能把握通常情况下五味所入、五味所禁及五味所伤的普遍意义，又能明白在五脏有病的情况下，做好饮食安排，像《素问·脏气法时论》所指出的那样，知五脏之所苦，急食对应之物以缓之，同时还能按五脏之色配以具体的谷肉果菜。

二、平衡协调，维稳纠偏

脏腑的功能活动是一个复杂有序的内调节系统，有着高度的自稳定机制。无论是五脏之间，还是六腑之间，抑或脏与腑之间，均存在相互生成、相互制约的关系，从而维持脏腑的协调平衡。脏腑调养，有"维稳"和"纠偏"两个方面的指向。"维稳"，就是要加强巩固脏腑的协同平衡作用，提高机体新陈代谢的活力。"纠偏"，就是当脏腑之间失常，出现某种偏颇的时候，要根据生克制化的关系来予以调整。这种正反相成的脏腑协调，是一种综合的养生措施。可以通过情志调摄、起居节度、饮食管理、导引按摩、药物保养等多种途径、多种方法来实现。

三、法天则地，应时而动

"人以天地之气生，四时之法成"。人和自然界是一个动态变化的大系统。在这个大系统中，人体脏腑与自然万物息息相通，自然界的一切变化都会直接影响人体脏腑并使之发生相应的变化。对于四时阴阳的变化，人体脏腑不是被动的适应，而是主动地调节。《素问·宝命全形论》指出："若夫法天则地随应而动，和之者若响，随之者若影。"对于四时阴阳的变化，中医养生不仅提出了"春夏养阳，秋冬养阴"的原则，而且形成了以春养肝、夏养心、秋养肺、冬养肾、四时养脾为特色的五脏四时养生法。

第三节　脏腑养生的内容与方法

一、肝

肝为阴中之少阳，体阴而用阳。主藏血，具有储藏血液和调节血量的功能。人体各脏腑组织需要得到肝血的滋养才能发挥正常的生理功能，如《素问·五脏生成》云："故人卧血归于肝，肝受血而能视，足受血而能步，掌受血而能握，指受血而能摄。"而且，肝脏还能根据人体各脏腑器官的活动状态，对血液进行合理的调节和输布，如王冰云："肝藏血，心行之，人动则血运于诸经，人静则血归于肝脏。"

肝为将军之官，风木之脏，喜条达而恶抑郁，善于升发阳气。疏泄既是肝脏之功能，也是肝气条达的具体表现。人体的气、血、津液和精神情志都必须在肝脏疏泄功能的支配调节下，才能发挥各自应有的表现。

木能动风，一旦阴阳、气血、情志失和，肝脏易于出现疏泄太过，亢逆变动，如《素问·生气通天论》云："阳气者，烦劳则张，精绝，辟积于夏，使人煎厥。"又如《寿世青编》云："设气方升，而烦劳太过，则气张于外，精绝于内。"而大怒、暴怒等不良情绪，易诱发肝阳上亢，气逆于上，甚则血随气逆，如《素问·生气通天论》云："阳气者，大怒则形气绝，而血菀于上，使人薄厥。"

调养肝脏，最主要的就是要顺应肝喜条达的特性，保持正常的疏泄，从而维持人体气血津液和精神情志的平和顺畅。

（一）调和情志法

《素问·阴阳应象大论》云："人有五脏化五气，以生喜怒悲忧恐。"认为人的情志活动与五脏功能密切相关。但"血气者，人之神，不可不谨养"（《素问·八正神明论》），"血脉和利，精神乃居"（《灵枢·平人绝谷》），说明引起情志变化的直接原因往往在于气血的运行。五脏中，心主神明，心脏对人体精神情志的活动具有绝对的统领作用；肝主疏泄，肝脏对于情志的调节也起着重要作用。肝脏疏泄正常、气血运行通畅，人的情志活动才能维持平和稳定的状态。

调和情志，包括培养积极乐观的人生态度，以及调节、控制不良情绪这两个方面。主观上应要求自己保持积极向上、愉悦宁静的精神状态，达观、从容地看待和处理世事人情，以一种平常心来应对时空的流转，以一种赞化万物、追求真善美的仁爱精神，把各种分外之求、身外之物看开。不以物喜，不以己悲，安常处顺，与万物同浮于生长之门，享受生命，过好每一天。

至于控制不良情绪，则主要注意以下几个方面的调节。

一是戒忿怒。"怒则气上"，忿怒的情绪导致气机紊乱，气血运行失常，最终"怒伤肝"，因此，对于难以避免的精神刺激，要学会控制情绪，不激忿、不暴怒，就必须加强平时的自我修养，增强自我控制、调节情志反应的能力，心平气和地、理性地对待周遭的不平之事、不顺之事。《研经言·五志论》说："春应肝，故肝为怒。怒生于恨，成于愤。恨而不已，为怨，为悒，为恚；愤而不已，为奋，为发，为自强。"这是君子不怨天尤人，自我奋发，惩愤制怒的一种思想品格。

二是不抑郁。近年来，抑郁症的发病率居高不下，越来越引起社会的广泛关注。抑郁症的发生，既有社会心理的原因，也有生理改变的原因。前者，如营求不遂、际遇不佳、人事关系紧张等，均可使人悒悒不乐，郁郁寡欢，如果长时间得不到化解，就有可能发展为抑郁症。后者，如围绝经期妇女，由于经行断绝，生理周期的改变，逐步形成精神抑郁的状态。抑郁症的发生并非一朝一夕，而要摆脱抑郁，也需要投入足够的时间、耐心及适时调节自我情绪。但总的来说，学会交流，懂得倾诉，放松自我，适当发泄，得失不萦于怀，爱憎不留于意，是预防抑郁症发生的有效手段。

三是少焦虑。由于现代社会激烈的竞争和快节奏的工作生活，使许多人在职场、家庭、情感上陷入高度紧张、茫然不知所措的境地；在各种工作、生活压力之下，焦躁急切，烦思苦虑，甚至寝食难安，形颜憔悴。因此，要想摆脱这种身心不安的状态，就必须走出焦虑，洞透天机，坚守个人的精神家园，不为名利枷锁所困。

调畅情志的方法有很多，当出现不良情绪反应时，转移心境是最有效的方法。明代黄承昊《折肱漫录》指出"智者心能转境，凡夫心因境转。吾人所造未深，不得不借境以为怡神悦性之具，如避尘劳而栖幽静，远城市而处山林，寄情于竹石，博趣于琴书。诸如此类，皆不可少者""坐水边林下，尘世可忘；步芳径闲庭，情怀自逸。鸟啼花落，且开病里幽襟；酒洌茶香，共享闲中清福。乘兴作文，勿求工而刻意；随心开卷，勿程限以疲神。自是人生乐事，颇与病者相宜"。

（二）春季养肝法

立春后，万物生机蓬勃，一派欣欣向荣，人们应顺应春天阳气生发、自然界万物始生的特点，晚睡早起，披散头发，穿着宽松的衣物，多去室外散散步，放松形体，使情志随着春天生发之气而舒畅，心胸开阔、开朗乐观，使肝气舒畅，气血调和。可在春光灿烂、鸟语花香、清风拂面的日子，到户外欣赏青山绿水、风景名胜，感受大自然中的乐趣，这是最好的精神调养方法。若情绪抑郁、七情不畅，则会影响肝的疏泄功能和阳气的升发，导致脏腑出现其他疾患。

中医学认为，肝属木，与春季对应，通于春气。肝脏与春天生机勃发的树木类似，具有条达舒畅、喜升发、恶抑郁的特性。肝气畅达，则可推动人体内的血液、精微运送至各个脏腑，以滋养脏腑，并促进胆汁的分泌排泄，调节人体气机。若违背了春生的养生方法，就会损伤肝，春季肝风、肝火容易妄动，导致气郁化火、肝气上逆、肝阳上亢、肝风内动等证，易引起心脑血管病及高血压等，出现烦躁、面赤、眩晕、易怒，甚至昏厥等症状。

因此，春季养肝，以舒缓形体，条达情志为首要。

（三）日常调养法

肝以藏血为体，以疏泄为用，喜调达，恶抑郁。因此，在日常起居中养护肝脏，就需顾护肝血，舒畅肝气。

第一，要做到生活规律。早睡早起，不熬夜，是养肝血的关键。如《素问·五脏生成》云："人卧则血归于肝。"王冰云："肝藏血，心行之，人动则血运于诸经，人静则血归于肝脏。"从养肝血的角度看，当在夜间肝经主时（凌晨1～3点）处于熟睡状态，并且在夜间11点前就寝。夜半为水火交泰之际，阴气最盛，肝血的净化、胆汁的再生，都在这个时段进行。若常熬夜，则会导致肝血不足、肝火上炎，出现眼睛干涩、疲劳困乏、头晕、易怒等症状。养成定时午睡的习惯，小憩片刻，可减轻疲惫。肝开窍于目，即使睡不着，闭目养神也能起到养护肝血的作用。"肝为罢极之本"，肝为人体强壮有力，且能耐受疲劳的根本，故日常生活中应劳逸结合，注意休息。

第二，要适当运动。运动强度因人而异，以运动后不过于疲劳为度。慢跑、骑车、游泳等运动，都可促进体内血液流通，保持精力旺盛。切忌过于激烈的运动，因肝主筋，四肢活动过于剧烈，则会伤及筋膜，进而影响肝脏。人之运动，由乎筋力，而筋膜的充养，源于肝血，肝血充足，则筋力强健，运动灵活。

第三，要保持豁达舒畅的情绪。保持心平气和、乐观开朗、无忧无虑的精神状态。若遇悲伤、郁闷之事，应及时排解，或找朋友、亲人倾诉。

第四，常按摩保肝穴位。五大保肝穴：大敦穴、太冲穴、行间穴、太溪穴、肝俞穴。因肝经循行于胁肋部，可配合推搓两胁法，疏肝解郁。

第五，健脾以护肝。肝属木，脾属土，木旺则乘土。肝主藏血，肝储藏和调节全身血量；脾主统血，为气血生化之源。因此，提高脾胃的消化功能，就能增加气血，进而使肝脏有血可藏。党参、山药、茯苓、白术、薏苡仁、扁豆等健脾的中药适宜服用。

此外，肝开窍于目，目受血而能视。如果肝血不足，眼失濡养，就会视物昏花。反过来，用眼过度，也会导致肝的功能不能正常发挥。现代科技文明正在急速地改变人们的生活，上班看电脑，回家看电视，走路看手机，已经成为普遍的生活现象。由于过度用眼，导致肝血暗耗。因此，闭目养神，不仅是养眼的功夫，也是养肝的手段。

（四）饮馔服食法

肝五行属木，在味为酸。《素问·宣明五气》云："酸入肝。"《灵枢·五味》："五味各走其所喜，谷味酸，先走肝。"酸味之食物、药物摄入体内后，入肝而主收敛，可以制约肝气的过度升散，从而保证肝血的潜藏，发挥其补养作用，故"酸补肝"。《素问·脏气法时论》还称"肝苦急，急食甘以缓之""肝色青，宜食甘，粳米、牛肉、枣、葵皆甘"。肝为将军之官，志怒而急，急则自伤。而甘味食物能补、能和、能缓，有滋补和中、调和药性及缓急止痛的作用。故肝病出现急躁易怒或经脉拘急时，可用甘味食物缓和，同时也是增甘味来补脾土，防止肝气过亢，横乘脾土。

五味虽然可以调理、补养五脏之气，但多食或偏嗜某味，也会损伤身体。对肝而言，肝主筋，《素问·宣明五气》："酸走筋，筋病无多食酸。"若"味过于酸"则"肝气以津"，即酸味太过，则会伤害肝脏，如使肝气过敛，则可能出现木气抑郁、津停瘀滞、筋缓脉阻等证。《彭祖摄生养性论》云："辛多伤肝。"过量食用辛味的食物和药物容易影响肝的藏血、主筋功能，如《素问·五脏生成》曰："多食辛，则筋急而爪枯。"

而《素问·脏气法时论》又言："肝欲散，急食辛以散之，用辛补之，酸泻之。"这是在告诉我们，在病理状态下，要根据肝喜条达而恶抑郁的特性，散之则使其条达，所以用辛味取其发散功效来疏通肝气。此处的"补"意指顺其性，"泻"意指反其性。

综上可知，饮食上调和五味的原则还是要顺应四时脏腑阴阳变化，结合人体禀赋，以及不同病理状态来制订食疗方案，切不可将经典理论中患者病理状态下的饮食方案刻板地用于常人，即使取某一味的作用，也不宜过量使用，且不能舍药食之寒热温凉四气而只谈五味。下文心、脾、肺、肾之五味调养原则也是如此，便不再赘述。

平常还可多吃些青色的食物，色青入肝，如各种绿叶蔬菜：黄瓜、菠菜、西兰花等。绿豆色青，经现代研究发现可以降低胆固醇、保肝、抗过敏，又可帮助肝脏排毒，可以将之煮成绿豆粥服用。

肝主藏血，只有充足的阴血，才能使其生理功能正常运行，而我们日常的种种行为如行走、观察、思考等，都在消耗肝血。如果消耗太过，又没有很好滋补，长久下来，便会出现肝血不足之证，表现为面色无华，头晕目眩，目睛干涩，视物模糊或雀盲，肢体麻木，爪甲不荣，两膝软弱无力，妇女可见行经量少或闭经、舌淡、脉弦细等症。所以我们要在平时就多注意滋养肝血，常用药膳有鸡肝大米粥、生地天冬猪肝汤、海带黄豆煲鸡汤等。其中阿胶由于其胶质特性，入煎剂会黏附于药罐或其他药物上，故应以开水烊化，即用少许热水或黄酒溶化，或与黄酒、冰糖共蒸，做成固元膏服用。消化功能弱的人不宜服用过量阿胶，防其滋腻碍胃，且应空腹时服用。

肝主疏泄，喜条达恶抑郁，但"人生不如意十有八九"，我们总会遇到一些不顺心的小挫折，如果不注意疏导，长久积累下来，便会使肝的疏泄功能发生障碍，气机失于畅达，产生肝郁气滞的症状，临床表现为精神抑郁，胸脘满闷，善太息，食欲呆钝，胁肋或少腹胀痛不舒，舌苔薄白，脉弦或沉弦；女子可见经前乳房胀痛，痛经，月经失调甚至闭经。所以我们要常常疏调肝气，常用药膳有梅花扁豆粥、九制陈皮黄鱼、海蜇膏等。谷物类中高粱养肝益胃，可以炒着吃；生麦芽也可疏肝行气，可取一小撮，开水冲泡代茶饮。另外，可以用玫瑰花、玳玳花等芳香开郁的花类药，酌加冰糖代茶饮，可以起到疏肝解郁，使心情愉悦的作用。

肝气喜升主动，主管七情中的怒。发怒会使得肝气升动太过，导致肝火内炽。急躁易怒，头痛，头晕，口苦咽干，面红目赤，胁肋疼痛，失眠，舌红苔黄，脉弦数。如果不加调理、控制，旺盛的肝火往往还会伤害其他脏腑组织，如横乘脾胃，导致胃痛、反酸，甚至吐血；《王旭高医书六种·西溪书屋夜话录》感慨曰："肝火燔灼，游行于三焦，一身上下内外皆能为病。"所以为了保证健康，我们要学会"制怒"，如果生气了，也要注意及时清泄肝火，伴有目赤肿痛，可泡菊花、密蒙花、决明子代茶饮，以清肝明目，常用药膳有银耳莲子粥、枸杞甲鱼羹、芝麻桃仁粥等。

（五）肝脏导引法

（见本书第二十章第二节脏腑导引法）

二、心

心为阳脏，位于胸中而居膈上，故为"阳中之太阳"。心在五行属火，又称"火脏"。心之所以喻为阳脏、火脏，说明心有主持阳气而恶热的功能特性。心之阳气不但可以维持心脏自身的生理功能，而且对全身具有温煦的作用，推动血液，维持人体生命活动。所以《素问·六节藏象论》称："心者，生之本。"

人体脏腑的生理功能各不相同，但各脏腑之间始终存在着各司其职，相互为用的协调关系。这种协调关系的最高主宰为心。中医学称"心为君主之官""心为五脏六腑之大主"，表明心对全身各脏腑的功能活动起着指挥和协调作用。心的这种主宰地位，主要由心"主血脉"和"主神明"的功能所决定。只有气血供养充足，人体各脏腑才能发挥各自的生理功能；只有心主神志的功能正常，各脏腑的活动才能相互协调。因此，中医养生十分重视保养心脏，使心脏坚固，不能轻易被邪气伤害，才能健康长寿。

（一）心神保养法

心藏神，为君主之官，乃五脏六腑之大主。中医藏象学说认为，心脏不仅是人体脏腑生理活动的主宰，也是人的精神情感、思维意识等心理活动的最高统领。因此，保养心神是中医养生的大法。《素问·灵兰秘典论》指出："心者，君主之官也，神明出焉""故主明则下安，以此养生则寿，殁世不殆，以为天下则大昌。主不明则十二官危，使道闭塞而不通，形乃大伤，以此养生则殃，以为天下者，其宗大危"。

心神保养，就是要保持心脏清静澄明的本性，发挥其任物应事的主宰作用。心神保养的方法有很多，但主要从以下三个方面入手。

一是寡欲。欲念是人与生俱来的本性。《吕氏春秋·贵生》早就指出："天生人而使有贪有欲……故耳之欲五声，目之欲五色，口之欲五味，情也。此三者，贵贱、愚智、贤不肖，欲之若一。"人之欲望是没有穷尽的，必须要有节制。否则就会带来各种损害，如《老子》所言"五色令人目盲，五音令人耳聋，五味令人口爽，驰骋畋猎令人心发狂，难得之货令人行妨"。因此，《黄帝内经》强调"恬惔虚无""志闲而少欲，心安而不惧"，要求人们"内无思想之患，以恬愉为务""适嗜欲于世俗之间，无恚嗔之心""各从其欲，皆得所愿""知止不殆""知足常乐"。所以，节制嗜欲是保养心神的关键。

二是少思虑。劳心伤神，思虑太过，尤其是焦思苦虑最容易伤害心神。《灵枢·本神》指出"心怵惕思虑则伤神"，陶弘景《养性延命录》也说"多思则神殆，多念则志散"。减少思虑，并不是饱食终日，无所用心，而是不要脱离实际，空想、妄想，要通过修养，掌握正确的思维方法，理性地分析处理事物，这样自然就能避免那些无谓的伤神之虑。

三是调情志。《灵枢·口问》："悲哀愁忧则心动，心动则五脏六腑皆摇。"李杲《脾胃论》也指出："凡怒忿、悲思、恐惧，皆损元气。"不良的情绪反应不仅直接伤害心神，影响五脏六腑功能的正常发挥，而且还会影响人体的生命基础，因此，保持乐观愉悦、平和宁静的精神状态，"和喜怒"而"无恚嗔"，如嵇康《养生论》所言"修性以保神，安心以全身，爱憎不栖于情，忧喜不留于意，泊然无感，而体气和平"。增强自我调节控制情志反应的能力，化解不良情绪，才能使心神处于"安然不惧"的状态。

（二）夏季养心法

心脏"因天时而调血气"，通过调节气血来使人体内环境适应自然界的变化。夏季以火热为主，气候炎热，心为阳脏而主阳气，同气相求，故心与夏气相通。"心通夏气"的意义在于：生理上夏季心的阳气较为旺盛，病理上则由于夏季火气偏旺，因而心的病变多见。心属南方，"其在天为热，在地为火"。由于南方在夏季炎热尤盛，表现为人体则血脉流畅，面色红润，因而心的功能也较旺盛。根据心脏的生理特性和夏季的气候关系，夏天汗出过多，不仅耗血伤津，影响心血的充盈，还会影响心神，出现心悸、怔忡等症。同时，汗出过多还会耗伤人体阳气。所谓"春夏养阳"，不使伤津大汗。对于保养心阳尤为重要。另外，夏季不要过度贪凉饮冷、长时间吹冷空调，夜晚不能在户外纳凉寝睡过久，也是夏季养心需要注意的地方。

《素问·痹论》曰："阴气者，静则神藏，躁则消亡。"神宜静，不宜躁，"心静自然凉"，恬惔虚无、摈弃杂念，可使真气内守。"清静则肉腠闭拒，虽有大风苛毒，弗之能害"，保持宁静，有助于防病祛疾、益寿延年。

（三）日常调养法

"心者，五脏六腑之大主"，心脏为君主之官，在脏腑中居首要地位。"心主血脉"，心脏具有推动血液在血脉中运行的作用，以滋养全身各个脏腑的功能。若心主血脉的功能正常，则心气强健、血液充盈、脉道通利。"心主神志"，指心与人的精神意识、思维活动有密切关系。心主神志的功能正常，则精神饱满、精力充沛、思维敏捷。心为阳脏，与夏气相通应，所以心的阳气在夏季最为旺盛，夏季更要注意保养心脏。

第一，运动要适度。运动量不宜过大，避免剧烈的劳动和体育锻炼，以免汗出过多，损伤心阴。心脏不好的人不宜在清晨锻炼，因为清晨血压骤然升高，血液黏稠度高，易发生心脑血管疾病。

第二，注意劳逸结合。高血压、高血脂、糖尿病、吸烟者都属于冠心病的高危人群。因此，要养成规律的、良好的生活习惯，劳逸有度，有张有弛，避免慢性疲劳综合征的发生。若疲劳蓄积，并长期处于过劳的状态，则易导致血压升高，动脉硬化加剧，甚至有猝死的危险。孙思邈《备急千金要方·道林养性》说："养性之道，常欲小劳，但莫大疲及强所不能堪耳。"古人主张劳逸"中和"，有常有节，11:00～13:00，为手少阴心经主时，此时，最好小睡片刻，以养足心气。有烟酒嗜好者，应戒烟、限量饮酒。

第三，季节交替时要警惕心脏病发作。人体对气温变化极为敏感，气温的骤然升高或降低，都可能诱发心脏病。因此在季节交替时，要及时增减衣物，避免过凉或过热对身体造成影响。有高血压、心脏病病史的老年人要格外注意以下两点：一是排便时不可用力过猛，过于用力会引起腹压升高、血压升高、心率加快，导致心肌耗氧量增加，使心肌发生严重而持久的急性缺血；二是洗澡时不可密闭门窗过久，以免缺氧。

第四，要保持情绪舒畅。"喜则气和志达，荣卫通利"，愉悦的心情有助于血脉的通畅；但是过喜则会导致心气涣散、心神不宁。

第五，可按摩穴位保护心脏。保护心脏的穴位有内关穴、郄门穴、心俞穴。内关穴，位于前臂内侧，腕横纹上 2 寸处；郄门穴，位于前臂内侧，腕横纹上 5 寸处；心俞穴：位于第 5 胸椎棘突下，旁开 1.5 寸。还可按揉心前区，此法可直接作用于心脏，能够疏通气血、增强心肺功能。方法：将左手放于左胸心前区，右手压于左手之上，顺时针旋转按摩30 次，再逆时针旋转按摩 30 次。

（四）饮馔服食法

心五行属火，火在味为苦，《素问·宣明五气》："苦入心。"《灵枢·五味》："谷味苦，先走心。"所以苦味的食物和药品摄入人体后，其有效成分更容易被心脏吸收。苦味食物和药物能清心泻火，治疗心火过旺，如莲子心等。《素问·脏气法时论》"心苦缓，急食酸以收之""心色赤，宜食酸，小豆、犬肉、李、韭皆酸"。"缓"为心气涣散。酸味能收能涩，有收敛固涩的作用。当心气涣散时，吃酸味食物、药物如五味子，可收敛心气。

对心而言，心主血，《素问·宣明五气》："咸走血，血病无多食咸。""味过于咸"则会"心气抑"。《彭祖摄生养性论》云："咸多伤心。"是因为咸味五行属水，而心五行属火，水克火，过量食用咸味的食物和药物容易克伐心脏，影响心主血脉的功能，导致脉中血液的黏稠度增加，血液循环不畅，使人面色不佳。故《素问·五脏生成》云："多食咸，则脉凝泣而变色。"所以有心悸、胸痛等不适的人，一定要少吃盐及咸味的食物和药物。

而《素问·脏气法时论》又言："心欲软，急食咸以软之，用咸补之，甘泻之。"这是在告诉我们，在病理状态下，如心火太过时，应用咸味软之，咸从水化，能相济也。

赤豆，又称红小豆，色赤入心，现代研究其含有较多的皂苷，具有良好的利尿作用，对心脏病和水肿有明显的治疗效果，又含有很多膳食纤维，利于润肠通便，可将其做成豆饭或煮粥。

心火亢盛可引起失眠、烦躁、口腔溃疡、口干、小便短赤等。常用中药有莲子心、苦丁茶等，其中莲子心是祛心火之佳品，可以泡水代茶饮或煮汤。方剂可用导赤散，清心养阴，利水通淋。常用食物有西瓜、绿豆、百合、苦瓜等。常用药膳有竹叶粥、导赤清心饮、荸荠粥等。

心主血脉，以血为体，如心血亏虚，则心失所养、神不内守，出现心悸怔忡，失眠多梦，健忘，易惊，眩晕，面色无华，唇色淡白，舌淡，脉细无力等表现。日常应多补血养心，常用食物有龙眼肉、红枣等；常用药膳有当归乌鸡汤、黄芪鳝鱼汤等。

心主藏神，若突遇惊吓或促逢大喜，会使神不守舍，心神不宁，症见烦乱，失眠，惊悸，怔忡等，常用食物有核桃、小米、百合等；还可食用具有养心血、补心气、安心神、益心智功效的药膳，如龙眼肉粥、枣仁粥、柏子仁炖猪心等。

心以阳气为用，若因久病体虚，年老脏气虚衰，或外感汗出太过，耗伤阳气，或素体禀赋不足而致心阳不振，不能温运气血，表现为心悸、心中空虚、惕惕而动，或心胸憋闷，形寒肢冷，或面色㿠白，形寒自汗，倦怠无力，舌淡苔白或舌体胖嫩，脉细弱或结、代，或迟而无力。宜温补心血、温通心阳，常用食物有肉桂、牛肉、羊肉等；常用药膳有当归生姜羊肉汤、苁蓉牛肉汤等。

此外，还应注意要少食肥甘厚味，以防气血运行不畅，痰瘀阻络，心失所养。现代研究认为，不可长期食用动物脂肪，易致动脉硬化；可多吃些含优质蛋白质、微量元素的食物：海参、瘦肉类（猪、鸡、鸭、牛肉等）、蛋类、豆类（大豆、蚕豆、绿豆、豌豆、赤豆等）、谷物类（小米、黑米、荞麦、燕麦、薏仁米、高粱等），以保养心脏。其中小麦可以安神除烦，可以取带皮的全小麦熬粥服用。

（五）心脏导引法

（见本书第二十章第二节脏腑导引法）

三、脾

脾为后天之本，为气血生化之源。脾为五脏之一，胃为六腑之一，两者关系密切。

在五行归类方面，脾胃均属土，脾为戊土，胃为己土；在解剖位置方面，两者同位于膈下脐上，属于中焦，以膜相连；在经络方面，两者互相连属，互为表里；在运化水谷方面，脾主运化，胃主受纳，两者配合共同组成气血化生之源；在调节气机上，脾气主升，胃气主降，两者协调共同组成气机升降之枢纽。因此，中医学常将两者并称，在养生上也两者并重。

脾胃主运化水谷。《灵枢·营卫生会》说"中焦如沤"，是指中焦脾胃具有容纳、消化、吸收食物，转输饮食精微的作用，其中胃主受纳腐熟水谷，具有接受、容纳水谷的功能，为脾运化水谷提供条件，而脾具有运化水谷、水液的功能，又"为胃行其津液"，则是为胃继续受纳与腐熟提供能源。如《景岳全书·饮食门》曰："胃司受纳，脾司运化，一纳一运，化生精气。"两者相互配合，相互协调，共同完成饮食的消化工作，为人出生后的生命活动，提供充足的营养物质，所以称它们为"气血生化之源""后天之本""水谷之海"。

脾胃为人体气机升降的枢纽。升与降是人体脏腑气血津液等物质的最基本运动形式，而《医门棒喝》云："升降之机者，在乎脾胃之健运。"脾体阴而用阳，阳者主升，而胃体阳而用阴，阴者主降。两者一升一降，推动和维护人体整个气机升降的活动，使得脏腑气血功能得到协调，保护了人体"清阳出上窍，浊阴出下窍，清阳发腠理，浊阴走五脏，清阳实四肢，浊阴归六腑"的新陈代谢过程正常运行，所以《素灵微蕴·卷四》中说："胃主降浊，脾主清升，脾升则清气上达，粪溺无阻，胃降则浊气下传，饮食不呕。"

所以中医学十分重视脾胃的保养，只有脾胃功能健旺，人体才能气血充足，气机通畅，自然健康长寿。

（一）调和胃气法

脾胃同属中焦，且互为表里关系。"脾为胃行其津液"；脾主升，胃主降；脾为湿土，胃为燥土；脾喜燥恶湿，胃喜润恶燥。脾胃协同完成水谷的消化、吸收，精微的输布，进而滋养全身脏腑、经络、肌肉、筋骨。《素问·平人气象论》："平人之常气禀于胃，胃者，平人之常气也。人无胃气曰逆，逆者死。"所以，调理脾胃，最重要的是调和胃气。

首先，需要做到饮食有节。

不可过饥，过饥则耗伤胃气，使得机体营养来源不足，无法保证营养供给；不可过饱，过饱则中焦气滞，水谷精微不能转输以滋养脏腑，元气不充；不可饮食无规律，因胃酸的分泌有固定规律，若长时间不按规律进食，则会加重脾胃负担；不可偏嗜五味，比如偏嗜肥甘厚味，会使脾气不升，胃气不降，易生痰热、疮疡等病证；不吃腐败食物，长夏多湿热，食物易腐败，所以应更加注意食品卫生。

注意饮食温度，切忌过热过凉。过食生冷，会损伤脾胃阳气，产生湿邪。因此，天气寒冷时，要顾护阳气，重点做好腰腹保暖，避免寒邪侵袭；忌食生冷食物，可服些温经暖胃的香料，如生姜、胡椒等。过食温度高的食物，会导致气血过度活跃，胃肠道血管扩张，对肠胃产生刺激。尤其是老人与小孩更需要注意饮食温度适宜。

应做到细嚼慢咽。这有利于保护口腔黏膜，利于唾液腺分泌，防止牙龈炎及口腔溃疡；可减少食管损伤和食管疾病发生；咀嚼时还可促进大脑皮质运动，起到预防大脑老化的作用；长期细嚼食物，可使面部肌肉因运动适度而丰满，有弹性。

其次，要做到劳逸适度。脾主四肢，四肢运动过度会导致过劳，过度劳累会伤及脾胃；若过逸，如久卧伤气，久坐伤肉，也会损伤脾胃元气。因此，要劳逸适度，进行适当的锻炼和劳动。

最后，应保持情绪乐观、积极。脾主思，过思则伤脾，轻则气结，重则成劳。过怒则肝疏泄功能异常，自主神经功能紊乱，食欲不振。

（二）长夏养脾法

长夏，万物华实，合于土生万物，故长夏属土。王冰注《素问·脏气法时论》云："长夏，谓六月也。夏为土母，土长于中，以长而治，故云长夏。"每年的大暑之后、秋分之前，属于"长夏"季节。《素问·太阴阳明论》："帝曰：脾不主时何也？岐伯曰：脾者土也，治中央，常以四时长四脏，各十八日寄治，不得独主于时也。"故每季节的最后十八天，为脾主时，故有"土旺四季"说。所以，不仅在长夏要养脾胃，在每一季节，都需要保养脾胃。

长夏季节气候潮湿、炎热，湿为长夏主气，而人体的脾为太阴湿土，"湿气通于脾"，故发病以脾胃症状多见。脾脏的特点是"喜燥而恶湿"，《理虚元鉴·知防》提出"长夏防湿"，长夏是保养脾脏的重要时期。湿为阴邪，脾喜燥恶湿，淋雨涉水、汗出当风、居处潮湿，易使湿邪伤脾，则可能出现身热不扬、肢体困重、脘闷欲吐、食欲不振、大便溏泄等症。而且，湿邪会使脾胃的升清降浊功能下降，清阳不升而下陷，浊阴不降而停满，则会导致内脏下垂；脾虚运化无权，胃中水谷停滞不化，则致胃失和降，气机壅滞。因此长夏要注意防湿，可多吃健脾利湿的食物，如薏苡仁、扁豆、红豆、绿豆等；少吃甜腻食物，多吃清淡易消化的食物；少饮酒；屋内常开窗，保持室内空气流通，以免湿气滞留；避免淋雨涉水，衣服湿了要及时更换。

长夏季节，人们出汗多，胃口较差，不适应高温天气，易患肠道疾病，出现腹痛、腹泻等，因此要注意饮食卫生，不喝生水，不吃生冷变质的食物，不吃隔夜菜。制作食品时应生熟分开。餐具、食物等要做好洗涤消毒工作。

（三）日常调养法

脾胃在季节中与长夏相对应，长夏与湿气相通。在日常起居上应注意防暑、防湿。暑为阳邪，其性炎热。伤暑之人多表现为面赤、高热、烦躁等症。暑性升散，扰神伤津耗气，可出现腠理大开，汗多伤津，口渴喜饮，口干舌燥，气随津泄，气短乏力，突然昏仆等症状。且夏季炎热，多雨潮湿，故暑多夹湿，"湿伤肉"，因湿邪通于脾，脾主肌肉，故湿邪侵犯人体时，不但会出现恶心欲吐、食欲不振、小便浑浊不利、大便溏泄不爽等症状，还可能会表现为肌肉酸楚疼痛、浑身乏力等。《素问·太阴阳明论》提出："伤于湿者，下先受之。"因湿为阴邪，湿性类水，水性就下，其性重浊，易下流，故多侵袭人体下部，出现湿疹、妇人带下黏稠腥秽等。因此，要做到以下几点。

一是保持恬惔虚无的精神状态。《素问·四气调神大论》说夏季应"使志无怒，使华英成秀。使气得泄，若所爱在外。此夏气之应，养长之道也"。夏季为阳盛之时，要使情绪顺应季节与万物，保持开朗的心情与蓬勃向上的精神，遇到挫折调整好情绪，使体内气机通畅，不可过于躁动，不可发怒。"夏养长"，神气充足，人的身体功能才能旺盛协调。

"脾在志为思"，过思则伤脾，轻则气结不舒，甚则成劳。可表现为失眠健忘、食少腹胀、体倦乏力，严重时出现消瘦倦怠，四肢不举，毛悴色夭，脾虚失血等症。

二是适度运动。在长夏季节运动可顺应阳气的升发，但是因为长夏炎热，因此需要在锻炼时注意以下几点：运动前喝些预防中暑的饮料，做好防晒措施，选择吸湿、透气的衣物，宽松且便于肢体活动；运动时间可选择早上 6 点或者下午 5～6 点，这时日照不是很强，户外温度也不高，环境比较舒适；如在户外锻炼，可选择登山、跑步、打羽毛球、打篮球、游泳等项目；在室内锻炼，可选择瑜伽、舞蹈等。体质比较弱的人，可选择低强度的运动方式，如散步、打太极拳、慢跑等；体质强的人，可选择中等强度的运动，但不可运动过量、汗出过多，以免耗气伤津，超出身体负荷。

运动后不应用冷水淋浴，因为锻炼后身体产热增多，身体处于代谢旺盛的阶段，汗液蒸发是身体散热的重要途径，如果这时立刻洗冷水澡，会使得腠理闭塞，引起皮肤血管收缩，体内的暑热难以布散外出，反而会使体温升高。而且，皮肤血流量减少，回心血量增加，会加重心脏负荷。如果身体适应不良，易引起感冒、抽筋。较好的做法是在夏天锻炼出汗后喝些盐开水，擦干身体，待不再出汗时，再洗温水澡。

三是注意起居宜忌。室内外温差不应太大，不可贪图凉快，更不可露宿于外，否则，易伤风感冒。卧室内寝具最好选择天然草木编织的凉席，可吸汗、透气，防止长痱子。顺应自然阳长阴消的变化规律，夜卧早起，保证子时酣眠。适当午休，可恢复疲劳感。外出时，尽量避开烈日侵袭，涂防晒用品，并且穿着棉质服饰，可带伞遮阳。培养高雅兴趣，如学习琴棋书画、观赏花鸟鱼虫等，形神兼养，可使心情愉悦。孙思邈《千金翼方·退居》说："平旦点心饭讫，即自以热手摩腹，出门庭行五六十步。"饭后应散步，并以热手摩腹，长期坚持，对调整胃肠功能，促进食物的消化及吸收，防治消化不良和胃肠道慢性疾病大有益处。《千金翼方·齿病》中还提到："叩齿三百下，日一夜二，即终身不发，至老不病齿。"因为牙齿对于脾胃的消化吸收功能有重要作用，所以，叩齿可保健脾胃。做法是摒除杂念，全身放松，口唇轻闭，然后上下牙齿有节律地互相轻轻叩击。

四是按摩保健穴位。可按摩脾俞、曲池、足三里、阴陵泉、丰隆等穴位，健脾、清热、利湿。

脾俞：在背部，当第 11 胸椎棘突下，旁开 1.5 寸，每日按摩一次，每次按摩 1～3 分钟。

曲池：屈肘成直角，肘弯横纹尽头处，当尺泽穴与肱骨外上髁连线中点，每日按压 1～2 分钟，使酸胀感向下扩散。

足三里：外膝眼直下 4 横指，胫骨前脊外侧旁开一指，用大拇指或者是中指顺时针按摩，每日按摩一次，每次一百下，以感觉酸胀为度。

阴陵泉：位于小腿内侧，胫骨内侧下缘与胫骨内侧缘之间的凹陷中，在胫骨后缘与腓肠肌之间，每日按揉 1～3 分钟。

丰隆：小腿前外侧，外踝尖上 8 寸，条口穴外，距胫骨前缘二横指（中指），每日按揉 1～3 分钟。

（四）饮馔服食法

脾胃五行属土，土在味为甘。《素问·宣明五气》："甘入脾。"《灵枢·五味》："谷味甘，先走脾。"所以甘味的食物和药品摄入人体后，其有效成分更容易被脾胃吸收。粳米、大枣、甘草等甘味食品、药品，能补益中气、滋养气血，最益脾胃。《素问·脏气法时论》"脾苦湿，急食苦以燥之""脾色黄，宜食咸。大豆、豕肉、栗、藿皆咸"。苦味能泄、能燥、能坚，有清泄火热、泄降逆气、通泄大便、燥湿坚阴等作用。脾喜燥恶湿，当脾虚湿困时，可食苦味食物、药物以燥湿健脾。

对脾而言，脾主肉，《素问·宣明五气》："甘走肉，肉病无多食甘。"《素问·生气通天论》："味过于酸，肝气以津，脾气乃绝。"《彭祖摄生养性论》云："酸多伤脾。"因为酸味五行属木，而脾五行属土，木克土，味过于酸，酸从木化，肝气津淫，木盛土亏，所以脾气绝。过量食用酸味的食品、药品容易引起肝气偏盛，克犯脾胃，导致脾胃功能失调。有消化功能不好、大便溏稀等脾胃功能不好的人，一定要少吃酸味的食物和药物。故《素问·五脏生成》云："多食酸，而肉胝而唇揭。"即皮肉坚厚皱缩，口唇掀起。又"味过于苦，脾气不濡，胃气乃厚"。这说的是味过苦，则苦反伤心，又心为脾之母，母邪乘子，使脾气不能濡泽，胃气反加厚矣。

而《素问·脏气法时论》又言："脾欲缓，急食甘以缓之，用苦泻之，甘补之。"这是在告诉我们，在病理状态下，脾喜燥恶湿，其性欲缓，故用甘缓之，而用苦来燥湿。

黄豆，色黄属土，富含皂苷，能刺激分泌消化脂肪的胆酸，所以可用黄豆做成豆浆，或煲汤食用。小米养脾，尤其在熬小米粥时注意取其上层米油食用，这是其精华所在。

脾胃主运化水谷食物，现代社会生活紧张，工作压力大，许多人三餐不定时，加上一些不良的饮食习惯，如暴饮暴食、狼吞虎咽、抽烟酗酒等，而致食积内停，气机阻滞，脾胃升降失司，导致脘腹胀满，嗳腐吞酸，恶食呕逆，大便泄泻。应健脾开胃，消食导滞，常用食物有山楂、麦芽等；常用药膳有茶叶黑米粥、山楂核桃饮等。

脾气虚弱，症见倦怠乏力，精神不振，少气懒言，四肢不收，口不知味，食入即饱，或食后脘腹胀满，或困倦思睡，脘痛绵绵喜按，大便溏薄，面色萎黄不华；形体消瘦或虚胖，舌质淡或淡胖有齿痕。当益气健脾，常用食物有糯米、黄花菜、蕈类、鸡、鹌鹑、羊奶、葱、蒜、豆豉等；常用药膳有参枣米饭、益脾饼、山药饼、茯苓包子、山药面、大枣粥、红枣炖兔肉等。

脾主运化，喜燥恶湿，若因过食冷饮，使得寒湿困脾，症见脘腹痞闷胀痛，饮食减少或不思饮食，口中黏腻，大便溏薄，肢体困倦沉重，面色晦黄，或肢体浮肿，小便短少，或妇女白带增多，舌淡胖，苔白腻，脉濡缓。当燥脾化湿，常用食物有红小豆、蚕豆、绿豆、鲫鱼、鸭肉、冬瓜等；常用药膳有沙参知母粥、扁豆薏米汤、绿豆薏苡仁粥等。

另外需要注意的是，在健脾利湿的方剂或药膳中，经常会使用到淡味药如茯苓以渗湿，取其平淡，既不致上火，又不致寒中。但在运用时也应审时、辨证，淡渗之品毕竟不利于春天升发之气，虽可解脾之湿困，但过用则不利于脾之升清。

而如果是有着手脚心热、心烦、盗汗、口干、眼干、渴喜冷饮、舌红苔薄或无苔、脉数等阴虚症状，又兼饭后腹胀、大便偏干等症状，有可能是脾阴不足。可借用明代缪希雍补益资生丸的思路，用山药、莲子肉、生地黄、沙参、麦冬等，煎汤或制成蜜丸，补脾阴，降阴火。

（五）脾脏导引法

（见本书第二十章第二节脏腑导引法）

四、肺

肺五行属金，为阴脏，居于胸中，位属上焦，以阴居阳，故谓之"阳中之少阴"。

肺在脏腑中位置最高，且外主皮毛，上通鼻窍，所以与外界环境联系紧密，对气候环境变化相当敏感；但肺质柔嫩，不能耐受过寒、过热的刺激，所以触冒六淫寒热等邪气，肺往往容易先病，故其又被称为"娇脏"。

肺主气，司呼吸。调节人体呼吸运动，通过持续的、有节律的收缩与舒张，吐故纳新、呼浊吸清，保证人体正常生命活动的需求；又主持人体一身之气，使人体内的营气、卫气、中气、元气等在体内能正常生成、升降出入，并顺畅地布散到人体需要的位置，维持人体各功能正常运行。所以《素问·六节藏象论》云："肺者，气之本。"

肺还有通调水道的功能，其主持调节全身水液代谢，将脾胃所运化水谷精气中的轻清者上运头面诸窍、外输皮毛肌膜，以濡养之，并控制腠理有节制地排出汗液。又将机体脏腑代谢所产生的浊液废物下输至膀胱，生成尿液，及时气化排出，使其不潴留为痰饮水湿，危害机体。

如上所述，肺能调节治理一身的气机运行和水液代谢，正如一国的宰相，所以中医学奉其为"相傅之官"。只有肺气充足，人才能少生病，健康长寿。

（一）保养肺气法

肺为气之本，以气为用，肺气的正常不但关乎肺脏本身功能的正常，更影响机体的健康，所以保养肺气是中医养生的大法。

肺气的保养，就是要保持肺气的充足、清轻和运行顺畅，发挥其抵御外邪、调节气机和通调水道的作用。主要包括以下三方面。

一是避邪。肺气有卫外功能，外邪侵袭人体，常常先犯肺，损伤肺气。所以养肺气首先要避邪气：在冬春季节避寒邪，注意防寒保暖，随气温变化而保持衣物合适的厚度；在春夏季节避温邪，注意居住环境和饮食的卫生，常服清热解毒的食物或药品；在秋季避燥邪，注意多喝水，多服用滋润的食物或药品。

二是少言。中医学认为人的发声说话与肺气息息相关，《难经·四十难》云："肺主声。"人声音的洪亮有力，要依赖肺气的支持，简单来说就是说一句话耗一分气，如果说话太多就易耗损肺气，导致肺气虚，引发诸多病症。所以孙思邈告诫养生者要"爱气""莫多言"，宜"少语"，少语则肺气得充养，不致无谓耗散，正所谓"少语寡言，肺气自全"。

三是无忧。忧为肺之志。忧，即忧伤，也就是忧愁不尽、悲伤不已。《素问·阴阳应象大论》说肺"在志为忧，忧伤肺"，因悲伤会干扰正常的心肺之气，使得上焦不通，人的气血不得布散，导致全身无力，甚至无法站立，呼吸困难，鼻涕也会不由自主地流出，所以中医学认为"悲则气消"。因此保养肺气要远离忧伤的情绪，保持开朗的心情，用"喜胜悲"。

（二）秋季养肺法

秋天是收获的季节，所谓"容平"，是指秋季三个月是万物成熟的季节，如《管子·形势解》所云"秋者，阴气始下，故万物收"。此时"天气以急，地气以明"，气候清凉、干燥、肃杀、敛降，正与肺体清虚，喜清润，主肃降等特点相应。所以中医学认为肺与秋气相通。秋季天地万物都开始向下、向里收敛，为冬天阳气蛰藏做准备。此时人体肺的肃降功能相对增强，使气血津液内敛于体内，为冬季精气的封藏做准备。而这会导致肺的宣发功能相对减弱，从而使肺气布散津液到体表作用的功能降低，表现为卫外不固，口鼻、皮毛津液缺乏。且秋季多风，气候干燥，易伤人津液，特别是容易耗伤肺之阴津，表现出口鼻干燥、皮肤干燥、干咳无痰或少痰，痰黏难以咯出等肺燥证。所以秋季养肺要重视养阴，多喝水，多食清润滋阴的食物，并注意选用有锁水功能的护肤品，以顾护肌肤的水分。除此以外，在秋季，人们还要注意"收敛神气"，使精神内守，保持心境平和，不急不躁，也不贪求过多。这样就顺应了秋季的养"收"之道，使得肺气清净顺畅，人体自然健康。

（三）日常调养法

肺脏的健康需要依靠日常生活中点滴的调养，要根据肺的生理特点，养成好的生活习惯，避免不良的刺激，

首先，肺作为人体的"气之主"，以气为本，而气行则健，气郁则病。所以肺的养生，要重视运动，使气血保持流通。但运动需注意不要使人太过疲劳，华佗告诫云："人体欲得劳动，但不当使极尔。"应多选择运动时间长、运动强度适中、有节律的有氧运动，如太极拳、五禽戏等。除此以外，还可多进行深呼吸的锻炼，加深呼吸的幅度，增加肺活量。

其次，肺为娇脏，常因外感寒邪，过用生冷，影响肺的正常生理功能，而产生种种病症。如《薛氏医案·难经本义》云："肺主皮毛而在上，是为娇脏，故形寒饮冷则伤肺。"所以《素问·宣明五气》云："五脏所恶……肺恶寒。"因此肺脏的养生要格外注意避风寒，天热时不要过度贪凉饮冷，气温降低了要及时添加衣物，尤其是背部不能受寒，要避免站在风口直吹。

最后，肺为"清虚之府，纤芥不容"，所以外部空气质量的好坏，对肺部的健康有很大的影响。所以家中要常常通风，保持室内空气的轻清干爽，这样才能保证肺腑的健康及人体呼吸代谢活动正常运行。如果有时间，还应多去旷野山林游玩，享受更清新的空气。此外，还应注意避免污浊甚至有毒害的空气，在雾霾的天气出行，注意要佩戴防尘口罩。一定要少抽烟，最好不抽。

（四）饮馔服食法

肺五行属金，金在味为辛，《素问·宣明五气》云："辛入肺。"《灵枢·五味》："谷味辛，先走肺。"所以辛味的食物和药品摄入人体后，其有效成分更容易被肺吸收。因而薄荷、生姜、桂枝等辛味的食物和药物，能发散风寒、宣泄肺气，是肺脏的最爱。《素问·脏气法时论》"肺苦气上逆，急食苦以泄之""肺色白，宜食苦。麦、羊肉、杏、薤皆苦"。肺主肃降，苦味可泄上逆之肺气。

对肺而言，肺主气，主皮毛。《素问·宣明五气》："辛走气，气病无多食辛。"《彭祖摄生养性论》云："苦多伤肺。"是因为苦味五行属火，而肺五行属金，火克金，过量食用苦味的食物和药物容易引起肺气不足，精气布散无力，使皮肤失去光泽，毛发枯槁，故《素问·五脏生成》云"多食苦，则皮槁而毛拔"。所以有慢性肺病者及容易感冒的人，要适当控制苦味食品的摄入。另外要注意不可过食生冷：肺为娇脏，不耐寒凉，食凉饮冷，会阻碍肺部的气机，甚至会导致寒饮停肺等慢性肺病。

而《素问·脏气法时论》又言："肺欲收，急食酸以收之，用酸补之，辛泻之。"这是在告诉我们，在病理状态下，要从肺之收敛之性，以酸味收敛之。

芸豆色白，属金，可以提高人体免疫力，对预防呼吸道疾病的发作有益处。可以食用芸豆以利肺。大米润肺，如稻米，可熬成米汤服用。

肺主气，司呼吸，在体为皮毛，所以肺气不足则表现为呼吸不利，免疫力不足，症见无力而咳，易患感冒、面色㿠白或淡白、神疲体倦、声音低怯、舌苔薄白、脉虚弱。应补益肺气，可用黄芪、蛤蚧、西洋参，如补肺汤、玉屏风散。

肺为阴脏，其阴津不足，便会导致宣降失职，虚热内生的证候。主要表现为干咳无痰，或痰黏量少，或带血丝，口燥咽干，声音嘶哑，潮热盗汗，颧赤，五心烦热，形体消瘦，舌红绛少津，脉细数。应多滋养肺阴，可用麦冬、百合、地黄，如百合固金丸、二冬汤。也可以用菊花和猪肝一起煮汤，滋阴清火。

肺体清嫩，喜润恶燥，现代社会人们常因外在空气质量不佳，抽烟或嗜食烧烤等原因使燥热伤肺。症见痰少而黏，不易咯出，或咯痰带血，咳引胸痛，鼻燥咽干，口渴唇燥，或声音嘶哑，苔薄黄而干，脉浮细或细数。日常应清润肺燥，可用桑叶、胡麻仁、天花粉，如润肺汤、清燥救肺汤。

若是肺热咳喘有痰，可以用川贝炖雪梨。将雪梨洗净、削皮、切开、去核，成为一个梨盅，在其中放入几粒川贝与冰糖，隔水蒸1小时左右，取出吃梨。此法可润肺化痰。

（五）肺脏导引法

（见本书第二十章第二节脏腑导引法）

五、肾

肾，五行属水，为阴脏，位于腰部脊柱两侧，左右各一，为阴中之阴。

肾主藏精，《素问·六节藏象论》称其为"封藏之本，精之处也"，肾的藏精体现在两方面：一是藏"先天之精"，此精禀受自父母，具有促进人体的生长、发育和逐步具备生殖能力的作用，是人生命活动的原动力，所以肾被称为"先天之本"。一是藏"后天之精"，此精由脾胃运化水谷而生，用以濡养人体五脏六腑四肢百骸，所以《素问·上古天真论》称其"受五脏六腑之精而藏之"。后天之精的化生，需依赖于先天之精的支持；而先天之精的发挥，又必须得到后天之精的不断充养。两精在肾中相互依存，相互为用，为人体生命活动的正常提供保证。

肾精对人体生长发育的生理效应，有赖于肾精所转化的肾气的充实，肾气，又名"元气"，《素问·上古天真论》认为：在人 7～8 岁，肾气开始充盛，人开始换牙，发育速度也开始加快；到了 14 岁，进入青春期，肾气充实到顶峰，表现为女子开始有月经，男子开始遗精，此时人有了生殖能力；到了 21 岁以后，人进入壮年，此时肾气没有青春期那么强盛，但也保持着一个稳定的高水平，所以此时人的筋骨强劲，但发育逐渐停止；而到了 40 岁以后，肾气开始衰落，身体各方面的功能都开始减退，出现脱发和牙齿松动；在 60 岁以后，肾气枯竭，人生殖能力也丧失了。

肾主藏精，而精能生髓，髓居于骨中，骨赖髓以充养。所以中医学认为肾"主骨生髓"，肾精充足，骨髓生化有源，则骨骼坚固有力；若肾精虚少，骨髓化源不足，骨则失养，表现为脆弱，不能久立。而牙齿，为"骨之余"，若骨骼失养，牙齿也不能"独善其身"，常会松动，甚至脱落。所以当人衰老肾精不足时，常表现为走路不稳，牙齿掉落。

肾为"水脏"，主水，具有主持和调节全身水液代谢的功能。一方面饮食所摄入的水液，需下降至肾，然后通过肾阳的蒸化作用，化气上输至肺，然后布散全身；另一方面，代谢后的水液和身体中多余的水汽，会通过肾下注至膀胱，然后在肾气的调节下，适时适量地通过二便排出体外。

因此，中医养生十分重视养肾，只有肾精充足不泄，肾阴肾阳平衡不偏，肾主水功能顺畅运行，人才能健康长寿。

（一）保养肾精法

肾精为肾所藏之精。包括禀受于父母的先天之精和后天运化水谷而来的后天之精，肾精具有滋养脏腑器官，促进人体的生长、发育，并保持生殖能力的作用，是决定人寿夭的关键。肾精充旺，则人不易衰老，长生久视；肾精亏竭，则人易衰老，横夭莫救。所以《素问·金匮真言论》曰："夫精者，身之本也。"而且肾精能生髓，脑为髓海，主持精神思维活动，所以肾精充足，则生髓功能旺盛，人的精神思维活动正常，思维敏捷，博闻强识。所以养生要注重保养肾精，如《韩非子·解老》云："身以积精为德，家以资财为德。"主要要做到积精全精、补精益精两个方面。

积精全精：人应尽量少用肾精，保证肾精的完整，即使使用，也应小心节制，切不可挥霍。《素问·上古天真论》指出人如果"以酒为浆，以妄为常，醉以入房，以欲竭其精，以耗散其真"，则会"半百而衰"，原因正是"不知持满"，即没有注意保持肾精的盈满。所以孙思邈提出养生者应做到"少思、少念、少事、少语、少笑、少愁、少乐、少喜、少好、少恶、少欲、少怒"，即是通过日常生活行为的节制来顾护肾精。而性生活是最耗肾精的，所以应该注意不要过早结婚，因为"破阳太早，则伤其精气"（《三元延寿参赞书》）。而婚后性生活也不应太过频繁，以不影响第二天生活、工作为宜。随着年龄的增大，性生活也应逐渐减少，60 岁以后最好不要进行性生活。

补精益精：肾精作为人进行生命活动的重要物资，即使再节省，消耗也无可避免，所以人应在日常生活中多注意对肾精的补益，以保障肾精的充足。既可以选择吃紫河车、熟地黄、黄精、松龄太平春酒等可以补肾填精的食品和药品，也可以选择艾灸、按摩关元、肾俞、涌泉等有补肾益精作用的穴位，还可以选择一些有补肾作用的导引气功方法。需注意，应在医生的指导下进行，选择正规的、公认有效的方法，切不可迷信一些来路不明的"秘方"。

（二）冬季养肾法

"肾与冬气相应"，冬季养肾的核心是"无扰乎阳"。冬季，水面结冰，大地龟裂，这时人应该顺应天地闭藏的状态，不能扰动阳气，日常作息上，应早睡晚起，要等到阳光出现再起床；精神上，少思寡欲，使神志深藏于内，不耗散于外；生活起居上，应待在温暖的房间里，使身体感到暖和，顾护阳气，但应注意不要过热，而致出汗损伤阳气。

固护阳气是顺应冬气、养护人体肾脏的法则。肾为先天之本，藏精、主骨、生髓，肾气充盈，则身体强健、精力充沛。若违背这一法则，就会损伤肾脏。冬季过度消耗阳气，闭藏不够，精气储存不足，甚至肾气亏损，就会出现腰膝酸软、头晕耳鸣等症，而且还可能导致机体在来年春天生机焕发时缺乏能量，不能顺应春生之气，出现四肢痿弱、头晕欲厥等病症。

（三）日常调养法

肾为先天之本，"肾者主蛰，封藏之本"，肾中所藏，为肾阴、肾阳。肾阴为生长发育的基本物质，肾阳则是活动的基本动力；肾阴是肾阳的物质基础，肾阳是肾阴的功能表现。肾脏的起居调养，着重于"养藏"。应注意以下几点。

一是早睡。充足的睡眠对于气血的化生和肾精的保养有至关重要的作用。

二是适当运动。早晨或傍晚适当锻炼，如散步、慢跑、打太极拳等。

三是多吃黑色食物。因黑色入肾，故黑芝麻、黑米、黑豆等黑色食物有助于补肾。还可进食富含维生素的蔬菜、水果。如山药，能补肾填精，精足则阴强、目明、耳聪；海参，滋阴，健阳，为肾阴肾阳双补之品。"咸入肾"，若味过于咸，则首伤肾。

四是保持良好的情绪。肾在志为恐，故肾虚多有情绪不定、烦躁不安、善恐等表现。所以，要强化意志，坚定信念，不要担心太多。

五是房事要节制。房事过度，则肾精耗伤，元阳因之亏损，易出现腰膝酸软、眩晕耳鸣、精神萎靡。另外，过饥过饱、疲劳、情绪不佳、女性月经期、气候异常时俱不宜行房。

六是注意保护腰。"腰为肾之府"，注意不要过度用腰，尤其是老年人更应注意。俯身提较重的物体时，先弯腿，再微微弯腰或者不弯腰，可以保护腰。在公园游玩，不宜直接坐在潮湿阴冷的草地或土地上，否则会使腰部为寒湿所困，引起腰痛。冬季寒冷时，为防止寒邪侵袭，可使用护腰带。

日常养肾，还可以常按摩养肾穴位，主要有以下几种。

（1）按摩涌泉穴：涌泉穴位于脚底中间凹陷处，是足少阴肾经的起点，是补肾的重要穴位。在每晚睡前，用一手握住脚趾，一手来回擦足心涌泉穴，感觉足心发热，就微微活动一下脚趾，两只脚交替摩擦，摩热后睡觉。或者可以用热水泡脚来刺激涌泉穴，也有很好的保健效果。

（2）按摩肾俞穴：肾俞穴位于第 2 腰椎棘突下，旁开 1.5 寸，是补肾要穴。可于睡前坐在床上，全身放松，舌抵上颚，两目上视，提肛，用两手摩擦肾俞穴，各 120 次。主治腰痛、生殖泌尿疾患、耳鸣、耳聋等。

（3）搓揉耳廓：因肾开窍于耳，常按摩搓揉耳廓，可补肾气，对于肾气不足引起的头晕、头痛、耳鸣，有较好的疗效。

（4）"叩天钟"：即叩齿，有养生谚语云："朝暮叩齿三百六，七老八十牙不落。"在早晨、傍晚反复叩击上下牙齿，可有健齿、固肾、强精、疏通经络的作用。

（5）"鸣天鼓"：两手心掩耳，然后用两手的食指、中指和无名指分别轻轻敲击脑后枕骨，发出的声音如同击鼓。此法可适用于因肾虚引起的头晕、耳鸣、健忘等。

（四）饮馔服食法

肾五行属水，水在味为咸，《素问·宣明五气》云："咸入肾。"《灵枢·五味》："谷味咸，先走肾。"所以咸味的食物和药品摄入人体后，其有效成分更容易被肾吸收。以咸补肾应该多吃天然咸味的食物，而不是多吃盐，这些咸味食物（如海带、大豆、紫菜等）和药物，能滋养肾气、软坚散结，是肾脏的最爱。《素问·脏气法时论》称"肾苦燥，急食辛以润之""肾色黑，宜食辛。黄黍、鸡肉、桃、葱皆辛"。说明肾性若苦于干燥，应该用辛润药来润养。辛味能通气开腠理致津液，气至则水亦至，故可以润肾之燥。

肾主骨。《素问·宣明五气》："骨病无多食苦。"《彭祖摄生养性论》云："甘多伤肾。"是因为甘味五行属土，而肾属五行属水，土克水，过量食用甘甜的食物和药物引起脾胃壅滞，气血运化失司，藏于肾的精气也减少，由于肾主骨藏精，其华在发，甜的东西吃多了就会使头发失去光泽、易脱落，骨节无力疼痛等，如《素问·五脏生成》云："多食甘，则骨痛而发落。"所以有腰膝酸软、耳鸣等肾虚症状的人，不应吃太多甜食。

而《素问·脏气法时论》又言："肾欲坚，急食苦以坚之，用苦补之，咸泻之。"肾病则水泛，所以用苦味来坚之。这是在告诉我们，在病理状态下，肾欲坚，需要用苦味来坚之。

黑豆色黑入肾，可以做豆浆，也可以煲汤服用。另外前文所提黑芝麻、黑米等天然色黑之品也可以起到补肾的作用。

肾阳为一身之元阳，若肾阳不足，则会导致温煦失职，水湿内盛，甚至性功能衰退。肾阳虚多因劳伤过度，年高肾亏或久病及肾所致。表现为畏寒，腰膝酸冷，小便清长或遗尿，阳痿滑精，女子带下清冷，宫寒不孕，舌淡苔白，尺脉沉细或沉迟。应注意温补肾阳，如金匮肾气丸、右归丸、龟龄集。

肾阴为人体之真阴，现代人恣情纵欲，熬夜工作，常会使肾阴亏耗，症见遗精，阳事易举，梦遗，早泄，头晕眼花，精神不振等。宜滋补肾阴，如左归丸、大补阴丸、六味地黄丸。

肾精是人体生命的重要保障，若人先天不足，后天消耗过大，或劳伤过度，常会导致肾精不足证。小儿可见发育迟缓，智力和动作迟钝，骨骼萎弱，囟门迟闭；成人可见未老先衰，肢体萎弱不用、眩晕、耳鸣、腰膝酸软、阳痿、不孕等。当填补肾精，可用熟地黄、紫河车、何首乌，如五子衍宗丸、河车大造丸、松龄太平春酒。

在运用补益药物或食物的时候，要防止补益过度，要辨清肾阳虚、肾阴虚或肾精亏虚。同时也要防止补品滋腻碍胃，在使用时要根据患者脾胃功能的强健与否进行选择，如同为补肾阳之品，鹿角霜即为鹿角熬胶后剩余的骨渣，补阳力不如鹿茸、鹿角胶，但不至于滋腻而妨碍脾胃运化。另外，可以在服用补品时酌加砂仁等醒脾开胃的药物作辅助。

（五）肾脏导引法

（见本书第二十章第二节脏腑导引法）

◎ 小 结

　　脏腑调养既是养生的出发点，又是养生的目标所在。养生的诸多方法都是以脏腑为基点而展开的，养生的最终目的或效验，就是要使脏腑坚固、精神饱满、气血平和。

　　脏腑调养的基本原则，就是要遵从脏腑的生理规律，保持脏腑功能的稳定协调，顺应四时阴阳的变化，以保证生命活动的正常进行。

　　脏腑养生的要点：肝脏调养，要注重调养气机和调养肝血；心脏调养，要注重保养心神和调理血脉；脾胃调养，要注重调和胃气，健脾助运，协调升降；肺脏调养，要注重保养肺气，宣发肃降；肾为先天之本，要注重保养肾精，固护肾气。此外，脏腑养生还要关注到脏腑之间的协调平衡。

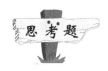

1. 保养脏腑需要遵循哪些原则？
2. 脏腑的生理特性和脏腑保养有什么关联？

第九章 形 体 养 生

中医学对人体形体的认识，有广义与狭义之分。广义的形体，泛指人体一切有形的躯体，如《灵枢·经脉》云"人始生，先成精，精成而脑髓生，骨为干，脉为营，筋为刚，肉为墙，皮肤坚而毛发长，谷入于胃，脉道以通，血气乃行"，即广义的形体包含了脏腑、经络、气血、官窍、五体、五华（面、发、爪、唇、毛）等所有的组织器官；狭义的形体，又称为"五体"，是构成人体的血脉、筋膜、肌肉、皮肤、骨骼五种基本组织。形体是构成人体和维持人体生命活动的基础，形体健康同时也是人体健康的基础。因此，形体养生就成为中医养生学的重要组成部分。本章的形体养生主要论述形体养生的概念、原则、内容与方法。

第一节 形体养生的概念

形体养生是在中医养生原则的指导下，采用适宜的养生方法技术，有目的地调养脏腑、经络、气血、官窍、五体、五华等形体组织，达到形体健康的目的。

形体强健是人生命健康的基础，也是人长寿的保障。《灵枢·天年》将健康长寿之人的形体特征总结为"五脏坚固，血脉和调，肌肉解利，皮肤致密，营卫之行，不失其常，呼吸微徐，气以度行，六腑化谷，津液布扬，各如其常，故能长久"。形体健康之人，内在表现为脏腑功能健运，精气血津液等人体精华物质充盈，脏腑经络气血运行调畅，体内津液生成、输布和排泄等环节均代谢正常；外在表现为眼睛有神、呼吸调匀、二便正常、脉象缓匀、形体健壮、面色红润光泽、牙齿坚固、双耳聪敏、腰腿灵便、声音洪亮、须发润泽、食欲正常等。

中医养生学强调应在疾病发生之前，做好各种预防工作，维护人的生命健康，防止疾病的发生。形体养生是根据人生命发展的规律，在中医养生原则指导下，采取能够保养身体、增进健康、延年益寿的方法和手段所进行的养生保健活动。中医学的四维健康观认为人的健康包括形体健康、心理健康、适应环境及道德健康四个维度，其中形体健康是人体心理健康、适应环境及道德健康的基础。因此，阐述形体养生的原则、内容和方法就成为中医养生的核心内容。

第二节 形体养生的原则

形体养生所遵循的基本原则，对形体养生方案的实施具有普遍指导意义。在设计形体养生方案和开展形体养生活动时，应该在形体养生原则的指导下进行。

一、脏腑为本，整体调养

中医学认为，脏腑化生人体精气血津液等精华物质，通过经络、三焦等系统运输通达于脏腑、官窍及皮肉筋骨脉等组织器官，以维持人体的各项生理功能活动。形体强健表现为人体内的脏腑气血充盛，以及体表的肌肉筋骨、皮毛官窍等各组织器官功能强健。人是一个有机统一的整体，若形体功能活动发生障碍，就会影响整体生命活动的正常进行。

因此，形体养生应从全局着眼，使整体内外协调，增强抗病能力，避免出现形体失养、功能失调，从而达到脏腑气血组织官窍等形体的健康。形体养生应遵循整体观念的指导，以人体脏腑为本，内外兼养，对形体进行全面调理，以保养脏腑气血为根本，从而达到保养形体的目的。如果只注重表面而忽视体内脏腑与体表组织官窍等的联系，或仅注重局部形体的养护，忽略形体整体之间的联系，尤其是忽略脏腑对于形体强健的重要意义，形体养生就不能从根本上实现养生的目的，养生效果不持久或者无法维持，甚至可能引起不良的后果。

二、积极主动，杂合以养

形体养生强调养生者的主观能动性，提倡主动运用各种措施践行形体养生的实践，保养正气以增强形体功能，以维护和提升形体健康水平。中医养生学特别重视主动养生，主动学习和采用各种适宜的养生方法，反对被动消极。华佗创制五禽戏，模仿虎、鹿、熊、猿、鸟五种禽兽的形态动作，"动摇则谷气得消，血脉流通，病不得生，譬犹户枢不朽是也"，即是主动养生在形体养生中的充分体现，从而达到强身健体目的。

形体养生重视从整体全局着眼，应落实到生命活动的各个环节，不应只依赖于某一种养生方法。中医养生学提倡"杂合以养"，即在养生理论的指导下，科学合理选择适宜的形体养生的方法技术，基于个人的整体情况，通过运动、导引、起居、药食、针灸、推拿、按摩等多种方式进行形体养生实践活动。对于多种形体养生的方法技术，并非简单地罗列增加，也并非越多越好，应在制订科学合理的形体养生方案的前提下，分清轻重缓急、主次先后，有计划有步骤地逐一完成，符合"和于术数"的养生原则。

三、劳逸适度，持之以恒

形体养生必须做到劳逸适度，华佗创制五禽戏时认为"人体欲得劳动，但不当使极尔"，故形体运动或休息静养应有节奏地相互协调配合，以满足人体正常的生理需要和维持形体健康的基本条件。劳与逸是阴阳的两个方面，存在着互根互用、对立统一的关系。适度运动可使人体脏腑强健，气血流畅，筋骨劲强，肌肉满壮；适度的休息有助于脏腑气血的蓄养和恢复，但休息过度过于安逸则会损害健康，如明代医家龚廷贤所著《寿世保元》云："养生之道，不欲食后便卧及终日稳坐，皆能凝结气血，久则损寿。"形体运动或休息静养，均不能超过人体正常的调节能力。《素问·宣明五气》说："五劳所伤，久视伤血，久卧伤气，久坐伤肉，久立伤骨，久行伤筋。"指出了劳逸失度对气、血、肉、筋、骨等形体健康损伤的五种表现。

形体健康并非靠短期内单纯采用某种养生方法就能实现，形体养生的方法施用于人身，大多无法取得立竿见影的效果。因此，坚定形体养生的目标，遵循形体养生的基本原则，选择适宜的形体养生方法，积极主动且持之以恒地将这些养生方法贯彻于自身的日常生活中，方能达到形体强健的目的。

四、审因施养，保健强体

形体养生应遵循审因施养的原则，即形体养生要因时、因地、因人制宜，根据不同的时令季节、所处的地域环境，结合人的年龄、性别、体质等差异，选择适宜的形体养生方法，达到强健形体的功效。人是天地自然的产物，人与自然环境是一个有机的整体，天地之间自然环境的变化会影响到人的生理功能及健康状态。人在掌握自然规律的基础上，主动采取养生方法和措施，以适应所处的自然环境，如《素问·宝命全形论》云："人生于地，悬命于天，天地合气，命之曰人。人能应四时者，天地为之父母。"

形体养生应顺应自然变化，如夏季天气炎热，则气血运行加速，腠理开泄，形体养生时可以"使气得泄"，但应防止汗出太多，注意阴液的补充；冬季天气寒冷，则气血运行迟缓，腠理固密，形体养生时应注意不要运动太过于剧烈而"无扰乎阳"，防止汗液大泄后腠理被寒邪所袭，诱发外感发热一类的病证。又如人体的阳气，有着昼夜表里消长的变化规律，如《素问·生气通天论》云："阳气者，一日而主外，平旦人气生，日中而阳气隆，日西而阳气已虚，气门乃闭。"因此，在开展形体养生方法时，应遵循这种规律，做到"暮而收拒，无扰筋骨，无见雾露"，避免"反此三时，形乃困薄"而损害形体健康。此外，地域环境是自然环境中的重要因素，其内容包括地质水土、物产资源、地域性气候等。地域环境的差异在一定程度上影响人形体的形态特征和功能特点。因此，应遵循因地制宜的原则，选择适宜的形体养生方法，如《素问·异法方宜论》云："中央者，其地平以湿，天地所以生万物也众。其民食杂而不劳，故其病多痿厥寒热。其治宜导引按跷，故导引按跷者，亦从中央出也。"善于形体养生者，应根据自身的年龄、性别、体质类型、体质强弱和整体的健康状态来选用适宜自己的养生保健措施、方法、持续时间及运动强度，以充分保养形体，维持形体健康。

第三节 形体养生的内容与方法

形体养生按照形体部分分类，主要包括五脏养生、经络养生、气血养生、五体养生、官窍养生、形体部位养生等内容。因脏腑养生单列一章论述，经络养生、气血养生在其他篇章均有涉及，故本节的形体养生主要论述五体、官窍、形体部位等人体的组织器官等形体养生的内容和方法。

一、五 体 养 生

五体是指人体的筋、脉、肉、皮、骨五种基本组织。中医学按照五行学说归类，五体由五脏所主。《灵枢·五色》云："肝合筋，心合脉，肺合皮，脾合肉，肾合骨也。"五脏与五体的联系是通过五脏精气营养所主的五体建立的，如《素问·经脉别论》云"食气入胃，散精于肝，淫气于筋。食气入胃，浊气归心，淫精于脉"，论述了脾胃运化水谷精微化生五脏精气，五脏精气分别营养五体的生理联系。荣，同"营"，有营养的含义；华，光华、光彩之意，色泽润泽的意思。色泽为脏腑气血之外荣的表现：光明显于外，润泽隐于内，光明润泽为色之常。《素问·脉要精微论》："精明五色者，气之华也。"面、毛、唇、爪、发的营养及色泽状态，可以反映五脏精气的盛衰。《素问·六节藏象论》详细论述了五脏精气外华体表的标志性部位，即"心其华在面""肺其华在毛""脾其华在唇四白""肝其华在爪""肾其华在发"。本书中，毫毛的保养因其功能特点与头发相似，故合并阐述，牙齿保养则单列论述。

（一）血脉通利

脉又称血脉，与心连属，组成相对密闭的管道系统，血在脉中依赖气的推动和固摄作用，维持血液在脉中的正常运行。饮食物经过中焦脾胃的消化吸收，化生营气和津液，在心阳化赤的作用下，转化为红色的血液。《灵枢·决气》云："中焦受气，取汁变化而赤，是谓血。"气血通过脉运行输布至全身，在孙络处化为营气和津液渗于脉外，发挥濡养全身的功能，为形体的生理活动提供充足的营养，且血液可以濡养心神，为神志的功能活动提供物质基础。尤其是对于中老年人，随着年龄的增加，脏腑功能的减退，气血的衰少，脉道逐渐得不到充分的气血营养，失去柔和通利之性，逐渐累及心主血脉的功能，更易发生心血管类的疾患。因此，血脉的养生是形体养生的重要内容，对于生命的健康具有十分重要的意义。

（二）皮毛光泽

皮毛是皮肤和附着于皮肤的毫毛的合称，包括皮肤、汗孔和毫毛等组织。皮肤有护卫机体、抵御外邪、调节津液代谢、调节体温，以及辅助呼吸、感觉等功能。皮毛由肺所主，是因皮毛必须赖肺的宣发功能，才能把脾胃生成的水谷精微和津液输布至体表以营养和滋润皮毛。《素问·五脏生成》云："肺之合皮也，其荣毛也。"皮毛是人体防御外感邪气的重要屏障。卫气在肺的宣发作用下，输布于皮毛以护卫机体，使皮毛发挥抵御外邪的作用。若卫气虚弱，皮肤腠理不固，则外邪易于侵袭而致外感性病证。同时，皮肤位于人体最表层，是人最易关注的部位。因此，皮肤的保养也是形体养生的重要内容之一。

（三）肌肉满壮

中医学认识的肌肉泛指解剖学的肌肉、脂肪和皮下组织。肌肉具有主司全身运动、保护脏器的功能。肌肉组织由脾所主，是因脾主运化水谷精微，为气血生化之源，全身的肌肉，依赖脾所运化的水谷精微来营养。脾胃健运，水谷精微充分营养，则肌肉发达丰满。

金元四大家之一的李东垣在《脾胃论·脾胃胜衰论》云："脾胃俱旺，则能食而肥；脾胃俱虚，则不能食而瘦。"如果脾失健运，水谷精微生成不足，肌肉失养，则必致肌肉瘦削，软弱无力，甚至痿废不用，影响到人的形体动作。肌肉的保养以健运脾胃为根本，加强运动健身是促进和保持肌肉满壮的有效方法。

（四）筋膜柔和

筋膜，在五体中指肌腱、韧带和系膜等组织。筋性坚韧柔和，筋附着于骨节间，对骨节肌肉等运动器官有约束和保护作用。肢体关节的运动，除肌肉的舒缩外，筋在肌肉、骨节之间的协同作用也是很重要的。《素问·痿论》云："宗筋主束骨而利机关也。"胸腹腔内的筋膜具有联系脏腑、维持脏腑解剖位置稳定的作用。筋膜由肝所主，筋膜要维持正常的屈伸运动，须赖肝血的濡养。肝血充足则筋力劲强，关节屈伸有力而灵活。当年老体衰，肝中精气衰少时，筋膜失其所养，故出现动作迟钝、肢体活动不利的衰老表现，如《素问·上古天真论》描述男子"七八，肝气衰，筋不能动"。保养筋膜组织，对于形体的运动能力，以及维持体内脏腑的位置具有重要的意义和价值。

（五）骨骼坚固

人体骨骼具有储藏骨髓、支持形体和保护内脏的功能。骨髓能充养骨骼，由肾精所化生，骨的生长、发育和骨质的坚脆等都与髓的盈亏有关。肾精充盛，骨髓充盈，骨骼得养，则骨骼刚健，躯体的支撑和运动灵活有力。人年老后，随着肾精的衰少，精髓亏损，骨失所养，则会出现支撑躯体无力，形体运动不利的表现。《素问·脉要精微论》云："骨者，髓之府，不能久立，行则振掉，骨将惫矣。"采用有效的骨骼保养的方法措施，对于形体的支撑和运动功能十分重要，特别是婴幼儿及中老年人等易出现骨骼失养诱发运动失常一类的群体。

二、官 窍 养 生

官窍，是人体五官和九窍的统称。官指舌、鼻、口、目、耳等五个器官，简称五官，因其位于人体上部，又称为上窍、清窍。五官分属于五脏，如《灵枢·脉度》云："五脏常内阅于上七窍也。故肺气通于鼻，肺和则鼻能知臭香矣；心气通于舌，心和则舌能知五味矣；肝气通于目，肝和则目能辨五色矣；脾气通于口，脾和则口能知五谷矣；肾气通于耳，肾和则耳能闻五音矣。五脏不和，则七窍不通。"前后二阴位于人体下部，由肾所主司，又称为下窍、浊窍，具有疏泄生殖之精及排泄人体代谢后的糟粕的功能。官窍不仅与其相应的脏腑有着特定的联系，为五脏之气与外界相沟通的门户，同时主司感觉、运动、开阖等特殊的生理功能，在形体健康中具有重要的作用和价值，官窍养生亦是形体养生的重要内容之一。

（一）舌的保养

舌主司味觉，并有协助咀嚼、吞咽食物和辅助发音的功能。舌为心之苗，舌的功能由心所主，尤其是舌的味觉和发音功能，有赖于心主血脉和心主神志的生理功能。所以，察舌可以测知心的生理功能和病理变化。心的功能正常，则舌体红活荣润，柔软灵活，味觉灵敏，语言流利。若心有病变，可以从舌上反映出来，如心主血脉功能失常，可表现为舌体色泽晦暗，有瘀斑瘀点，舌下络脉曲张；若心主神志功能异常，则可见味觉失常，语言发音模糊不清等。此外，舌与五脏六腑皆有密切的关系，因此中医四诊中望舌就成为望诊的重要内容之一。目前，舌的保养方法多包含在口腔部分的养生保健方法中。

（二）鼻部保养

鼻，为肺之窍，是肺主呼吸之气出入的门户。鼻司嗅觉，主通气，可以协助喉的发音，同时也常是外感邪气入侵人体之门户。鼻的嗅觉和通气功能均依赖于肺气的作用。肺气和利，则鼻的通气顺畅，嗅觉灵敏。鼻为肺窍，故鼻又常为邪气侵犯肺脏的通路。外邪袭肺，肺气不利，常表现为鼻塞、流涕、嗅觉不灵。此外，鼻的嗅觉功能也与心神主司感觉的功能有关。《素问·五脏别论》云："五气入鼻，藏于心肺，心肺有病，而鼻为之不利也。"鼻的健康是形体健康的重要部分，尤其是鼻常是外感邪气侵袭人体的门户，做好鼻的保养，防止具有传染性一类外邪的侵袭，对于形体健康具有非常重要的意义。因此，鼻的保养多从调补肺气着手，通过按摩、药食等法以助鼻的通气、主司嗅觉的功能。

1. 按揉健鼻 足阳明胃经、手阳明大肠经、手太阳小肠经、督脉等多条经脉分布于鼻，通过按摩这些经脉上的穴位，如按摩迎香穴，按揉印堂、风池穴来改善鼻的通气功能。此外，还有保健按摩鼻部的方法也非常有效。其方法可用两手拇指的指背中间一节，相互搓热后，摩擦鼻梁两侧 24 次；用手指刮鼻梁，从上向下 10 次；分别用两手手指摩擦鼻尖各 12 次。本法可增强局部气血流通，使鼻部皮肤津润光泽、润肺、预防感冒。

2. 药食养鼻 在秋冬天气干燥的季节或者气候偏干燥的地域，应防止燥邪伤鼻，可以通过滋养肺阴等中药或食物，让鼻腔内尽量保持适当湿度，若过于干燥易使鼻膜破裂而出血。鼻窍不通者，可以选用芳香开窍的药物，如在鼻内点一些复方薄荷油，以宣通鼻窍。在外感邪气流行时期，除了佩戴口罩遮蔽防护口鼻外，还可选用一些芳香避秽药物配伍制作成香囊，佩戴于胸前，起到一定防护避邪的作用。

（三）口腔保养

口，指整个口腔，包括口唇、舌、齿、腭、咽、喉等。口为脾之外窍，辨五味、泌津液、磨谷食、助消化及出语言等功能。脾开窍于口，饮食、口味等与脾之运化功能有关。脾主运化，脾气健旺，则津液上注口腔助水谷消化，则食欲旺盛，口味正常。咽喉，是咽和喉的总称，是行呼吸，发声音，吞咽水谷的器官。咽是消化管从口腔到食管的必经之路，也是呼吸道中联系鼻与喉的要道。咽是消化和呼吸共用的器官，通利水谷为其主要生理功能。喉是连属于肺系，呼吸的门户和发音的主要器官。如果肺有病变，不仅可使喉咙通气不利，而且还可使声音发生变化，如声音嘶哑或失音。因邪气亢盛累及发音，为"金实不鸣"，其证属实。因正气亏虚不足引起的发音异常，为"金破不鸣"，其证属虚。

牙齿具有撕裂、碾磨食物及辅助发音的功能，牙齿与牙龈关系紧密，牙龈是指介于牙齿和牙床之间的血肉组织，具有营养及支撑固定牙齿的功能。清代医家叶天士《温热论》提出"齿为肾之余，龈为胃之络"，即是对齿龈与体内脏腑关系的精辟论述。肾主骨，牙齿为人体内骨骼延露在体表的部位，观察牙齿的状态可以间接诊察体内骨骼的生长发育状态。肾与牙齿有着密切的关系，牙齿应该是雪白润泽且坚固的，此是肾精充盛、气血充足的表现。肾精亏虚，骨失所养，牙齿就会不坚固，出现松动的现象。反之，牙齿松动，则很可能是肾气不足。如成人牙齿稀疏、齿根外露或伴有牙龈淡白出血、齿黄枯落、龈肉萎缩等问题，多为肾精亏虚。儿童在牙齿发育及更换乳牙的过程中，以及中老年时期随着肾精亏少，牙齿易出现松动脱落，均为牙齿保养重点关注的人群。

唇指口唇，位于口之前端，有上唇、下唇之分。唇四周的白肉称为唇四白。脾其华在唇，嘴唇的肌肉由脾所主，唇的形态、色泽的变化是脾的精气盛衰及人体气血状态的外在表现。脾气健运，气血充足，营养良好，则口唇红润而有光泽。若脾失健运，气血虚少，营养不良，则口唇淡白不华，甚则萎黄不泽；口唇干裂多为脾阴亏虚、脾胃积热所致。口唇的形态和色泽，不但是人体气血盛衰及运行状态的反映，而且也是脾胃功能状态的反映。因此，口唇的保养应以健运脾气和补益气血为根本。

古代养生家对口腔的保养十分重视，提出"百物养生，莫先口齿"的观点。

1. 科学刷牙　刷牙的作用是清洁口腔。一般来说每日早晚各刷一次，必要时可以随时刷牙。刷牙时使用正确的刷牙方法，推荐的刷牙方法是顺牙缝方向竖刷，先里后外，力量适度。刷牙方法不正确，不易清洁牙间污物，又可能损伤牙周组织，导致牙龈萎缩。

2. 经常漱口　漱口能除口中的浊气和食物残渣，清洁口齿。唐代医家孙思邈在《备急千金要方》中说："食毕当漱口数过，令人牙齿不败口香。"一日三餐之后，如不刷牙，皆需漱口。漱口的方法和选用的漱口液很多，可根据自己的情况，选择使用。

3. 药食保养　口与脾胃功能关系密切，如《素问·奇病论》曰："五味入口，藏于胃，脾为之行其精气。"注意改善饮食结构，根据体质合理选用中药，以调理脾胃功能，可以有效地预防常见的口腔疾病。

（四）眼睛保养

眼睛，即目，又称精明，主司视觉，具有"视万物，别白黑，审短长"（《素问·脉要精微论》）的重要功能。目为肝之窍，由肝所主，是脏腑精气汇聚的部位，由五脏精气所营养。《灵枢·大惑论》："五脏六腑之精气，皆上注于目而为之精……目者，五脏六腑之精也。"此外，眼睛是心神最直观和真实的外在反映的部位，望眼神可以察知人的神志状态。眼睛活动灵敏，视物清晰准确，眼神精彩内含，炯炯有神，谓之有神；反之，眼睛活动反应迟钝，晦暗无光，眼睛少神，为无神。《素问·脉要精微论》云："头者，精明之府，头倾视深，精神将夺矣。"因此，眼睛是中医望诊的重要部位，也是形体保养的重要部位。

1. 科学用眼　在日常生活或工作、学习中，看书、写作、看电视等时间不宜过久，因为久视、妄视耗血伤神。当视力出现疲劳时，可闭目静坐三五分钟。此法有消除视力疲劳、安神定志的功效。因此，明代医家张景岳在《类经·摄生类》强调"心欲求静，必先制眼，抑之于眼，使归于心，则心静而神亦静矣"，通过闭目以养神。

2. 按摩保健 眼部按摩也是保养眼睛的重要方法。通过熨目、捏眦、点按穴位等法以健目明目，预防目疾。在古代眼保健的基础上，近代创造了不少新的眼保健法，如"眼保健操"，对保健青少年的视力，预防眼睛疾病，有积极意义。

3. 药食健目 饮食保健对增强视力也是至关重要的。食品中的新鲜水果、胡萝卜、动物肝脏，或适当用些鱼肝油，可以养肝明目，对眼睛视力有一定保护作用。保养眼睛一般禁忌膏粱厚味及辛辣燥热之品，以防耗损肝肾精血。同时，一些具有补益肝肾，养睛明目作用的中成药，如六味地黄丸、杞菊地黄丸、石斛夜光丸等，亦可在中医师的指导下合理选择应用。

（五）耳部保养

耳为听觉器官，有司听觉、主平衡之功，肾开窍于耳，耳的功能与肾中精气盛衰的关系尤为密切。耳的功能靠肾中精气的充养，尤其与肾的关系较为密切，《灵枢·脉度》云："肾气通于耳，肾和则耳能闻五音矣。"肾精充盈，则听觉灵敏，分辨力高；反之，肾精虚衰，则听力减退，耳鸣耳聋。耳的听觉变化，作为推断肾气盛衰的一个标志。人到中老年，随着肾中精气逐渐衰退，故听力每多减退。保养耳的功能，尤其是对中老年人的形体健康和生活质量具有重要意义。

耳的功能与五脏皆有关系，而与肾的关系尤为密切。耳的听觉能力能够反映出肾、脑等脏腑的功能。因此，耳部保养应通过调补脏腑功能，以预防听力受损为主。

1. 听力保健 耳是人体接受外界音响刺激的重要途径，外界环境因素对耳的影响很大。震耳欲聋的声响超过了耳膜的负荷能力，损伤人的精、气、神，从而影响耳的功能。特别是长期在噪声环境中，对听力会产生缓慢性、进行性损伤，久而久之，可发生听力下降或耳聋。因此，在有噪声环境中工作和学习应做好必要的保护性措施，如控制噪声源、做好个人防护等。孕妇和婴幼儿尤应注意避免噪声的影响。

2. 按摩健耳 按摩保健是健耳的一个重要方法。在健耳防聋方面，中医有很多宝贵的推拿按摩方法，如元代邱处机所著《颐身集》记载"鸣天鼓"健耳法，方法步骤是"两手掩耳，即以第二指压中指上，用第二指弹脑后两骨做响声，谓之鸣天鼓（可去风池邪气）"。现代操作可以两手掌捂住两耳孔，五指置于脑后，用两手中间的三指轻轻叩击后脑部 24 次，然后两手掌连续开合 10 次。此法使耳道鼓气，以使耳膜震动，故称之为"鸣天鼓"。耳部按摩可增强耳部气血流通，润泽外耳肤色，防治耳病。

3. 药食养耳 肾藏精，肾之精气上通于耳，肾精充沛，耳窍得以濡养，则听力聪敏，能闻五音。采用药食方法以养耳，应辨明体质虚实寒热。听力减退属虚者多为肾精亏虚不足，耳窍失养所致，可选用具有补益肾精作用的药食以养耳。

因使用药物不当而引起耳听力受损占有相当的数量，特别是耳毒性药物，都有一定的损伤耳听力功能的副作用，尤其是对于肾精不足的婴幼儿，要注意避免引起听觉损伤而造成耳聋。

（六）前阴保养

前阴，是男女外生殖器及尿道的总称，具有疏泄生殖之精和排泄尿液的功能。肾开窍于前阴,前阴的功能由肾所主司。清代医家唐宗海在《中西汇通医经精义》中云:"前阴有精窍,与溺窍相附,而各不同。溺窍内通于膀胱,精窍则内通于胞室,女子受胎,男子藏精之所,尤为肾之所司。"肾主生殖,肾精充盛化生天癸,促进女子胞、精室发育成熟,产生生殖之精,由前阴适时疏泄,男女生殖之精相合而孕育新的生命。若肾失封藏,而可见男子阳痿、遗精、不育,女子不孕、月经不调等前阴疏泄生殖之精的异常表现。此外,小便是排出水液代谢糟粕的主要途径,排泄虽属于膀胱的功能,但须依赖肾的气化才能完成,由前阴排泄出体外。小便通利与否,直观反映人体水液代谢情况,依赖于肺、脾、肾等脏腑,特别是肾气是否健壮。若前阴开阖失司,排泄小便失常,表现为尿频、遗尿、尿失禁及尿少或尿闭,大多与肾的气化功能失常有关。因此,保养前阴,维持生殖之精疏泄和尿液排泄功能正常,是保证形体健康的重要因素。

(七)后阴保养

后阴即肛门,为大肠的下口,又称魄门、粕门、谷道,为人体排泄大便的器官。肾开窍于后阴,后阴排泄大便的功能由肾所主。明代医家张景岳《景岳全书·泄泻》云:"肾为胃关,开窍于二阴,所以二便之开闭,皆肾脏之所主。"中医学认为,后阴的开阖排泄大便不仅关乎于肾,且与脏腑功能密切相关。《素问·五脏别论》云:"魄门亦为五脏使,水谷不得久藏。"后阴的启闭由心神控制,而且与脾的运化水谷、肺气肃降助大肠传导糟粕及肝气疏泄助排泄大便功能均有密切关系。经过胃肠消化后的糟粕不能在大肠停留过久,久藏则大便秘结,又常是诱发后阴病证的危险因素。大便通畅则是形体健康的反映,因此,保养后阴,保持大便排泄正常是形体养生的内容之一。

三、形体部位养生

形体部位养生的内容和方法是在中医养生原则的指导下,结合个人的实际情况,有针对性地选择若干重点部位与方法进行养生保健。形体养生的方法多种多样,可以通过运动健身、药食调养、按摩推拿、针灸刮痧、生活起居调摄等以保持形体的健康。体内脏腑是形体强健的根本,如《素问·脉要精微论》指出"五脏者,身之强也""得强则生,失强则死"。因此在施行形体养生方法时,应从整体出发,以调补脏腑气血为根本,根据人体不同部位的组织、器官进行有针对性的防护保健。下面按照人体头面、胸背、腰腹、四肢四个主要部位介绍形体养生的方法。

(一)头面保养

头面部是人体精气和神志所汇聚的部位,对于人的生命具有重要的意义。《素问·脉要精微论》云:"头者,精明之府,头倾视深,精神将夺矣。"头面部同时也是人体暴露于外,形体特征最为显著之处,在日常生活中,通常是形体养生方法应用最多的部位。

1. 头发养护 毛为附在皮肤上的毫毛,由肺所主。发,即头发,其营养来源于血液,故称"发为血之余"。头发的又一营养来源是肾,因为肾藏精,精能化血,精血旺盛,则毛发壮而润泽，故又说肾"其华在发"。由于发为肾之外候，所以头发的生长与脱落、润泽与枯槁，与肾精的关系极为密切。头发的发质、色泽是个人精血充盛与否的重要标志，实际生活中对于头发的保养尤为重视，其保养方法是日常形体养生中的重要内容。

头发养护，又称头发健美或美发。中国人的健康发质多黑而有光泽，发粗而密集，发长而秀美。首先，头发与五脏的关系十分密切，尤其是与肾的关系最为紧密；其次，发为血之余，头发的荣枯能直接反映出血液的盛衰。因此形体养生非常重视美发保健。养生家把头发的保养方法，看作是健康长寿的重要措施之一。头发的养护可从几个方面开展。

（1）科学梳头：梳头能疏通头部气血，对头发的养生保健有重要意义。梳头也是疏经通络最直接有效、简单易行的方法。养成好的梳头习惯，长期坚持。梳子最好选用木质、牛角、银质等材质，早晨起床后和晚上睡觉前各梳10分钟。早晨起来梳头，能促进血液循环，让人神清气爽；晚上睡前梳头能缓解压力和疲劳，使人易于入眠。需要注意的是，梳头要长期坚持才能达到养生的目的。梳子刺激头皮和穴位，使头皮微微发麻，就会感到轻松舒服。梳头手法，宜前后左右，顺梳逆梳，从额到颈，由轻到重，由慢到快，双目微闭，心无杂念，专心梳理。

（2）洗浴护发：经常洗发可保持头部清洁，有利于保持头发的明亮光泽。但洗发不宜过勤，洗发过勤对于保养头发反而不利。年老体虚者，洗发次数可适当减少。洗发水温不宜太凉或太热，以37～38℃为佳。水温太低，去污效果差；水温过高，损伤头发，使其变得松脆易断。基于个人油性、干性和中性发质，分别选用适宜的洗发剂。婴幼儿皮肤娇嫩，可选用婴幼儿专用洗发产品。

（3）药食美发：以中医养生理论为指导，运用食物及中药进行美发保健，也是常用的一种有效方法。药食养发主要通过调整脏腑功能，促进气血运行，而起到美发作用。具有养发作用的中药及食物有很多，大多通过补益肾精达到乌须发之功。

除此而外，养发护发还应保持精神愉快，避免长期焦虑、紧张等不良情志。积极参加运动锻炼，生活作息规律，劳逸结合，戒除吸烟、酗酒、饮食不节等不良生活习惯，养成良好的生活习惯，防止肾精耗损。

2. 颜面保养 心其华在面，心的功能正常与否，常可从面部的色泽反映出来。中医学认为，心主血脉，主神志，其华在面。《灵枢·邪气脏腑病形》曰："十二经脉，三百六十五络，其血气皆上于面而走空窍。"同样，颜面部的变化可反映出脏腑经络的气血盛衰和神志状态。心主血脉，面部血脉极为丰富，全身气血皆可上注于面，且由于颜面部的皮肤较薄，暴露于体表便于观察，所以面部的色泽能反映出心气血的盛衰和运行状态。心功能健全，血脉充盈，循环通畅，则面色红润光泽；反之，心主血脉功能失调，可引起面部色泽异常。如心气不足，心血亏少，则面白且无光泽；心脉瘀阻，则面色青紫晦暗。此外，面部是人表情最为丰富的部位，心神的状态及情绪变化，在颜面部明显可见。若心神不定，情绪消极低落，在颜面部表现为愁眉苦脸的状态。

在日常生活中，颜面部常暴露于外，是最易识别的人体部位，也是在形体养生中最被关注和施用养生方法最频繁的部位。面容美是指面色红润，洁白细腻，无明显皱纹和皮肤损伤等。因此，颜面保养是形体养生的重点内容。颜面保健，又可称美容保健，古代又称为"驻颜术"。

（1）洗面按摩：面部是五脏精气外荣之处，经常洗面能疏通气血，有促进五脏精气外荣的作用。洗面水温不宜与环境温度和人体体温相差太大，以免损伤面部皮肤。洗面次数，一般应早、午、晚各一次，保持颜面润泽与光洁。若工作、生活环境污染物较多，适宜增加洗面次数。洗面所用皂液，要根据不同气候温湿度和各人不同的年龄、职业、皮肤特点等，有针对性地选择使用。此外，经常按摩面部，可以增进面部气血的运行，以光润皮肤，防止衰老。

（2）药食美容：是运用具有美容养颜作用的药物或食品经过有机组方配伍，通过口服或外敷，达到滋养皮肤，去皱防衰的作用。具有美容作用的药食可分为内服美容和外用美容两类。通过内服药食，起到调整脏腑、气血、经络的功能，达到润肤、增白、除皱减皱、驻颜美容的目的。外用美容品涂敷于面部或洗面，通过面部皮肤局部吸收，达到疏通经络、滋润皮肤、除去污秽、增白除皱等目的。

另外，要做好预防保健工作，防止邪气及外伤等损伤颜面皮肤，特别注意避免阳光暴晒。心主神志，其神志状态在颜面部明显可见，因此在日常生活中要保持精神饱满愉悦，避免情志过极。还要保持良好的生活作息习惯，避免长时间熬夜，戒烟少酒等，所有这些都对颜面部的保养具有重要意义。

（二）胸背保养

1. 胸部保养　胸部按摩可以振奋胸中大气，促进气血运行，增强心肺功能。按摩时可取坐位或仰卧位，用左手掌在胸部从左上向右下推摩，右手从右上向左下推摩，双手交叉进行，推摩 30 次。完成之后，两只手同时揉乳房，正反方向各 30 圈，再左右与上下各揉按 30 次。女性还可做抓拿乳房保健：两小臂交叉，右手扶左侧乳房，左手扶右侧乳房，然后用手指抓拿乳房，一抓一放为一次，可连续做 30 次。

2. 背部保养

（1）背部宜常暖：人体的背部为足太阳膀胱经、督脉等阳经所分布的部位，尤其大椎穴是人体阳经所交会之处。背部最易受寒邪侵袭，故背部保养以温养为基本特点。首先，平时穿衣注意背部保暖，随时加减，以护其背。其次，可以通过晒背取暖。《老老恒言·晨兴》说："如值日晴风定，就南窗下背日光而坐，列子所谓负日之暄也。脊梁得有微暖，能使遍体和畅。日为太阳之精，其光壮人阳气，极为补益。"避风晒背，能暖背通阳，增进健康。此外，背部应慎避风寒，尤其是天热汗出腠开时，若被风吹，则风寒之邪易于内侵，引起疾病。

（2）按摩捏脊：历代医家和养生家都强调保护背部的重要性，而且提出了搓背、捏脊等活动背部的保健方法。

1）搓背：取俯卧位，裸背。以手掌沿脊柱上下按搓，至发热为止。注意用力不宜过猛，以免搓伤皮肤。搓背法有舒缓背部酸痛、胸闷不适之功效。

2）捏脊：取俯卧位，裸背。用双手将脊柱中间的皮肤捏拿起来，自大椎开始，自上而下，连续捻动，直至骶部。可连续捏拿 3 次。此法可起调和体内脏腑、疏通经络气血、舒缓背部肌肉疼痛等功效。

（三）腰腹保养

1. 腰部保养

（1）运动按摩：中医传统锻炼腰部的方法有很多。很多传统健身术都非常强调腰部活动。如五禽戏、易筋经、八段锦、太极拳等，皆以活动腰部为主。通过松胯、转腰、俯仰等活动，达到强腰健体作用。此外，腰部保健按摩可以温补肾阳及命门之火，舒筋通络，促进腰部气血循行，缓解腰肌疲劳及疼痛，使腰部活动灵活、健壮有力。

（2）药食保健：腰为肾之府，腰部的药食保健多从调补肾精为主。尤其是中老年人，随着肾精的逐渐衰少，出现腰部失养的腰膝酸软，不能久坐等表现，可通过补益肾精，益气养血等法进行药食保健。

2. 腹部保养

（1）腹部保暖：腹部为足三阴经所分布的部位，且由"阴中之至阴"的脾所主，阴气偏盛，具有喜暖恶寒的特点。《老老恒言·安寝》说："腹为五脏之总，故腹本喜暖。老人下元虚弱，更宜加意暖之。"腹部的保暖，一是注意合理穿着衣物覆盖腹部以防寒保暖，夜晚入睡前选择合适的被褥等覆盖腹部，尤其是对婴幼儿，防止因变换睡姿造成覆盖在身上的被服等滑落，造成腹部暴露于外而被寒邪所袭。二是可以对年老和体弱者配以有温阳散寒作用的中药末装入"兜肚"等系于腰腹部，以加强温暖腹部的作用。三是选用腹部艾灸的方法，用艾条或者艾炷选腹部保健作用较好的穴位，如中脘、气海、关元、天枢、大横等施灸，达到温阳散寒，行气活血的功效。施灸时将点燃的艾条或艾炷对准穴位，以感觉温热舒适，并能耐受为度。腹部艾灸的时间以10～15分钟为宜。

（2）腹部按摩：腹为人体胃肠所属之处，主要由脾所主。腹部按摩对于人体脾胃消化功能具有较好的保健作用。故此，摩腹是历代养生家一致提倡的保健方法之一，尤宜在食后进行。《修龄要旨·起居调摄》指出："腹宜常摩。"摩腹的方法有很多，现仅举其中一种，具体做法是：先搓热双手，根据虚实状态分别施以平补和平泻的手法。平补法就是"一逆一顺"各绕脐摩腹100圈；平泻法则是"一顺一逆"各绕脐摩腹100圈。按摩的时间不宜过长，一般控制在5分钟左右。

（3）药食保健：因腹腔内是大肠、小肠、膀胱、胞宫所居之处，且足三阴经分布于腹部，与肝、脾、肾功能密切相关。故药食保健应在中医理论指导下，通过调理脏腑功能，疏通经络气血，达到腹部保健的目的。

（四）四肢保养

四肢、手足是人体形体运动的重要部分，人的生命生活质量，与四肢手足的功能强弱密切相关。四肢健运，手脚灵活，是人体形体健康的主要标志之一。"脾主四肢"，是指人体的四肢，需要脾气输送营养才能维持其正常的功能活动。脾气健运，化生水谷精微营养四肢，则四肢轻劲，灵活有力；若脾失健运，水谷精微生成不足，则四肢倦怠乏力，甚或痿弱不用。故形体养生应重视四肢手足的保养。

1. 上肢保养 上肢是人体的组成部分之一，包括肩、臂、肘、前臂和手。上肢是人形体活动最为频繁的一个部位，对于人的生命质量具有非常重要的价值。因此，做好上肢的养生保健，对于形体养生具有非常重要的意义。

（1）以动为养：上肢经常运动，是最好的保健方法，且平常我们所进行的形体运动养生方法，大多都须有上肢的运动才能完成。上肢运动的方法比较多，如平板支撑、引体向上、俯卧撑、背卧撑等上肢运动健身等。这些方法有舒展筋骨关节、流通经络气血、强健上肢的作用，可预防肩、肘、腕关节疾病。此外，上肢按摩可以双手合掌互相摩擦至热，一手五指掌面放在另一手五指背面，从指端至手腕来往摩擦，以局部有热感为度，双手交替。然后用手掌沿上肢内侧，从腕部向腋窝摩擦，再从肩部沿上肢外侧向下摩擦至腕部，一上一下为1次，可做24次。

（2）手部养护：手指具有握持等功能，是我们人体器官的重要组成部分，也为我们的生活带来很多的帮助。手部养护要保持手部清洁卫生，防止病邪经手至口鼻等侵袭人体。洗手时应使用肥皂或香皂，不但可去油泥污垢，还可杀菌。手部养护要做好季节防护措施，如冬季手指取暖，除穿戴手套等常规措施外，还可用暖手器，或用热水泡手，做好防寒保暖工作，预防冻疮的发生。

爪指爪甲，包括手部的指甲和足部的趾甲。爪甲由肝所主，其营养来源与筋相同。因筋膜多在体内，肉眼难以直接观察，而爪甲被认为是人体体内筋膜延露在体表的部位，观察爪甲的色泽变化，可以间接地揣测体内筋膜的状态，故称"爪为筋之余"。爪甲赖肝血以滋养，肝血的盛衰，可以影响爪甲的荣枯。肝血充足，则爪甲坚韧明亮，红润光泽。若肝血不足，则爪甲软薄，枯而色夭，甚则变形或脆裂。可见，爪甲色泽形态的变化，对于判断肝的生理病理有一定参考价值。爪甲若不注意保养，会变得干燥、较脆且易断裂，而影响到抓、捏、摄等手部的动作。因此，手部要勤剪指甲。经常修剪指甲，可防止指甲藏污纳垢，便于手指握持物品，并有利于指甲的荣泽等。

2. 下肢保养

（1）下肢运动：下肢是指人体腹部以下部分。包括臀部、股部、膝部、胫部和足部。下肢骨骼是支撑全身的支柱，其筋脉屈伸对全身的行动具有重要意义。因此，下肢保健关系到筋骨，对人的生命活动至为重要。《素问·脉要精微论》所述"骨者，髓之府，不能久立，行则振掉，骨将惫矣"，即是骨骼失养导致下肢功能失常的表现。下肢运动的方法比较多，如跑步跳跃、长途跋涉、爬山、散步等均可采用。历代养生家特别强调下肢的调摄，总结出了一系列行之有效的保健措施，如运动健身、按摩推拿、导引锻炼等。

（2）足膝养护：膝部是大腿和小腿相连的关节的前部，附着人体筋膜等组织，主司膝关节屈伸，对于下肢站立、运动等具有重要作用。如不注重膝部养护，尤其是对于长期运动量大、活动剧烈的人群，膝部易被损伤而影响到下肢运动、站立等功能。《素问·脉要精微论》曰："膝者，筋之府，屈伸不能，行则偻附，筋将惫矣。"足，本义指人的下肢，包括脚和小腿，后逐渐专指踝骨以下的部分，又称脚。足膝部距离"阳中之阳"的心最远，阴气常盛，且常暴露于外，遇寒则易于挛急，活动不利。所以足膝部要特别注意保暖，以护其阳气。鞋袜宜保暖、宽大柔软舒服，鞋子要防水，透气性能好，并要及时更换。用温水泡脚，促进血液循环，对足部的清洁及睡眠都有益处。秋冬季节，因外界气候寒冷干燥，足部常因经脉阻滞，肌肤失养，皮肤枯燥，而出现皲裂。此时可以选用散寒活血，润燥养肤的中药，外涂于足部，可收到良好的防治效果。

小　结

　　人的形体健康是健康的基础，形体养生是中医养生学的重要组成部分。本章的形体养生主要论述形体养生的概念、原则、内容及方法。形体养生是在中医养生原则的指导下，采用适宜的养生方法技术，有目的地调养脏腑、经络、气血、官窍、五体、五华等形体组织，达到形体健康的目的。形体养生的原则主要有四个方面：脏腑为本，整体调养；积极主动，杂合以养；劳逸适度，持之以恒；审因施养，保健强体。本章形体养生主要论述了五体、官窍、形体部位等人体的组织器官等形体养生的内容和方法。

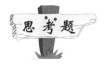

1. 形体养生遵循的基本原则主要有哪些方面？
2. 如何理解"人体欲得劳动，但不当使极尔"的含义？
3. 结合个人学习和生活体会，探讨因人制宜原则如何有效指导形体养生的应用。

第十章　四时养生

第一节　四时养生的概念

四时养生，亦称四季养生，即根据一年四季的天地阴阳变化，通过对起居、饮食、情志、运动等生活方式的调整，结合人体自身的生理特点，达到与自然和谐统一的健康状态。

四时养生的指导思想是中医的"天人相应""顺应自然""生气通天""脏气法时""四气调神"等理论。人生活在自然中，与自然界息息相关，所谓"天人合一"的养生观，就是告诫人们要顺从四时气候的变化，适应周围环境，使机体与大自然协调，以健康长寿。这种"天人相应，顺应自然"的养生观，是中医养生保健的一大特色。

四时养生方法历史悠久。先秦时期，四时调摄就已纳入当时社会生态与生活管理的内容，在《夏小正》《礼记·月令》《吕氏春秋》等历史文献中，就有四时养生的记载。汉唐时期，四时调摄成为习俗，调摄理论基本形成，《黄帝内经》《淮南子》《春秋繁露》《四民月令》《荆楚岁时记》《保生月录》等著作中，四时养生的理论已经十分丰富。宋元时期，《混俗颐生录》《养老奉亲书》《养生月览》《摄生消息论》等著作中，四时调摄内容丰富，调摄方法层出不穷。到了明清时期，四时调摄日常化，调摄方法程序化，主要文献如《遵生八笺》《四气摄生图》《万寿仙书》，尤其在《遵生八笺》中，专立"四时调摄笺"四卷，调摄的方法已经非常系统规范。

第二节　四时养生的原则

一、顺时适变，调养脏腑

《易经》认为世间万物都是变化着的，只有天道规律本身不变，人处世间应遵循天道，不违天逆常，顺时适变，才能保持长久。一年四季有春、夏、秋、冬四时的交替，有寒、暑、燥、湿、风气候的变化，经历着春温、夏热、秋凉、冬寒的更迭，形成了生、长、化、收、藏的规律。四时阴阳的变化规律，直接影响万物的生死荣枯。因此，《灵枢·本神》强调："故智者之养生也，必顺四时而适寒暑，和喜怒而安居处，节阴阳而调刚柔，如是则僻邪不至，长生久视。"四时阴阳变化对人体脏腑、经络、气血各方面都有一定的影响，"人能应四时者，天地为之父母"（《素问·宝命全形论》），故而顺应四时变化，以调节人体阴阳平衡，调整脏腑器官，适合自然界生、长、化、收、藏的变化，实现强身健体，延年益寿的目的。

二、春夏养阳，秋冬养阴

《素问·四气调神大论》曰："夫四时阴阳者，万物之根本也。所以圣人春夏养阳，秋冬养阴，以从其根，故与万物沉浮于生长之门。逆其根，则伐其本，坏其真矣。故阴阳四时者，万物之终始也，死生之本也。逆之则灾害生，从之则苛疾不起，是谓得道。"即人应顺应四时阴阳的变化规律，以调适自身的阴阳平衡。如"春夏养阳"即是指春夏之时当注意保养阳气，使之生而勿伐，长而勿亢；"秋冬养阴"是指秋冬之时当注意保养阴精，使精气内聚以增强潜藏阳气的能力，为春夏季节阳气生发做好储备。

关于"春夏养阳，秋冬养阴"的内涵，历代学者从不同的角度进行了阐释发挥。隋代杨上善《黄帝内经太素·顺养篇》曰："圣人与万物俱浮，即春夏养阳也；与万物俱沉，即秋冬养阴也。"唐代王冰在《素问·四气调神大论》中注曰："春食凉，夏食寒，以养于阳；秋食温，冬食热，以养于阴。滋苗者必固其根，伐下者必枯其上，故以斯调节，从顺其根。"明代张景岳在《类经·摄生类》中曰："夫阴根于阳，阳根于阴，阴以阳生，阳以阴长。所以圣人春夏则养阳，以为秋冬之地；秋冬则养阴，以为春夏之地，皆所以从其根也。"清代张志聪在《黄帝内经素问集注》中曰："春夏之时，阳盛于外而虚于内；秋冬之时，阴盛于外而虚于内。故圣人春夏养阳，秋冬养阴，以从其根而培养也。"

三、知所宜忌，避邪防病

知所宜忌是养护生命的重要法则。《素问·上古天真论》："虚邪贼风，避之有时。"《灵枢·九宫八风》："谨候虚风而避之，故圣人曰避虚邪之道，如避矢石然，邪弗能害。"四时不正之气都能伤人，需要适时避开。

《素问·八正神明论》曰："四时者，所以分春秋冬夏之气所在，以时调之也，候八正之虚邪，而避之勿犯也。""八正"是指二十四节气中的立春、立夏、立秋、立冬、春分、秋分、夏至、冬至八个节气，是季节气候变化的转折点。节气前后的气候变化对人体新陈代谢都有一定的影响，体弱多病之人往往在交节之时感到不适，或者发病，甚至死亡。因此要注意交节变化，慎避虚邪。

人体适应气候变化以保持正常生理活动的能力毕竟有一定限度，尤其在天气剧变、出现反常气候之时，更容易感邪发病。因此，人们在四时养生保健调养正气的同时，必须注意对外邪的审识避忌。只有这样，才能收到良好的养生成效。

第三节 四时养生的内容与方法

《素问·四气调神大论》根据四时生长收藏的自然特点，提出人应该顺应四时的养生方法。后世以此为契机，不断丰富并完善四时养生的具体方法。

一、春 季 养 生

春三月，起于立春，至于立夏前，经立春、雨水、惊蛰、春分、清明、谷雨六个节气。

此时阳气虽能生发万物，但尚未隆盛壮大，故称为少阳。春季为四季之首，万象之始，阳气生发，天地交感，万物复苏，天气转暖，和风徐徐，鸟兽繁衍，植物萌发，欣欣向荣。因而《素问·四气调神大论》有云："春三月，此谓发陈，天地俱生，万物以荣。"

春季属木，为少阳，主生发、萌发；五脏应于肝，肝喜条达恶抑郁，故两者相呼相应。即如《素问·脏气法时论》中所云"肝主春，足厥阴、少阳主治，其日甲乙"。若调养不当，一则伤肝与胆，二则阳气生发不利。若春阳生发不利，则夏季阳气不足，易生虚寒病证，即《素问·四气调神大论》中所云"逆之则伤肝，夏为寒变，奉长者少"。因此春季养生应当遵循、顺应自然界阳气萌发的趋势，生发自身阳气，调畅肝胆气机，同时也为夏季养生打下基础。

（一）精神调养

《素问·四气调神大论》云："春三月，此谓发陈，天地俱生，万物以荣……以使志生，生而勿杀，予而勿夺，赏而勿罚，此春气之应，养生之道也。"明确指出春季精神调养的关键是"使志生"。春季三个月是自然界万物推陈出新的季节，天地俱生，万物开始生长发育，自然界一派生机盎然之象，人的精神活动也要舒展条达，乐观愉悦，以顺春季之升生之性。

中医学认为，肝属木，旺于春，肝脏与春季相应。春天随着人的活动量日渐增加，新陈代谢亦将日趋旺盛。在人体内，无论是血液循环，还是营养供给，都会相应加快、增多，这些均与肝脏的生理功能有关。若肝脏功能失常，适应不了春季气候的变化，就会在以后出现一系列病症，特别是精神病及肝病患者，易在春夏之季发病。随着春天的到来，人体生物钟的运转也受到了一定程度的影响。在精神养生方面，要力戒暴怒，更忌情怀忧郁，做到心胸开阔，乐观向上，保持恬静、愉悦的好心态，以明朗的心境迎接明媚的春光是有利于肝脏的。

春季，万物复苏，百花盛开，是出门踏青的好时候。外出游玩，寄情于山水之间，忘怀于芬芳之中，既可以强身健体，又可以抒发情怀，对人的精神调节大有裨益。此外，盛怒之后，号啕大哭亦是平肝息怒、宣发抑郁的方法。悲为金之属，怒为木之性，悲则金能胜木，平其亢厉；而号啕之中，气机宣发，抑郁随哭而解，大怒随泪而消。

（二）脏腑调养

春气应肝，春天以养肝为主。保养肝脏的方法有很多，如春天不要过于劳累，以免加重肝脏的负担。有肝病及高血压的患者，也应在春季到来之时，按医嘱及时服药。尤其精神病患者，在春天要注意避免精神刺激，以免病情加重。春季属肝木，在五脏与五味的关系中，酸味入肝，如《摄生消息论》言："当春之时，食味宜减酸益甘，以养脾气。"所以春季养肝可以多食甜食，少食酸，省酸增甘，意在养脾气以防肝克。另外酸味具有收敛之性，不利于阳气的生发和肝气的疏泄。《金匮要略》中就有"春不食肝"之说。

（三）起居调养

春季属少阳生发之气，日常起居也应当注重舒展、宣发、条达人体气机，与春季阳气生发相应。

《素问·四气调神大论》曰："春三月……夜卧早起，广步于庭，被发缓形，以使志生……此春气之应，养生之道也。"意指春季入寝无须过晚，入夜即眠，保护阳气以备于生发；天明即起，出户活动，生发阳气以助其条达。如早起到室外、林荫小道、树林中散步、慢跑，或习练太极拳、八段锦等以舒活筋骨，促进机体阳气的生发。俗话说早睡早起精神好，告诫人们不可熬夜通宵，亦不可恋床贪睡，否则气机宣发不畅，久之生头晕、失眠、困顿、乏力之感，这均与阳气受损或生发不利有关。因此，在春季，只有有良好的休息睡眠，人体才能得到调整和补充，从而保证机体承受紧张度的能力，缓解白天劳作的困倦。

春季阳气始生，气候变化较大，极易出现乍寒乍暖的情况。传统养生理论强调"春捂"，是因为人们刚刚度过"冬寒"阶段，机体代谢功能、抗病能力均较低。而春季阳气始生，人体肌表腠理顺应春季阳气生发开始变得疏松，风寒之邪最容易通过肌腠侵入人体而发病。此时，人们应该做好防寒保暖工作，谨防流行性感冒（简称"流感"）、上呼吸道感染、气管炎、肺炎等呼吸系统疾病的发生。对此，《备急千金要方》早有告诫，主张春天衣着宜"下厚上薄"，既养阳又收阴。《老老恒言·燕居》亦曰："春冰未泮，下体宁过于暖，上体无妨略减，所以养阳之生气。"《寿亲养老新书》亦指出"春季天气渐暖，衣服宜渐减、不可顿减，以免使人受寒"。因此，"春捂"习惯要保持，尤其是清晨与夜晚，穿衣、盖被宁可偏多，重点在于背部和腿部，以保存阳气，增强抵抗力。体弱之人要特别注意背部保暖。外出活动时，即使天气较热，也需预备一件略厚些的外套，以防气候反复。

在春季，起床后宜披散头发、舒展形体、松开衣扣，在庭院中信步漫行，促进机体血液循环，使阳气得以升发；同时晨起活动可以使人的思维迅速活跃起来。此外，春季着装衣裤不宜过紧，以防止束缚机体气机运行。

（四）饮食调养

春为少阳之气，人体阳气亦然，饮食上可适当吃一些性味微辛微温的食物，以助发阳气。明代李时珍在《本草纲目》中认为，可以用葱、蒜、韭菜、青蒿、芥菜这五种菜，作为食物或配料加以食用。辛味调畅气机有益于气血生化，温可助阳生发，因此，春季可食葱、姜、蒜、芹菜、香菜、韭菜等微辛微温之物，以助发阳气。而不宜食牛、羊、鸽子、烈酒、人参等大温大热食物，以防耗散阳气。

另外，春季肝木当令，木旺则易克伐脾土，故有"春不食肝"之说，即是防肝木太过而克伐脾土。因此，春季饮食调养中，宜减酸味、益甘味，以养脾气，使土木制化相宜，诸如米、面、枣等皆能入脾健脾。

春季应冬季过渡而来，春季的饮食还要吃些低脂肪、高维生素、高矿物质的食物，如新鲜油菜、芹菜、菠菜、小白菜、莴苣等，这对于因冬季过食膏粱厚味、近火重裘所致内热偏亢者，可起到清热解毒、凉血明目、通利二便、醒脾开胃等作用，可预防口角炎、舌炎、夜盲、皮肤病等疾病的发生。

食补宜选用较清淡温和且扶助正气、补益元气的食物。偏于气虚的，可多吃一些健脾益气的食物，如薏苡仁、红薯、土豆、鸡蛋、鸡肉、牛肉、花生、芝麻、大枣、蜂蜜、牛奶等；偏于气阴不足的，可多吃一些益气养阴的食物，如胡萝卜、豆芽、豆腐、莲藕、荸荠、银耳、蘑菇、鸭蛋、鸭肉、兔肉、甲鱼等。

（五）运动调养

春季之时，万物生机盎然，人体阳气也随之相应而生发，此时应加强运动锻炼，促进阳气生发。

春天晨起后，多做户外活动，可以消除疲劳，促进血液循环，增强胃肠消化功能。不要拘于活动形式，如可以散步、慢跑、练八段锦、打太极拳等，做到量力而行，以达到舒缓筋骨、生发阳气的目的。方法上以轻灵为要领，吸气以鼻、呼气以口，使气息调和、吐纳均匀；心中宜静、不宜躁；以微似汗出为宜、汗流淋漓为戒；运动适宜而微汗出，可畅通气血、吐故纳新；活动失度而大汗出，则耗气动血、夺汗伤津。锻炼之后应有精神爽慧、心情愉悦、推陈致新之感为佳。

春季阳光明媚、草木吐绿，正值一年当中踏青的好时节。外出郊游踏青不仅能够亲近自然，放松身心，而且还能够强身健体，赶走春困。踏青郊游这项古老的运动几乎对于每个人来说都很适合，而且运动负荷强度完全可以根据个人的情况来制定，时间长短也顺其自然。需要注意的是，踏青郊游要随身携带衣物，做到防寒保暖。

"糊成纸鸢一线牵，凭借春风上青天"。春天来了，和风阵阵，选择放风筝这项放飞心情的运动，回归到大自然之中，以达到强身健体的目的。放风筝的过程中，呼吸新鲜空气的同时，在不知不觉之中也锻炼了人的手、肘、臂、腰、腿等多个部位。但在放风筝时需要注意头颈部不要长时间后仰。此外，放风筝时极目远眺，可以有效锻炼眼部的肌肉，消除眼睛疲劳，保护、增加视力，对于学习期间的青少年来说也是个不错的选择。

（六）药物调养

春季是肝脏功能活动最旺盛的季节。肝脏功能正常，则可适应春季的变化而健康无病；相反，肝脏功能失常，不能适应春季的气候变化，就会出现由于肝脏失调而引起的一系列病症，如头晕、头痛、高血压、胸胁胀满、情绪急躁、疲劳倦怠、肝区疼痛、不思饮食等；一些精神病及肝病患者，也容易在春季发病。因此，在春季到来之时，用药应该特别注重保养肝脏。

对于春季药物调养的方法，古代养生家和医学家均主张应当少进补品，贵在顺应生发之性，预防疾病。孙思邈在《千金翼方》中主张春服小续命汤三五剂及诸补散各一剂，认为"此法终生常尔，则百病不生"。《证治要诀》提倡春季服豆豉汤，以疏散风邪。《法天生意》记载："三月三日，采桃花浸酒饮之，除百病、益颜色。"《四时纂要》认为"二月取百合根，曝干捣作面，细筛，绝益人"。今人有主张春分日前后服黄芪 15g、藿香 6g、玄参 10g、白茯苓 10g、党参 10g，以益气助阳。

二、夏 季 养 生

夏三月，始于立夏，止于立秋前，经立夏、小满、芒种、夏至、小暑、大暑六个节气。

自春季之后，阳气经春三月萌发以来，由弱转强，盛大于夏至之时。此时，夏日阳气较春日少阳之气更为壮大，故称为太阳。夏季为四季之盛，万象之华；阳气盛大，日长夜短，气候炎热，雨水充沛，万物茂盛，繁华而秀丽。所以《素问·四气调神大论》云："夏三月，此谓蕃秀，天地气交，万物华实。"

夏季属火，为太阳，主生长、壮大；五脏应于心，心属火而喜温，故二者同气相求。即如《素问·脏气法时论》中所云："心主夏，手少阴、太阳主治，其日丙丁。"若调养不当，一则伤心与小肠，二则耗伤阳气，若阳气生长不足，则秋季阳气收敛不足，易生疟疾等病，到冬季阳气潜藏亏缺，疾病加重。即《素问·四气调神大论》中云："逆之则伤心，秋为痎疟，奉收者少，冬至重病。"因此，夏季养生应当与自然界阳气的盛大相一致，适当活动使气血活跃，玄府开泄，新旧更迭，同时也可养护心阳。此时也是为秋季养生做好准备。

（一）精神调养

心在五行属火，与夏季阳热之气相应，故为阳脏。《素问·六节藏象论》认为心为"阳中之太阳"。心的阳气在夏季最为旺盛，反应最强。盛夏酷暑蒸灼，人容易烦躁不安、生气发怒，所以夏季养心，首先要使心情平静下来，切忌烦躁不能自制，因躁生热，从而心火内生。要使心情像清澈平静的湖水一样，正如古人所说要"静养勿躁"，这样才能避免因情志诱发疾病，如《素问·四气调神大论》指出的"使志无怒，使华英成秀，使气得泄……此夏气之应，养长之道也"。

夏季情绪要有节制，以利于气机的宣畅，切忌急躁发怒，以免伤及心神。夏季养心除了顺应中医理论夏季养生理念以外，也有非常明显的实际意义。因为在夏季，气温过高本来就容易使人精神紧张，情绪波动起伏，加上高温使机体的免疫功能下降，患者很可能出现心肌缺血、心律失常等情况，即便是健康人，也可能出现情绪暴躁等现象，所以养心也是防止情绪起伏，甚至预防疾病发生的好办法。

（二）脏腑调养

夏季养心，不妨在夏天最凉爽的清晨起来，到住所附近的林荫花间处散散步，让身体微微出汗，能颐养心神，有助于体内阳气的升发，推动血液循环，增强新陈代谢功能。很多人都知道"闭目养神"，其实也是在养心。午睡的时候，如果能在一开始练练转眼球，不但会增加午睡质量，还能有效缓解视觉疲劳，进而提高下午的工作效率。具体的方法是，双目从左向右转9次，再从右向左转9次，然后紧闭片刻，再迅速睁开眼睛。夏季养心还可以采取晚归梳"五经"法，晚上回家之后"梳梳头"，用五指分别点按头部中间的督脉，两旁的膀胱经、胆经，左右相加共五条经脉。回家略作休息后，梳头部五经3～5次，每次不少于3～5分钟，晚上睡前最好再做3次，可起到疏通经络、调节神经功能、增强分泌活动、改善血液循环、促进新陈代谢的作用。

夏季养心，要少吃苦味食品避免心气过旺，多食辛味食品助肺以防心火所克。夏天人们经常食用苦瓜，苦瓜的苦属淡苦味，能清热解暑，泻火生津，对人体的味蕾有刺激作用，可以适当刺激食欲，起到促进食欲的作用。苦瓜经过炮制，变成了苦甘味，苦甘化阴，具有开胃作用，不像中药黄连、黄柏重苦味。中医强调春夏养阳，如果食用过多具有苦寒作用的食物会伤及人体的阳气，特别是胃肠功能不好、脾胃虚弱的人更应注意。多食辛，这里的"辛"，不是指辣味，而是指香味，芳香食品，如藿香、佩兰、薄荷等，夏天煨汤时加入这些食品，可刺激食欲，防止伤食。五行学说认为夏时心火当令，心火过旺则克肺金，故《金匮要略》有"夏不食心"之说。苦味之物能助心气制肺气，故孙思邈主张"夏七十二日，省苦增辛，以养肺气"。

（三）起居调养

夏季作息，一般来说，宜晚些入睡，早点起床，以顺应自然界阳盛阴虚的变化。《黄帝内经》云："夏三月……夜卧早起，无厌于日。"即指在夏季要早些起床，以顺应自然界阳气的充盈与盛实；要晚些入睡，以顺应阴气的不足。夏季多阳光，不要厌恶日长天热，仍要适当活动，以适应夏季的养长之气。夏季由于晚睡早起，相对睡眠不足，所以在经过一上午的学习和工作时，可能有疲劳之感，需要午休做适当的补偿。尤其是老年人，有睡眠不实、易醒的特点，早晨起得又早，到了中午就会打瞌睡，因此更需要中午休息一下。此外，由于白天气温较高，汗出较多，体力消耗较大，再加上正午时分，烈日当空，此时人体血管扩张，使血液大量集中于体表，从而引起体内血液分配不太平衡，脑部供血量减少，因而时常感到精神不振，有昏昏欲睡之感。午睡过后，人体疲劳消除，精神焕发，可更好地适应下午的工作和劳动。另外，在午时入睡最能养阳，但午睡的时间不宜太长，最好在 1 小时以内。因为白天睡的时间长会抑制大脑，反而让人感觉不舒服。但不能由于午睡时间短，就草率从事，亦要注意睡眠卫生。首先，饭后不要立即躺卧，应稍事活动一下，以利饮食消化。其次，不要在有穿堂风经过的地方睡，亦不要伏在桌子上睡，以免压迫胸部，影响呼吸。最后，午睡时最好脱掉外衣，并在腹部盖毛巾被，以免胃腹部受寒。

《摄生消息论》指出夏季："不得于星月下露卧，兼使睡着，使人扇风取凉。"《养老寿亲书》亦指出：夏日天暑地热，若檐下过道、穿隙破窗，皆不可纳凉。夏季切记不能在楼道、屋檐下或通风口的阴凉处久坐、久卧、久睡，更不宜久用电风扇。因夏令暑热外蒸，汗液大泄，毛孔大开，易受风寒侵袭，吹的时间过久可能会引起头痛、腰部酸痛、面部麻痹或肌肉酸痛等。夏季注意预防"冷气病"的发生，其中轻者可能会头痛、腰痛、关节痛、面部神经痛，易患感冒或肠胃病等；重者易患心血管病或皮肤病。预防"冷气病"发生的办法：冷气室温度不应低于 26℃，室内外温差不宜过大，一般不超过 5℃为宜，冷气室要经常通风。患有冠心病、高血压、动脉硬化及关节炎的人，不宜在冷气环境中工作和生活，也不宜久洗冷水澡等。长夏时节，居室和办公室一定要通风、防潮、隔热，以减少湿邪对人体的侵袭。

夏季应注意防暑，夏季暑热湿盛，宜防暴晒，宜降室温，居室应尽量做到通风凉爽，早上开窗，10 点前关闭，防止室外热气入侵。此外，家中还应备些适当的防暑药物，如藿香正气水、清凉油、仁丹、风油精等。

夏季暑热之邪当道，皮肤腠理疏松，汗液排泄，因此要适当少穿衣。但是，气温一般接近或超过 35℃时，穿衣太少，皮肤非但不能散热，还会从外界环境中吸收热量，让人感觉更热。注意选择衣料，尤以薄棉布、丝绸、真丝等最好；少穿紧身衣，以利身体内排出的汗气散发；要勤于换衣，防止汗液浸湿滋生细菌。衣服的颜色多选择浅色系列，以减少对阳光的吸收。

（四）饮食调养

夏季饮食调养的重点，一为养阳，二为清暑，三为护心。

夏季虽酷暑炎热，而人体阳气充斥于外，内则相对空虚，饮食反宜温不宜寒，温则养护脾胃，寒则克伐阳气，如此也是"春夏养阳"之道。因此夏季饮食上，宜食热餐，少食生冷。冷饮看似能清热祛暑，实际清暑不足，反而寒凉易伤及脾胃。脾胃受损，清气不升，易生痰湿，诸如肢体困倦、精神萎靡、大便稀溏等症状，多是由于饮食不当，伤及脾胃所致。因而，《颐身集》云："夏季心旺肾衰，虽大热，不宜吃冷淘、冰雪蜜水、凉粉、冷粥，饱腹受寒，必起霍乱。"至今仍有现实意义。同时，生活之中，应注意饮水，小口慢饮，温冷适宜，一则祛暑，二则补充津液；不能大口豪饮，不可贪凉饮冷。若有头晕、乏力、口渴等不适，应立即避开烈日，移至荫凉之处，解开衣扣，以散热、缓解不适。身边可常备人丹、风油精、藿香正气水、清凉油等祛暑药品。

夏令炎热，祛暑清热的食物自然不可缺少。暑气炎热蒸腾，易耗气伤津，因此宜食用具有解暑清热、生津止渴功效的瓜果，如西瓜、乌梅、草莓、荔枝、黄瓜等，可直接食用，可榨汁饮用，也可相互拼食，方法不一。需要注意，诸如荔枝、龙眼肉、橘子等水果，虽然能生津止渴，其性偏温，常吃易引起咽痛、口疮等问题，因此食用时当适可而止，不可贪吃。瓜果之外，可自制养生粥食用，不仅能解暑生津，还能调养脾胃，诸如绿豆、荷叶、莲子、百合、薏苡仁等食材，依个人喜好，任选二三种，与粥同煮。值得一提的是，绿豆、赤豆清热祛暑效果颇佳，盛夏之时，不妨常备绿豆汤或赤豆汤，代茶饮用，乃是祛暑佳品。

夏季之中，暑热盛行，热气太过则为邪为害，若热邪亢盛，扰动心神，则心烦不安、口舌生疮、小便黄赤等，可食用清热泻火之品，使热邪从小便而出，如绿豆、冬瓜、白菜都有此功效。若素有心病，心气不足或心阳不振，宜温之、补之。补心可用小麦、大枣、柏子仁等，温阳宜用肉桂、龙眼肉等。

此外，由于夏季炎热，新旧更迭加快，食物容易腐败，因此日常饮食上，应选择新鲜食物，陈旧、隔夜、酸腐食物不可食用。若饮食不当，则会导致腹泻，甚则肠炎、痢疾等疾病。

（五）运动调养

夏季阳气盛大，人体气血旺盛，最好在清晨或傍晚较凉爽时进行，场地宜选择公园、河湖水边、庭院空气新鲜处。锻炼项目以散步、慢跑、打太极拳、练气功、做广播操为好，运动的幅度可舒展大方、增大开阖，以达到畅行气血、壮大阳气的目的。夏天不宜做过分剧烈的运动，因为剧烈运动，可致大汗淋漓。汗泄太多，不仅伤阴，也伤损阳气，甚至引起中暑。出汗过多时，可适当饮用盐开水或绿豆汤，切不可饮用大量凉开水，不要立即用冷水冲头、沐浴。

户外游泳是夏季运动的首选项目，游泳不仅可以消暑，还具有强身健体、协调四肢的功用。游泳前需准备热身，使全身筋骨、肌肉活跃，以免入水后由于水温不适，引起腿部拘挛、疼痛等意外。游泳消耗体力较大，因此锻炼与休息应交替进行。而由于水温与体温存在差异，体弱之人应先以水拭身，逐渐适应水温后入水，并且游泳时间不必过长，适当上岸休息，接受日光以恢复体力。

夏季中，合理锻炼可以增强体质，若一味好静，缺乏锻炼，阳气无法充盛，则不利健康，如《素问·四气调神大论》云"逆之则伤心"。动能养生，静则亦然。夏日气温渐高，若不胜高温、不能运动，则恬静修养，同样可调养身心。午休之后，或信步于林荫花间，或垂钓于溪水河边，或品茶于静亭雅阁等；晚饭后，树下纳凉、读书习字、品诗赏画等，虽不能活动气血，舒活筋骨，但静则养心，宁则养神。

（六）药物调养

夏季气候炎热，兼夹湿邪，暑湿交蒸，如不注意养生，则易患中暑、中湿、泄泻、痢疾、消化不良等疾病。为防止夏季发病，古代养生家主张用药物预防。根据夏季的特点，宜服用益气、生津、止渴、清暑、消炎的药物，如绿豆汤、荷叶粥、黄芪茶等。

为预防夏季时疫，小满前后可服用如下方剂：麦冬 10g，金银花 6g，连翘 6g，五味子 5g，党参 10g，白茯苓 10g，甘草 3g，水煎服。大暑前后可服用如下方剂：扁豆 10g，苡仁 10g，藿香 6g，生地 6g，水煎服。

三、秋 季 养 生

秋三月，起于立秋，止于立冬前，经立秋、处暑、白露、秋分、寒露、霜降六个节气。阳气自夏至之后，因盛极而渐消；阴气由夏至之时，由生而渐长。秋季为肃杀之始，万物盛极而敛，收敛成实。因此《素问·四气调神大论》将秋三月称为"容平"。

秋季属金，为少阴，主肃杀、收敛。五脏应于肺，肺喜润恶燥，即如《素问·脏气法时论》中云："肺主秋，手太阴、阳明主治，其日庚辛。"因此，秋季养生应当注意滋阴润燥，以免燥邪为患；同时遵从肃杀的趋势，使阳气收敛、养护阴气，由此也为冬季养生做好准备。若阳气收敛不足，秋季变为虚寒，易生泄泻，至冬季闭藏无源，易招致多种虚寒性病证。

（一）精神调养

五行中，秋季属"金"，在志为悲"，七情中与秋相对应的情志为"悲忧"。也就说人们在秋天容易出现悲伤忧郁、多愁善感等低落的情绪，咳喘病的患者在秋天这种情绪可能表现得更为明显。如果患者总是过于悲伤欲哭，则易伤肺，对肺金产生一定的损伤。所以，秋季养肺，从情志相胜角度，火克金，喜胜悲，因此，可以适当听一些较为欢快的音乐，穿一些暖色调的服饰。

秋季养肺，在精神调养上还应顺应季节特点，以"收"为要，做到"心境宁静"，这样才会减轻肃杀之气对人体的影响，才能适应秋天的特征。简单来说，就是要"清心寡欲"。

私心太重、嗜欲不止会破坏神气的清静。在现实生活中，则要求人们把精力多用在工作上，而不要"争名于朝，争利于市"，多行善事，多做奉献。

另外，秋天固然天高云淡，硕果累累，令人愉悦，但难免也有"凄风苦雨"。自然界的秋风、秋雨常令人心生秋愁，尤其是老年人，他们常有萧条、凄凉、垂暮之感，如果遇上不称心的事，极易导致心情抑郁。秋季情志调养总的原则就是使神气收敛，思维平静，精神不要向外张扬，以适应秋天肃杀、阳气收敛的特性。

（二）脏腑调养

秋季天气转凉，冷空气到来后，最容易刺激呼吸系统，加上抵抗力减弱，就给病菌以可乘之机，极易使人伤风感冒。扁桃体炎、气管炎、鼻炎和肺炎，在老人与儿童中尤其好发。因此，历代医学家都认为：秋季养生，重在养肺。《素问·脏气法时论》说："肺主秋……肺欲收，急食酸以收之，用酸补之，辛泻之。"可见酸味收敛肺气，辛味发散泻肺，秋天宜收不宜散。秋时肺金当令，肺金太旺则克肝木，故《金匮要略》有"秋不食肺"之说。所以要少食辛辣如辣椒、生姜、葱、蒜等食品，应多食酸味收敛食品，如柚子、柠檬、橘子、山楂、猕猴桃等。

（三）起居调养

秋天，天高风劲，肺气收敛，睡眠应做到早睡早起。《素问·四气调神大论》曰："秋三月……早卧早起，与鸡俱兴；使志安宁，以缓秋刑……此秋气之应，养收之道也。"秋季七、八、九月，阴气已升，万物果实已成，自然界一派容态平定的气象，但秋风劲急，物色清明，肃杀将至。人们要早睡，并且要早起，鸡鸣时即起；使神志安逸宁静，以缓和秋季肃杀之气的刑罚；应当收敛神气，以应秋气的收敛清肃；神志不要受外界干扰，以使肺气清静，这就是应秋季收敛之气、调养人体"收气"的道理。

秋季服饰提倡"秋冻"。所谓"秋冻"，通俗说就是"秋不忙添衣"，有意识地让人体"冻一冻"。这样，避免因多穿衣服产生的身热汗出、汗液蒸发、阴津伤耗、阴气外泄等情况，顺应了秋天阴精内蓄、阴气内守的养生需要。此外，微寒刺激，可提高大脑的兴奋性，增加皮肤的血流量，使皮肤代谢加快，机体耐寒能力增强，有利于避免伤风等病证的发生。当然"秋冻"还要因人而异，若是老人、小孩，由于其生理功能差，抵抗力弱，进入深秋时也要注意保暖。若是气温骤然下降，出现雨雪，就不要再"秋冻"了，应根据气候变化及时添加衣服。

（四）饮食调养

秋日时节，燥气当令，雨水减少。如果燥气太过，影响人体，则会导致津液亏损，诸如口干、鼻干、咽干、皮肤干、干咳无痰、大便干结等问题，都是燥邪为患。因此，秋季饮食调养的重点，一为润燥，二为生津，三为补肺。

金秋时节，燥气当令，雨水减少。秋燥之气又以中秋为界，分为"温燥"与"凉燥"，无论是温燥还是凉燥，都会使人皮肤干燥、体液缺乏。肺在五行属金，故肺气与金秋之气相应。此时燥邪之气易侵犯人体而耗伤肺之阴精，如果饮食调养不当，人体会出现咽干、鼻燥、皮肤干燥等一系列的秋燥症状，所以秋时的饮食调养应以养阴润燥为要。《饮膳正要》云："秋气燥，宜食麻，以润其燥。"《臞仙神隐书》主张入秋宜食生地粥，以滋阴润燥。此时，应多食用芝麻、糯米、粳米、蜂蜜、乳制品等柔润食物，也可配以大枣、银耳、百合、山药等中药以增强润肺之功。

秋季是易犯咳嗽的季节，也是慢性支气管炎容易复发或加重的时期，秋季应多食梨、苹果、橄榄、白果、萝卜等生津补肺、清热化痰之品，会有助于预防肺燥咳嗽的发生；配合服用生津之中药，如莲子、银耳、沙参、西洋参、杏仁、川贝等，对缓解秋燥多有良效。如莲子银耳雪梨汤（莲子20g、银耳10g、雪梨1个，冰糖适量，将莲子、银耳洗净，雪梨去皮去核后切片，三者一同放入锅中，加清水适量，煮至莲子熟透、汤汁浓稠时加冰糖适量服食），此汤可以作为日常防秋燥的膳食，对于缓解燥热咳嗽很有效；百合粥（鲜百合、粳米同煮，加白糖适量温服）具有润肺止咳、清心安神之功效；太子百合养肺汤（太子参25g、百合15g、罗汉果1/4个，猪瘦肉250g）具有益气生津、润肺止咳的作用。

俗话说"一夏无病三分虚"，立秋过后气温逐渐转凉，气候早晚凉爽，但人极易倦怠、乏力等。根据中医"春夏养阳，秋冬养阴"的原则，此时进补十分合适。常言道"秋季进补，冬令打虎"，但进补时要注意不要无病进补和虚实不分滥补。秋凉进补宜先调脾胃，因人体经历了漫长的酷热夏季，人们由于频饮冷饮，常吃冰食，多有脾胃功能减弱之势，故秋凉伊始忌贸然进补。大量进补，不但会加重脾胃负担，更会使长期处于疲弱的脾胃不堪承受，出现胸闷、腹胀、厌食、消化不良、腹泻等症状。所以，秋季进补之前可先进易消化之品，以调理脾胃功能。如多吃些绿豆、扁豆、薏苡仁、荷叶等，使体内的湿热之邪从小便排出，彻底消除夏日酷暑的"暑湿后遗症"，促进脾胃功能的恢复。也可食药同调，如鱼、蛋类食品配合芡实、山药、莲子粥等，具有开胃止渴、健脾益气等功能。秋季进补，应选用"补而不峻""防燥不腻"的平补之品，如桂圆、莲子、黑芝麻、核桃、红枣等。患有脾胃虚弱、消化不良的患者，可以服食具有健补脾胃之功的莲子、山药、扁豆等，如木瓜炖雪蛤，木瓜性温味酸，清心润肺、补脾益胃；雪蛤润肺养阴、化精添髓、补脑益智、平肝养胃，对肺阴亏虚、脾胃虚弱、食欲不振、消化不良、身体衰弱等病症有平补作用。

（五）运动调养

金秋时节，天高气爽，是运动锻炼的好时机。在秋天"养收"的时候，因人体的生理活动也随自然环境的变化处于"收"的阶段，阴精阳气都处在收敛内养的状态，故运动养生也要顺应这一原则，即不要做运动量太大的项目，以防汗液流失，阴气伤耗，尤其是老年人、小儿和体质虚弱者。随着天气逐渐转冷，运动量可适当增加，在严冬来临之前，体质会有明显提高，大大增强抗寒耐冻的能力。

登山远眺不失为一项较好的运动，登山有益于身心健康，可增强体质，提高肌肉的耐受力和神经系统的灵敏性。在登山的过程中，人体的心跳和血液循环加快，肺通气量、肺活量明显增加，内脏器官和身体的其他部位的功能会得到很好的锻炼，能有效地抵御秋燥肃杀之气的侵犯。登高远眺，放飞心情，坚定意志，陶冶情操，正如"秋叶风吹黄飒飒，晴云日照白鳞鳞。归来得问茱萸女，今日登高醉几人"。此外，高山森林，空气清新，负离子含量高，置身于这样的环境中显然会心情愉悦舒畅。

秋季运动重点关注一些平衡的运动方法，如选择太极拳锻炼，其动作轻缓柔和、圆软自然，连贯协调，左右平衡，以意领气，是平衡人体阴阳脏腑的好方法。或选用平地倒走锻炼，倒走是一种反序运动，能刺激前行时不常活动的腰背及下肢肌肉，促进血液循环，提高肌体的平衡能力，同时又因倒走是人体的一种不自然运动，迫使人们在锻炼时精神集中，可训练神经的自律性与控制力，提高大小脑的平衡能力，对防治秋季常见的焦虑、忧郁等不良情绪有良好的效果。根据人体的体质情况也可选择冷水浴，秋天气温逐渐降低，反其气候而行之，用冷水刺激肌肤，使大脑调动全身各系统，加强人体对寒冷的适应能力，提高血管弹性，增强人体对疾病的抵抗力。

（六）药物调养

秋季燥字当令，气温由热转凉，多风、干燥、凉爽是秋季的特点。根据天人相应的理论，人们也多出现口干、鼻燥、咳嗽、咽痛、肠燥便秘等症状。故秋季用药多集中在"肺"，体现在"润"。

根据秋季的特点，药物养生宜滋润而忌耗散。入秋后，可食生地粥以滋阴润燥。大暑前后以扁豆 10g，苡仁 10g，藿香 6g，生地 6g，煎汤饮。秋分前后，用生地 6g，百合 10g，党参 10g，蜂蜜 6g，麦冬 6g，甘草 3g，于未患病时水煎服。此外，对于夏季因过食生冷瓜果、饮料而致胃肠虚寒者，秋季可以服用干姜、肉桂等温热性药物，以"暖里腹"。

四、冬 季 养 生

《素问·四气调神大论》云："冬三月，此谓闭藏，水冰地坼，无扰乎阳，早卧晚起，必待日光，使志若伏若匿，若有私意，若已有得，去寒就温，无泄皮肤，使气亟夺，此冬气之应，养藏之道也。逆之则伤肾，春为痿厥，奉生者少。"

冬三月，始于立冬，消于立春前，经立冬、小雪、大雪、冬至、小寒、大寒六个节气。秋季之后，阳气逐渐消尽而藏于地下，阴气由此增长而主权当令。此时阴气较少阴更为壮大，故称为太阴。冬季为封藏之时，阳气消尽，阴气主时，天寒地冻，草木凋零，万物蛰伏。因此，《素问·四气调神大论》将冬三月称为"闭藏"。

冬季属水，为太阴，主收引、闭藏、蛰伏；五脏应于肾，肾主水，中藏精气与相火，故两者相通相应。即如《素问·脏气法时论》中所云："肾主冬，足少阴、太阳主治，其日壬癸。"因此，冬季养生应当遵从自然界闭藏的特点，保养阴精，潜藏阳气。

（一）精神调养

严寒的冬季，朔风凛冽，阳气潜藏，阴气盛极，草木凋零，自然界的蛰虫伏藏，以冬眠状态养精蓄锐，以便为来春生机勃发做好准备。人体的阴阳消长代谢也处于相对缓慢的情形，此时养生应着眼于"藏"，即在冬季要保持精神安静，控制自己的精神活动，将神藏于内，不要暴露于外。

冬季草木枯衰、万物凋零，漫漫冬天，日短夜长，容易导致人体身心处于情绪低落状态，郁郁寡欢，尤其是体质虚弱或有病卧床的老年人，更容易发生抑郁症，使心身健康受到影响。《黄帝内经》提出"冬三月……使志若伏若匿，若有私意，若已有得"。要求人们在冬季为了保证阳气伏藏的正常生理不受干扰，首先要做到精神安静，控制情志活动，养精蓄锐，有利于来春的阳气萌生。改变情绪低落、防止季节性抑郁症的最佳方法就是活动，如慢跑、跳舞、滑冰、打球等适度运动，晒太阳，衣着红黄颜色明亮的服装，合理饮食，多食肉、蛋、鱼、豆、奶、香蕉、巧克力等。

（二）脏腑调养

生命在于运动，冬天天气寒冷，活动能够增加人体热量，促进血液循环，强身健体，益肾健身；冬季温水泡脚，要想长寿和身体强壮，每天晚上用温水泡脚是很好的方法，不仅能够促进血液循环，还能够增加身体热量，强身健体，益肾延寿。

冬季宜少食过咸的食品，如咸菜、霉干菜、海带、紫菜等，还要减少食盐的摄入量。因冬季人体腠理闭塞，出汗减少，减少食盐摄入可以减轻人体肾脏的负担。适当吃一些苦味食品，如香椿头、慈菇等，如《摄生消息论》曰："冬月肾水味咸，恐水克火，心受病耳，故宜养心。"

（三）起居调养

冬季属太阴闭藏之气，日常起居中应多收藏阳气、养护阴气，方与冬季阴盛阳衰的特点相合。起居作息上应做到以下几点。

在寒冷的冬季里，不应当扰动阳气，要早睡晚起，日出而作，以保证充足的睡眠时间，以利阳气潜藏，阴精积蓄。冬属阴，以固护阴精为本，宜少泄津液。如《素问·四气调神大论》曰："冬三月，此谓闭藏。水冰地坼，无扰乎阳，早卧晚起，必待日光……去寒就温，无泄皮肤，使气亟夺，此冬气之应，养藏之道也。"即是要求冬季宜早睡晚起，使睡眠充足，一则潜藏、养护阳气，二则避开严寒，待天明日出，方可起床。若睡眠过晚，则易耗损阳气，使阳气潜藏不足，春日升发不利，同时半夜寒冷，易受寒而患病。《备急千金要方·道林养性》中亦说："冬时天地气闭，血气伏藏，人不可作劳出汗，发泄阳气，有损于人也。"因此，要早睡晚起，日出而作，以保证充足的睡眠时间，利阳气潜藏，阴精积蓄。

冬季严寒，要做到防寒保暖。但也须根据"无扰乎阳"的养藏原则，做到恰如其分。衣着过少过薄，室温过低，则既耗阳气，又易感冒。反之，厚衣重裘，向火醉酒，烘烤腹背，暴暖大汗则皮肤汗孔开泄，阳气不得潜藏，寒邪亦易于入侵。老人、儿童为冬季易感人群，躯体的腰、腿、胸背等处为保暖重点，外出需戴口罩。由于天气寒冷，寒湿痹证多发。尤其老年人，由于关节功能退化，多有关节炎、肩周炎、腰腿疼痛等病，每遇天冷下雨则易发作，酸楚重痛，活动不利。在预防上，宜多注意保暖，尚可用艾灸局部穴位，或熏烤痛处，减缓寒气侵袭，逐渐缓解疼痛。天气寒冷，容易导致四肢受寒，寒邪阻络，经脉不畅，气血凝滞，易发冻疮，故冬季时，四肢、手脚的保暖十分重要，外出需备厚的皮或棉手套、鞋袜，以防寒保暖。若已生冻疮，除保暖之外，可用当归、干姜、红花等温散活血之品，煎汤外用，可缓解、治愈冻疮。冬季多发病中最危险的莫过于心脑血管急症。

故素有心血管疾病的人，自身及周围亲朋，需密切伴护和观察患者身体状况，一旦出现心悸、胸闷、胸痛等不适时，应速就医。

（四）饮食调养

冬季天寒地冻，人体阳气内收，因此饮食上可以适当温补，既可驱寒，又可补益阳气之不足。另外，冬季与五脏之肾相通应，饮食上可适当补益肾气。

冬季饮食宜用甘温、辛温之品。如羊肉甘温，能温中益气；牛肉甘温，能温肾壮阳；鸽肉甘、咸温，能温肾养血、填精益气；花椒辛温，能温中散寒；胡椒辛温，能温中下气、温化痰饮；小茴香辛温，能温中散寒；板栗咸温，能补中益气、温肾强腰，即遵循"秋冬养阴""无扰乎阳"的原则，既不宜生冷，也不宜燥热。因为生冷易伤阳气，而辛燥大热，又易生火扰阳，耗伤阴液，导致人体阴阳平衡失调。另外，冬季也不可一味呆补。因为冬季人体阳气藏伏于内，过补则容易郁闭而生痰火，此时无妨食用性味辛甘之白萝卜，起到顺气消食、化痰止咳、生津润燥之功效，以利于脾胃运化。

五脏之中，肾与冬相通应，因此饮食上可适当补益肾气。《灵枢·五味》中言："谷味咸，先走肾。"又《素问·阴阳应象大论》云："在藏为肾，在色为黑。"因此，味咸的食物能入肾，色黑的食物能补肾，诸如黑芝麻、黑豆、黑米等都能补益肾气，食用时可用盐等咸味之品加以调和，使之入肾。如易腰酸乏力者，可用黑豆煮粥，补益肾气；若头发变白，可用黑米、黑豆、核桃仁、制首乌等，煮粥食物，补益精血，乌须亮发等。但需注意，咸味之品不可久食多食，易伤津血，即《素问·五脏生成》所言："是故多食咸，则脉凝泣而变色。"因此，饮食上应根据情况不同，加以调整，适度为宜。

（五）运动调养

冬天，因为气候寒冷，许多人不愿意参加体育运动。冬季坚持户外运动，不仅能使人的大脑保持兴奋状态，增强中枢神经系统的体温调节功能，还能提高人体的抗寒能力。因此在冬天仍坚持户外运动的人很少患病，俗话说："冬天动一动，少生一场病；冬天懒一懒，多喝药一碗。"事实证明，冬季多参与室外活动，使身体受到适当的寒冷刺激，可使心脏跳动加快，呼吸加深，体内新陈代谢加强，身体产生的热量增加，有益健康。适度运动可增加身体的抗寒能力，增强对疾病的抵抗力。可冬季气候严寒，运动健身应注意防寒保暖，衣着要根据天气情况而定，避免在大风、大雪和大雾天气中锻炼身体。

长跑是一项全身性的锻炼项目，消耗能量大，锻炼效果好，而冬季进行长跑锻炼好处更多，长跑能清理体内废物。冬季气温较低，长跑能刺激机体保护性反应，加快血液循环，加速脑部血液流量，提高大脑体温中枢调节能力，从而供给大脑更多的养分，使大脑愈加清醒。冬季坚持长跑，对大脑的记忆功能有增进作用。冬季长跑还能增强心血管系统和呼吸系统的功能，促进肌肉、骨髓、神经和各个脏器的健康工作，从而提高机体的抗病能力，最明显的效果就是预防感冒。冬季长跑对排泄有害物质也能起到一定的作用。据测知，16分钟跑3000米或25分钟跑5000米，可降低血液中胆固醇含量。这对不同程度的高脂血症及血管硬化、冠心病、脑血管病等，有着良好的预防作用。此外，长跑使人情绪饱满乐观、心情舒畅，有助于增进食欲，长跑还能加强消化功能，促进营养吸收。在寒冷的天气中坚持长跑，还有助于锻炼意志力。

滑冰是一项集速度、协调、力量、柔韧、稳定于一身的运动项目，早在八九百年以前，我国就已经有了滑冰运动，当时称之为"冰嬉"。"冰嬉"包括速度滑冰、花样滑冰及冰上杂技等多种项目。《宋史》记载：皇帝"幸后苑，观冰嬉"。这项"冰嬉"运动延续了几个朝代经久不衰，到了清朝已经成了民间普遍的文体娱乐活动。滑冰运动不仅能够增强人体的平衡能力、协调能力及身体的柔韧性，同时还可增强人的心肺功能，提高有氧运动能力。它还能够有效地锻炼下肢力量，还有很好的减肥效果。对于青少年来说，滑冰有助于孩子的小脑发育。

（六）药物调养

冬季气候由凉转寒，人体以肾气转旺相应。保养肾脏可以抗寒防病，故有"冬季是补养的最好季节"。

冬季进补需分男女老少。人的一生需经历不同的发育和生理变化阶段，而各个阶段内脏气血阴阳都有不同的变化，应该根据这些变化补益身体。小儿内脏娇嫩、易虚易实，饮食又往往不知节制，以致损伤脾胃，冬令的补益，当以健脾胃为主，可食茯苓、山楂、大枣、薏苡仁等。青年学生日夜读书，往往休息睡眠不足，心脾虚或心肾虚，冬令补益可选用莲子、何首乌等。中年人身负重任，不注意休息，而导致气血耗伤，冬令补益以养气血为主，可食龙眼肉、黄芪、当归等。老年人身体虚弱，患多种疾病，冬令必须进补，可选用杜仲、何首乌等。有病者必须辨证进补。

📌 小 结

　　四时养生即是根据一年四季的天地阴阳变化，通过对起居、饮食、情志、运动等生活方式的调整，结合人体自身的生理特点，达到与自然和谐统一的健康状态。整体上应遵循"顺时适变，调养脏腑""春夏养阳，秋冬养阴""知所宜忌，避邪防病"的原则。具体而言，在精神调摄上，春夏之时，精神应保持舒畅活跃，而秋冬则应平静敛藏；在脏腑养生上，则应以"五脏应四时，各有所受"理论，做到春养肝、夏养心、秋养肺、冬养肾，以维持各脏腑的正常生理功能；在起居养生上，作息方面，春夏要夜卧早起、秋季早卧早起、冬季要早卧晚起；在衣着方面，春季要柔软保暖，夏季要衣轻，冬要厚；四时都要慎避虚邪贼风，春季要防风防寒，夏季要防暑防湿，秋季要防燥，冬季要防冻。饮食养生上，春季要省酸增甘，夏季要省苦增辛，秋季要少辛增酸，冬季要减咸增苦。运动养生上，春夏季节多做户外锻炼，秋冬季节则应适度户外运动，以室内运动为主。

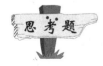

1. 简述春季饮食养生的特点。
2. 简述秋季养心的具体方法。
3. 简述春、冬季精神调养的区别。

第十一章　起居养生

第一节　起居养生的概念

起居养生，是指人类在长期的生产生活实践中，形成的一套合理安排生活作息，妥善处理日常生活之细节，以保证身心健康，求得延年益寿的方法，是传统中医养生理论的重要组成部分。

早在《黄帝内经》中就有"起居有常，不妄作劳"的论述，古代文献中"起居"包含有行动、饮食寝兴、居址和二便等含义，是指生活作息，包括日常各种生活细节的安排。

自然界按照自己的规律不断运动变化，人类长期在这样的自然条件下生活，形成了体内气血盛衰、阴阳消长的相应适应性变更。《素问·八正神明论》提出了"因天时而调血气"的主张。

一年四季，气候有春温、夏热、秋凉、冬寒的变化。人体阳气有春生、夏长、秋收、冬藏的变化。四季起居作息应当与之相应。

一日之中，天有白昼、黑夜的阴阳交替，人也有阴阳消长的不断转化。《素问·金匮真言论》说："平旦至日中，天之阳，阳中之阳也；日中至黄昏，天之阳，阳中之阴也；合夜至鸡鸣，天之阴，阴中之阴也；鸡鸣至平旦，天之阴，阴中之阳也。故人亦应之。"

自觉遵从自然界和人体的客观规律，而不妄加违背，按照时令、时辰调节起居，才符合养生之道。

我国古代流传的养生著作中记载了许多简便易行且行之有效的起居养生方法，既有静坐、睡眠等"静养"的调摄方式，又有散步、沐浴等"动养"的调摄方式，还有闲赏、逸游等高雅的调摄方式。千百年来，这些养生方法在人民群众间广为流传，寓养生调摄于日常起居中，可以因人、因时、因地加以选择应用。

第二节　起居养生的原则

一、起居有常

起居作息和日常生活依据一定的自然规律，符合人体的生理常度。古人认识到，自然界的运行是有一定规律的，人要长寿就必须效法自然规律，使自己的起居作息与自然规律保持一致，方使生命之气不竭。《素问·四气调神大论》中据四时阴阳的变化，制定出起居的不同方法。《灵枢·本神》曰："故智者之养生也，必顺四时而适寒暑，和喜怒而安居处。"

《备急千金要方》曰："善摄生者，卧起有四时之早晚，兴居有至和之常制。"符合人体四时阴阳消长客观规律的起居，即是"常"，能够掌握这一常度而养生的人，就是聪明智慧之人，只有起居有常才能保养人的精神；反之，长期起居无常，则不利健康。

二、劳逸适度

"劳"，含劳力、劳心（脑）与房劳；"逸"，是指休息。劳与逸两者之间相互对立、互为协调，都是人体的生理所需。适度劳作，能促进气血循环、改善呼吸和消化功能、调节精神、兴奋大脑，激发人体的生机与活力；适度休息，则可消除疲乏、调节身心，恢复体力与精力。《备急千金要方·道林养性》曰："养生之道，常欲小劳，但莫大疲及强所不能堪耳。"

在人生过程中，绝对的"静"或绝对的"动"是不可能的，只有动静结合，劳逸适度，才能对人体保健起到真正作用。故起居养生要求劳逸结合。劳与逸的形式多样，而且劳与逸又具有相对性，甚至可以相互转化，如娱乐是逸，过度则转为劳，应根据个人机体的具体情况而适量进行劳动和休息，如此则对健康长寿有益。

第三节　起居养生的内容与方法

一、起居环境

起居环境是指住所及其周围的自然环境，可分为居室周边环境和居室内环境。适宜的起居环境，可促进人的健康长寿。

《灵枢·本神》曰："故智者之养生也，必顺四时而适寒暑，和喜怒而安居处，节阴阳而调刚柔。"反映了我们的古代祖先早已意识到起居环境养生的重要性。《老老恒言·消遣》曰："院中植花木数十本，不求名种异卉，四时不绝便佳……阶前大缸贮水，养金鱼数尾。"其中体现了古代养生家对住宅环境的改造和构想。

（一）住宅环境

住宅环境是指围绕在居住场所周边的自然环境。《千金翼方·退居》曰："山林深远，固是佳境，独往则多阻，数人则喧杂。必在人野相近，心远地偏，背山临流，气候高爽，土地良沃，泉石清美，如此得十亩平坦处，便可葺居……若得左右映带，岗阜形胜，最为上地。地势好，亦居者安。"表明良好的住宅环境是中国传统建筑在选择基址与规划时首先考虑的问题。

1. 住宅环境选择　理想的住宅环境应从以下几方面来考虑。

（1）空气清新之处：外部通风条件直接影响了住宅环境的空气质量。不论是在现代都市选择住宅，还是在山林野外依山筑屋，都要优先考虑房屋外部的通风条件和空气质量。

（2）地势较高之处：地势低洼的地方，特别是雨水、台风较多的地方，更易积水、淹水，土地相对潮湿，会影响到居住者的健康甚或改变其体质。

（3）安静清幽之处：环境安静清幽，人们的精神会得到放松，有助于缓解紧张情绪，有利于心态平和，古人喜欢选择山林作为静养休息的场所，正缘于此。

（4）背山临水、风景宜人之处："智者乐水，仁者乐山"。背山建房，前面有河流湖泊，视野开阔，最是宜居之所。相比较而言，位于向东、向南或东南面的山坡最佳，阳光充足。而在现代都市里，虽然少有山水可依，但可选择相对更加自然的生态环境，比如附近有公园的居住地。

（5）房屋结构宜因地制宜：我国幅员辽阔，各地区的地理气候、生活习惯和物质条件不同，房屋结构的设计也应因地制宜，以更好地适应环境。比如草原上的毡房、陕北的窑洞、西南边陲的竹楼等，都反映了因地制宜的起居养生经验。

2. 远离环境污染 日常起居养生过程中，需要警惕的环境污染主要有以下四种。

（1）空气污染：也称大气污染，即空气中含有一种或多种大气污染物，其性质、含量及暴露时间决定了对人体健康的损害程度。空气污染对呼吸道、消化道、皮肤、黏膜等都会造成危害。随着工业的发展，空气中的致癌物质逐渐增多，如多环芳烃、砷、铅、镍、石棉等。

（2）噪声污染：噪声是指人们不需要的声音，凡干扰人们休息、睡眠、工作、学习、思考和交谈等不协调的声音均属噪声。噪声主要来源于交通运输、工业生产、建筑施工、公共活动和社会噪声（集贸市场、高音喇叭、洗衣机）等。当噪声超过一定的分贝，形成噪声污染，就会影响人的正常生活，降低工作效率。在吵闹的环境中工作易致烦躁、疲劳、记忆力减退、反应迟钝。

（3）光污染：泛指由于人类的活动对各种光线处置不当，产生过量的光辐射（包括可见光、红外线和紫外线），从而危害人体健康，以及破坏自然生态系统，造成环境质量恶化的现象。光污染分为三类：白亮污染、人工白昼和彩光污染。光污染已经受到越来越多的重视，因其以各种方式对人们的生理和心理进行着无形的危害。比如婴幼儿经常处于光照环境下，会引发睡眠和营养方面的问题；一些人造光源长期照射会诱发电光性眼炎，而且影响正常生活，诱发神经衰弱甚至精神疾病等。

（4）电磁污染：电磁辐射是指交替变化的电场和磁场在空间中以波动形式传播的能量形式。由于频率、波长等不同，电磁辐射可造成广泛的生物学效应。地质生物学家认为，电流交叉的地方会形成损害人体电磁辐射波，即"地辐射"。它可使人表现出精神恍惚、烦躁不安、兴奋失眠或惊恐等。因此不要居住在有高压、高电磁、高放射的地方。

3. 优化住宅环境 "藏风聚气""背山面水""气乘风则散，界水则止；聚之使不散，行之使有止"等古代环境养生理论，在现代社会仍具有现实意义。尽管在城市住宅环境中实现依山傍水是较为困难的，但是，我们在选择住宅环境时，依然要注意"因地制宜"，尽可能拥有山、水、风、阳光等因素，达到"虽由人作，宛自天开"（《园冶·园说》）的自然效果。或者可以对住宅环境人为加以改造，使之更有利于人的起居作息。

（1）室外环境美化：植树、栽花、种草等可美化居住环境、改善城市空气、减轻污染，给人以清洁、舒畅、富有生气的感觉，有利于人体健康。

（2）阳台窗台的美化：在城市里尤其是高层居民楼应充分利用阳台和窗台。在阳台上可自制花坛养花，种上一年或多年生草本植物，如天竺葵、牡丹、月季、玫瑰、海棠、水竹、兰花、万年青等。

此外，建立良好的公共卫生习惯和生活秩序，搞好环境卫生，也是保护住宅环境的重要措施。

（二）室内环境

室内环境，即居室环境，是由屋顶、地面、墙壁、门、窗等建筑维护结构从自然环境中分割而成的小环境，也就是建筑物内的环境。

1. 理想的室内环境

（1）居室最佳朝向：就我国的情况而言，居室宜选坐北朝南朝向。"坐北朝南"指功能性房间，如客厅、主卧等，其主要采光面在南侧的房屋。坐北朝南的房屋具有"冬暖夏凉"的优点。

（2）居室结构合理

1）居室组成：一般来说，每户住宅应包括主室和辅室。主室为一个起居室和适当数目的卧室；辅室是主室以外的其他房间，包括厨房、卫生间、储藏室、过道和阳台等。

2）居室容积：是指每个人在居室中所必需的空气容积。《吕氏春秋·孟春纪·重己》曰："室大则多阴，台高则多阳。多阴则蹶，多阳则痿，此阴阳不适之患也。"生理学研究证实，在温室 15～20℃，相对湿度 30%～45%，气流速度 0.1～0.5m/s 时，拥有 30m³ 的居室容积，其温热感觉及心脏活动是最良好的。

3）居室进深：指外墙外表至对侧内墙内表的距离。居室的进深与采光和通风有关。在进深大的居室中，离外墙较远处的空气停滞不动，换气困难，必须在居室的对面开窗或开门，形成穿堂风，以消除空气的停滞。居室进深与居室宽度之比最好是 3：2。

（3）微小气候适宜：室内微小气候，指室内由于维护结构（墙、屋顶、地板、门窗等）的隔断作用，形成的与室外不同的室内气候，主要由气温、气湿、气流和热辐射四种气象因素组成。这四种气象因素综合作用于人体，影响人体的体温调节。一般而言，夏季室内适宜温度为21～32℃，相对湿度30%～65%，气流速度0.2～0.5m/s，最大气流速度小于3m/s；冬季室内适宜温度为16～20℃，相对湿度30%～45%，气流速度0.1～0.5m/s。

（4）采光、通风良好：室内采光包括自然采光与人工采光两种。自然采光优于人工采光，对室内起到杀菌消毒作用，并能提高人体免疫力。《遵生八笺》曰："太明即下帘以和其内映，太暗即卷帘以通其外耀。内以安心，外以安目。心目皆安，则身安矣。"指出调节室内采光的重要养生作用。一般认为，北方较冷的地区，冬季南向居室每天至少应有 3 小时日照，其他房间日照时间不能低于 1 小时；夏季则应尽量减少阳光直接照射，防止室温过高，或只接受清晨和傍晚较温和的日光。当自然光线不足时，要利用人工光线照明。

居室的自然通风可保证房间的空气清洁，排出室内的秽浊之气，加强散热，改善人的工作、休息环境。尤其是厨房与厕所更应保持良好通风，或可加装排风换气设备。特别是在夏季炎热之时，应使室内形成穿堂风，减少空调使用，既健康又环保。

2. 不良室内环境

（1）装修污染：随着国民生活水平的提高，居室装修较为普及，但随之而带来的室内污染非常严重。室内装修污染最常见、危害最大的是甲醛、苯、挥发性有机物等。各种刨花板、高密度板、胶合板中均含有甲醛。长期居住在甲醛超标的房间，对神经系统、免疫系统、肝脏等都有毒害作用。新装修的房屋，必须彻底通风一段时间再入住。可养殖一些绿色植物来吸收有害气体，或者散放一些活性炭颗粒，吸附有害气体。

（2）潮湿阴暗：居室寒冷潮湿，易患感冒、冻疮、风湿病和心血管系统疾病；居室环境高温多湿，使人闷热难耐，疲倦无力，工作效率低下，中暑甚至死亡；居室光线阴暗，视力调节紧张，易患近视；居室长期紫外线照射不足，儿童发育迟缓，易患佝偻病。

二、作 息 规 律

"作息"即指劳作和休息。

自古以来，我国人民就对规律的作息十分重视。《素问·上古天真论》云："食饮有节，起居有常，不妄作劳，故能形与神俱，而尽终其天年，度百岁乃去。""起居有常"，主要是指起卧作息和日常生活的各个方面有一定的规律，并合乎自然界和人体的生理常度。汉代王充在《论衡·偶会》中指出："作与日相应，息与夜相得也。"强调作息应该顺应自然节律。养生的作息常规，强调日常的作息应"因天之序"，作息时间顺应自然规律和人体的生理节律，循序而动。

人体脏腑组织器官的生命活动都要保持一定的节律，才能发挥最佳的功能状态，有利于生物节律的形成和稳定，从而有益于身心健康；相反，作息无常度则会扰乱人体固有的生物节律，使脏腑组织耗伤，危害生命健康。

（一）日出而作，日落而息

《素问·生气通天论》说："阳气者，一日而主外，平旦人气生，日中而阳气隆，日西而阳气已虚，气门乃闭。是故暮而收拒，无扰筋骨，无见雾露。反此三时，形乃困薄。"人体的作息规律应顺应一日之阴阳变化，坚守"日出而作，日落而息"作息，方可养护正气，规避邪气，有益身心。

（二）四季不同作息规律

《素问·四气调神大论》曰："夫四时阴阳者，万物之根本也，所以圣人春夏养阳，秋冬养阴，以从其根，故与万物沉浮于生长之门。"主张春季应"夜卧早起，广步于庭"，夏季"夜卧早起，无厌于日"，秋季"早卧早起，与鸡俱兴"，冬季"早卧晚起，必待日光"。孙思邈曰："善摄生者，卧起有四时之早晚，兴居有至和之制。"根据季节变化和个人的具体情况形成符合生理需要的作息制度，并养成按时作息的习惯，使人体的生理功能保持在稳定平衡的良好状态中。

三、劳 逸 适 度

《礼记·杂记》曰："一张一弛，文武之道也。"劳动和休息要适当地调节，有张有弛。劳逸适度是上乘的养生之道。要保持劳逸适度，可适度采用劳、逸穿插交替进行；或劳、逸互相包含等方法。概括而言，主要有以下几方面。

首先，量力而行。体力劳动要轻重相宜，依据体力大小量力而行。

其次，脑体结合。脑力劳动要与体力活动相结合。比如，体力劳动者，休息时可参与弈棋、阅读、书画之类的娱乐休闲活动，使劳累的形体得到放松的同时，过逸的心神得以小劳；而脑力劳动者，休息时则不妨多活动形体。

再次，休息多样化。不仅采用睡眠形式的休息，也可选用听音乐、下棋、聊天、观景、散步、打拳、钓鱼、赋诗作画等休息方式。根据工作特点，在工作的同时，有意识地将一些养生保健行为融会其中。例如，整天坐在办公桌前工作的人，下肢常常一动不动，而颈部却一直处于紧张状态，长期这样，造成下肢过逸而颈项过劳。如能意识到这一点，注意在工作时变换体位，舒缓局部过度紧张的肌肉；注意多做踮脚尖、扣五趾等下肢活动。

最后，还要注意安全保护。从事高危险作业者应严格遵守安全作业制度，应时刻注意劳动安全保护，避免工伤事故意外发生。用眼人群，应注意穿插做眼保健操、看绿色植物、极目远眺等；用嗓人群，应注意学习正确发音，工作时饮用润喉利咽药茶等。

四、睡眠调摄

睡眠，古人称"眠食"，其重要性不言而喻。马王堆汉墓出土的医书《十问》曰："一日不卧，百日不复。"人一生中，有三分之一以上的时间是在睡眠中度过的，因此，睡眠对人的健康具有极为重要的意义。睡眠由人体昼夜节律控制，是人体的一种生理需要。在睡眠状态下人体的组织器官大多处于休整状态，从而大大降低了气血的消耗，使其得到必要的补充与修复。高质量的睡眠是消除疲劳、恢复精力的最佳方法，并能达到防病治病、强身益寿的目的。

（一）睡眠环境

睡眠环境包括卧室环境和卧具，两者均对睡眠质量产生重要影响。良好的卧室环境和舒适的卧具是提高睡眠质量的基本条件之一。

1. 卧室环境　卧室环境重在安静，是帮助入睡的基本条件之一。卧室尽量不要选择临街的房间，以免影响睡眠质量。

卧室应保持空气新鲜，无论天气冷热，均应每天定时开窗通风换气，以免潮湿、秽浊之气滞留，但同时要注意忌卧处当风。

卧室内色彩宜宁静，窗帘最好根据天气变化更换颜色和厚度，如夏天可用浅绿、浅米色的冷色调，使人感到凉爽；冬天可选橙红等暖色调且质地厚重些的窗帘，使人感到温暖。卧室的家具以简洁明快，朴素而不失高雅为原则；色调和风格应避免杂乱，尽量一致。

卧室应光线幽暗，尽量杜绝光污染。《老老恒言》曰："就寝即灭灯，目不外眩，则神守其舍。"现代研究表明，较强的光线能通过刺激视网膜产生神经冲动导致大脑活跃，无法进入睡眠状态。

2. 卧具选择　卧具包括床、褥子、被子、枕子、睡衣等。

（1）床：床的种类很多，利于健康的有木制平板床、棕床、藤制床等。

床的高度以略高于就寝者膝盖为宜，一般以45cm为好。

床铺面积宜大，睡眠时便于自由翻身，有利于筋骨舒展。依照人体工程学的特点，床宽通常为人的肩宽的2.5～3倍为宜，床长是身高加30cm的枕头位置。

床的摆放也有讲究。床不宜设在窗下；床头不宜在卧室的门或窗的通风处；床面忌高低不平；床下不宜堆放杂物；床不宜对着梳妆镜等。

（2）褥子：《老老恒言·褥》曰"稳卧必得厚褥，老人骨瘦体弱，尤须褥厚，必宜多备，渐冷渐加。每年以其一另易新絮，紧着身铺之，倍觉松软，挨次递易，则每年皆新絮褥着身矣"。褥子宜厚而松软，随天气冷暖变化加减。一般以10cm厚为佳，以利于维持人体脊柱生理曲线。

（3）被子：《老老恒言·被》曰"被取暖气不漏，故必阔大，使两边可折"。被子宜宽大，以有利于翻身转侧、舒适为度。被子宜稍轻，以防压迫胸部、四肢。被子宜保温，被胎宜选棉花、丝绵、羽绒为好，腈纶棉次之，丝绵织物不宜使用超过两年。被里宜柔软，可选细棉布、棉纱、细麻布等，不宜用腈纶、尼龙、的确良等易生静电的化纤品。

（4）枕头：《老老恒言·枕》强调"太低则项垂，阳气不达，未免头目昏眩；太高则项屈，或致作酸，不能转动。酌高下尺寸，令侧卧恰与肩平，即仰卧亦觉安舒"。枕头的高度基本以不超过肩到同侧颈的距离为宜。枕头不宜过宽，以15～20cm为度。

枕套的质地最好选择透气性和吸水性都比较好的纯棉面料。枕头要软硬适宜略有弹性。

枕芯应选用质地松软之物，最好能散发头部热量，符合"头冷脚热"的睡眠原则，可用荞麦皮、绿豆、干茶叶等做枕芯。还可根据需要，使用菊花枕、石膏枕、麦饭石枕等药枕。

枕头卫生直接影响健康。经常晾晒或清洗枕头对保持清洁卫生很有必要。对于不能清洗的枕芯，除多进行晾晒外，能适时更换枕芯更好。

（5）睡衣：睡衣款式宜宽大无领无扣，年轻人可选睡袍；老年人可选用宽松的衣裤，且上衣要稍长，裤子要稍短，最好齐踝。

面料应选择透气性强、质地柔软、棉质的为好，春夏宜薄纱、丝绸，秋冬宜毛巾布、棉绒等。

颜色，宜淡雅或自然色，以防过多化学染料引起过敏。

总之，睡衣以穿着舒适、吸汗保暖、透气遮风为原则。

（二）睡前调摄

睡前调摄即做好睡眠前的各种准备工作。

1. 调摄精神 《景岳全书·杂证谟·不寐》曰："心为事扰则神动，神动则不静，是以不寐也。"睡前应防止情绪的过激，保持安静平和的心态。调摄精神有操、纵二法。清代曹庭栋在《老老恒言·安寝》中曰"操者，如贯想头顶，默数鼻息，返观丹田之类，使心有所着，乃不纷驰""纵者，任其心游思于杳渺无朕之区，亦可渐入朦胧之境"。

2. 稍事活动 睡前可在家中缓缓散步，单调的散步活动能增强睡意；或者做按摩或柔软体操，帮助肌肉放松使入睡更加容易。

3. 濯足、按摩 历代养生家都把每晚临睡前用热水濯足作为养生却病、益寿延年的一项措施。濯足实际是用热水浸足，水温不宜过高（保持在 40～45℃为宜），以热而不烫、自觉舒适为度；水量以没踝为宜。濯足可疏通经脉，促进血液循环，并有利于消除疲劳。浸泡时双脚相互摩擦或用双手按摩足背、足心，并由下至上按摩小腿；时间以 30 分钟左右为度。泡完后用毛巾擦干，坐在床上准备作足底按摩。

简单有效的足底按摩是用手搓摩足底部的涌泉穴，俗称"搓脚心"。脚心的涌泉穴是足少阴肾经的要穴。现代医学研究证明，经常刺激脚底，能调节自主神经和内分泌功能，促进血液循环，有助于消除疲劳、改善睡眠，防治心脑血管疾病。

（三）睡时调摄

1. 睡眠姿势 常人右侧卧是最佳卧姿。右侧卧位，即身体侧向右边，四肢略为屈曲，双上肢略为前置，下肢自然弯曲，躯体呈弓形。根据人体生理结构，右侧卧时心排血量较多，食物的消化和营养物质的代谢能力得到加强，人自身感觉也比较舒适。

孕妇宜左侧卧，因左侧卧最利于胎儿生长，并可减少妊娠并发症。婴幼儿应在大人的帮助下经常变换体位，一般每隔 1～2 小时翻身一次。心衰及咳喘发作患者宜取半坐位或半侧位，同时将枕与后背垫高。胸膜积液患者宜取患侧卧位。有瘀血症状的心脏病患者，如肺心病患者等应忌左侧卧或俯卧位。

2. 睡眠方位 是指睡眠时头足的方向位置。对此，历代养生学家的认识不尽相同。有的主张按四时而定方位，有的主张寝卧恒东向，如《老老恒言·安寝》引《礼记·玉藻》："寝恒东首，谓顺生气而卧也。"多数人认为要避免北向而卧，尽量采取东向或西向的方位，如《老老恒言》在同篇曰："首勿北卧，谓避阴气。"《备急千金要方·养性》曰："头勿北卧，及墙北亦勿安床。"

3. 睡眠时间 小儿年龄越小，睡眠时间越长，睡眠次数越多；至 30 岁前，成年人实际睡眠时间减少至每日 8 小时；至 50 岁以后，对睡眠时间的需求又会逐渐增加。

子午觉是睡眠养生法之一，即每天于子时（夜间 11 点至次日凌晨 1 点）和午时（上午 11 点至下午 1 点）入睡。午觉不宜超过 1 小时，每日中午小睡能使大脑和身体各系统都得到放松与休息，可弥补夜晚睡眠的不足，有益缓解疲劳，减少心血管病发生，从而避免早衰。

（四）助眠法

助眠法有很多，主要归纳如下。

1. 自我调节 睡眠的关键在于自我心神的调节，心神安宁是入睡及提高睡眠质量的前提。正如前文所言的清代曹庭栋《老老恒言》中提出的"操""纵"二法，其实就是冥想和自我催眠诱导入寐的方法。

2. 饮食安神 睡前可少量服食一些有益睡眠的食物，如核桃、蜂蜜、百合、桂圆、牛奶、酸枣仁、香蕉、莲子、大枣、小麦、木耳、苹果等，还可配合药膳保健。

3. 音乐安神 在睡前可选择自己喜爱的舒缓的轻音乐，以较低分贝收听，如海浪缓慢拍打沙滩声音、丛林中风鸣鸟叫声等，人随着音乐节律调整呼吸节律，逐渐减慢，可人为地降低机体代谢率，帮助入寐。

4. 香熏助眠　在专业人士的指导下，根据个人喜好，选择质量上乘的香料或精油，放在枕边，或将小支香水插在鼻孔边，或用"香熏灯"在房中熏1～2滴精油，有催人入睡的功效。

（五）睡眠质量判定

目前，国际上对睡眠质量的测定还缺乏准确的量化标准。我国通常采用的衡量标准是：①入睡快：上床后5～15分钟即可进入睡眠状态。②少起夜：夜尿次数不多于两次。③睡眠深：无梦呓，不易惊醒，无梦游现象；眠中呼吸均匀，无鼾声、磨牙；体位变化不大。④清醒快：起床后自觉浑身轻松、精力充沛、精神饱满、头脑清醒。

（六）睡眠禁忌

1. 睡前禁忌　睡前不宜饱食、饥饿或大量饮水及浓茶、咖啡等饮料。《陶真人卫生歌》说："晚食常宜申酉前，向夜徒劳滞胸膈。"说明饱食即卧，则脾胃不运，食滞胸脘，化湿成痰，大伤阳气。饥饿状态入睡则饥肠辘辘，难以入眠。

睡前还忌七情过极，读书思虑。睡前亦不可剧烈运动，以免影响入睡。

2. 睡中禁忌　寝卧忌当风、对炉火、对灯光。其次卧忌言语哼唱。古人云："肺为五脏华盖，好似钟罄，凡人卧下肺即收敛。"如果卧下言语，则肺震动而使五脏俱不得宁。睡卧时还忌蒙头张口，《备急千金要方》说"冬夜勿覆其头得长寿"，此即所谓"冻脑"之意，可使呼吸通畅，脑供氧充足。孙氏在书中还说"暮卧常习闭口，口中即失气"，张口睡眠最不卫生，易生外感，易被痰窒息。

3. 醒后禁忌　醒后忌恋床不起，最不宜在夏月晚起，"令四肢昏沉，精神懵昧"（《混俗颐生录》）。睡懒觉不利于人体阳气宣发，使气机不畅，易生滞疾。

此外，旦起忌嗔恚、恼怒，此大伤人神。《养生延命录》说"凡人旦起恒言善事，勿言奈何，歌啸""旦起嗔恚二不详"，认为晨起的情绪会影响一日的气血阴阳变化，极有害健康。

五、衣　着　调　摄

衣着调摄是指在中国天人相应思想的指导下，通过选择适宜的衣着，以御寒防暑、防病延年的方法。衣着调摄，可使人体与外在环境之间进行正常的热量交换，从而维持衣服内气候的相对稳定，达到保健的目的。

1. 衣着调摄原则　衣着要顺应四时阴阳变化，又要舒适得体。

春季多风，秋季偏燥，故制装时选择透气性和吸湿性适中的衣料为宜。化学纤维纺织品的透气和吸湿性能都低于棉织品，而高于丝织品，最适宜做春秋季节的衣料，并且具有耐磨、挺括、色泽鲜艳的优点。夏季气候炎热，制作服装的基本原则是降温、通风透气，以利于体热和汗水的散发。冬季气候寒冷，服装要达到防寒保温的效果，宜选择织物厚、透气性小和保温性能良好的深色材料。

舒适是人类本能的需要，从卫生学角度看，穿衣就是为了起舒适、保健的作用。《老老恒言·衣》："惟长短宽窄，期于适体。"衣着款式合体才会既增添美感，又使人感觉舒适，从而起到养生保健的效果。

2. 衣着调摄宜忌 俗有"春捂秋冻"之说，即春季宁稍暖，秋季可稍凉。冬季"宜寒甚方加棉衣，以渐加厚，不得一顿便多，唯无寒而已"（《摄生消息论》）。

衣服不可急穿急脱，忽冷忽热。老人和身体虚弱的人，由于对寒热的耐受性较差，又当尽量注意慎于脱着，以免风寒暑湿侵袭。

出汗之后，还要注意当风脱衣或久穿汗湿之衣，如《备急千金要方·道林养性》说"凡大汗勿偏脱衣，喜得偏风半身不遂""湿衣及汗衣皆不可久着，令人发疮及风瘙"。

六、行 立 有 度

行走、站立应当适度。

适当、适时的站立，可以锻炼骨骼与关节，促进其正常的功能活动。适当的走动、跑步，可以使人体经筋更加柔韧强健、运动灵活。

行立过度可致形体组织损伤。《素问·宣明五气》曰："久立伤骨，久行伤筋。"长时间的站立，则会导致骨骼与关节过劳，下半身气血运行迟滞，出现腰酸背痛、腿软足麻等症状。长时间的运动，却会使筋肉处于一种紧张和疲劳状态，变得脆弱，容易受伤。

七、节 言 省 气

节言省气，即不作过度的言谈嬉笑。

语言是在心神的控制下，经由喉、舌、口等组织的协调动作，在气的作用下共同完成的。肺主气，司呼吸，在语言中居重要的位置。语言是由肺气来鼓动的，过多语言，就必然要消耗肺气。《中外卫生要旨》教人"简言语以养中气"。

从生理、心理角度来看，笑是一种很好的体育运动，能使膈、胸、腹有关肌肉和心、肺、肝等都得到锻炼，可以通畅呼吸道，加强血液循环，驱散愁闷、抑郁、烦恼、紧张的情绪，所以笑有益于人体健康。但有时过分嬉笑，或捧腹大笑，也是不适宜的。《素问·阴阳应象大论》说："喜伤心。"《素问·举痛论》说："喜则气缓。"故《灵枢·本神》指出："喜乐者，神惮散而不藏。"身患某些疾病的人不能大笑，如高血压患者大笑可能诱发脑出血，冠心病患者大笑可能导致心绞痛、心肌梗死、心律失常等。

八、沐 浴 调 摄

古代"沐"为洗头；"浴"为洗身体。沐浴调摄，是利用水、泥沙、日光、空气、中药汤液等有形或无形的天然物理介质，作用于体表，以达到强身健体、延年益寿为目的的养生方法。

沐浴能够荡涤人体肌肤的尘垢，不仅可以保持身体的清洁健康，还可以愉悦心情，使内心感受到轻松舒畅。现代医学也认为，沐浴可促进机体体温调节，改善血液循环和神经系统的功能状态，加速各组织器官的新陈代谢，增强机体抵抗力。

《遵生八笺·起居安乐笺》："勿当风沐浴，勿沐发未干即寝。"沐浴时注意不要迎风，头发未干不要就寝。

九、二 便 调 摄

二便调摄的重点在于二便通畅。二便是人体内食物残渣、机体代谢产物和有毒物质的主要排泄途径，二便正常与否，直接影响到人体的健康，所以有"要长生，二便清"之说。中医理论认为，大便秘结不畅，可导致浊气上扰，气血逆乱，脏腑功能失调，因此容易产生或诱发多种疾病；小便是水液在体内代谢后排出废水的途径，如小便不通则水湿潴留而生内患。

保持二便通畅，首先需要养成定时排便的习惯，同时注意饮食的精细搭配，多食粗粮，多食水果蔬菜，排尿要顺其自然，强忍不尿、努力强排都会对身体健康造成损害，每天保持足量饮水，对保持排尿有利。

◎ 小 结

起居养生，是指人类在长期的生产生活实践中，形成的一套合理安排生活作息，妥善处理日常生活之细节，以保证身心健康，求得延年益寿的方法，是传统中医养生理论的重要组成部分。

起居养生原则为起居有常、劳逸适度。

其中起居环境指住所及其周围的自然环境，分为居室周边环境和居室内环境。"作息"指劳作和休息，包括昼夜及四季不同作息规律。劳逸适度为量力而行、脑体结合、休息多样化、注意安全保护等。睡眠调摄包括睡眠环境、睡前调摄、睡时调摄及助眠法。衣着既要顺应四时阴阳变化，又要舒适得体。行走、站立应当适度。不作过度的言谈嬉笑。沐浴调摄能够荡涤人体肌肤的尘垢，保持身体的清洁健康，还可愉悦心情。二便调摄的重点在于二便通畅。

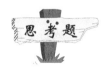

1. 理想的住宅环境包括哪些要素，如何远离环境污染？
2. 如何做好睡前、睡时调摄？睡眠调摄有哪些禁忌？
3. 请谈谈衣着调摄的原则与宜忌。

第十二章 环境养生

　　环境是某个对象周围所有事物的总和。通常所说的环境是指围绕着人类的外部世界，环境是人类赖以生存和发展的物质条件的综合体。环境为人类的社会生产和生活提供了广泛的空间、丰富的资源和必要的条件，包括自然环境和社会环境两种。本章主要探讨适宜养生的生态环境，阐明与环境有关的疾病的发生、发展规律，提出改善环境质量的一些基本方法，从而指导人们适应、选择和创造适宜的生活环境，使人与环境处于和谐的状态，从而预防疾病，增强体质，促进人体健康。

第一节　环境养生的概念

　　环境养生是指在天人相应的中医整体观思维指导下，观察所处地理环境中阴阳、四时、五行、六气的变化；结合现代环境科学知识，了解环境变化对万物和人体的影响，趋利避害；主动选择适宜的生态养生环境，调整饮食起居以适应地理气候的变化，营造有利于身心健康的居住环境；达到效法自然、顺应自然、身心与环境相和谐的境界。

　　所谓环境，是指空气、水源、阳光、土地、植被、住宅、社会人文等因素综合起来，所形成的有利于人类生活、工作、学习的外部条件。

　　人与环境是有机的统一整体。环境创造了人类，人类依存于环境，受其影响，不断与之相适应；人类又通过自身的生产活动不断改造环境，使人与自然更加和谐。

　　生活环境对人类的生存和健康意义重大，适宜的生活环境，可保证工作、学习的正常进行，促进人类的健康长寿，有利于民族的繁衍兴旺。反之，如果对人类生产和生活活动中产生的各种有害物质处理不当，不仅损害人类健康，还会产生远期潜在危害，威胁子孙后代。一方水土养一方人，孟子指出："居移气，养移体，大哉居乎。"说明人们很早就认识到居住环境对保障人类健康和改变居民体质的意义。

　　环境科学认为，正常的生态系统中能量流动和物质循环总是不断进行着，但在一定阶段，能量与物质的输入与输出、生物种群的组成和数量的比例，都处于一种相对稳定的状态，这种平衡状态称生态平衡。

　　生态平衡是动态平衡，外界和内部因素的变化，尤其人为因素都可对它产生影响，甚至破坏它。生态系统之所以能保持平衡，是其内部具有自动调节的能力，或者说环境对污染物有一种自净能力。但这有一定限度，当环境内污染物过多，超过其自净能力，调节不再起作用，生态系统遭到破坏，环境就会受到污染。严重的环境污染，能造成生态系统的危机，导致人类的灾难。流行病学研究证明，人类疾病的 70%～90%与环境有关。人类想健康长寿，就必须建立和保持同外在环境的和谐关系。

第二节　环境养生的原则

一、趋利避害

在中国古代先贤的观念中，人生存于自然环境之中，"以天地之气生，四时之法成"（《素问·宝命全形论》）。先有天地，后有万物，天地乃万物之母，人乃万物之灵。一方面，人与天下万物一样，其生存、生长，仰赖于天地所提供的阳光、空气、水和土壤；另一方面，人的饮食营养来源于万物，而万物生长却都受到天地自然环境的制约，万物之性随环境发生变化。因此，养生必须懂得什么样的环境有利，什么样的环境有害。正如《吕氏春秋·尽数》所说："天生阴阳寒暑燥湿，四时之化，万物之变，莫不为利，莫不为害。"自然环境自身本无利害，但对于人来说，或寒或温，或燥或湿，风有阴阳正邪之分，物有寒热利害之异。人与自然的关系，若水与舟，水能载舟，亦能覆舟。人唯有"察阴阳之宜，辨万物之利"，趋利而避害，方能利生，是为安生之本。葛洪有"养生以不伤为本"之名言，原因有不伤于内和不伤于外的分别；不伤于外者，离不开对环境有害生命健康的因素进行回避。了解环境中哪些因素不利于健康，不利于长寿，并加以回避；主动地选择适宜养生的地域、居室环境，是环境养生的第一要务。故《老子·五十章》云："盖闻善摄生者，陆行不遇兕虎，入军不被甲兵。兕无所投其角，虎无所措其爪，兵无所容其刃。夫何故？以其无死地。"养生的关键在于，不将自己陷于危险之境地，是为"无死地"。

二、和谐适应

人是自然的一份子。人之气禀受于天地万物，只有认识自然，掌握并顺应环境的变化规律，做出相应的保养防护措施，才能与天地相保而不相失。自古以来，了解天道与地理，了解环境与气候变化规律的人们，多是采取适应环境的态度去养生，保持与自然和谐相处的状态，达到身心平和、形神合一、知行合一的境界。关于地域环境差异对人体健康的影响，《素问·异法方宜论》指出：东西南北的地势环境差异非常大，物产、习俗的不同使各地民众的体质状态迥然不同。例如，我国沿海地区，海滨傍水，渔业发达，民众喜欢吃海鲜鱼虾，所食之味咸，容易形成血热壅滞的体质，易发"痈疡"之类的皮肤病，当地人发明砭石以疏通经络和腠理，使血气流通，不易壅滞为患。又如，我国北方地区是广袤的草原和森林，地势高峻，山峦起伏，至冬季则风寒凛冽，当地居民以畜牧为生，没有固定居所，以牛羊乳食为主，缺少蔬菜水果，容易产生脏寒、腹满等消化病，当地人以热灸法治疗脏寒，颇得阴阳制衡之理。再如，中原地区，地处平原，农业、水利、贸易发达，人口繁衍众多，饮食结构相对复杂，相对缺少劳作，容易患痿厥等关节病，当地人善于运用导引、按跷来柔筋壮骨。这体现古代在与自然环境共处的过程，认识自然，适应自然，因地制宜地运用适宜的养生技术和方法，通调血气，平调寒热，防治疾病，维护健康，顺应自然阴阳之道。研究环境特点及其对人体脏腑气血的影响，有针对性地采取养生措施，是环境养生的重要原则。这反映了我国先民主动适应环境，与环境自然和谐相处的思维，也与当时的生产力水平相关。当今世界，工业化、现代化进程中，环境生态的破坏程度达到有史以来的最高水平；二氧化碳过度释放导致全球变暖，极端天气频频发生；人类生存的环境发生了质的变化。中国哲学的"天人合一"与"天人相应"的思想和智慧，在今天应该有新的内涵，我们应该敬畏自然、敬畏生命，懂得爱护环境就是爱护自己。环境养生是人与自然的融合，要趋天下万世之利，而非一己之私利。"和"是我国文化的精髓，也是养生文化的精髓。正如《周易》乾卦《象辞》所说："乾道变化，各正性命。保合太和，乃利贞。首出庶物，万国咸宁。"天下万物，相生相克；人与自然，相保相合，不违其道，方能不失。人与环境相合，方能相互保全，利益共享，和谐发展，利在千秋。生态文明建设已经纳入我国国家发展总体布局，建设美丽中国已经成为我国人民心向往之的奋斗目标。我国生态文明建设进入了快车道，天更蓝、山更绿、水更清将不断展现在世人面前。正如习近平总书记所说："我们要像保护自己的眼睛一样保护生态环境，像对待生命一样对待生态环境。"

三、效 法 自 然

《素问·上古天真论》提出养生的大原则："上古之人，其知道者，法于阴阳，和于术数。"阴阳是自然的法则，当然也是养生的法则。《素问·生气通天论》也说："自古通天者，生之本，本于阴阳。"所谓"通天者"，即是"知道者"。环境养生的最高境界，正是效法天地、效法自然。如《老子》所说："人法地，地法天，天法道，道法自然。"通过观察自然界的变化之道，体会其中不易之理，应用于养生，达到"呼吸精气、独立守神、肌肉若一"的真人境界，是古代养生家的共同愿望。人在俗世，精损神耗，若能寄情于山水之中，"游行天地之间、视听八达之外"，或许能达到"去世离俗、积精全神"的至人境界。

北宋郭熙《林泉高致》说："君子之所以爱夫山水者，其旨安在？丘园养素，所常处也；泉石啸傲，所常乐也；渔樵隐逸，所常适也；猿鹤飞鸣，所常亲也。尘嚣缰锁，此人情所常厌也。烟霞仙圣，此人情所常愿而不得见也。"在古人看来，与尘世相比，自然界是清净的，林静泉动，猿啼鸟鸣，逍遥自在。置身其间，方能感悟养性之情，"外不劳形于事、内无思想之患"，符合静以养神的原理。效仿植物，有空谷幽兰之喻；效仿动物，有熊经鸟伸之功；效仿山泉，有流水不腐之训；效仿冰雪，有踏雪无痕之境。

第三节　环境养生的内容与方法

一、环 境 内 容

祖国医学认为，自然环境的优劣，直接影响人的寿命长短。《素问·五常政大论》指出，天气的寒热与地势的高下，对人的寿夭有重要影响。凡地势高峻者，阴气盛；地势低下者，阳气旺。居住在空气清新、气候寒冷的高山地区的人多长寿；居住在空气污浊、气候炎热的低洼地区的人寿命较短。

关于适宜环境的选择，孙思邈在《千金翼方》中认为：居住在山林深处，空气清新，亲近大自然，这固然是最好的养生环境。然而，人迹罕至的地方道路险阻，不方便日常出入，且存在一定危险；闹市村落之中，人多则喧杂，又不利清修养生。因此，能够选择在群居与山野之间比较适合。可在偏离村落的区域，选择背山临水的位置，建造屋舍为宜。最好左右都有山岗起伏，山清水秀，景色宜人者可令人心旷神怡，养生即是养心。山林高地之所以适宜养生，还在于具有空气新鲜、气候凉爽、土地良沃、泉水甘美等优点。

总结古今选择养生环境的情况，生态养生环境大致应具备以下几个特点：即洁净而充足的水源、新鲜的空气、充沛的阳光、良好的植被及幽静秀丽的景观等。这种适宜的自然环境，不仅应满足人类基本的物质生活需求，还要适应人类特殊的心理需求，甚至要与不同的民族、风俗相协调。

环境养生因素包括以下几类。

（一）阳光

许多生物的生存依赖于阳光，依赖于阳光所赋予的能量。阳光在环境养生中是不可或缺的元素，沐浴在阳光下对于培养人的阳气至关重要，采光、朝向部分决定了居室中人的体质和疾病倾向。阴阳是万物之纲纪，生杀之本始；在阴阳关系中，阳是主要的，上文所述环境养生"本于阴阳"，重点在于阳。《素问·四气调神大论》说："天气，清净光明者也。"《素问·生气通天论》说："天运当以日光明。"又说"圣人抟精神、服天气而通神明。"一年四时之变化，主要是太阳日照时间和角度的变化；地理气候、气象条件的变化，某种程度上就是阳光、阳气的变化。对人体而言，"阳气固，则虽有贼邪弗能害也"。以体质为例，阳虚、气虚、痰湿、气郁、血瘀体质的成因均与阳气不固、阳气不足有关。因此，了解和体会阳光对人体健康的作用，则养生思过半矣。当然，阳光也可以造成伤害，如紫外线既是人体合成维生素 D 的重要因素，又会引起 9 种不良健康后果，如灼伤、光老化、色素沉着、皮肤肿瘤、白内障、翼状胬肉等；对于户外活动者，应减少暴露，尽可能避免在中午时分暴露于阳光下，不建议长时间日光浴，避免晒伤。

（二）空气

空气是人类生存的基本条件。古代中国，对于气有特殊的认识，认为气是宇宙、天地、万物生命所共通的，即所谓"气一元论"，人身上也是"一气周流"。《素问·阴阳应象大论》："天气通于肺，地气通于嗌，风气通于肝，雷气通于心，谷气通于脾，雨气通于肾。"《素问·六节藏象论》亦有心通于夏气、肺通于秋气、肾通于冬气、肝通于春气之论。养生功法之中，养气至关重要，吐故纳新，人要在环境中吸纳新鲜的、清新的、洁净的空气，并将身体内陈旧的、污浊、郁滞之气交换出去。在生态环境好的地区，空气能够得到自我净化。野外的、濒海的、森林覆盖率高的、人口密度低、空气流动、没有污染的地区空气质量相对较高；反之，空气质量相对较差。今天，人们可以通过专业报告了解空气质量指数，包括地区环境、室内环境的空气质量，也可借助一些监测工具或仪器测量生活区域的空气质量，从而采取改善措施。

（三）水源

水也是人类生命的必要条件。环境中的水，既是人类饮用水的来源，也直接影响到环境生态。清洁的水源是健康养生的前提，水的质量问题可以导致许多疾病。从生理上讲，水是体内津液、血气的主要来源。其中，水能化气，气能化水，是脏腑气化功能的核心。水的来源有寒温强弱之分，一个地区的水质（包括所含的微量物质）将影响该区域人群的体质，所谓"一方水土养一方人"。有的水适合饮用，如山泉水、甘澜水、无根水；有的水适合浸浴，如温泉水。但是，自然界的水往往含有微生物或化学物质，需要烧开，或者过滤，或者沉淀，才能有效去除，成为清洁、健康的水。在古代，可能受到污染的井水、河水、溪水，必须处理过方可使用，所以古书中常见慎食"生冷"。今天，我国是一个干旱缺水的国家，人多水少，水资源时空分布不均，北方以资源性缺水为主，南方以水质性缺水为主。我国的水污染问题一度严重影响环境生态和人民健康，总体上全国水环境质量状况经历了从新中国成立初期基本清洁、20 世纪 80 年代局部恶化、20 世纪 90 年代全面恶化的变化过程，"有河皆污，有水皆脏"是 20 世纪 90 年代初期我国水环境状况的真实写照。"九五"计划以来（1996～2000 年），我国采取"水污染物排放总量、水环境质量"双约束和"抓好两头、带动中间"的水质保护思路，水环境质量明显提高，与发达国家基本相当。但是，水资源保护、水生态状态与发达国家差距较大。值得注意的是，许多工业产品，特别是盛水容器中可能遗留有已知或未知的化合物，如塑料中的内分泌干扰物可能对人体有毒害作用。

（四）土地

土壤是人类环境的基本要素，也是许多动植物生存的家园。《周易·系辞》："地势坤，君子以厚德载物。"土地是人类社会生存的载体。"社会"的"社"字原义即是土地神。除了农业之外，古代堪舆、园林、宫室等均离不开土壤形态、地理景观、植被生态，各地的物产和风俗更是我国地大物博的表征。《黄帝内经》中有"入国问俗"的记载。人处于环境中，必然离不开这些与土地有关的自然和社会元素。从现代环境学来说，土壤是陆地表面由矿物质、有机质、水、空气和生物组成的未固结层。从环境养生的角度来说，土兼具金、木、水、火四行之性，其性重浊，属阴，与天气相对。接近地表居住时，土壤的湿度和温度对人体的影响最大，湿邪下受，容易导致中下焦先受邪，脾胃、肝肾、下肢关节等易受累；寒从腿生，体质阳虚者不宜住在低楼层。北方不毛之地，固然不宜居住；南方森林茂密，土中湿气易生毒邪、瘴疬之气。今天看来，不同地区具有不同的流行病特征。

（五）气候

气候是自然环境中最活跃的要素。人的生成是天地四时阴阳的结果，随自然气候的寒温、燥湿、风向的变化，机体亦能根据环境变化调节自身状态。例如，《素问·脉要精微论》认为脉象有四时变化规律，"四变之动，脉与之上下""春日浮，如鱼之游在波；夏日在肤，泛泛乎万物有余；秋日下肤，蛰虫将去；冬日在骨，蛰虫周密，君子居室"。可见，人体状态会随自然气候发生相应变化。环境养生时，必须先了解所处区域的季节气候特点，并进行适应性摄养，可以扬长避短、趋利避害。中医学重视环境气候与疾病发生的关系，有六淫致病、疠气致病和五运六气学说。风、寒、暑、湿、燥、火，本是天地之间的正气，如果出现至而不至、未至而至的现象，将成为邪气，易于伤人。因此，观察所在环境气候的异常变化是环境养生的重要一环。除了一般的温度、湿度及雨雪等，遇到冰雹、雷电、飓风等特殊天气，必须提前有应对措施。气候异常变化也为病原体的传播提供了条件，是某些流行病的重要流行因素。气候反常是疾病流行的重要因素，气候的季节性更替决定了疾病的季节性流行。疟疾、黄热病、流感和流行性脑脊髓膜炎（简称"流脑"）等传染病流行均与环境气候因素有关，呈现明显的地域性和季节性。《素问·四气调神大论》说："地气者冒明，云雾不精，则上应白露不下，交通不表，万物命故不施。"指出极端异常天气对人体可能的危害。又说"贼风数至，暴雨数起，天地四时不相保，与道相失，则未央绝灭。唯圣人从之，故身无奇病，万物不失，生气不竭""所以圣人春夏养阳，秋冬养阴，以从其根，故与万物沉浮于生长之门"。懂得利用气候变化为形神养生服务，就能够让生命与万物一样顺从于生长的法则，春生夏长，秋收冬藏，保护其本真之气不受侵扰，从根本上解决健康问题。

（六）生物

在地球的生态系统中，动植物共同形成的生物群落是生态环境的一部分。人类的生存依赖于环境中的生物。植物具有众多的对人类健康有利的作用：植物具有调节气候的作用，可以增加大气中的氧气含量，降低地面温度，提高相对湿度，形成有利于人类居住的健康环境；植物能净化空气，吸收空气中的二氧化碳和二氧化硫；植物可吸附粉尘，通常阔叶林比针叶林的吸尘能力强；有些植物会有选择地浓集水和土壤中的微量元素；植物可抵制环境噪声的干扰；植物对污水有净化作用，不同植物可吸收不同的环境有害污染物；植物还是我们的食物和药物来源。各种生物之间维持着微妙的共生共存关系。

人体的健康与生物致病有着密切的关系，致病原及寄生虫也影响着人的健康。在自然环境中的许多生物均具有对其接触的动物或人产生毒害反应的能力，如按蚊通过叮咬把疟原虫传播给人。另外，环境中的动物毒素（如蛇毒、蝎毒、蜂毒、蜈蚣毒等）和植物毒素（如乌头碱、强心苷、蓖麻毒蛋白）可通过皮肤接触、呼吸道吸入和经口摄入等途径作用于人体，造成危害。另外，植物花粉是造成过敏性疾病的主要过敏原；某些植物可引起变应性接触性皮炎。

（七）景观

景观除了优美的自然风景以外，还包括在自然景观基础上，根据地形地势、院址大小、气候环境及各类建筑群布局进行的人工绿化和铺地、小品、水景等。中国园林养生文化具有丰富的内涵。景观治疗是借助景观要素、环境氛围、场所特性、空间形式来消除疾病，减轻患者痛苦，促使恢复健康的医疗措施，是一种综合的治疗手段，包括物理疗法、心理治疗、作业治疗和运动治疗等。邱处机《摄生消息论·春季摄生消息》说"春三月，此谓发陈……高年之人，多有宿疾，春气所攻，则精神昏倦，宿病发动……春日融和，当眺园林亭阁虚敞之处，用摅滞怀，以畅生气，不可兀坐以生抑郁"。春季，在景观空间设置类似亭阁、楼轩的立面空间可供人们抒怀畅气，生发阳气，舒畅心情。夏季，根据花木繁茂、生息旺盛、阳气隆盛的特点，可以设置花架，结合植物、水体等创造良好的小环境，有透风、降温、防暑的作用。秋季，气候由热转凉，阳气渐收、阴气渐长，是由阳盛转为阴盛的关键时期，可结合周围植物景观、水景及其他周围环境设置座椅，来营造一个安神宁心的秋季养生环境。座椅摆放应符合人们的心理需求，可根据环境与个人的需要，自由进行调整。在景观中人们追求的是身心最大限度的放松与满足，也就是创造一个良好的生态园林环境，其中包括空气质量、光、风等物理环境的营造。在养生环境中，人文因素也是极为重要的一环，更应该在维护身心健康的过程中重视起来。无障碍设计有利于创造出阴阳平衡的养生景观，不仅可以使人们与景观顺畅地、不断地相互沟通、交流，避免因为设计问题产生阻碍而令人感到不悦，同时在这个过程中做到人与自然环境的相互协调，使人们自觉地与外部自然生态环境保持和谐一致，还可以使人自身内在的生理和心灵进行相互协调。

二、地 域 养 生

关于养生地域，有常居地和养生旅游之分。人们应该了解不同地域的环境特点，适应环境，与环境和谐相处，做到趋其利而避其害。

（一）海滨地区

我国海洋疆域辽阔，海岸线长，有众多的港湾和星罗棋布的岛屿，形成蔚为壮观的自然景观。海洋，是生命的发源地，蕴藏着无穷的宝藏，不仅是海洋生物的家园，也与人类生存和健康有着极其密切的关系。

（1）海滨的环境特点：首先，海滨地区受海洋气候的影响。通过海洋这个巨大水体的调节，海滨地区的气候变化比内陆缓和得多，气温的年变化和日变化小，极值温度出现的时间也比大陆性气候地区迟；降水量的季节分配较均匀，降水日数多、强度小；云雾频数多，湿度高。其次，由于海陆之间的热力差异造成的海陆风环流，也使海滨地区空气清新舒适，海滨的风向在一昼夜里呈现有规律的变化，白天有凉风从海上吹向陆地，送来清新的空气，夜晚风向也会转成从陆地吹向水面，送走污浊的空气。在海滨空气中，碘、氯化钠和氯化镁含量通常较高。其中碘含量是大陆空气含碘量的 40 倍，不仅能补充人体生理需要，还有杀菌作用。此外，我国海滨地区日照充足，即使在雨季，日照百分率也在 50% 左右。明媚的阳光，广阔的地平线，湛蓝的天空，翱翔的海鸟，不绝于耳的周期性的波涛声，都会对人的心理和生理上产生良好的影响。

（2）有利于养生的因素：海滨区域渔产丰富，食物种类繁多，海滨居民营养较全面均衡，而且海洋是一切生物的故乡，海水中有毒元素的含量很低，海洋性食物最有利于满足人体对各种必需元素的需要。从近来的环境调查表明，沿海地区的居民，由于大量吃海产品，男性居民很少得肺癌；冠心病和糖尿病的发病率也很低。此外，沿海地区气候温暖湿润，盛产各种水果，如烟台的苹果、秦皇岛的水蜜桃、海南的椰子等都为当地居民提供了美味可口的佳品，同时保证了机体对多种营养的需求。另外，海滨气候宜人，有益身心，加上水天一色的壮阔景观，令人心旷神怡。宽广松软的沙滩，为人们进行日光浴和海水浴提供了天然场所和适宜的气候条件，海滨气候所具备的特有的综合作用，可协调机体各组织器官的功能，对许多慢性疾患如神经衰弱、支气管炎、哮喘、风湿病、结核病、心血管系统疾患及各种皮肤病都有一定防治作用。

（3）危害健康的因素及预防：台风是对我国沿海地区影响较大的一种特殊天气现象，台风一年四季都会发生，但主要在夏秋两季，台风侵袭时，常伴随狂风、暴雨和巨浪，严重威胁工农业生产、海上航运、渔业捕捞和人民生命财产安全。由于火山爆发、海底地震引起的海浪称海啸，它能冲破海堤、毁灭村庄、田地，造成人民生命财产的巨大伤亡。因此，海滨居民和到海滨疗养度假者，要注意收听当地气象预报广播，提早防范。

（二）平原地区

平原，指陆地上海拔在 200m 以下，地面宽广、平坦或有轻微起伏的地区。平原地区有其特点。

（1）环境特点：平原的地势平，由于地势低下，或周围有山岭阻挡，从而造成气流运动缓慢，风速小，湿度大，常出现沉雾和逆温层。平原地区地势平缓，沉积物深厚，许多地区矿泉蕴藏丰富，其上分布的河流蜿蜒曲折，水系紊乱，河槽不稳定，湖泊众多，江湖串联，阡陌纵横，素有"鱼米之乡"之称。我国人口分布不平衡，山区人口稀少，而平原人口稠密。航运、工业、农业和经济、文化事业都较发达，不少历史名城集中在平原地区。由于地上水网纵横，江河湖泊、水塘、稻田和沼泽地较多，不少地方杂草丛生，容易成为某些传染源宿主动物滋生场所，且某些地球化学元素富集，成为某些地方病如地方性氟中毒发病的条件。平原地区河槽平浅，水流迟缓，排水能力差，山区附近的平原河流不仅汇集当地水流，还要承泄上游来水，在排水不畅的平原地区，洪涝是普遍存在的灾害性水文现象。

（2）有利养生的因素：平原地区对人体健康的促进作用是多方面的：一是富饶的土地，丰富的物产，给人们的衣食住行提供了很多方便；二是开放的经济、发达的交通、悠久的文化传统，从不同角度满足人们的精神生活需求；三是丰富的矿泉资源，矿泉中含多种化学微粒、气体及放射性物质，如碘、溴、钙、镁及二氧化碳、硫化氢、氡气等，矿泉的温度、压力、浮力和化学成分，对人体都有一定生理作用，并能防治某些疾病；四是优美宜人的湖滨风景和气候疗养，我国的湖滨气候疗养地主要分布在长江中下游平原，如江苏太湖、武汉东湖、钱塘江、松花江，以及风景疗养地如苏州、杭州，都历来为中外人士所向往。这些疗养地的特点为空气清新、气候湿润宜人；景色秀丽、湖光山色相映生辉，令人赏心悦目，心旷神怡；优美的环境作为良性刺激，能使人心情舒畅，精神振奋。因此，在风景胜地和湖滨环境休养生息，对许多神经系统、心血管系统和慢性消化系统疾患，都有较好的防治作用。

（3）危害健康的因素及预防：由于平原地势低，氟的含量高，氟中毒患病率也会较高。我国是亚洲地方性氟中毒的重要流行病区之一，已知全国有 21 个省（市）区有本病发生，以北方平原如松嫩平原、西辽河平原、华北平原及河西走廊、柴达木盆地和罗布泊洼地等处为重病区带。因此，调查水质，改善水源，降低水和食品中的含氟量，多吃一些维生素 A 和 C 含量丰富的食物，如猪肝、鸡蛋、瘦肉、胡萝卜和新鲜绿叶蔬菜、水果等，对于预防氟中毒的发生很有必要。同时要严格执行《中华人民共和国环境保护法》，限制工矿企业中含氟"三废"向环境中排放。另外，有些传染病或寄生虫病，以低洼环境为主要流行病区，平原地区要加强公共卫生工作，消灭蚊虫、钉螺，搞好粪便管理，保障水源清洁，注意饮食卫生，做好粮食的保管和防霉去毒工作，尽量避免与疫水接触，做好普查工作等。

（三）高原山地

高原指海拔高度在 1000m 以上，面积广大，地形开阔，周边以明显的陡坡为界，比较完整的大面积隆起地区。山地由山岭和山谷组成，一般指陆地海拔在 500m 以上，相对高度较大，顶部高耸、坡陡、沟谷幽深的地区。我国是一个多山的国家，山区面积占全国土地总面积的 2/3，其中山地和丘陵约占 43%。高原和山地有其相似的特点。

（1）环境特点：高原山区空气稀薄，含氧量变低，气温较低，昼夜温差大，随着海拔的升高，空气渐趋稀薄，太阳辐射比平原地区强烈，尤其紫外线辐射，通常可占到达地面短波辐射量的 30% 左右。在高原和山地环境区的地球化学元素，受重力作用影响，迁移较快，加上高海拔地区较强烈的风化作用，某些地球化学元素缺乏。

（2）对健康的有利因素：《素问·五常政大论》指出"高者其气寿，下者其气夭"。认为居处地势高，气候凉爽者多长寿。这与山区长寿老人多的事实相吻合。现代气象与保健学研究也表明，地势较高的地区，气温的季节变化小，冷暖适中，云雨丰沛，利于避暑，山区植被较好，空气清新，气压低，高原（如青藏高原平均海拔在 4000m 以上）低氧环境促使人体心、肺、血液等生理功能适应性提高，氧利用率增强；其山区多瀑布、喷泉、雷雨和闪电，空气中含有数量很多的负离子，而负离子具有促进新陈代谢、强健神经系统、提高免疫能力的功效。

另外，山区地区峰峦和山涧起伏，鸟语花香，云蒸霞蔚，众多美丽的自然景观令人心旷神怡。山上气温低、积水少，蚊虫、病菌的繁殖受到抑制，加上山上人口密度低，居住分散，流动不大，大大减少了传染病的流行。山区的居民日出而作，日落而息，人情淳朴，人与人的关系也比较和谐，心境平和，加上山地人经常爬山、散步、劳动，山区水质清新，植物性食品丰富，受现代环境污染的危害较少等都有利于延年益寿。

（3）危害健康的因素及预防：山区环境中危害健康的不利因素，主要表现为某些地方病和高原反应，如地方性甲状腺肿、克山病、大骨节病，需要及时补充微量元素，提前预防。特别对于长期生活在平原的部分人群，可因高原地区的低氧出现急慢性高原反应，高原肺水肿、高原脑水肿，以及红细胞增多症、高原性心脏病等，需要采取预防措施并及时就医。此外，如强烈的紫外线照射易引起皮肤癌和电光性眼炎，高寒环境易引起冻伤、延缓人体生长发育、幼儿死亡率高等，要注意防寒保暖，避免劳累和感冒。

三、倡导健康建筑

人类对建筑的需求，经历了掩蔽所→舒适建筑→绿色建筑→健康建筑四个阶段。随着经济社会发展和人们对健康要求的提升，居住与健康日益成为人们关注的焦点。世界卫生组织提出的"健康住宅-健康城市"的研究与实践已经成为国际社会的共识。2000 年在荷兰举行的健康建筑国际年会上，健康建筑被定义为"一种体现在住宅室内和住区的居住环境的方式，不仅包括物理测量值，如温度、通风换气效率、噪声、照度、空气品质等，还需包括主观性心理因素，如平面和空间布局、环境色调、私密保护、视野景观、材料选择等，另外加上工作满意度、人际关系等"。2014 年，美国国际 WELL 建筑研究所发布了世界上第一部较为完整的健康建筑评价标准。

所谓健康建筑，是指在满足建筑基本要素的基础上，提升健康要素，保障居住者生理、心理、道德和社会适应等多层次的健康需求，促进可持续发展，进一步提高和完善建筑质量与生活质量，营造出舒适、健康的居住环境。世界卫生组织对健康住宅建筑提出以下 15 项标准，可以作为建设合理居室环境的参考。

（1）会引起过敏症的化学物质浓度很低。

（2）尽可能不使用含易扩散化学物质的胶合板、墙体装修材料等。

（3）有性能良好的换气设备，特别是对高气密性、高隔热性来说，必须采用具有风管的中央换气系统，进行定时换气。

（4）在厨房灶具或吸烟处要设局部排气系统。

（5）室内温度全年要保持在 $17\sim27℃$。

（6）室内湿度要全年保持在 $40\%\sim70\%$。

（7）二氧化碳浓度要低于 1000PPM。

（8）悬浮粉尘浓度要低于 $0.15mg/m^3$。

（9）噪声要小于 50dB（A）。

（10）具有足够的抗自然灾害能力。

（11）有足够亮度的照明设备。

（12）每天日照确保 3 小时以上。

（13）有足够人均建筑面积，并确保私密性。

（14）住宅要便于护理老龄者和残疾人。

（15）因建材中含有有害挥发性有机物质，住宅竣工后隔一段时间才能入住，在此期间要进行换气。

新时代以来，习近平总书记多次强调"要推动将健康融入所有政策，把全生命周期健康管理理念贯穿城市规划、建设、管理全过程各环节"，推动我国建立具有中国特色的健康建筑标准。2017 年 1 月，我国发布并实施了《健康建筑评价标准 T/ASC 02-2016》，创立了以"空气、水、舒适、健身、人文、服务"六大健康要素为核心的指标体系。2021 年 11 月 1 日，《健康建筑评价标准》2021 版开始实施。我国政府将"提高建筑室内空气、水质、隔声等健康性能指标，提升建筑视觉和心理舒适性"列为创建绿色建筑的重点目标，健康建筑日益成为绿色建筑评价体系的必要组成部分。健康建筑是建筑真正回归"以人为本"的革命。

◎ 小　结

　　本章主要讲述环境养生的概念、原则和方法。从人与环境和谐相处的原则出发，选择适宜的生态养生环境，重点考量环境中的阳光、空气、水源、土地、气候、生物和景观等要素；遵循趋利避害、和谐适应和效法自然的养生原则；了解旅游康养、森林养生、海滨养生和高原养生的环境特点与优点，以及不同养生地域对于健康的危害因素和我们应该如何预防危害，从而指导人们选择和适应不同养生地域，优化和改善居住环境，倡导健康建筑的科学理念。

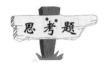

1. 结合新时期碳达峰和碳中和的总体要求，对于"天人相应"的整体观，你有什么新的认识？

2. 结合自身所在区域，分析阳光、空气、水源等环境资源对于健康的正面和负面影响，并结合《黄帝内经》"异法方宜论"分析该地区人群的体质特点。

3. 习近平总书记说："绿水青山就是金山银山。"请从生态养生环境和健康的角度阐释这种绿色发展理念对于人民健康事业的重要意义，并思考我们自身可以做出哪些具体贡献。

第十三章 房事养生

房事，又称房室、房中，现多称性生活、性行为，是人类为了满足自身性欲需求的一种自然现象和本能反应，有广义、狭义之分，广义房事包括性交、接吻、拥抱、抚触、眼神交流等，狭义房事指性交。《礼记·礼运》说："饮食、男女，人之大欲存焉。"房事与饮食一样，都是人类生活的重要组成部分，同时也是一种生理、心理需要。房事虽是先天本能所致，但若运用失宜，则很容易引起男女双方早衰及多种病证的发生，甚至于夭亡。在我国悠久的历史发展过程中，诸多医家不断探识通过房事进行养生的原则和方法等内容，并逐渐形成了融进中医养生学理论体系的房事养生理论。

第一节 房事养生的概念

房事养生，古称房中术，西医学称为性保健，是根据人类生命活动规律及生理、心理特点，采取健康适宜的措施，满足正常的性欲需求，使得男女双方愉悦享乐，生活和谐，以促进身心健康，提高生活质量，维系种族延续，以及却病延年为目的的一种养生方法。

房中术最早出现在先秦时期，后来和道家关系较为密切。《汉书·艺文志》"方技略"中就有房中著作 8 家 186 卷。1973 年出土的湖南长沙马王堆汉墓竹简《合阴阳方》《天下至道谈》《十问》《养生方》等则是较早的房中术典籍。《黄帝内经》中也有许多关于房事养生的论述，它强调房事要有节制，不正常的房事可以影响人的健康。古代房中术中虽有一些有待商榷，甚或错误的内容，但总体上它既合乎天地自然之道，又合乎社会之伦理，值得进一步挖掘整理。

房事活动对于男女来说都非常重要的，是促进夫妻关系的重要核心。健康的房事生活不仅能调节心神，有助于健康长寿，而且是维持家庭幸福的重要内容。

首先，健康的房事生活有利于调摄心神。和谐是我国传统文化的精髓，男女房事中的身心和谐也是房事养生的精髓，只有和谐的两性生活才有益于身心健康。人类生活不单纯是一种生理活动过程，而且也具有丰富的情感内涵。《素女经》说，房事生活之道"在于定气、安心、和志"，使"三气皆至，神明统归"。房事生活能有效地疏解心理忧郁、苦闷和精神压力，使夫妻双方精神愉悦、气血调畅，促进彼此感情更加融洽，而且能鼓舞人们乐观向上，给家庭生活带来和睦与安定，还能预防某些疾病；反之，夫妻反目、性生活不和谐、心情忧郁，则会食不甘味、寝不安寐，影响健康，甚至会导致各种疾病。

其次，健康的房事生活有利于健康长寿。房事生活的要求和满足，是人类的生理本能，只有性要求得到满足和实现，人的精神和生殖功能才能平衡，和合调适，才能健康长寿。如果出现阴阳偏盛偏衰，人就会得病。适度的房事生活正是调节阴阳的重要手段。人至成年，随着男女性器官发育成熟，便自然产生对性生活的要求。晋代道医葛洪曾经指出："人不可以阴阳不交，坐致疾患。"天地阴阳互相接济，才能保持阴阳平衡。若男女失之交接或勉强禁欲，就会使阴阳阻隔，神气不宣，精道闭塞，日久就会气血运行不畅，反而会产生种种疾病，甚至缩短寿命。又如唐代孙思邈在《备急千金要方》中说："男不可无女，女不可无男，无女则意动，意动则神劳，神劳则损寿。"以上说明，凡健康的成年人必须有正常的房事生活，若奉行禁欲主义，使阴阳不得相交，非但不能长寿，还会致病寿夭。

再者，还可以自我治疗某些病痛。正常的房事生活能通畅脉络，调气行血，安和五脏六腑，故能缓解以"不通"为机制的疼痛，尤其是关节痛、胃痛、项背部疼痛、头痛及牙痛等。正如《合阴阳方》所云："吾精以养女精，前脉皆动，皮肤气血皆作，故能发闭通塞，中府受输而盈。"丹波康赖所辑《医心方》中总结了古人有关性疾患的自我治疗经验，其中谈到视物不清、腰痛、下腹挛急、腿足痉扭、背曲、胁痛、头部沉重、颈项强痛、胸痛气满、心下癖瘀、脸面生疮、鼻衄、吐血、黄疸、酒劳、阴茎发痛、小便淋漓、大便困难、肛瘘痔疮、肌萎跛行或手不及头时，如是因夫妇房事姿态、体位、时间，食欲或新陈代谢失当而引起这些病痛，则多可通过房事时相应的措施得以纠正或减轻。此外，如果体内脉络气血运行不畅，壅滞不通，还会导致皮肤粗糙、暗斑、疔疖疮疡等皮肤病，适度的房事生活可以加速气血运行、调和脏腑，让皮肤光洁细嫩，起到一定的防治皮肤病和美容养颜的作用。

第二节　房事养生的原则

房事养生，既能繁衍后代，又能有益健康，慰藉身心，正如《养性延命录·御女损益篇》所说："房中之事，能生人，能杀人。譬如水火，知用之者，可以养生；不知用之者，立可死矣。"房事是人类基本需求，不可偏废，它与物质生活、精神生活一样，是人类生活不可缺少的重要方面。适宜的房事与人类种族得以繁衍和发展，以及人们的生活质量和健康水平息息相关；不适宜的房事，则可能损伤生命，所以"合男女必有则也"。

一、适龄婚育

健康和谐的性生活是保持健康和维持夫妻感情的重要内容。但是，阴阳相交必须在一定的年龄，一定的生理基础上才能进行。《褚氏遗书》中就提出："合男女必当其年，男虽十六而精通，必三十而娶，女虽十四而天癸至，必二十而嫁。"

如果嫁娶太早，违反自然规律，一则容易给双方带来沉重的心理压力，二则会过早耗损阴精，将会妨碍自身的生长发育，还会严重损害健康，甚至危及生命。正如清代汪昂在《勿药元诠》中所说："交合太早，斫丧天元，乃夭之由。"同时，《褚氏遗书》中也指出："女人天癸既至，十年无男子合则不调。"认为婚育过晚或者不婚，反而会导致疾病，甚至影响年寿。可见，适时的婚育，对健康有益。我国当前法律规定，结婚年龄，男不得早于22 周岁，女不得早于 20 周岁；晚婚年龄为男子 25 岁，女子 23 岁。在这个年龄阶段，人的身体盛壮，心理已较为成熟，身心两方面都足以承担婚育给个人生活带来的改变，所以是最佳婚育年龄段。

二、能知损益

《素问·阴阳应象大论》载："能知七损八益，则二者可调，不知用此，则早衰之节也。"首次提出了"七损八益"一词，但没有"七损八益"的具体内容。长沙马王堆汉墓出土的《天下至道谈》记载了"七损""八益"房中养生术的具体内容，认为"七损八益"是古人在房事养生过程中总结出来的性保健措施和性生活经验。古代养生家认为，在房事生活中，有八种做法能补益人的精气，有七种做法能损伤人的精气，如果不能运用"八益"，避免"七损"，那么就会影响人的健康，加速衰老。虽然"七损八益"是古人房事遵循的法则，但在现代的性生活过程中，我们也可以合理运用"七损八益"的方法来调摄性生活，以达到养生益寿的目的。

"七损"是指男女在合房中应加以避免的七种不合乎养生之道，有害于保精、惜精、护精、固精这一养生观念的做法。《天下至道谈》曰："七损：一曰闭，二曰泄，三曰竭，四曰勿，五曰烦，六曰绝，七曰费。"一曰闭，指行房时，动作粗鲁导致阴部疼痛，或精道闭塞，乃至无精施泄；二曰泄，指行房时汗出淋漓不止，精气走泄；三曰竭，指房事不节，纵欲无度；四曰勿，指交接时阳痿不举，或举而不坚，勉强交合；五曰烦，指交合时神烦意乱，气喘息疾；六曰绝，指女方无性欲时，强行交合，对女方身心健康有害；七曰费，指交接时过于急速施泄，虚耗其精。

"八益"是指八种有益于身心的男女和合之道，有益于保精、惜精、护精、固精这一养生观念的做法。《天下至道谈》曰："八益：一曰治气，二曰致沫，三曰知时，四曰畜气，五曰和沫，六曰窃气，七曰待赢，八曰定倾。"一曰治气，指交合之前，双方先操习房中气功导引术，使其周身气血流畅，达到精气充沛；二曰致沫，指漱咽口中津液，垂直臀部端坐如骑马势，伸直脊骨，提肛导气，使气通至前阴，使阴液不断产生；三曰知时，指交合前，男女双方应先互相嬉戏，互相抚爱，到彼此情深意浓，双方都产生强烈情欲时再行交合；四曰畜气，指交合时放松脊背，提肛敛气，导气下行，使阴部充满精气；五曰和沫，指交合时不要急躁粗暴，不要图快，阴茎抽送出入轻柔、舒缓、和顺，使阴部分泌物增多而滑润；六曰窃气，指在交合过程中，可适度休息，勿太过或不及，以积蓄精气；七曰待赢，临结束前，静待不动，并配合吐纳运气，使其精气持盈而不泄，安静休息，以待精力恢复；八曰定倾，指房事结束时男女双方都要使精神与体力迅速恢复常态，以防出现损阳或伤阴之象。

三、节欲保精

节欲，指节制房事之欲。"嗜欲"有害于人性，"少欲"有利于静心。《三元延寿参赞书》说"欲不可绝，欲不可早，欲不可纵，欲不可强"，提出了"节欲"的具体要求。保精，即保养肾中精气。中医学认为，精受之于先天，充养于后天，藏之于肾，关系到人的生长发育及衰老，是人体生命活动的根本。节欲养肾气可保精，足以养心；保精藏肾气需节欲，足以养神。节欲保精就是要求男女适度、适时房事，不纵、不强，使肾中精气保持与其年龄相一致的盈满，以保持健康的体魄，和谐的身心。

节欲保精是抗衰防老的重要一环，如《素问·上古天真论》说："以欲竭其精，以耗散其真，……故半百而衰也。"中医学认为肾为先天之本，肾精充足，五脏六腑皆旺，抗病能力强，身体强壮，则健康长寿；反之，肾精匮乏，则五脏衰虚，多病早夭。节欲保精有益于优生，保证生下的孩子健康、聪明。孙思邈在《备急千金要方·求子》中指出："胎产之道，始求于子，求子之法，男子贵在清心寡欲以养其精，女子应平心定志以养其血。"张景岳在《类经》中也指出："凡寡欲而得之男女，贵而寿；多欲而得之男女，浊而夭。"总之，节欲保精不仅有利于健康长寿，而且有利于优生优育，是房事养生的重要原则。

四、谨 守 宜 忌

我国古代医家对于房事生活中的宜忌十分关注，历代医家和养生家都曾从不同的角度来论述房中避忌之法。如《天下至道谈》提出房中"七损八益"的理论和方法，《黄帝内经》中也特别强调了"醉以入房""不知持满""起居无节"等对健康的损害。古人说："房中之事，能杀人，能生人。"就像水能载舟，水也能覆舟一样。因此，应谨守房事宜忌，顺之者益寿延年，逆之者早衰早夭。

宜，是指进行房事活动时应选择适宜的时间、地点和气候，良好的身体状况，营造一个温馨的气氛，并在情绪良好、身体健康、体力充沛时进行，以利于融洽夫妻感情，提高性生活质量。大自然的各种变化对人体都有着直接或间接的影响，所以人们应该顺应自然的变化来适当调节房事活动，以保持体内外环境的协调统一。如果气候环境、身体状况、时间地点不合适，就会干扰夫妻双方情绪，导致脏腑功能紊乱，此时行房则对身体不利；反之，气候平和，温度适宜，环境舒适，身心舒畅，则有利于房事养生。现代性科学的研究也认为，人的身体状况由于受生物钟的影响，呈一定的周期性，性欲和性能力在不同的时间也有强弱之别，而且还与气候、环境、情绪密切相关。

忌，就是在某些情况下要禁止房事。古代房中养生非常重视入房禁忌，强调"欲有所忌""欲有所避"。若犯禁忌，则可损害健康，引起多种疾病。青壮年时期房事较频，应充分了解入房禁忌。对此，《黄帝内经》《备急千金要方》《外台秘要》等均有较为全面的记载。凡新沐，远行及疲，饱食醉酒，大喜大悲，男女热病未瘥，女子月事新产等，皆不可合阴阳。并进一步指出了相应禁忌造成的危害，如饱食入房则劳损血气；大醉入房，气竭肝伤，男子则精液衰少，阳痿不举，女子则月事衰微，恶血淹留，生恶疮；忿怒中尽力行房事，精虚气竭，发为痈疽；恐惧入房，则阴阳偏虚，发厥，自汗盗汗，积而成劳；远行疲乏入房，为五劳虚损；月事未绝而交接生白驳，又冷气入内，身痿面黄，不产；金疮未瘥而交会，干动血气，令金疮败坏；忍小便而入房者，得淋病，茎中疼痛。

第三节　房事养生的内容与方法

房事是人类的正常生理需求，要敢于正视，而做好房事养生对人类的延年益寿、健康生活十分重要。房事养生的内容主要包含房事养生的原则和方法。为了获取健康、和谐、美满的房事生活，男女双方都需要遵循节欲保精的房事养生原则，同时需要知晓合理使用各种房事养生的操作方法，其中也包括避免多种房事禁忌。此外，房事养生的内容还包含房事养生的概念、起源与发展、产品及其应用等。

房事养生是中医养生方法之一，且具有特色。通过保持和谐稳定的房事来保养生命，呈现出房事生活的价值，关键在于掌握维护和谐稳定房事生活的方法要领，合理安排好房事活动，以协调身心等多方面的健康。房事养生的方法主要有以下几个方面。

一、房 事 有 度

房事有度，是指在适欲的基础上，根据年龄、体质和健康状况等不同，选择房事频度，既不绝抑，也不过纵，做到房事适度而有节制。

（一）适欲定度

房事是人类的本能之"欲"，既"不可纵"，也"不可绝"，需要顺从自然的性欲望，即适欲。衡量是否适欲，当遵循三个准则：一是，房事的欲望是被自然而然激起，而且强烈到愿意房事的程度，没有任何勉强的房事或应付式的房事；二是，房事的全过程是自然而然地进行和完成的，没有出现身体上和心理上的不舒适感觉；三是，房事后，不影响睡眠，且睡眠后或次日的精神、活动状态良好，没有出现疲劳乏力、精神不振、头昏心慌、食欲下降等现象。

房事的合理频度，应该根据不同的年龄、体质和健康状况等来确定。《玉房秘诀》认为"人有强弱，年有老壮"，房事的安排只能"各随其气力"，因人、因时等而异，不能也不应该强求一致。所以，房事频度不能作千篇一律的规定，而要根据年龄、体质和健康状况等进行合理安排。一般来说，1 周房事 1~3 次是大多数人可以接受的频度，而少数性欲旺盛者的频度可以适当增加，但随着年龄增长、体质变弱、健康状况下降等，又需要根据自身当时的身心状态，减少频度，甚至断绝房事。孙思邈在《备急千金要方·养性》中提出："人年二十者，四日一泄；三十者，八日一泄；四十者，十六日一泄；五十者，二十日一泄；六十者，闭精勿泄，若体力犹壮者，一月一泄。"这一房事频度与现代性医学的提法大体一致，也比较符合我国人民的身心特点，可以作为房事定度的有益参考。

（二）独卧颐养

独卧，又称独宿，是古人提倡节欲养心、"精缺必补"的重要措施之一。陶弘景在《养性延命录·御女损益篇》中引彭祖的话说："上士别床，中士异被，服药千裹，不如独卧。"这里特别强调清心寡欲，养精保肾，远远胜于药物的补益效果，正所谓"服药千朝，不如独宿一宵"。独卧能够促使人耳目不染，平息静心，易于适时控制性欲，不仅可以提高房事生活质量，增加房事愉悦和享乐，而且能有效地保持房事功能，使人精力旺盛，神采奕奕，同时还能祛邪助正，有益于健康。特别是对于情欲易动的青壮年、正值经期孕期的妇女、年高体弱的老年人，以及处于罹患病证期间或病证愈后康复期间的患者，分房独卧颐养应是其最好的养生方法。

二、房 事 有 术

房事有术,是指在房事活动时采取独特的房事养生措施,承接"精盈必泻"之能,以保持和维护男女双方愉悦享乐,防病保健。

(一)房事前怡情畅志

房事是一种身心高度协调和谐的活动过程,既有肉体的密切接触,又有精神情感的相互交融。古代养生家强调,男女在房事之前,先应互相嬉戏娱乐,动作宜轻柔徐缓,以增进彼此感情,要等到双方都产生了强烈的性欲时再进行交合,若此时受孕,胎儿的质量则相对较高。又"欲不可强",如果男女一方不乐意,另一方不能强行交合,古人称为"绝",即是使人陷入绝境,这样做其实对双方都有损害。还应注意,在性心理、性生理方面男女双方存在着较大的差异,女方的性欲冲动产生慢一些,故必须采用激发、引诱等方式取得双方相对同步,以期达到两情相悦的养生境界。患有性冷淡、性感缺乏的男女,更宜采用这种方式,可能会获得较为正常的房事生活。

(二)房事中把握技巧

为了促使男女双方在房事中健康享乐、和谐同步,应注意:第一,选择合适的体位。根据男女双方个人喜好及承受能力,采用适当的房事体位,不仅可以获得满意的愉悦享乐,保证房事生活的质量,而且可以救治一些性功能障碍的病证。第二,男女协调,同步享乐。房事是全身整体生命活动高度协调统一的过程,要求男女双方全身心投入,体察心身融合,达到同步享乐。若心神外驰,配合不当,不仅影响房事生活的质量,而且对身心都会产生损害,如《素女经》所述:"男欲接而女不乐,女欲接而男不欲,二心不合,精气不感,加以卒上暴下,爱乐未施。"所以,男女双方在房事中应互相协调、渐次融合、和谐统一。

(三)房事后适时静养

房事后,阴阳未和,气血未平,五脏未稳,此时尤应安心静养,也可采用吸气提肛、收腹缩阴、手护丹田等养生方法以养护精神气,安和五脏气血阴阳,帮助体力和脑力的恢复。切忌房事一结束,就起床运动。另外,由于房事过程中体力和脑力消耗较大,房事之后,身体在短时间内处于精气神亏耗的状态,男女双方都会有疲劳乏力之感,此时特别需要通过躺卧休息以加快恢复正气。因此,房事时间应安排在临睡前为最佳,这样才能保证在房事活动后有充足的时间护养身体,恢复体力和脑力,以使和谐高质量的房事发挥其养生作用。

(四)房事时注意卫生

注意房事时卫生是房事养生的一项重要措施,这对男女双方的健康至关重要。不论男女,在房事时都要养成沐浴,尤其是清洁外阴部位的习惯。因男女外阴部位总会堆积分泌物，变得藏污纳垢，滋生病理性产物，成为病邪容易入侵的地方。男女房事过程中不注意卫生，不注意保洁，极易引起很多病证，如女性月经不调、带下病，男性淋证、阳痿等，甚至会影响到生殖功能，导致不孕不育。因此，在房事过程中，男方双方都要做好清洁工作，尤其是外阴部位，以提高房事生活的质量。另外，还要树立正确的性道德观念，反对在没有任何保护措施情况下的泛滥性房事活动，如多个性伴侣、不固定的性伴侣，从而有效预防性传播疾病的发生发展。

三、房事有规

房事有规，是指根据男女天癸的"至""竭"规律，双方房事必须达到适宜的规定年龄，且婚育必须受到法律及伦理道德的规范约束。

（一）适龄房事

《素问·上古天真论》提出女子"二七"、丈夫"二八"而"天癸至"，精血溢泻，"故（能）有子"。"天癸至"时男女精血尚未充足，故历代医家均主张"精未充，忌房事"。《寿世保元》说："男破阳太早，则伤其精气；女破阴太早，则伤其血脉。"青少年时期由于性功能发育成熟，极易产生冲动和性欲望，这是生命的本能反应。但这一阶段，人体尚处于生长发育的上升时期，肾气还未隆盛，五脏精气尚未盈满，生命还未完全壮实，心智也未完全成熟，若房事过早，便会耗损精气，并会影响其他脏腑之生长发育，甚至发生各种病证，并对繁衍后代十分不利。孔子《论语·季氏篇》曾告诫："少之时，血气未定，戒之在色。"因此，古代养生家指出，应适龄房事，注重肾中精气的养护，"欲不可早"。

（二）婚育守法

房事行为虽是人类一种本能的活动，但只有夫妻之间的房事行为才合乎法律及伦理道德规范。恋爱中的男女应善于理性地把握感情的闸门，避免婚前性行为的发生。否则不仅会给十分纯洁健康的爱情蒙上阴影，而且容易给双方带来沉重的心理负担。尤其会给女方的生理和心理造成伤害或困惑，对其身心健康不利。因此，每个人都应该恪守对社会、对家庭的义务和责任，洁身自爱。《褚氏遗书》说："合男女必当其年，男虽十六而精通，必三十而娶；女虽十四而天癸至，必二十而嫁，皆欲阴阳气完实而后交合，则交而孕，孕而育，育而为子，坚壮强寿。"婚育守法并适时，对男女双方及胎儿的健康最有益处。我国当前法律规定，结婚年龄，男不得早于 22 周岁，女不得早于 20 周岁。又《素问·上古天真论》中"天癸竭"的年龄是，男 64 岁，女 49 岁。显然，在这一年龄阶段，人的身体相对盛壮，心理也较为成熟，身心两方面都足以承受婚育给个人生活带来的改变，所以这可以作为男女双方守法的最佳婚育年龄段。

四、房事有禁

房事有禁，是指在某些特定的情况下，禁止男女双方进行房事活动，以免引起自损身心健康，甚至诱发病证等不良后果，从而保证房事时的和谐健康状态。

（一）环境不当禁房事

中医学主张"天人合一"。气候适宜，环境良好，人的气血和畅，心情也舒畅，这有利于房事生活和谐稳定。如果气候及环境的变化，超过了人体的自我调节能力，就会使人体的阴阳气血紊乱，脏腑功能失常。此时若失于节制，强行房事，泄精耗气，就会使人体防御邪气的能力下降，从而引起多种病证。如果受孕，还可能影响到胎儿的发育及生产。同时，气候异常和特殊环境还会影响男女双方的情绪，进而影响房事的和谐稳定。古代养生家认为，狂风暴雨、雷电霹雳、山崩地裂、奇寒异热、日食月食之时，以及山峦瘴气之地、井灶圊厕之侧、冢墓尸柩之旁、脏乱秽浊之屋和神庙佛寺之中、礼堂展厅之处等，都应禁止房事行为。

（二）酒醉后禁房事

适度少量饮酒，可以通经活血，调和气机，有益健康。酒，辛甘大热，既能灼伤人体精液，又能煽动性欲相火。若饮酒过量，则肠胃乃伤，有损健康。又酒性趋上，使肝浮胆横，故酒后往往处于高度兴奋和情绪失控的状态，甚至不能自主，导致任意放纵情欲，不考虑对方感受，动作粗暴，此时强行房事，有害于双方身心和谐健康，必然降低房事生活的质量。若醉酒入房后怀孕，可能会影响胎儿的生长发育，不利于优生优育。还有，《素问·上古天真论》说："以酒为浆，以妄为常，醉以入房，以欲竭其精，以耗散其真……故半百而衰也。"这说明醉酒入房极易造成房劳损伤，甚至早衰夭折。历代养生家谆谆告诫：醉酒同房是"养生大忌"，所以酒醉后应当禁止房事。

（三）七情过激禁房事

房事本应是男女双方精神情志的相互交融，和谐的房事必须在双方精神愉悦，情投意合的状态下才能有益身心健康。大喜、大怒、大悲、大恐、大思等状态下，人体阴阳失调，气机逆乱，故古代医家均指出"大喜怒，皆不可行房室"，即在七情过激，如气愤恼怒、大喜过望、惊吓恐惧、忧愁悲伤、抑郁思虑等情况下，男女双方均不宜勉强进行房事。情志过激可导致人体气机失常，脏腑功能紊乱，精气闭阻或通泄。此时如勉强进行交合，则气血更加逆乱壅滞，而引起内伤病变的产生，不但起不到愉悦性情，养护健康的作用，反而会导致男女双方在身心方面的损害，如果受孕则会影响到胎儿的生长发育。因此，古代养生家强调，只有在双方精神愉快、情绪和畅的情况下，房事生活才能完美和谐，有益于身心健康。

（四）病后劳伤禁房事

和谐的房事需要消耗男女双方一定的体力和脑力。病证缠身时，邪正交争而相持。在此状态下行房事，必然损伤精血等正气，从而加重原病证或诱发其他病证，使病证更趋复杂化而难以痊愈。若因此交合中受孕，尤其是在女方患病时，不仅对母体健康不利，甚者可能母病及子，对胎儿的发育产生较大的危害。又病证愈后的康复阶段，精气神均较羸弱，正气尚未完全恢复，此时需要静心调养，缓缓恢复正气。另外，若劳伤过度，内伤肾精、心神、体力，这种情况下行房事，则更容易耗气伤精劳神，损及正气，加重劳伤损害。所以，出现病证及劳伤状态时，男女双方均须及时调治休养，禁止房事。

（五）妇女特殊时期禁房事

女性的月经期、妊娠期、产后等特殊生理时期，自古以来都是房事活动禁忌。一是月经期，要绝对禁止房事，否则容易引起痛经、月经不调、崩漏、带下病及不孕症等多种妇科病证。诚如《备急千金要方·养性》所说："妇人月事未绝而与交合，令人成病。"二是妊娠期，房事生活必须谨慎从事，严守禁忌，尤其是在妊娠的前后阶段，即妊娠期前三个月和后三个月内要禁止房事。妊娠早期不节制房事，则相火内动，阴精外泄，容易引起胎毒、胎漏流产；妊娠晚期不节制房事，则容易导致胎动早产、难产和带下病，影响母子健康。三是产后，产后百脉空虚，体质虚弱，精神不济，急须补益调理，尽快恢复健康。其中，产后百日内应当绝禁房事。此时行房事，容易动耗精血，不仅元气得不到恢复，邪气也会乘虚而入，从而引起月经不调、崩漏、少腹拘急、腰酸腰痛、胁痛、腹中积聚、虚劳等多种病证。

◎ 小 结

　　房事养生在我国历史悠久、源远流长、内容广博、学术精湛，是中医文化园园中的瑰宝。本章从房事养生的概念、原则、内容与方法三个方面分别阐述房事养生具体内涵。其中，第一节房事养生的概念介绍了房事养生的定义、意义及作用；第二节分别从适龄婚育、能知损益、节欲保精、谨守宜忌四方面阐述了房事养生应遵守的原则；第三节从房事有度、房事有术、房事有规、房事有禁的角度论述了房事养生的具体方法。通过房事养生以却病延年是古往今来人们所追求的目标。希望通过本章节的学习，使学者明确房事养生的具体概念、原则及方法，了解中医房事养生的知识。

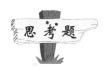

1. 请结合《黄帝内经》谈谈对适龄婚育的理解。
2. 请概述房事养生应遵守哪些原则？
3. 请列举房事应谨守哪些禁忌，并思考其中医理论依据？

第十四章 禁忌养生

禁忌是一种否定性的规范，指的是在人体的生命过程中，在某特定环境中，或在疾病的某一阶段对某些语言、行为、用药、用方或方法是应禁止的，违反则可能产生不良后果，它是人们心理上的忌讳和言行上规定不能做的事。禁忌起源于人类早期的原始社会，由于人们对超自然力量的信仰和对危险事物的忌惮，所产生的禁戒回避的言行，逐渐形成某种规范和行为准则。《礼记·曲礼上》记载："入境而问禁，入国而问俗，入门而问讳。"《汉书·艺文志》云："及拘者为之，则牵于禁忌，泥于小数，舍人事而任鬼神。"《后汉书·杨终传》记载："汉兴，诸侯王不力教诲，多触禁忌，故有亡国之祸。"东汉时期，王充《论衡》中有"四讳"等 8 篇俗讳专论。禁忌养生文化在我国发展历史悠久，从古代一直延续至今，是人们对社会生活经验的总结和智慧结晶，有着大量的史料记载和广泛的民间传播，对中医养生学的发展有着深远的影响。

第一节 禁忌养生的概念

禁忌养生是人们在趋利避害的原则指导下，在日常生活中选择对自身健康有利的因素，自主规避并主动干预对自身有害和不利的因素，从而达到养生保健、预防疾病、延年益寿的目的。

禁忌养生与中医"治未病"理念有着异曲同工之妙，中医"治未病"主张早期防范，早期治疗和调理，防止疾病的发展；而禁忌养生中的"禁"字除了"禁止"的意义外，古文也有防的意思，在《礼记·王制·疏》中记载："禁谓防。"防者，防患于未然也。既防祸患，亦防凶兆。在健康护理中，无论是处在未病阶段，还是已病康复阶段，两者都主张及时采取保护措施，从而避免不良后果的产生；从目的上来说两者都是为了能够防治疾病，增强体质，顾护人类身体健康。

禁忌养生的基本内涵，它是以中国传统文化为背景，充分吸取传统哲学思想和中医药基本理论，经过历代医家和先贤智者的社会实践，最后所得出的经验成果，随着时代的变革和流传，最终形成社会约束力。禁忌养生是合乎当下人们健康需求的、正确的、否定性的结论，同时也对一些不合理的禁忌提出废止，用以指导防治疾病和养生康复。《孙子兵法·九变篇》中也提到："智者之虑，必杂于利害。杂于利，而务可信也；杂于害，而患可解也。"善用兵者当知晓兵家之宜忌，善于养生者，也当知晓养生之忌，而后方可用之无虞。

禁忌养生主要包括"谨守禁戒"和"有所避忌"两个方面。"禁戒"是人们在日常生活中必须严格遵守的一些禁止性原则和戒律，如在古代怀孕的女人禁用含有麝香的熏香，否则将导致流产，所以要"谨守禁戒"。忌讳性原则是人们在日常生活中需要注意并避而远之的一般性原则，如建家宅需选好地基，选地基要顺势，忌逆势。按中国人的习惯，建房一般都是坐北向南，忌讳坐南向北。还有当自己的亲人或认识的熟人去世了，一般不说"死了"，只能讳称"过了""走了"等。随着时代的变迁，科学技术的发展，一些禁忌不攻自破，此外不同的民族和国度，不同的风俗习惯也会有不同的禁忌，禁忌养生不是单方面的绝对禁止，而是有条件的注意事项。禁忌作为一种社会人类文化现象，涉及人类社会的方方面面，包括民俗禁忌、民族禁忌、宗教禁忌、伦理禁忌、礼仪禁忌等，统称为社会禁忌，凡有人类活动的地方，都会有禁忌，禁忌作为一种保护手段和警戒意识，是人类对自然的敬畏和对生命的珍视。

关于禁忌养生的记载，《黄帝内经》中提到"上古之人，其知道者，法于阴阳，和于术数……不妄作劳，故能形与神俱"，养生之道不仅是"法于阴阳，和于术数"，更要"不妄作劳"、有所宜忌，才能"形与神俱，尽终其天年"。张湛在《养生集·叙》中也提到："养生大要，一曰啬神，二曰爱气，三曰养形，四曰导引，五曰言语，六曰饮食，七曰房室，八曰反俗，九曰医药，十曰禁忌，过此已往，义可略焉。"把禁忌列为养生十要之一。晋代葛洪《神仙传·彭祖》曰："养寿之法，但莫伤之而已。夫冬温夏凉，不失四时之和，所以适身也。"提出养生长寿的办法在于"莫伤"，强调顺应四时的变化，"不失四时之和"即要遵守四时规律，不违背四时禁忌，才能顺适身体，延年益寿。《素问·上古天真论》教导人们趋利避害："夫上古圣人之教下也，皆谓之虚邪贼风，避之有时……病安从来。"《素问·八正神明论》则称："以身之虚，而逢天之虚，两虚相感，其气至骨，入则伤五脏，工候救之，弗能伤也，故曰：天忌不可不知也。"均强调人们要避开自然界的不利因素，并提前做好应对工作才能保护自身。

中医关于禁忌的记载，最早见于《灵枢·师传》："岐伯曰：入国问俗，入家问讳，上堂问礼，临病人问所便。"首次提到了禁忌对预防疾病的重要性，对禁忌的形成与特点，以及禁忌与疾病的发生、演变、预后、预防和保健的关系等均有论述，涉及情志起居、生活方式、医药养生和地理风俗禁忌等多方面，还对医德和针刺的禁忌列有专篇。张仲景《金匮要略》载有《鸟兽鱼虫禁忌并治》《果实菜谷禁忌并治》等篇。孙思邈的《千金翼方》有"禁经"两卷，专门辑录有关针灸治疗的禁忌事宜。此后，李时珍《本草纲目》、喻嘉言《医门法律》等总结归纳了中医禁忌丰富多彩的内容，展示了中医禁忌在临床应用中的状态和水平，为中医禁忌养生的运用打下了坚实的基础。

第二节　禁忌养生的原则

禁忌养生的原则体现在人们日常生活的方方面面，我们要在日常生活中规范自己的言行举止，从思想的高度深刻认识、理解并遵守禁忌养生的原则，因为它就在我们身边，与我们的生活息息相关，我们不能在"祸到临头"时才幡然醒悟触犯了哪种禁忌，而是要在"祸未发生"时就该注意，让禁忌养生的原则融入日常行为当中，如此才能不犯禁忌，身心得安。

一、趋利避害

古代的先人们由于认识所限，难免对自然、天地、神灵、百草、虫蛇等一切事物的变化感到神秘莫测，因而崇敬或畏惮，逐渐积累产生一些言行上的自我约束，积累多了，就自然成了社会公共的习惯行为。有利于人们在生活中选择对自己有利的一面，避开不利的一面，甚至严令禁止和忌讳不利因素，因此，在这种日积月累、代代相传的累积和传承之下，一些重要的禁忌就被完整地、不间断地保留下来，就成了世俗的规则。《吕氏春秋·尽数》曰："天生阴阳、寒暑、燥湿，四时之化，万物之变，莫不为利，莫不为害，圣人察阴阳之宜，辨万物之利以便生，故精神安乎形而年寿得长焉。长也者，非短之续之也，毕其数也。毕数之务，在乎去害。"提醒人们要为利去害、趋利避害，如此才能"年寿得长"。

二、谨守顺逆

人生天地之间，生命活动必然受自然条件的限制，但人类在适应自然的过程中发现总结规律，并能主动地运用规律去改造自然，逐渐形成了天人相应、相互制约的生命观，而制约必有宜忌，顺则为宜，逆则为忌。《遵生八笺》记载："人能顺时调摄，神药频餐，勤以导引之功，慎以宜忌之要，无竞无营，与时消息，则疾病可远，寿命可延。"强调顺应自然养生之道，"慎以宜忌之要，无竞无营，与时消息"则可达到延年益寿的效果。《黄帝内经》中多次提到"逆"对人体的危害，如在《素问·四气调神大论》记载了逆四时的危害："逆春气，则少阳不生，肝气内变。逆夏气，则太阳不长，心气内洞。逆秋气，则太阴不收，肺气焦满。逆冬气，则少阴不藏，肾气独沉。"因此禁忌养生应当以顺应自然为基本原则，充分了解养生宜忌，及时预防外邪的侵袭。《素问·天元纪大论》也记载"敬之者昌，慢之者亡，无道行私，必得夭殃"，强调"无道行私"毫无禁忌，必然会导致灭亡。

第三节　禁忌养生的内容与方法

现代禁忌养生的内容涉及较为广泛，但始终以人们的身心健康为中心，包含了临床治疗规范禁忌、药物使用禁忌、生活起居禁忌、针灸禁忌、特殊体质禁忌等诸多方面。如王辉武主编的《实用中医禁忌学》把中医禁忌学的相关内容分为中医药物禁忌、中医方剂禁忌、中医病证禁忌、针灸推拿禁忌、中医养生禁忌，是对中医禁忌学的系统归纳和分析。鲁兆麟主编的《中医执业医师禁忌丛书》，从医师职业道德禁忌、临床检查者禁忌、病历书写禁忌、处方用药禁忌、医嘱制度禁忌等方面进行了广泛的探索，较系统地展示了禁忌在临床上的意义与价值。中医注重体质差异，临床治疗和日常护理也会因人而异，匡调元在《中医体质病理学》中指出不同体质的饮食禁忌，王琦在《中医体质学》中还指出了治则禁忌和药性宜忌，极大丰富了中医体质禁忌内容。徐德明在《民间禁忌》中论述了什么是禁忌，从人事禁忌、日常生活禁忌、物事禁忌等方面描述了民间禁忌的内容，并归纳了禁忌的消极作用和积极作用。通过对文献资料系统的分类与总结，将禁忌养生的主要内容分为风俗禁忌、起居禁忌、饮食禁忌和医药禁忌等。

一、风 俗 禁 忌

风俗禁忌指日常生活中约定俗成、不可违背的风俗习惯或日常行为。民间比较典型的风俗禁忌如下。

（一）婚姻禁忌

古人择婚时，一般同姓氏族内不准通婚。《左传》："男女同姓，其生不蕃。"《国语》："同姓不婚，慎不殖也。"《风俗通义》："不娶同姓，娶同姓者一国同血脉，遂至无子孙。"从优生学的观点来看，这是有道理的。此外，古代嫁娶还有专司媒人的禁忌，人们依据习俗成礼，认为只有经过媒人的婚姻才算是合理合法的，《周礼·地官·媒氏》云："媒氏掌万民之判。凡男女自成名以上，皆书年月日名焉。令男三十而聚，女二十而嫁。"可见在周朝甚至周朝以前就有了专司"做媒"的人，专职管理男女婚姻事宜。

（二）语言禁忌

语言并不是言语交流的一个工具，而是承载着风俗和精神文化的一部分。"不说"是语言禁忌的一部分，古代称为"嚜"。语言禁忌可谓是日常禁忌的一大特色，我国古代先民创造了大量具有丰富内涵的词汇用来日常交流，而"会说话"就凸显了语言禁忌的特点，《左传·桓公六年》云："周人以讳事神名，终将讳之。"如称谓禁忌中家讳，晚辈忌直呼长辈名字，这在当今社会仍然人人恪守，而名讳是中国最普遍的忌讳，陈垣在《史讳举例·序》中说此俗"起于周，成于秦，盛于唐宋，其历史垂二千年"，再如凶祸词禁忌中十分忌讳说相关不吉利的词。

（三）丧葬禁忌

在死亡禁忌中，中国人尤其忌讳直白地说一个人"死了"，而应该用婉转的词汇代替，如"没了""殁了"等，《礼记·曲礼》记载了等级制度下的忌讳词："天子死曰崩，诸侯曰薨，大夫曰卒，士曰不禄"，只有"庶民曰死"。服丧者的言行举止也有禁忌，《礼记》中记载"临丧不笑""望柩不歌""邻有丧，舂不相；里有殡，不巷歌"。在埋葬禁忌中，不同民族的丧葬形式有所不同，汉族主要是土葬，彝族主要是火葬，鄂伦春族有土葬、风葬和火葬，藏族主要是天葬等。

（四）岁时禁忌

岁时禁忌主要是指在一年中不同的时日有不同的禁忌风俗习惯，这是值得重视并严格遵守的。如以月亮的盈亏为禁忌的依据，朔晦之日夜无月光，会令人恐惧，所以要忌出行。《礼记·月令》记载了不同月份大事宜忌，用以指导民众生活和作息，如记载仲春："是月也，毋竭川泽，毋漉陂池，毋焚山林。"此月宜休养生息，不宜竭尽湖泊之水，或者焚毁山林，要恢复大地生机。明代朱权《运化玄枢》按时间顺序把一年十二个月的相关内容分类记载，除"养生""服食"外，专列"禁忌"一类，载录每月起居饮食等有关禁忌。如孟春之月"春冰未泮，衣欲下厚上薄，养阳收阴，继世长生之术也。太薄则伤寒、霍乱，饮食不消，头疼之疾并作""春宜避风，或伤于风，夏必飧泄"。这些都是合乎养生道理的。

二、起 居 禁 忌

起居禁忌主要是指日常生活中，关于坐卧、行立、睡起、盥洗、沐浴、穿衣等方面的禁忌。中国古代有很多关于起居禁忌方面的名言名句，如"久坐伤肉，久卧伤气""坐卧处有隙风，急避之。尤不宜体虚年老之人""女人月事来不可洗头""大汗偏脱衣，得偏风，半身不遂""饮酒汗出，脱衣、靴、袜，当风取凉，成脚气"（《三元延寿参赞书》）；"久行伤筋，劳于肝；久立伤骨，损于肾"（《摄生要录·行立》）；"行不疾步，立不至疲，立不背日""早起不在鸡鸣前，晚起不在日出后"（《抱朴子养生论》）；"多睡则神昏"（《田琐记·卷七》）；"汗出不宜洗身、嗽口，令人五脏干，少津液"（《云笈七签》）；"洗头不可冷水，成头风疾"（《备急千金要方》）；"浴冷水，则生肾痹之疾""饥忌溶，饱忌沐""有目疾，切忌酒后澡浴，令人目盲"（《华佗中藏经》）；"衣服厚薄，是以暑月不可全薄，寒时不可极温"（《保生要录·论衣服门》）。

（一）行起坐卧禁忌

《仙经》曰："养生以不伤为本。"日常起居要依据自身的生理所需，劳逸结合，既要避免过度的体力劳动，也要节制心神，维持身心和谐适度统一。《抱朴子·内篇·极言》记载："才所不逮而困思之，伤也；力所不胜而强举之，伤也；悲哀憔悴，伤也；喜乐过差，伤也；汲汲所欲，伤也；久谈言笑，伤也；寝息失时，伤也……积伤至尽则早亡，早亡非道也。"强调日常起居生活皆以适度为宜，不可过极，是以文中还记载了具体的日常起居注意事项，如"养生之方，唾不及远，行不疾步，耳不极听，目不久视，坐不至久，卧不及疲；先寒而衣，先热而解；不欲极饥而食，食不过饱；不欲极渴而饮，饮不过多……不欲多啖生冷，不欲饮酒当风，不欲数数沐浴，不欲广志远愿，不欲规造异巧；冬不欲极温，夏不欲穷凉；不露卧星下，不眠中见肩。大寒、大热，大风、大雾皆不欲冒之"。其所言禁忌涉及日常起居的诸多方面，文中还归纳总结了起居养生的重点在于"治身养性，谨务其细，不可以小益为不平而不修，不可以小损为无伤而不防，凡聚小所以就大，积一所以至亿也，若能爱之于微，必成之于著"。道家认为调养身体，修养心性，是一个由内而外的认知过程，要想达到身心和谐适度的境界，一定要认真从小事做起，不能因为细小的好处过于平常，就不予以足够的重视；也不能因为细小的伤害对人体的损害小，就不认真提防，正所谓"爱之于微，必成之于著"。

（二）居室环境禁忌

从居室环境禁忌来说，要高矮适中，明暗相宜，周密素雅为宜。《遵生八笺》记载："吾谓安处者，非华堂邃宇，重裀广榻之谓也。在乎南面而坐，东首而寝，阴阳适中，明暗相半。屋无高，高则阳盛而明多；屋无卑，卑则阴盛而暗多。故明多则伤魄，暗多则伤魂。人之魂阳而魄阴，苟伤明暗，则疾病生焉。"明暗失宜则魂魄不安，因此须得时时自我调节，

"太明即下帘以和其内映，大暗则卷帘以通其外耀"。居室环境明暗相宜，内以安心，外以安目，只有心目皆安，才能身心和谐健康。居室环境除了明暗适宜以外，还须周密素雅，内无贪婪淫靡之心，外无风邪湿雨侵袭。据《备急千金要方·居处法第三》记载："凡人居止之室，必须周密，勿令有细隙，致有风气得入。小觉有风，勿强忍之久坐，必须急急避之，久居不觉，使人中风。古来忽得偏风，四肢不随，或如角弓反张，或失音不语者，旨由忽此耳。"居室周密以防风邪侵袭，特别是老年人卫气不足，腠理疏松，风邪入侵更易导致中风等疾患的发生。此外，《备急千金要方·道林养性》还记载："至于居处，不得绮靡华丽，令人贪婪无厌，乃患害之源，但令雅素净洁，无风雨暑湿为佳。"居室环境奢靡华丽，使人沉溺于外部的声色名利，为此劳神费力，无益于修身养性。孙氏《养生铭》中记载："怒甚偏伤气，思多太损神，神疲心易役，气弱病相侵。"只有心神清静才能喜怒平和，不受情绪所扰。此外，日常起居禁忌养生还有其他许多方面，如睡眠禁忌、衣着禁忌、沐浴禁忌等，同样值得我们去注意。

（三）劳逸作息禁忌

关于劳逸禁忌，是指如何合理把握日常生活中劳作与休息两者之间的关系，从而遵守其相关禁忌内容的一种禁忌养生。"神大用则竭，形大劳则弊"（《淮南子·精神训》）；"不欲甚劳，不欲甚逸"（《昨非庵日纂·颐真》）；《家语》曰"人有三死，而非其命也，乃自取也。夫寝处不时，饮食不节，劳逸过度，三者疾共杀之"。这些养生名言均告诫人们要劳逸结合，保持平衡，两者不可过度。

三、饮 食 禁 忌

饮食禁忌是指在饮食方面应当注意避免的相关事项，包括饮食搭配禁忌、饮食时间禁忌和饮食生理禁忌等方面内容。

（一）饮食搭配禁忌

饮食搭配禁忌主要是指禁食对人体有害的食物和存在着相克、相反等关系的食材之间不能同时食用。对人体有害的食物主要是具有毒性的食物，过期、变质了的食物。《金匮要略》多次指出"肉中有朱点者，不可食之""六畜自死，皆疫死，则有毒，不可食之""果子落地经宿，虫蚁食之者，人大忌食之"。食物相克则比较多，《饮膳正要·食物相反》就说"盖食不欲杂，杂则或有所犯，知者分而避之"，并单章列举 55 种不可同食之属，如马肉不可与仓米同食；羊肝不可与椒同食，伤心；兔肉不可与姜同食，成霍乱；鸡肉不可与兔肉同食，令人泄泻；生葱不可与蜜同食等。中药配伍有"十八反""十九畏"等禁忌，食材之间同样有类似的关系，也是体现了中医药"药食同源"的特点。

（二）饮食时间禁忌

饮食时间禁忌包含了忌饮食不节和忌饮食无律两方面。忌饮食不节指忌长期偏嗜或一次性过多食用某种食物，如酗酒、过饱等情况。忌饮食无律则指忌用餐时间不合理、无规律，"一日之忌，暮勿饱食""凡早皆忌空腹"（《饮膳正要》）。一日三餐，是人类经过数百万年总结、演化出来的规律，肆意地去改变它会造成许多不良后果，常见的如胃痛、腹痛、腹泻、高血脂等。

（三）饮食生理禁忌

饮食生理禁忌主要指孕、经期妇女，儿童，老年人这三类处于特殊生理时期人群的饮食禁忌。

1. 孕、经期妇女　女子月经期间，多有乳房胀痛、少腹坠胀、纳少便溏等肝强脾弱现象，应忌食性味过重的食物，如生冷、酸辣辛热香燥之品，如过食生冷则经脉凝涩，血行受阻，导致经行不畅、痛经、闭经。再者，女子经期忌活血破瘀、通利下血之品，如经期过量饮酒，会刺激胞宫，扰动气血，影响经血正常运行。

孕期妇女在妊娠期间有着特殊的生理特点和营养需求，故孕妇饮食禁忌尤为重要。总的来说，孕妇当忌食辣椒、胡椒等辛辣刺激之品，以免加重恶阻；忌食螃蟹、獐兔野味等易过敏食物；忌烟酒、浓茶。

2. 儿童　按《育婴家秘》的说法是小儿"脾常不足"，又不能自节，稍有不当就会损伤脾胃，妨碍营养物质消化吸收，影响生长发育。

所以儿童饮食禁忌原则是忌损伤脾胃，这就要求家长注意小孩忌饮食不洁和忌生冷、粗杂不精、刺激性较强的食物。这些因素都会对小儿尚未发育健全的脾胃功能造成损害，导致腹胀、便溏、便秘等胃肠道问题。另外，随着生活水平的提高，对现代儿童饮食提出了新的要求——忌饮食过量，防止营养过剩导致肥胖。

3. 老年人　人到老年，机体会出现生理功能和形态学方面的退行性变化。《灵枢·天年》有"七十岁，脾气虚，皮肤枯"，老年人已经到了真气耗竭，五脏衰弱，全仰饮食以资气血的时候了。

老年人饮食最忌营养不均，消化不良，重点在于忌过饱、偏嗜，忌生冷、肥甘厚味之品。老年人相对来说对饮食营养依赖性较强，如长期饮食缺乏钙质，易患骨质疏松；饮食过油腻、过咸，易患高血脂、高血压等疾病。而且老年人由于脾胃功能退化，不宜吃不易消化的食物或顿食过饱，对脾胃造成不必要的负担。《寿亲养老新书》说："尊年之人，不可顿饱，但频频与食，使脾胃易化，谷气长存。"

四、医 药 禁 忌

医药禁忌主要包括药物禁忌、疾病调养禁忌、艾灸禁忌、妊娠禁忌等。

（一）药物禁忌

药物禁忌，主要是指在运用药物进行养生防病或临床治疗的过程中要特别注意每种药物的适应人群和适应病证，以及不同的药物之间的搭配禁忌。关于药物的适用人群，主要是针对不同人的体质选择不同的药物进行养生防病，如脾胃虚寒的人，不宜服用寒凉的药物进行养生防病，《医宗金鉴》提到"大寒则伤胃"，《医学正传》也提到"凉易动呕，胃寒者，所当慎用"。阴虚火旺者不宜常服温热燥热之品，热性药物应用不当易伤耗津液，《兰室秘藏》提到"药之热性，重伤元气"。此外还有单味药物适用禁忌，如丁香味辛，性温属阳，火热诸证禁用丁香，不宜用于热证及热盛生火之证，丁香具有呼吸抑制作用，哮喘患者应慎用；丁香油还有较强的抗凝作用，出血性疾病患者也应慎用。

关于中药的"十八反""十九畏"，更是临床要谨慎对待的用药禁忌，我国现存第一部药学专著《神农本草经》的序例中记载：药有"单行者，有相须者，有相使者，有相畏者，有相恶者，有相反者，有相杀者，凡此七情，合和视之，当用相须、相使者良，勿用相恶、相反者，若有毒宜制，可用相畏、相杀者，不尔勿合用也"。关于药物的适应病证，在临床上要根据不同的病证选择不同的方药进行治疗，《灵枢·五味》记载"五禁：肝病禁辛，心病禁咸，脾病禁酸，肾病禁甘，肺病禁苦"，严禁选择相反的方药进行治疗，如对于真热假寒的患者严禁选用温热药物，应当运用寒凉药清热。用药时长也有禁忌，中医用药有"中病即止"的告诫。《素问·五常政大论》曰："大毒治病，十去其六；常毒治病，十去其七；小毒治病，十去其八；无毒治病，十去其九。"药物长时间服用会产生毒副作用，因此在疾病有所好转之后，要及时停用。

（二）疾病调养禁忌

疾病调养禁忌主要是指病后生活起居的调理，包含病后饮食禁忌、病后情志禁忌两方面。

1. 病后饮食禁忌 许多人在热病、大病初愈后，就匆忙进行滋补调养，食物、药物补养失宜，在各脏腑功能恢复之前急于进补，不但于事无补，还往往会事与愿违，甚至会导致疾病复发，或是症状加重，这种现象称为"食复"。《重订广温热论·温热复症疗法》："食复，温热瘥后，胃气尚虚，余邪未尽，若纳谷太骤，则运化不及，余邪假食滞而复作。其症仍发热头痛，烦闷不纳。宜枳实栀子豉汤加山楂肉、麦芽、连翘、莱菔汁等凉疏之；腹痛不大便者，加生锦纹。"伤寒，温热病后，余热未退，若进补太快，饮食不化，停滞于肠胃，则热邪又起。《重订通俗伤寒论》记载："凡病瘥后，先进清粥汤，次进浓粥汤，次进糜粥，亦须少少与之，切勿令任意过食也。至于酒肉，尤当禁忌，若有不谨，便复发热，名为食复也。大抵强人足两月，虚弱人足百日，则无复病矣。"强调疾病初愈后不可立即进补滋腻之品，而是宜清淡饮食，先进清粥，再逐次少量进补营养之品。特别是一些肠胃疾病的愈后患者更应该注意，比如痢疾、功能性腹泻患者刚愈不久即食油腻、生冷、滋腻之物，会使原有疾病复发，同时导致病后机体功能不得恢复，老病不去，新病又至。《备急千金要方》也记载了许多病后饮食禁忌，如"时病瘥后，新起，饮酒及韭菜，病更发。时病新瘥，食生鱼鲊，下利必不止。时病新瘥，食生菜，令颜色终身不平复。时病新汗解，饮冷水者，损心包，令人虚不复"。"食复"患者还常见因补而不辨体质出现的不适症状，如肺痨初愈而进食温补之品，常会导致口干唇焦、鼻出血、干咳、夜不能寐、手足心发热等阴虚火旺的不适症状，甚至导致肺痨复发。

2. 病后情志禁忌 指的是患者应尽量保持心境的平和安稳，不宜大喜大悲或是大怒，气血安和更有利于病情的好转。《养性延命录》有云："悟生理之易失，知一过之害生，故修性以保神，安心以全身，爱憎不栖于情，忧喜不修于意，泊然无感，而体气和平。"许多人在生病阶段情绪极易出现波动，会感到焦虑、抑郁、不安、烦躁等，如果得不到有效的纾解反而可能会加重病情。如因肝阳上亢导致的头晕患者，病后须得少动怒气，大怒伤肝，反而加重头晕。失血患者应戒嗔怒，气血尚未平复，大怒则容易导致血随气升，血行紊乱则会导致头晕甚至昏厥，如《血证论·劳复怒复》记载："怒复者，怒气伤肝，相火暴发，而血因奋兴，当归芦荟丸以泻之，龙胆泻肝汤以治之，丹栀逍遥散以和之，小柴胡汤加牡蛎、青皮以抑之。血潮不止者，泻心汤加当归、沉香、香附子、降真香以止之，十灰散用香附子、槟榔、童便醋调服以止之。去血过多，则阴愈伤，阳愈亢，怒气愈不能平，宜当归、人参、沉香、香附子、生地黄、五味子以大补之。"大病之后应当爱惜精神，舒缓情志，调畅气机，保持内心恬惔平和，疾病尚未痊愈，就耗神劳力，容易导致虚劳症状的产生。《不居集·病后调治》记载："凡大病之后，宜惜精神。勿多言以耗气，勿嬉戏以劳心，勿经营以汲汲，勿名利以关心，勿穷思以郁郁，勿极视以伤神，勿纵欲以快乐，勿暴躁以不宁，至于亲族交接，朋友应酬，真元未复，岂能周旋，一概绝谢，返观静养，自爱其身。不遵禁戒，虚劳易成。"

（三）艾灸禁忌

艾灸早在战国时期便被应用，《素问·异法方宜论》曰："北方者……风寒冰冽，其民乐野处而乳食，脏寒生满病，其治宜灸焫。"随着艾灸养生的广泛应用，越来越多的人开始接受艾灸这一中医治疗手段，但是也存在不合理的使用之处，盲目夸大艾灸的养生作用，以及不了解艾灸养生的禁忌，造成许多错误的认知，《针灸大成·卷之二·标幽赋》称"精其心而穷其法，无灸艾而坏其皮"，因此掌握艾灸养生禁忌是十分有必要的。艾灸养生禁忌包含艾灸部位禁忌、艾灸穴位禁忌、艾灸的身体状态禁忌、艾灸的施治禁忌及灸后调摄禁忌等。

1. 艾灸部位禁忌　一是颜面头部等暴露部位，禁止直接灸，以免影响美观。晋代葛洪在《肘后备急方》卷三"治中风诸急方第十九"中记载："口㖞僻者，灸口吻、口横纹间，觉火热便去艾，即愈，勿尽艾，尽艾则太过。"颜面口角部不可深灸，以防损坏颜面，留下瘢痕。《备急千金要方》卷二十九"针灸上·灸例第六"记载了人体诸部的艾灸宜忌："头者，诸阳之会也。故头病必宜审之，灸其穴不得乱，灸过多伤神，或使阳精玄熟，令阴魄再卒。是以灸头正得满百。脊背者，是体之横梁，五脏之所系着，太阳之会合。阴阳动发冷热成疾，灸太过熟大害人也。臂脚手足者，人之枝干，其神系于五脏六腑，随血脉出，能远近采物，临深履薄，养于诸经，其地狭浅，故灸宜少，灸过多即内神不得入，精神闭塞，痞滞不仁，即臂不举，故四肢之灸，不宜太熟也。"二是重要部位如心脏、眼球、耳部、大动脉处勿灸，男女的乳头、阴部、睾丸等处不要施灸，"舌根、结喉、人迎"等颈部穴位关系吞咽发音功能不可灸。此外妇人妊娠腰骶部、下腹部禁灸，小儿体质稚阴稚阳，体质易入里化热，即使是体质虚寒的人也不可过用艾灸。

2. 艾灸穴位禁忌　晋代皇甫谧《针灸甲乙经》首次记载禁灸穴 28 个，并系统论述禁灸穴及其原因，卷五"针灸禁忌第一"记载："头维禁不可灸。承光禁不可灸。脑户禁不可灸，风府禁不可灸。瘖门禁不可灸（灸之令人瘖）。下关耳中有干糟，禁不可灸。耳门耳中有脓，禁不可灸。人迎禁不可灸。丝竹空禁不可灸（灸之不幸令人目小或盲）。承泣禁不可灸……伏兔禁不可灸。地五会禁不可灸（使人瘦）。脉禁不可灸。"此外明代杨继洲《针灸大成·卷之四·禁灸穴歌》列举了艾灸的禁忌穴:"哑门风府天柱擎,承光临泣头维平,丝竹攒竹睛明穴,素髎禾髎迎香程。颧髎下关人迎去,天牖天府到周荣,渊液乳中鸠尾下,腹哀臂后寻肩贞。阳池中冲少商穴,鱼际经渠一顺行,地五阳关脊中主,隐白漏谷通阴陵。条口犊鼻上阴市,伏兔髀关申脉迎,委中殷门承扶上,白环心俞同一经。"从这些记载不难看出,禁灸穴位多集中在头部和眼部,如"风府、哑门、丝竹空、承泣、人迎、天牖、迎香、下关"等穴,头颈部血管神经丰富,若灸之不当只会损伤神经和视力,因此应谨慎头部艾灸操作。

3. 艾灸的身体状态禁忌 《黄帝明堂灸经》记载:"灸时不得伤饱大饥、饮酒大醉、食生硬物。兼忌思虑愁忧、恚怒呼骂、吁嗟叹息,一切不祥,忌之大吉。"在大饱、大饥、大渴、大醉、大怒、疲劳、兴奋等极端状态下是不适合做艾灸的,容易出现头晕恶心、眼花、颜面苍白等症状。《金匮要略·果实菜谷禁忌并治》曰:"饮酒,大忌灸腹背,令人肠结。"酒性辛热,湿热体质者酒后忌灸腹背,以免因两阳相炽而导致大便闭结。高热、抽搐或极端衰竭、形瘦骨弱者都不宜灸治,雷雨大风天气不宜灸治。

4. 艾灸的施治禁忌 在确定灸法的刺激量时,应考虑个人的年龄大小、体质强弱、身材的胖瘦等情况,再确定施灸的时间长短、灸炷的大小,辨证施灸。如《伤寒论》记载:"脉浮热甚,而反灸之,此为实。实以虚治,因火而动,必咽燥吐血。"实热证不宜灸,脉浮热甚,提示患者里实热盛,误用灸法会使邪热因火而动,引发变证。《备急千金要方·针灸上》记载:"凡言壮数者,若丁壮遇病,病根深笃者,可倍多于方数。其人老小羸弱者,可复减半。依扁鹊灸法,有至五百壮、千壮,皆临时消息之。明堂本经多云针入六分,灸三壮,更无余论……仍须准病轻重以行之,不可胶柱守株。凡新生儿七日以上,周年以还,不过七壮,炷如雀屎大。"针对不同体质的人群,强壮者艾灸壮数宜多,老弱者艾灸壮数宜减半,必须以病情轻重辨证施灸,不可固守艾灸的数量。《针灸大成·壮数多少》记载:"凡灸头项,止于七壮,积至七七壮止。《铜人》治风,灸上星、前顶、百会,至二百壮,腹背灸五百壮。若鸠尾、巨阙,亦不宜多灸,灸多则四肢细而无力。"

5. 灸后调摄禁忌 艾灸后做好相应的调节与防护,才能更好地达到艾灸养生温通经脉,行气活血的作用。《针灸大成·灸后调摄法》记载:"灸后不可就饮茶,恐解火气;及食,恐滞经气,须少停一二时,即宜入室静卧,远人事,远色欲,平心定气,凡百俱要宽解。尤忌大怒、大劳、大饥、大饱、受热、冒寒。至于生冷瓜果,亦宜忌之。惟食茹淡养胃之物,使气血通流,艾火逐出病气。若过厚毒味,酗醉,致生痰涎,阻滞病气矣。鲜鱼鸡羊,虽能发火,止可施于初灸,十数日之内,不可加于半月之后。今人多不知恬养,虽灸何益?故因灸而反致害者,此也。徒责灸艾不效,何耶!"

(四)妊娠禁忌

1. 妊娠药物禁忌 妊娠禁忌,主要包括药物禁忌和饮食禁忌,其中药物禁忌尤为重要。《神农本草经》是现存最早的药学专著。在药物类别之中,首次在功效里提出具有"堕胎"功效之药物,并记载了牛膝等六味堕胎药物。陶弘景是南朝梁时著名的医药家,在其著作《本草经集注》诸病通用药中专门设立了"堕胎药"一项,收载药物从《神农本草经》的6味药物增加至40味。妇女处于妊娠期,对于能够或可能对胎儿造成伤害的药物都应禁用、忌用或慎用,否则会导致胎儿发育不良、畸形或早产、流产、夭折。妊娠的药物禁忌，载于历代的妊娠禁忌药物歌诀中，以及本草、方书中列举的禁忌药物，如《妇人大全良方》中也记载了孕妇的药物禁忌歌诀，如"牛黄水银并巴豆，大戟蛇蜕及蜈蚣；牛膝藜芦并薏苡，金石锡粉及雌雄"等。根据对古今文献的不完全统计，按出现率大小依次排列如下：麝香、半夏、附子、三棱、芒硝、天南星、乌头、牛膝、薏苡仁、巴豆、皂角、牵牛子、牡丹皮、斑蝥、桂枝、瞿麦、水蛭、通草、天雄、蜈蚣、芫花、大戟、水银、雄黄等。

2. 妊娠饮食禁忌　除了药物禁忌以外，妊娠期还有饮食禁忌。《妇人大全良方·食忌论第十》记载："一受孕之后，不可食之物，切宜忌食……设或不能戒忌，非特延月难产，亦能令儿破形母殒，可不戒哉！"描述了妊娠期食物禁忌的重要性，具体的食物禁忌如"食鸡肉、糯米（合食），令子生寸白虫"。孙思邈《备急千金要方》记载："妊娠食山羊肉，令子多病；妊娠食驴马肉，延月；妊娠食骡肉，产难。"《论衡·命义篇》云："妊妇食兔，子生缺唇。"可知汉代已有妊娠食物禁忌的习俗。《医学心传全书》记载："怀胎忌香、忌活血。胎前忌热。"根据历代中医文献中对妇女孕期饮食禁忌的论述，归纳起来主要包括活血类食物、滑利类食物、大辛大热类食物、酒类饮料等，如桃仁、山楂、薏苡仁、马齿苋、肉桂、干姜、槐花等。在现代社会，更应注意妊娠期间食品的安全与营养，尽量选用新鲜天然食品，避免过量食用含食品添加剂、色素、防腐剂的食品；熟食、水果等要洗净后才食用，以避免农药残留等。此外，还应戒烟，戒酒，远离二手烟等。一些影响胎儿的生冷瓜果菜类、胡椒、酒类、辣椒、鱼子、鳖、蒜葱、鸭子、鸡子、黏腻类、煎炙类等食物，均应当注意不可多食，有的还须禁食。

3. 胎养禁忌　根据徐之才《逐月养胎方》的记载："妊娠一月，不为力事，寝必安静，勿令恐畏；妊娠二月，毋食辛臊，居必静处，当慎护之，勿惊动胎气；妊娠三月，端坐清虚，无悲哀、思虑、惊动；妊娠四月，当静形体，和心志，节饮食；妊娠五月，无大饥，无甚饱，无食干燥，无自灸热，无劳倦；妊娠六月，身欲微劳，无得静处，食甘美，无大饱；妊娠七月，居处必燥，饮食避寒，无大言，无号哭，无薄衣，无洗浴，无寒饮；妊娠八月，和心静息，无使气极，无食燥物，无辄失食，无忍大起；妊娠九月，无处湿冷，无著灸衣。"这些古人的经验，至今对于妊娠保养仍有重要的参考价值。

◎ 小　结

　　禁忌养生是中医养生学的重要组成部分，从中医"治未病"的角度来看，它是通过对自我言行的约束和对不利因素的规避，来达到防治疾病和维护生命健康的目的。随着时代的发展，禁忌养生吸取了我国大量的传统医药文化理论和实践成果，蕴含内容丰富，不仅仅用于疾病的康复和治疗，还涉及日常生活起居、饮食、房事、风俗、宗教等诸多方面，由生理到心理，由外在的禁到人们思想意识领域里的忌，顺应了天人相应的自然整体原则，对于指导新时代下的健康养生而言有着重要意义。

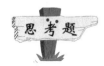

1. 禁忌的本质特征是什么？
2. 禁忌养生的意义是什么？
3. 日常生活中如何培养禁忌观念？

第十五章 饮食养生

第一节 饮食养生的概念

饮食养生，就是按照中医理论，遵循饮食规律，注意饮食宜忌，合理地摄取食物，以达到增进健康，益寿延年的方法。中医饮食养生是中医学的重要内容，与中华饮食文化共生共存。它植根于中华传统文化，基源于日常饮食，来自生活实践，反过来又指导实践，形成了独到的饮食养生理论和丰富的实践经验。

"民以食为天"，饮食养生的关键是树立良好的饮食观念。饮食观念是人类饮食行为活动与习惯的意识反映，不同的饮食习惯形成不同的饮食观念。自古以来，无论是古今中外，饮食都是人类生存的第一需要。古希腊哲学家伊壁鸠鲁就说过："一切好东西的开始和根基，都是肚子的舒服。"换而言之，人类社会的一切社会行为与活动都必须以满足身体的饮食需要为前提。

饮食作为生命的本然，作为生命的第一需要，解决吃饭问题理所当然成为人生中最重要的事情。随着近几十年经济的发展，我国基本不存在温饱的问题，但解决温饱问题后，怎样吃好饭，吃出水平来，吃出健康来，吃出长寿来？这是值得我们深入研究的问题。

饮食养生第二个关键是饮食结构。饮食结构决定饮食的内容，反映着人类社会饮食文化的区域性与多样性。在不同地域和不同民族中，由于生产条件、地理气候环境及风俗习惯的不同，存在着饮食上的不同欲求，具有不同的饮食结构。因此，有人按照膳食结构的不同，把世界上的种族分为三大类：即以肉类为主食的肉食民族，以乳酪为主食的奶食民族和以五谷杂粮为主食的谷食民族。《黄帝内经》针对汉民族的特点，指出中国人的膳食结构是"五谷为养，五果为助，五畜为益，五菜为充，气味合而服之，以补精益气"（《素问·脏气法时论》）。就是要用各种各类食物，互相搭配，取长补短，从而达到发挥饮食对人体的积极作用，保证人体所需的多种营养。所谓五谷，泛指整个谷类和豆类食品，这是人类养生长寿所必需的最主要的食品，是人类的主食，亦即强调人所必需的、最主要的养分，主要是由谷类和豆类食品来提供。五畜，泛指肉乳蛋类荤食品，适量食之，对人体大有补益。五菜，指各种各样的蔬菜。五菜为充，就是选食各种蔬菜，可以使机体所需的各种营养成分得到补充、完善。五果，泛指整个果类食品。人们在主食之外，适当进食果品，可以补充维生素、微量元素及多种果糖、纤维素、果酸、果胶等，对人体健康大有好处。所谓"气味合而服之"，就是要综合各种营养成分，使机体平衡发展，使气血津精得到充实补益。

《黄帝内经》概括的这个膳食结构，在食物种类上是多元的，在食物功能上是主次有别的。五谷是养体的主食，而五果是辅助，五畜是补益，五菜是充给。实际上，正是这种食物种类和营养成分的多元搭配，使得中华民族在繁衍昌盛的发展史上不仅以人口众多，而且还以聪明智慧著称于世。

饮食养生的第三个关键是饮食习惯。饮食习惯是人类在长期饮食生活实践过程中逐渐形成的某种相对固定的习俗或规定。饮食活动作为人类最基本的生活活动是在不断地变迁、发展的。在历史的变化中，形成了一些相对固定的习俗。这些习俗的影响，有的是普遍的，有的是区域性的，如三餐制、四时味宜、四方口味等。饮食养生就是要充分注意到这些早已形成的饮食习惯，以趋利避害。殷商时代，社会普遍习惯的是一日两餐制，上午一餐叫"大食"，下午一餐叫"小食"。商周以后，在中上层社会出现了一日三餐，战国时期三餐制已为社会广泛认可，一直流行至今。《吕氏春秋》说："食能以时，身必无灾。"进食能定时，是饮食文明的标志，对人体保健养生也有积极的意义。

在根据劳动作息安排餐制的同时，受天人相应思想的影响，人们很早就懂得了根据四季气候的变化来安排饮食的种类。据《周礼·天官》记载："凡食齐视春时，羹齐视夏时，酱齐视秋时，饮齐视冬时。凡和，春多酸，夏多苦，秋多辛，冬多咸，调以滑甘。凡会膳食之宜，牛宜稌（粳米），羊宜黍，豕宜稷，犬宜粱，雁宜麦，鱼宜苽。凡君子之食恒放焉。"

人们居住的区域不同，饮食嗜好也会有所不同。《素问·异法方宜论》记载："故东方之域，天地之所始生也。鱼盐之地，海滨傍水，其民食鱼而嗜咸……西方者，金玉之域，沙石之处，天地之所收引也。其民陵居而多风，水土刚强，其民不衣而褐荐，其民华食而脂肥……北方者，天地所闭藏之域也。其地高陵居，风寒冰冽，其民乐野处而乳食……南方者，天地所长养，阳之所盛处也。其地下，水土弱，雾露之所聚也。其民嗜酸而食胕……中央者，其地平以湿，天地所以生万物也众。其民食杂而不劳。"这种地域性的饮食偏嗜，今天仍然存在，如南方人口味清淡，而北方人的口味咸重，江浙一带口味偏甜，西南各地喜欢吃辣。

第二节　饮食养生的原则

一、营　养　合　理

饮食是供给机体营养物质的源泉。我们的祖先很早就认识到了饮食与生命营养的重要关系，记载在《黄帝内经》中的有关论述非常多。如"食气入胃，散精于肝，淫气于筋；食气入胃，浊气归心，淫精于脉"（《素问·经脉别论》）；"五味入胃，各归所喜，故酸先入肝，苦先入心，甘先入脾，辛先入肺，咸先入肾，久而增气，物化之常也"（《素问·至真要大论》）；"味归形，形归气，气归精，精归化"（《素问·阴阳应象大论》）；"形不足者，温之以气，精不足者，补之以味"（《素问·阴阳应象大论》）。总之，中医学认为饮食进入体内后，通过胃的消化吸收，脾的运化，然后输布全身，滋养脏腑、气血、经脉、四肢、肌肉乃至骨骼、皮毛、九窍，进而充实精气，化为精华，以养元神，起到预防疾病、延缓衰老、延长寿命的作用。

人体必需的营养包括水、碳水化合物、脂肪、蛋白质、维生素、矿物质六大类，这六类营养主要来源于日常食物，就是靠"吃"来提供的。从养生的角度说，六类营养应该齐全，供给量必须充足，结构也应该合理。关键是怎样做到合理调配，全面配伍，而不偏嗜。尤其是要根据个人的身体状况、禀赋差异和饮食习惯来安排自己的膳食，以保证营养合理。营养素的摄入要和年龄及体力消耗相适应。

中医虽然不讲营养六要素，但有五味调和理论，其道理也是强调营养的综合平衡。食物有酸、苦、甘、辛、咸五种味道，这是众所周知的。中医学认为，五种味道调和得当，就有益于健康，而五味偏失，就会引起疾病发生。

二、结 构 均 衡

在不同地域和不同民族中，由于生产条件、地理气候环境及风俗习惯的不同，存在着饮食上的不同需求与结构。中医养生学提倡多样化饮食，反对偏嗜五味，即所谓"谨和五味"。食物有酸、苦、甘、辛、咸五味，五味入胃，各走其所喜之脏。《灵枢·五味》称"五味各走其所喜"，酸味入于肝，苦味入于心，甘味入于脾，辛味入于肺，咸味入于肾，即五味归五脏，如能饮食适度，调和滋味，则五脏各得其所养，自可"骨正筋柔，气血以流，腠理以密"（《素问·生气通天论》），而能"长有天命"。"谨和五味"的要旨，是饮食结构要合理。谷、肉、果、蔬等食物，皆有益于人体精气的充养。在每天的主食中，还应五谷相杂，粗粮和细粮相结合，才符合人体的营养结构，满足人身气、血、津液等物质生成的需要。在每天进食菜肴时，应荤素搭配，素食为主。如果饮食偏嗜，一味追求精美肥甘之品，可以引起消渴、疔疮、痈疽等病。《素问·奇病论》说："肥者令人内热，甘者令人中满。"《素问·生气通天论》亦说："高粱之变，足生大丁。"历代养生家都强调，肥浓油腻之品太过，即成腐肠之药，提倡要多食"谷菽菜果，自然冲和之味，有食人补阴之功"（《格致余论·茹淡论》）。通过长寿地区的实际调查，证明了以食各类蔬菜瓜果为主者，多获得高寿。

五味偏嗜，可造成内脏损伤，导致多种疾病。如《素问·生气通天论》说："是故味过于酸，肝气以津，脾气乃绝；味过于咸，大骨气劳，短肌，心气抑；味过于甘，心气喘满，色黑，肾气不衡；味过于苦，脾气不濡，胃气乃厚；味过于辛，筋脉沮弛，精神乃央。"五味偏嗜不仅引起疾病，长此以往，还会使人缩短寿命，故《素问·至真要大论》强调"久而增气，物化之常也，气增而久，夭之由也"。

三、食 饮 有 节

食饮有节是维持人体健康，保养脾胃的基本原则。饮食养生要求饮食不可饥饱无度，进餐要有规律，并且养成定时定量的良好习惯。如《遵生八笺·饮馔服食笺·序古绪论》说"食饮以时，饥饱得中，水谷变化，冲气融和，精血以生，荣卫以行，脏腑调平，神志安宁""过饥则气馁，精血无裨；过饱则损伤脾胃，诸病蜂起"。

　　中医学认为脾胃为后天之本、气血生化之源。中医养生学主张饮食适量，反对太过和不及，尤其反对暴饮暴食。若饥而不能食，渴而不得饮，气血生化无源，脏腑组织失其濡养，则会导致疾病的发生。反之，饮食过量，或经常摄入过多的食物，或在短时间内突然进食大量的食物，超越了脾胃正常的消化能力，亦可加重脾胃负担，损伤脾胃功能，使食物积滞于胃肠，不能及时消化，一则影响营养成分的吸收和输布，二则聚湿生痰化热，变生他病。故《素问·痹论》说："饮食自倍，肠胃乃伤。"《素问·生气通天论》亦说："因而饱食，筋脉横解，肠澼为痔；因而大饮则气逆。"《老老恒言·饮食》也说："凡食总以少为有益，脾胃磨运，乃化精液，否则极易之物，多食反至受伤，故曰少食以安脾也。"

　　中医养生学主张按时进餐。《灵枢·五味》说："故谷不入，半日则气衰，一日则气少矣。"指出了不按时进餐的危害性。《吕氏春秋·尽数》："食能以时，身必无灾。"有规律地进食，可以保证人体消化吸收过程有节奏地进行，使脾胃功能协调配合，有张有弛，维持平衡状态。《灵枢·平人绝谷》说："胃满则肠虚，肠满则胃虚，更虚更满，故气得上下，五脏安定，血脉和利，精神乃居。"指出只有定时进食，使胃肠保持更虚更满的功能状态，才能使胃肠之气上下畅通，保证食物的消化及营养物质的摄取和输布正常进行。

　　除了每日饮食定时之外，为了适应生理活动和工作劳动的需要，还必须注意一日三餐的合理分配。一日之内，人体的阴阳气血随昼夜变化而有盛衰的不同。一般来说，白天阳气偏盛，能量消耗多，机体代谢旺盛，需要的营养也必然多，进食可多些；夜晚阳衰阴盛，活动量相对减少，静息入睡而代谢缓慢，进食可少些。由于早上一夜过后，胃肠内已空虚，此时摄入高质量的食物，既易于消化吸收，又可确保精力充沛；午饭具有承上启下的作用，既要补充上午的消耗，又要满足下午的需要；而晚上接近安寝，如进食过饱，易使饮食停滞，增加肠胃负担，并会影响睡眠，故自古以来就有"早饭宜好，午饭宜饱，晚饭宜少"的主张。如《老老恒言·饮食》说："日中而阳气隆，日西而阳气虚，故早饭可饱，午后即宜少食，至晚更必空虚。"

四、谨守宜忌

　　由于自然界四时气候的变化对人体有很大影响，所以一日三餐、一年四季都有不同的饮食习惯或禁忌。传统养生法有"四时调摄"之说，认为饮食的四时调节是饮食养生的重要内容。孙思邈在《孙真人摄养论》一文中，对此有详尽而精辟的论述。仅以正月为例，该文指出："正月肾气受病，肺脏气微，宜减咸酸，增辛辣味，助肾补肺，安养胃气。勿冒冰冻，勿太温暖，早起夜卧，以缓形神。勿食生葱，损人津血，勿食生蓼，必为症痼，面起游风。勿食蛰藏之物，减折人寿。勿食虎豹狸肉，令人神魂不安。"

　　在饮食禁忌方面，孙氏论述亦颇为详细，据不完全统计，《备急千金要方》《千金翼方》两书中有关食疗禁忌的记载约有百余处。有的因物而忌，如《备急千金要方·食治·鸟兽第五》中所载："鸡子白共蒜食之，令人短气；鸡子共鳖肉蒸食之害人；鸡肉、獭肉共食作遁尸注，药所不能治。食鸡子啖生葱变成短气。鸡肉、犬肝、肾共食害人。生葱共鸡犬、肉食，令人谷道终身流血。乌鸡肉合鲤鱼肉食，生痈疽。鸡、兔、犬肉和食，必泄利。"说明食忌之重要性。有的因时而忌，据《备急千金要方·食治·鸟兽第五》记载"正月勿食虎、豹、狸肉，伤人神，损寿""二月勿食兔肉""三月勿食鲛龙肉及一切鱼肉，令人饮食不化，发宿病，伤人神气""四月勿食蛇肉、鳝肉，损神害气""五月勿食马肉……鹿肉……獐肉，伤人神气""六月勿食鹜肉、雁肉，伤人神气""七月勿食生蜜，令人暴下发霍乱""八月勿食鸡肉……雉肉，伤人神气""九月勿食犬肉""十月勿食猪肉，伤人神气""十一月勿食鼠肉燕肉""十二月勿食蟹鳖……勿食牛肉，损人神气"。以上所述饮食宜忌事项及某月不宜进食某种食物，虽然并不完全正确，但指出不同季节，不同饮食对人体有一定的影响的思想是可贵的。孙氏还指出有的饮食因病而忌，如《备急千金要方·伤寒下·劳复》中云："时病瘥后未满五日，食一切肉面者，病更发大困；时病瘥后新起，饮酒及韭菜，病更复；时病新瘥，食生鱼酢，下利必不止；时病新瘥，食生菜，令颜色终身不平复；时病瘥新汗解，饮冷水者损心包，令人虚不复；时病新瘥，食生枣及羊肉者，必膈上作热蒸；时病新瘥，食羊犬等肉者，作骨中蒸热；时病新瘥，食鱼肉与瓜、生菜，令人身热；时病新瘥，食蒜脍者，病发必致大困。"说明伤寒时病初复，饮食要注意适当忌口。

此外，中医养生学对饮食的寒热也很重视，提倡"寒温中适"，反对过寒过热，应适合人体的温度。《灵枢·师传》说："食饮者，热无灼灼，寒无沧沧，寒温中适，故气将持，乃不致邪僻也。"《千金翼方·养性》进一步指出："热食伤骨，冷食伤肺，热无灼唇，冷无冰齿。"意思是说进热食时，口唇不能有灼热感；吃寒食时，也不能使牙齿感觉冰凉。这是因为过食温热之品，容易损伤脾胃之阴液；过食寒凉之物，容易损伤脾胃之阳气，从而使人体阴阳失调，出现形寒肢冷、腹痛腹泻，或口干口臭、便秘、痔疮等病症。寒温适中，脾胃之气就可保持平衡而无偏盛偏衰之弊，邪气也就无从发生。因此，注意饮食的寒温也是养生中不可忽视的一环。

第三节　饮食养生的内容与方法

一、保持良好的饮食习惯

1. 饮食要定时定量　《论语·乡党》说"不时不食""不多食"。说明孔子是主张饮食定时定量。《吕氏春秋·尽数》亦曾指出"食能以时，身必无灾"，认为定时定量进饮食，对身体才不会有任何危害性。孙思邈在《备急千金要方·养性序》中也强调，饮食必须定时定量，他说："不欲极饥而食，食不可过饱；不欲极渴而饮，饮不欲过多。饱食过多，则结积聚，渴饮过多，则成痰癖。"每天早、中、晚三餐，要有固定的进食时间。每次进食要定量，不能大起大落。

2. 吃饭要保持良好的情绪　传统养生十分重视进食时的情绪，《老子》有"甘其食"的告诫，《吕氏春秋·尽数》强调"口必甘味，和精端容，将之以神气，百节虞欢，咸进受气"。《备急千金要方·道林养性》指出"人之当食，须去烦恼，如食五味，必不得暴嗔，多令神气惊，夜梦飞扬"。认为进食时必须摒除一切忧愁烦恼，务使情绪轻松愉快，切忌愤怒惊恐，否则食欲锐减，即使勉强进食也难以消化，甚至影响到晚上的睡眠。"思则伤脾"，长期情绪不好，就会损伤脾胃，进而引起其他疾病。反之，如果精神愉快，食欲也会不断增加，肠胃便能很好地消化食物和吸收营养。这样，可使羸弱者增强体质，还可使抱病染疾者迅速痊愈。

3. 不吃腐败之物 《论语·乡党》早就说过："鱼馁而肉败不食，色恶不食，臭恶不食。"可见孔子是非常讲究饮食卫生的，凡食物变馊或腐败就不吃，变气味，变颜色，没有煮熟，都不吃，为的是预防疾病。孙思邈认为病从口入，因此特别强调饮食必须干净，尤其是肉食必须新鲜，最好是刚宰杀不久的。凡腐败变质之物皆不可食。他在《备急千金要方·食治》中说"秽饭、鲣肉、臭鱼，不可合食之，害人"；又说"凡禽兽自死无伤处，不可食""一切牛盛热时卒死者，总不堪食，食之作肠痈……下利者，食自死牛肉必剧"；并且指出，一切禽兽"病死者，不任用"。孙思邈这样强调，是非常合乎科学道理的。凡病死的禽兽，都是病毒或病菌的载体，均有传染性，所以不能食用。食物烹煮要得法，特别是肉类，必须要煮熟，而且要熟透。他在《备急千金要方·道林养性》中告诫说："勿食生肉，伤胃，一切肉惟须煮烂，停冷食之。"肉食如不煮熟就食用，很容易得绦虫病及其他寄生虫病。饮水要清洁，要煮沸才能饮用。

4. 吃饭要细嚼慢咽 《吕氏春秋·尽数》指出："饮必小咽，端直无戾。"认为喝汤水的时候，应当小口小口地饮，不要咕噜咕噜地暴饮。中医学主张"饮必细呷"，因为"大饮则气逆"，造成呛咳或气喘，甚至造成痰饮病。孙思邈之所以提出"先渴而饮"和"不欲极渴而饮，饮不欲过多"，也是为了防止暴饮，因为人们在过分干渴的时候进水，就很难避免暴饮。吃饭必须细嚼慢咽，切忌狼吞虎咽。孙思邈说得好，"食当熟嚼，使米脂入腹"，又说"美食须熟嚼，生食不粗吞"。

5. 坚持饭后漱口和散步 孙思邈在《备急千金要方·道林养性》中指出："食毕当漱口数过，令人牙齿不败，口香。"坚持饭后漱口，清除食物残渣，既可防止产生龋齿，又能消除口臭。为了保护好牙齿，他还在《备急千金要方·齿病》提出："每旦一捻盐内（纳）口中，以暖水含，揩齿及叩齿百遍，为之不绝，不过五日口齿即牢密。凡人齿（龈）不能食果菜者，皆由齿根露也，为此盐汤揩齿叩齿法，无不愈也。"用盐汤漱口和叩齿，确实对保护牙齿有良好效果。

孙思邈还提倡饭后散步和摩腹，这对促进食物消化很有帮助。《千金翼方·饮食》说："平旦点心饭讫，即自以热手摩腹，出门庭行五六十步，消息之。中食后，还以热手摩腹行一二百步，缓缓行，勿令气急。"《备急千金要方·道林养性》也说："每食讫，以手摩面及腹，令津液通流。食毕，当行步踌躇，计使中数里来。行毕使人以粉摩腹上数百遍，则食易消，大益人，令人能饮食，无百病，然后有所修为，为快也。饱食即卧，乃生百病。"饭后按摩腹部，促使腹部血脉流通，增强肠胃蠕动，自然有益于消化。饭后散步，身体得到活动，情绪上轻松愉快，更能增进消化功能，防止积食不化。《延年九转法》所载摩腹法也是饭后摩腹的常用方法，尤其适合于老年人。

二、培养审美的饮食艺术

（一）饮品养生

1. 饮水 水是生命之源。水是构成人体细胞和组织的主要成分，体重的 75% 是水。水是人体进行新陈代谢的重要介质。保持体内的水量平衡，是维持生命活动的重要环节。身体缺水会引起许多疾病。美国医学博士 F.巴特曼在《水是最好的药》一书中认为身体缺水，是引起哮喘、高血压、过敏、糖尿病、体重超重等多种慢性病的根源。书中指出，只要用水就可预防早衰、消除疼痛，治疗上述的哮喘、高血压、糖尿病等，关键就是保证能进食足量的水。

每天保证足够的水量摄入就成为饮食养生的关键。当然，饮水也有学问，不要饮用多次烧开的水或放置多天的水，每次饮水不宜过量，以免损害肠胃，饭后饮水也不宜太多，否则不利于消化，还有可能引发胃病。

2. 饮茶 我国有 4000～5000 年的饮茶历史，茶文化也相当发达。茶叶中据说有 400 多种成分，对人体防病、抗病具有重要意义，可以延缓衰老，延年益寿，防癌抗癌等。

我国的茶树有 300 多类，生产的茶叶有 1000 多种，按茶叶品质大体可分为绿茶、红茶、花茶、砖茶、乌龙茶等五大类。绿茶一般为南方人喜爱，绿茶能防止血管硬化，降血脂，还能消除疲劳，振奋精神，益思明智，尤为文人所喜。同时绿茶所含茶多酚较多，具有较好的抗癌作用。红茶则健胃作用较好，多为妇女、老年人喜爱。普洱茶也有较好的暖胃助消化作用，适宜老年人饮用。

一般饮茶要选择水质洁净甜美的水为好，茶具可用陶器、瓷器或玻璃具，保温杯最次，容易把茶叶焖熟。泡茶的温度一般以 70～80℃为宜，这样的水温，适宜于维生素、咖啡碱等成分分解。冲泡的时间一般 3～5 分钟即可，冲泡三道，茶叶的有效成分就全部出来了。正常人一般饮茶 4～5 杯，浓度适当的茶为宜，6～7g 茶叶。茶叶太浓，茶量太多均不好。失眠、高血压、心脏病、动脉硬化、胃溃疡、贫血者及孕妇等，不适宜饮茶，或只能少饮茶。

3. 饮酒 中医学认为："酒乃水谷之气，辛甘性热，入心肝二经，有活血化瘀、祛风散寒、消积健脾胃之功效。"因此，中医学的观点是"少饮则益，多喝则弊"。其实，孔子早就说过："唯酒无量，不及乱。"《本草备要》记载："少饮则和血行气，壮神御寒，遗兴消愁，辞邪逐秽，暖水脏，行药势。过饮则伤神耗血，损胃烁精，动火生痰，发怒助欲，至生湿热诸病。"

现代医学研究也认为，酒对人体是利害相兼。它既具有补益作用，又具有医疗保健功能。适量饮酒，可以加速血液循环，活血化瘀，减轻心脏负担，有效地预防心血管疾病。过去的传统观念认为，有心脏病的人绝对不能喝酒。但国外的研究发现，在那些果子酒消耗量大的国家，反而是心脏病猝死率最低的国家；适量饮酒与冠心病死亡率呈负相关。美国某大学对 2 万人跟踪 4 年进行营养与血压关系的调查发现：酗酒者血压最高，其次是不饮酒的人，而少量饮酒的人血压最低。并且还发现适量饮酒可以增加血液中的蛋白质，从而减缓动脉硬化和心肺疾病发作的危险，可能与酒里所含的植物雌激素有关，这种植物雌激素能增加高密度脂蛋白胆固醇含量，所以能预防心脏病。

酒的害处也是非常明显的。长期不适当饮酒会引起慢性酒精中毒，出现神经、精神方面的病变，智能衰退，注意力涣散，记忆力和判断力下降，甚至出现谵妄等。还可以引起手、舌乃至全身震颤，性欲下降，出现嫉妒、妄想、幻觉症等；还能引发肝硬化、慢性胃炎、胰腺炎、糖尿病、内分泌和代谢紊乱等并发症。过量饮酒还会直接影响优生优育，危害下一代的智力。

酒的种类一般有白酒、黄酒、红酒、啤酒和药酒等。所谓适当饮酒，包括两方面的含义，一是酒类的选择上，尽量不喝或少喝高浓度的烈性白酒；二是酒量适可。一般以喝黄酒、红酒或啤酒为宜，中老年人也可喝些药酒。一般以红葡萄酒每天不超过 100ml、白酒不超过 10ml、啤酒不超过 300ml、黄酒不超过 300ml 为宜。酒后不要同房，《素问·上古天真论》说"以酒为浆，以妄为常，醉以入房，以欲竭其精"，酒后房事是加速人体衰老的重要原因。酒后也不要马上洗澡，容易引起"晕堂"，甚至损坏胃肠功能。

（二）食品养生

1. 粥食　粥，俗称稀饭，是我国正餐主食和小吃点心的种类之一。一般采用大米或小米加水煮熬而成。粥是日常饮食最普通、最常见的食品。

粥在养生学上最大的特点是护养胃气。因此适宜早餐、老年人、孕妇、病后、酒后食用。早餐时大多胃口未开，不思进食，如果进以糜粥如肉粥等，辅以鸡蛋、蛋糕，是理想的早餐食谱。老年人胃气衰弱，饭食等硬性食物难以消化，如以粥食进之，既可护养胃气，又可充盛气血。清代养生家曹庭栋认为老年人以粥调养，是延年益寿的好办法。他说："老年有竟日食粥，不计顿，饥即食，亦能体强健，享大寿。"因而编纂《粥谱》，记载粥方 100 首。孕妇多有晨吐等反应，如能少食多餐地进食糜粥，不仅能顾护胃气，还能及时补充营养，以利胎儿发育。病后之人，体质虚弱，胃纳欠佳，此时食以糜粥，大有裨益。酒后之人，尤其是醉酒呕吐之人，进以糜粥，不仅照顾胃气，防止胃部损伤，还能醒酒助神。

粥的熬煮极为讲究，关键是用水和火候。煮粥的关键是一次性放够水，切忌中途加水。火候则以文火煨煲为好。

2. 饭食　是正餐主食之一。古代指煮熟的各种谷类食物，现一般多指用稻米或小米煮制的干饭。饭的烹制方法有多种，但就大米饭来说，一般以蒸、焖、煮为常见。饭的质量决定于米的选择，若要饭好吃，必须松软濡爽，甘美清香，切忌生硬。夹生饭或太硬的饭，均不利于消化。饭是生命之本、胃气之源。至于做饭的原料，营养学家大都不提大米、白面，而提出了玉米、荞麦、薯类、燕麦、小米等，很值得我们去研究。

3. 菜肴　菜肴的种类尽管很多，但无外荤素两大类。中医养生提倡荤素结合。吃荤也要吃些素菜，尤其多吃蔬菜，如胡萝卜、南瓜、苦瓜、西红柿及青菜、白菜等。荤菜类，除了禽兽肉外，适量吃些鱼、虾也是补充蛋白质的好办法，尤其多吃小鱼、小虾。世界上最有名的长寿地区在日本，日本的长寿地区在海边，而海边吃鱼的地方的人寿命最长。

4. 点心　指的是糕点一类的食品，往往用于正餐前后辅以充饥，且多预先制作，具有可保存、食用简便等特点。点心在北方称为"官礼茶食"，在南方称为"嘉湖细点"，其类型较为丰富多样，包括包、饺、糕、团、卷、饼、酥等，并且形态造型多精致逼真，香甜可口。点心多于饭前午后或工作饥饿时用于临时充饥，宋代庄季裕在《鸡肋编》卷下曰："上觉微馁，孙见之，即出怀中蒸饼云：可以点心。"清代吴炽昌《客窗闲话·补骗子》："徐曰：我尚未餐，腹中馁甚，官人肯同一点心否？"可见点心用于充饥自古有之。但值得注意的是，由于点心茶食多为高糖食品，故只宜作为主食的补充，切忌贪食。

5. 水果 水果和蔬菜一样，也是人类健康必不可少的食品。如果说粮食、鱼、肉类等食品主要是供给人体蛋白质、脂肪和碳水化合物，那么，水果则是满足人体各种维生素、无机盐的需要。

水果的种类很多，常见的有苹果、梨、香蕉、葡萄、西瓜、桃、李、山楂、柑橘、杏、大枣、菠萝、荔枝等。其中，苹果的营养最为丰富，含糖较高，还有维生素 C、维生素 B 及磷、钙、钾、钠等多种无机盐。由于苹果中含有丰富的果酸，故有降低血液中胆固醇的作用。梨则有"百果之宗"的美称，不仅含糖多，还含有机酸及维生素 B、维生素 C 等。中医学认为梨性味甘寒微酸，有清心润肺、清热利尿、降火止咳之功效。香蕉味甘，性寒，能清热润肺，润大肠，通血脉，解酒毒，降血压。葡萄为世界四大水果之一，酸甜甘美，营养丰富，含有大量易于人体吸收的葡萄糖、果糖等，据最新研究报道称，还有延缓衰老的作用。西瓜，被称为"天生白虎汤"，具有很好的清热生津、止渴解暑的功效，是夏季常食的瓜果。

吃水果也要讲究科学。一是饭后不要马上吃水果，这是因为蔬菜中的硫氰酸盐在体内代谢后形成硫氰酸，容易与苹果、梨、葡萄等水果中的类黄酮化合物在肠道内分解后的二羟基苯甲酸发生作用，干扰人体的甲状腺功能，从而导致非缺碘性甲状腺肿。二是不可过量，因为水果果糖多，人体大量摄入，可导致缺铜，使血液内胆固醇增加，引发心血管疾病。

◎ 小 结

中医饮食养生是中医养生学中极为重要的内容，其始终贯穿于生命过程的生、长、壮、老、已各个阶段，并存在于人体生、老、病、死各种生命现象中，既是维持生命活动存在的根本保证，同时又是增强人体体质、维护生命健康及实现延年益寿养生目标的必要方法手段。随着我国人民群众不断提升的健康需求，从人民群众一日三餐的日常生命活动出发，在中医饮食养生理论与原则的指导下，发扬中医饮食养生简、便、效、廉的特点，并积极引入现代营养学、食品学等科学技术成果，不断促使传统中医饮食养生的创造性发展与创新性转化，以更好地满足人民群众的健康需要，服务于国家卫生健康事业。

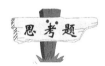

思考题

1. 简要阐释中医饮食养生的基本原则。
2. 中医饮食养生的方法主要包括哪些？
3. 根据老年人的生理特点，制订一份老年人饮食养生方案。

第十六章 服饵养生

第一节 服饵养生的概念

　　服饵，又称"服食"，是指服用某些动植物、矿石或经过特殊炼制的所谓丹药，以达到强身健体、祛病返年，乃至"长生不死"的一种古代养生方术。其中，服用矿石类药物又称"服石"，服用丹炼类药物则称"服丹"，是两类特殊的而又影响深远的服食术。服石和服丹又往往兼而行之，即在服石的同时也服用丹炼药。因而，前人在论述服石的时候，也多包括服丹的内容。

　　服食的药物，可以是仅有一种的单味方，也可以是多种配合的复合方，统称为服食方。服食方的剂型同中医方剂一样，除了汤剂之外，既可以有丸、散、膏、丹之分，也可以有茶、酒、浆、羹之别。但服食方毕竟不同于一般的中医药方，它在价值取向、用药主体和服用指征上有着与中医学本质的区别。服食方以长生不老、成仙升举为理想目标，用药以金石为主体，没有明确的服药指征，不讲究严格的配伍，以久服多服为习尚。而中医药方则以治病祛疾、救死扶伤为出发点，用药以草木药为主体，强调辨证论治，对症下药，并讲究严格的配伍规律，要求君、臣、佐、使搭配得当，服药以愈为期，中病即止。这是两者的基本区别。

　　服饵的历史源远流长，源自道家，滥觞于先秦，风行于魏晋，鼎盛于隋唐，余绪远至宋明。方术家认为，世间和非世间有某些药物，人食之可以祛病延年，乃至长生不死。葛洪引《神农四经》说："上药令人身安命延，升为天神，中药养性，下药除病。"方士在这种信念的驱动下，在实践中逐渐积累起一套采集、制作和服食长生药的方术，即为服食术。作为盛极一时的养生方法，服食的出现、发展、兴盛乃至衰落，对中医学产生了举足轻重的影响。服饵养生形成的大量文献为后世养生家、医家探讨养生保健、延缓衰老的药物，开阔了思路，提供了可贵的经验。

第二节 服饵养生的原则

一、制 作 讲 究

　　古代养生家对于服饵药物原料的采集与炮制十分讲究。服饵养生过程中原料的来源丰富多样，如果说秦汉以前的草木服食药物还是以采集为主的话，那么到了晋唐时期，服食家为了保证药物质量，则多自己种植自己修造。

孙思邈《备急千金要方·养性·服食法》就载有种地黄法、制作熟干地黄法及采炼松脂法，其中，种造药的内容还不算太多。但《千金翼方·退居·种造药》则载有种植枸杞、百合、牛膝、合欢、车前子、黄精、莲藕、青蘘（胡麻）、地黄、杏、栀子、枳实及移竹编篱法，以及修造生熟干地黄、黄精、牛膝、藕粉、鸡头粉、菱角粉、葛根粉、蒺藜粉、茯苓粉、栝楼根粉等技术。这些种植炮制的技艺，有的已经达到了很高的水平。如种植枸杞的四种方法，既有埋植枝条的，也有种子播植的，其整地平土、开垅作坑、上粪下水、浇水施肥、锄草剪苗、采割料理，可谓面面俱到，其要求之高，叙述之细，一如《齐民要术》之谨严，读来令人叹服。又如造生干地黄法，从质料选择、水洗日曝，到熟捣绞汁，投酒更捣，然后以汁拌料，于日中曝干，或天阴时风干，无不交代明白，读之即可照办。而且明确说，如此炮制之干地黄比市中所售者气力数倍既易办又可信，是十分珍贵的中草炮制史料。服饵养生家自己亲自种药造药，显然是服食活动普遍流行的结果。

服饵药物的质量亦非常重要，尤其是药物的选择，以乳石为例，孙思邈《备急千金要方·解五石毒》指出："乳石必须土地，清白光润，罗纹鸟翻一切皆成，乃可入服。其非土地者，慎勿服之，多皆杀人，甚于鸩毒。紫石、白石极须外内映彻，光净皎然，非尔亦不可服。"乳石质量包括两方面：一要道地产区，二要质地明亮润泽。在《备急千金要方》中，孙思邈还强调："凡紫石英、白石英、朱砂、雄黄、硫黄等，皆须光明映澈，色理鲜静者为佳。不然令人身体干燥，发热口干而死。"说明石药质量如果不好，不仅于人无益，甚至还会带来毒副作用。柳宗元《与崔连州论石钟乳书》对服用石钟乳的质量也有精辟的论述。

服饵不仅要选择质量上乘、质地精美的药物，而且特别讲究加工制作，尤其是对矿石类药物的炮制，工艺流程严格有序。孙思邈在《千金翼方》专以"飞炼"为卷题来论述服石，寓意是非常明显的。尤其他在《千金翼方·飞炼》第一、二篇中强调的"飞炼研煮钟乳"及"飞炼研煮五石"，更加表明了他对石药制作的考究。所谓飞，即水飞，指将石药久蒸后用玉槌研令极细，再澄取清水飞取粉，更以白练袋滤盛，甚至反复为之，以取澄净极细之药粉。炼，非为火炼，实为水炼，即将石药置金银器或瓷器中，着水煎煮，水减更添，或三日三夜，或七日七夜，甚至十日十夜，使钟乳变黄白为止。研，则是将久煮之石药置瓷器中，用玉槌捣碎，着水细研，水尽更添，令如稀泔状，使石药浮于水上，至白光润泽，晶莹可爱为止。煮，乃将研细如面之石药以绢袋盛放，再放入牛乳中煎煮。如此制作，务使药质尽纯尽美。道教认为，只有这样的石药，才能"补益充悦，强气力"。

二、阶 粗 至 精

服饵作为养生的重要内容，是一个循序渐进、井然有序的过程。因而孙思邈《备急千金要方》卷一序例"服饵"篇说："凡有虚损，无问少长，须补即补，以意量度而用之。"还说："凡人四十以下，有病可服泻药，不甚须服补药，必若有所损，不在此限。四十已上，则不可服泻药，须服补药。五十已上四时勿阙补药，如此乃可延年，得养生之术耳。"强调服饵应该"以意量度而用之"，不同年龄段服饵应该有不同的方法和阶次。

服食应该有一定的步骤和规律，《备急千金要方·养性·服食法第六》引述前人的经验说："夫欲服食，当寻性理所宜，审冷暖之适，不可见彼得力，我便服之。初御药皆先草木，次石，是为将药之大较也。所谓精粗相代，阶粗以至精者也。"并且补充说："服饵大法，必先去三虫。三虫既去，次服草药；好得药力，次服木药；好得力讫，次服石药。依此次第，乃得遂其药性，庶事安稳，可以延龄矣。"孙思邈强调的这个服食次第，不只是简单的由粗至精的时间顺序，而是符合人体养生性理的要求，这就是葛洪所说"先服草木以救亏缺，后服金丹以定无穷"（《抱朴子·内篇·极言》）的道理。

按照《备急千金要方·养性》所收录的服食方，服食次第，即先是服去三尸虫方，次是天冬、地黄、黄精等草药方，接着是松子、柏实、茯苓、枸杞根等木药方，最后是服云母、钟乳等丹石方。

三、缓 图 其 功

养生是个复杂而缓慢的过程，不是一朝一夕即能见效，必须久久为功。服饵养生也不例外，不可能指望在短时期内依靠药物达到延年益寿的目的。如孙思邈就是服石的积极提倡者，不仅提倡服石，而且本人长期坚持服三石更生散。他在《备急千金要方·解毒并杂治》提出："人年三十以上可服石药，若素肥充，亦勿妄服；四十已上必须服之；五十已上，三年可服一剂；六十以上，二年可服一剂；七十已上，一年可服一剂。"还说："人年五十已上，精华消歇，服石犹得其力，六十已上转恶，服石难得力，所以常须服石，令人手足温暖，骨髓充实，能消生冷，举措轻便，复耐寒暑，不著诸病，是以大须服。"因此，用药宜缓图其功，不宜急于求成。若不明此理，则欲速不达，非但无益，而且有害。具体服饵时，剂量不宜大，剂型要合适。

1. 剂量宜小　用于服饵养生的药物与治疗不同，剂量宜小，一般是成人常用量的三分之一或一半较为适宜，长期渐进，持之以恒，假以时日，使药力逐渐发挥效用。80 岁以上的老人，剂量为成年人的五分之一。

2. 剂型适宜　服饵剂型有汤剂、散剂、丸剂、膏剂等。老年人慢性病较多，病情复杂，康复须假以时日。服药时间较长，如果服用汤剂，费时费力，选用丸散比较适宜，便于长期服用。而且丸散药轻力缓，不易产生毒副作用。

总之，服饵养生宜谨慎。注重脾肾，药宜平和，补泻兼施，用药缓图，多以丸散膏丹，因势利导。如此才能收到补偏救弊，防病延年之效。

四、顾 护 脾 肾

健康长寿的基本条件，在于先天禀赋强盛，后天营养充足。肾为人体的先天之本、生命之根，人的生殖能力和生长发育过程，主要是由肾的精气所决定的。肾气充盛，机体代谢能力强，则衰老的速度也相应缓慢。脾胃为后天之本、气血生化之源，机体生命活动的营养，都需要脾胃供给，进而滋养五脏六腑、肌肉筋骨、皮肤毛发。肾为先天之本，脾胃为后天之本。肾与脾，是相互依赖、相互配合、相互促进的。脾健肾壮，气血才能渊源无穷，五脏得其充养，神气乃生，身体康健，延年益寿，鹤发童颜。所以用药物进行保健，必须以脾肾调养为重点。

服饵的药物必须通过脾胃的运化输布，从而濡养五脏六腑，营养周身筋脉气血。若服食过程中损伤中焦脾胃，或寒或热，或食滞气阻，脾胃的消化吸收能力下降，容易导致服饵药物无法发生功效，甚至变生他病。如孙思邈在《千金翼方·退居》中强调说："人非金石，况犯寒热雾露，既不调理，必生疾疠。常宜服药，辟外气、和脏腑也。"孙氏的这些话反映出服食的目的不是霞举成仙，而是辟外气、和脏腑、补虚损。

五、关 注 反 应

服石之人往往会出现一些异于常人的情况，这个问题早就引起了医家的注意。《诸病源候论》辑录可能出自皇甫谧的服石论述，归纳为"六反七急八不可三无疑"。《千金翼方》征引《诸病源候论》时进一步强调指出："服石发动将息，事虽众多，指的而言者，要当违人理、反常性。可依易者将息，所谓六反、七急、八不可，三无疑。"认为要根据个人的具体情况，依据最简便易行的方法进行自我调养。

服饵过程中，尤其要重视石发，注意解毒。服石之后，药气运行全身发热，将息得当，一月或二十日之后，药性自然解除，"历岁之困，皆不终朝而愈"，所患痼疾旧病随之消失；如果将息失当，不仅不能达到治病愈疾的效果，反而会随着药势发动多种病证，称为"石发"或"散发"。因此，服石发热是必然之势，正常者，药发病解，心意开朗，体力转强；异常者，药发病发，诸症变生，莫可名状。

所谓解散，就是解除由于服石（散）引起的药源性疾病，或者说是对服石（散）所致各种病证的解救。葛洪《肘后备急方》指出："凡服五石、护命、更生及钟乳、寒食之散，失将和节度，皆致发动其病，无所不为。若发起仓卒，不以渐而至者，皆是散势也，宜及时救解之。"葛洪之前，皇甫谧亦曾详论解散之法。巢氏《诸病源候论》则综合皇甫谧、葛洪、陈延之诸家解散之法，列述解散 25 候，成为现存最早系统论述药源性疾病的文献。此后，《千金翼方》卷二十二"服诸石药及寒食散已违失节度发病疗之法合四十五条第三"，将解散之法概括为 45 条，不仅极大地丰富了《诸病源候论》以来的解散之法，而且所题"疗之法"即"将息节度法"，并在文后明确指出："凡服石之人有病，要先以解石法消息之。若不效者，始可用余方救之。"这就是说，解散的方法主要在于将息节度得当。

第三节　服饵养生的内容与方法

一、草 木 服 食

由草本、木本药物或某些芝菌组成的，为单纯的草木服食方。唐代孙思邈《备急千金要方》卷二十七"服食法"一节，详述天冬、地黄、黄精、乌麻等草木药物的服食及采制方法。《千金翼方》卷十二又列"养性服饵"一节，详述茯苓、杏仁、地黄、天冬等的服食方法。大多纯天然草木药方具有诸如"明目，补肝气，安精魂""益心气，补中，增智慧，不忘""益脾气，安神，忠信和乐""益肺气，通利口鼻，强志意，安魄""益肾气，通九窍，聪察""保神，益精气，坚筋骨，好颜色"等补益五脏、"久服轻身不老，延年神仙"的功效，因而被收入中医学有关神仙服食、辟谷休粮、驻颜美容、抗老延年的方书中。

草木服食方在外丹盛行之前，一直是服食方的主体，而外丹衰落之后，它仍继续流传，直至今天也还是中医方剂学的重要内容之一。草木服食方之所以能久传不没，自有它独具的特点。

第一，草木服食方的主体内容多是天然植物的花实、茎叶、根块等，还有一些野生的芝菌。这些天然的植物，不仅没有什么毒性，甚至还"得山川之灵气""含日月之精华"，具有特殊的功用，或可轻身辟谷，或可驻颜美容，或可抗老延年。比如方士经常服食的松、柏，被称为"百木之长"，树龄可长达千百年。《玉策记》说："千年松树四边枝起，上杪不长，如偃盖。其精化为青牛、青羊、青犬、青人、伏龟，其寿皆千岁。"在方士眼里，松树一身皆是宝。其叶，"生毛发，安五脏，守中，不饥延年"（《本草纲目·松》）；其根白皮，"辟谷不饥"（同上）；其脂，"久服，轻身不老延年"（同上）。不仅如此，《淮南子·说山训》还说："千年之松，下有茯苓。"茯苓即寄生在松树根上的地中菌块，方士称其为"四时神药"，故又名"茯神""茯灵"。《名医别录》说："（茯苓）仙方服食亦为至要，云其通神而致灵，和魂而炼魄，利窍而益肌，厚肠而开心，调营而理卫，上品仙药也，善能断谷不饥。"黄精也是服食的常药，道书称为"太阳之草，乃芝草之精"，是尽得天地之精粹的"灵芝瑞草"。《博物志》也说："太阳之草，名曰黄精，饵而食之可以长生。"《列仙传》所记的修羊公、《神仙传》所记的王烈、《集仙传》所记的张正礼等，都是通过食黄精而成仙的。徐铉《稽神录》还记载了一个临川女子服食黄精轻身腾飞的故事。此外，杜甫诗云："扫除白发黄精在，君看他年冰雪容。"李忠定诗："太阳之草名黄精，养性独冠神农经。扫除白发有奇效，采食既久通仙灵。"这些诗文记载都说明黄精轻身辟谷、延年驻颜的功效实在不可低估。还有苍术，也是方士的主要服食品。苍术得山川之精气，"服之令人长生辟谷，致神仙，故有山精、仙术之号"（《本草纲目·术》）。《吐纳经》引紫微夫人《术序》说："吾察草木之胜速，益于己者，并不及术之多验也，可以长生久视，远而更灵。山林隐逸，得服术者，五岳比肩。"由此可见古代服食苍术的盛行。

第二，草木服食方由于没有什么毒性，可以较长时间或长时间大量服用。养生家服食的草木药，多属于《神农本草经》的"上药""主养命以应天，无毒，久服多服不伤人，欲轻身益气不老延年者"。这与传统中医以治病为目的，"对症下药""中病辄止"的原则是大为不同的。中医学认为，药物本为补偏救弊之用，故当中病辄止。药物既可以治病，也可以致病，滥用或无病用药，反而会给人体带来损害。宋代陈自明《外科精要》说："用药之法，有是病必用是药。"金元四大家之一的张从正则明确指出："诸药皆不可久服，但可攻邪，邪去则已。"清代徐大椿也说："虽甘草人参，误用致害，皆毒药之类也。"但是草木服食方不仅服食量大，而且服食时间都较长。如葛洪《抱朴子·内篇·仙药》载："韩终服菖蒲十三年""赵他子服桂二十年""移门子服五味子十六年""楚文子服地黄八年""林子明服术十一年""任子季服茯苓十八年""凌阳子仲服远志二十年"。《云笈七签》载裴玄仁"服食茯苓，饵卉华醴胰，积十一年"。《历世真仙体道通鉴》也载有岑道愿"常食黄精"、五傅"常服黄连"、刘根"常服枣核中仁"等。凡此都说明草木服食要假以时日，积久才能见功。否则，以远效难求，不能坚持长期服食者，就很难达到服食的目标。嵇康《养生论》曾批评那些"自力服药，半年一年，劳而未验，志以厌衰，中路复废"的人，指出他们"意速而事迟，望近而应远，故莫能相终"，自然也就无法取得"与羡门比寿，王乔争年"的效果。

第三，早期的草木服食方多以单味药为主，绝少复方。这可能有两个原因：一是服食讲究纯一，忌讳驳杂，正如后世医家所认识的那样："至于药饵则贵专而少，不贵泛而多"（《续名医类案·卷十一·虚损》）；二是单味药的特效易于判别，且单味药易寻易办，采制简便。但是到了后来，服食方中复方的比重多了起来。而这些复方的产生，又往往是救偏补亏、治病祛疾的需要所致。

二、谷米果蔬

由日常食用的谷米、瓜果、菜蔬等组成的，可称为谷米果蔬方。这部分药方，本为日常植物食物组成，不但可以充饥，而且具有某种药用价值。实际上，在远古是"药食同源"的，食物和药物并没有严格地区别开来。相传商汤的宰相伊尹既是烹调大家，又是"汤液"的发明者。西周设置"食医"和"疾医"，食医职掌帝王的饮食调配等营养保健工作，疾医"掌养万民之疾病"，主张"以五味、五谷、五药养其病"。到了战国时代，人们认为有了疾病，在药物治疗的同时，还应辅以食物调养。《黄帝内经》记载说："药以祛之，食以随之。"这些记载就是后来发展成为中国医学史上颇具特色的"食疗学"的早期内容。

服食家继承并吸收了传统医学有关食疗的理论和成果，在服食草木药物的同时，创建了许多以"谷米果蔬"为主的服饵方，并创造性地提出了"食治"的概念。

孙思邈首先在其名著《备急千金要方》中设立"食治"专篇，对服食谷米果蔬及鸟畜虫鱼的情况作了总结，篇中收载药用食物 154 种，分为果实、菜蔬、谷米、鸟畜四大类，并对各种食物的性味、功效进行了逐一介绍。孙思邈在《备急千金要方·食治·》中指出："食能排邪而安脏腑，悦神爽志，以资血气。若能用食平疴，释情遣疾者，可谓良工，长年饵老之奇法，极养生之术也。"强调："夫为医者，当须先洞晓病源，知其所犯，以食治之，食疗不愈，然后命药。"并就"五味入于口也，各有所走，各有所病"的种种情况进行了详尽论述。至此，食治已成为一门专门的学问。孙思邈的弟子孟诜在《备急千金要方·食治》的基础上，搜集前人食治效方，编成《补养方》一书。孟诜的弟子张鼎（号悟玄子）又将《补养方》增补 80 余条，改名为《食疗本草》。此后，食疗内容的本草方书不断涌现，形成了系列化的倾向。

三、生 物 服 食

生物服食由鸟兽虫鱼的血、肉、骨、角等组成，道家称为"生物方"。生物服食常用的原料既有飞禽走兽，又有鳞介贝鳍，甚至有时还会用到人乳、人尿等。

关于生物方，《太平经·生物方诀第七十一》阐释说："生物行精，谓飞步禽兽跂行之属，能立治病。禽者，天上神药在其身中，天使其圆方而行。十十治愈者，天神方在其身中。十九治愈者，地精方在其身中。十八治愈者，人精中和神药在其身中。此三者，为天地中和阴阳行方，名为治疾使者。比若人有道而称使者，神人神师也。是者天地人精鬼使之，得而十十百百而治愈者，帝王上皇神方也。十九治愈者，王侯之神方也。十八治愈者，大臣白衣至德处士之神方也。各有所为出，以此候之，万不失一也。此三子皆为天地人行神药以治病，天使其各受先祖之命，著自然之术，其中不得去也。"

《太平经》关于"生物方"的论述，是从治疗疾病方面立言的，虽然没有谈到长生成仙的问题，但服食成仙也是在治疗疾病的基础上实现的。其中关于"天神""地精""人精"等称谓，总称为"治疾使者"，反映了当时对动物药的重视，而有关"帝王方""王侯方""大臣方"等方剂疗效的称谓，则反映了对动物配伍方剂疗效高低的注意。

魏晋以后，动物服食更为普遍。孙思邈《备急千金要方·食治》"鸟兽第五"列动物食治资料 40 条，涉及的兽类有马、牛、羊、猪、狗、驴、鹿、麋、虎、豹、獐、狸、兔、鼠、獭、野猪等；禽类有鸡、鸭、鹅、雁、燕、鸳鸯等；水产类有鲤鱼、鲫鱼、鳝鱼、鳗鱼、乌贼、鳖、蟹等；乳汁类有人乳、马乳、驴乳、牛乳、羊乳、母猪乳等。

四、金 石 服 食

金石服食是指主要服用金玉等矿石类药炼制而成的药物。古人在经过长时期的草木服食之后，并没有出现他们理想的效果。燕王、荆王没有长生，秦皇、汉武也相继死去，许多方士也没有获得成功。这就使得服食者不能不反思，原因在哪里？一个很简单的道理便是草木药本身就不是不死的，即使是千年古松，也终归枯死，又怎么能使人长生不死呢？正如《抱朴子·内篇·金丹》指出的那样："草木之药，埋之即腐，煮之即烂，烧之即焦，不能自生，何能生人乎？"

因此，服食家们在继续寻求"不死药"的时候，自然就把眼光注意到了那些不易腐烂不会变质的金石矿物药，而且提出了新的服食理论。《抱朴子·内篇·仙药》引《玉经》曰："服金者寿如金，服玉者寿如玉也。又曰：服玄真药，其命不极。玄真者，玉之别名也。令人身飞轻举，不但地仙而已。"

于是，在服食草木药失败之后，又开始了服食金玉矿石药的阶段，大批的金石服食方也由此而产生。

服食的金石药主要有丹砂、黄金、白银、玉屑、钟乳、云母、雄黄、曾青、石英、赤石脂、太乙禹余粮等。这些药物有单服者，如《抱朴子·内篇·仙药》所言："五芝及饵丹砂、玉札、曾青、雄黄、云母、太乙禹余粮，各可单服之，皆令人飞行长生。"唐代京里先生所著《神仙服饵丹石行药法》载有三十八种炼制、服饵仙丹石药之法，大多为矿石药单方，如饵服丹砂计二十一方，饵服雄黄十一方。《云笈七签》卷七十五所载"炼云母法"十方，"众仙服云母法"二十六方，也多为单味方。此外，也有将多味金石药配伍服食或以金石配草木药服食者。《太清石壁记》所录淮南王时代的"五石丹方"，即以丹砂配伍磁石、曾青、雄黄、矾石而成。魏晋时期普遍服食的"五石散"（或称"寒食散"），据考证系矾石与紫石英、白石英、赤石脂、石钟乳的复合配方。孙思邈《备急千金要方》所载"西岳真人灵飞散方"，则以矿石药云母粉、钟乳粉配伍茯苓、柏子仁、人参、续断、菊花、地黄、桂心等草木药而成。

五、丹 药 服 食

上述金石服食方，不管是单方还是复方，多为天然矿石药，或水煮，或捣为散剂，不需要经过特殊的炼制。但由于矿石药物质地坠重，难以吞服及不会变化等原因，人们难以把金石坚固不败朽的性质转移到自己身上来。于是在服食金石药的同时，服食家又继承了古代炼丹的技术，把矿石配伍成方（或加入某些草木药），希望通过冶炼，从中提炼出"神丹金液"来，人们再服用这些"神丹金液"就能不死成仙。

所谓"神丹"，就是矿石炼成的丹药；"金液"，则是用丹药点化成金的溶液。两者合称为"金丹"。唐宋后内丹兴起，为了避免混淆，又把金丹称作"外丹"。

我国的外丹术起源很早，远在春秋战国时期就已萌芽，至迟在秦代已经形成。最早见诸文献记载的炼丹活动，是在汉初。《史记·封禅书》关于汉武帝"亲祠灶"的记载，可以看作是明确以服饵为目的的炼丹活动。道教创立后，道教徒从古代方士手里继承的炼丹遗产，并发展为专制"长生不死"药的神仙法术。

炼制外丹的原料，主要是矿石药，也有加入草木药或动物药的。矿石原料多达百种，最常用的有丹砂、汞、铅、黄金、铜、硫黄、雄黄、雌黄、硝石等。草木药有灵芝、茯苓、天南星、五倍子、覆盆子、菟丝子等。动物药则有动物的血毛、贝壳、人乳、人尿等，范围非常广泛。

绵延千余年的炼丹实践，虽然最终难免失败的结局，但却为我们留下了难以统计的丹炼服食方。从最早的《黄帝九鼎神丹经》的"九转神丹"到清末《金丹大成》的"灵药秘方"，无一不记载着服食家企图通过服食以获得生命超越的实践痕迹，不过，这只是一种失败的记录而已。

六、药物服食

药物服食主要是指服用以药物为主，并经过合理配伍和专门炮制的汤、丸、膏、丹、散等具有疗病却疾功效的药物。孙思邈在《备急千金要方·养性·服食法》就提出了以春夏秋冬四季为代表的服食方："凡人春服小续命汤五剂，及诸补散各一剂；夏大热，则服肾沥汤三剂；秋服黄芪等丸一两剂；冬服药酒两三剂，立春日则止。此法终身常尔，则百病不生矣。"在孙氏看来，如果坚持四时服用补药，终生如此，就能百病不生。

《备急千金要方》关于四季通补的服食方，不见于此前的文献，但对以后服食养生影响很大。许多医家受其启发，分别拟具了各有特色的四时服食方，如唐末无名氏的《四气摄生图》、明代高濂《遵生八笺》等。尤其是高濂所辑四时通补的黄帝制四季所服奇方及太上肘后玉经八方，成为流行最广的服食方。

除四时通服方外，《备急千金要方》《千金翼方》两书"服食法""养性服饵""养老食疗"等篇所辑集的草木服食方计有天门冬方、地黄方、黄精膏方、茯苓酥、茯苓膏、杏仁酥、地黄酒酥、造草酥、天门冬丸、饵术方、服乌麻法、饮松子方、饵柏实方、服松脂方、服枸杞根方、彭祖松脂方、守中七方、服杏仁法、服菖蒲方、彭祖延年柏子仁丸、乌麻脂、大黄芪丸、王乔轻身方、不老延年方、五参丸及服牛乳方等。

从这些服食方的组成来看，涉及的基本药物为地黄、黄精、茯苓、天门冬、术、乌麻、菖蒲、人参、黄芪、杏仁、枸杞、松柏实、松柏脂等，除个别药物外，大多能够种植或易于收集，置办。这样就使服食术由过去的帝王权贵进入到平民百姓，由寻觅于海上神山落脚于院前篱边，由虚无缥缈回归到世俗现实，由遐举飞升转换为健体延年，因而唐以后的大多数服食方都合流于中医保健食疗方，成为中医方剂的重要内容。

七、保健品服食

服食方中除了以上类型的服食方之外，还有诸多具有保健性质和作用的食品或药品。保健服食方除了一般都有抗老延年的作用外，有些还能驻颜美容，或黑发固齿，或聪耳明目，或益智强记，或芳气香身，或避暑耐寒，具有良好的保健养生功效。

东汉末年，名医华佗传授给弟子樊阿的服食方"漆叶青粘散"，由漆叶、黄精组成，"言久服去三虫，利五脏，轻体，使人头不白"（《后汉书·华佗传》），相传樊阿服食此方后，活了一百多岁。这不仅是史书上记载最早的草木服食方，同时其还具有保健性质，它的延年益寿效果可能与它的杀虫安和脏腑的特殊作用有关。

根据唐代王焘《外台秘要》所引《近效方》的记载，武则天皇后曾有炼益母草留颜方。其方即于五月五日采益母草全苗，晒干捣罗，以水和成团，再放置炉火中炼烧，经一伏时取出，研细收用，用时配以滑石、胭脂等。据说此方"仙人秘之，千金不传"，武则天得之于异人，用以去粉刺黑斑，治疗老人皮肤皱缩等，可使浮皮展落，面手滑润，颜色光泽。

《抱朴子·内篇·仙药》篇中记述保健服食的草本药非常丰富，如有灵芝、茯苓、地黄、麦冬、胡麻、黄精、天冬、甘菊、枸杞、松脂、松实、术、菖蒲、远志、泽泻等一百多种。苏联学者曾对中草药成分配方进行研究，筛选出了30多种最有价值的强壮滋补药，绝大多数都包含在葛洪《抱朴子·内篇·仙药》所举草木药中。因此，如果能对药物服食方进行客观切实的分析研究，把那些确有实效的抗老延年方开发出来，对于造福人类，无疑具有广阔前景。

现代保健品的发展多从古代草木服食方发展而来，比如金水宝、黄芪精、阿胶糕等，保健品的服食虽然相对简便，但在服食过程中应当因人而异，结合自身的身体状况选择不同的保健品，同时还要随时关注服用后的身体反应，避免产生过敏等其他不良反应。

因此，从服食方中挖掘整理有特殊保健作用的方剂，开发出新型的安全可靠的保健食品或药品，对于提高社会的美学水准和生活质量，促进社会文明程度的发展，使社会中人都能和恰愉悦地生活，都是十分有意义的。

◉ 小　结

服饵养生是中医养生学中的一朵多彩的奇葩，其滥觞与发展虽与道家追求长生不老、得道成仙的炼养过程密切相关，但其数千年积累的服饵养生理论与经验，以及数以千计留存于世的丹、丸、膏、散服食方剂，对于现代中医养生保健事业的发展而言，仍然具有十分重要的借鉴指导意义，是一个有待发掘的巨大宝藏。

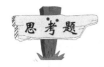

思考题

1. 简要叙述中医服饵养生与道家的关系。
2. 阐述服饵养生的类型与特点。
3. 根据中医治未病理论，论述服饵养生的积极作用。

第十七章　药　膳　养　生

第一节　药膳养生的概念

"药膳"的名称，最早见于《后汉书·烈女传》"母亲调药膳思情笃密"，随后《宋史·张观传》有"蚤起奉药膳"的记载。药膳与食疗最早混称为食养、食治、食疗，没有严格区分。从现代概念上说，药膳与食疗有一定的差异。药膳是指包含有传统中药成分、具有保健防病作用的特殊膳食，从膳食的内容和形式阐述膳食的特性，表达膳食的形态概念。食疗是指膳食产生的治疗功效，即以膳食作为手段进行治疗，从膳食的效能作用阐述这种疗法的属性，表达膳食的功能概念。药膳发挥防病治病的作用，即是食疗。食疗中"食"的概念远比药膳广泛，它包含药膳在内的所有饮食。故食疗不一定是药膳，但药膳必定具备食疗功效。

中医药膳的应用随着"药食同源"的观念，与中医药学的起源同步发展。近些年来，随着人们生活水平的普遍提高，出于对自身健康的高度关注，对绿色食物和药物的浓厚兴趣，出现了回归自然、偏爱自然疗法的群体趋向。中医药膳、食疗的研究和运用顺应、推动这一潮流，已发展成为中医药学的一门分支学科。

药膳养生是在中医药学理论指导下，将不同药物与食物进行合理组方配伍，采用传统和现代科学技术加工制作，具有独特色、香、味、形、效，有保健、防病、治病等作用的特殊膳食。它既能果腹及满足人们对美味食品的追求，同时又能发挥保持人体健康、调节生理功能、增强机体素质、预防疾病发生、辅助疾病治疗及促进机体康复等重要作用。

第二节　药膳养生的原则

中医药膳必须包含传统中药的成分，具有药物的性能与功效，因而有治疗作用。这种疗效类食品，一般都必须具有较明确的适应证方能施用，这与药物治疗是一致的。因此药膳不同于一般膳食，其施用必须遵循一定的原则。这些原则包括平衡阴阳、勿犯禁忌、合理配伍等。

一、平　衡　阴　阳

阴阳是概括人体生理、病理的基础理论，代表相互对立统一的因素。阴阳在正常状态下处于平衡状态，即所谓"阴平阳秘"；一旦发生偏盛或偏衰的变化，出现了不平衡，就成为病理状态，表现为不同程度的病证。如阴盛则阳衰、阳盛则阴虚、阴虚则阳亢、阳虚则阴盛，分别表现为实寒证、实热证、虚热证、虚寒证等。调治的途径，须遵循《黄帝内经》所说"谨察阴阳所在而调之，以平为期"。即审清阴阳的虚实盛衰所在，恰当地施用药食，以恢复阴阳平衡。具体原则是"有余者损之"，如阴盛的实寒证必须驱寒以泻阴，阳盛的实热证必须泻热以救阴；"不足者补之"，如阴虚的虚热证当补阴以除虚热，阳虚的虚寒证当温补阳气以祛内外之寒等。当阴阳恢复到平衡状态时，机体即表现为康复。寒热反映阴阳的基本特性，能正确审别寒热，也就能在相应的程度上辨明阴阳。因此，协调阴阳是施膳的重要原则。

二、勿 犯 禁 忌

禁忌，是药治与药膳应用时均需注意的问题。禁忌表现在几个方面：一是有些药相互之间不能一起配伍应用，如中药配伍的传统说法"十八反""十九畏"。二是某些特殊状态时的禁忌，如妇女妊娠时，各种生理状态都发生了变化，胎儿的生长发育易受外界影响，因而有妊娠禁忌，主要禁用一些性能峻猛或毒性剧烈类药，如大戟、芫花、巴豆等；破血逐瘀类药，如水蛭、三棱、莪术等；催吐类药，如瓜蒂、常山、藜芦等；通窍攻窜类药，如麝香、穿山甲等，以防伤胎、动胎。三是用膳禁忌，俗称忌口，指在应用某些药或药膳时不宜进食某些药、食。如服用治疗感冒的药膳时，不宜进食过分油腻的食物，以防滞邪；用常山时忌葱，用地黄、首乌忌葱、蒜、萝卜。四是病证禁忌，某些病证也须禁忌某些食物，如高血压禁辛辣，糖尿病忌高糖饮食，体质易过敏者当忌鱼、虾等。

三、合 理 配 伍

药膳的配伍，是指运用中医基础理论和药膳学理论，在对机体状态清楚认识的前提下，将两种以上的药膳原料按一定原则配合运用，以达到增强效能的目的。药膳的配伍是辨证施膳的最终表现，其效能决定于药膳辨证的正确与否。在辨证的前提下，各种药膳原料经恰当的配伍组合，能够起到相互协同、增强疗效、限制偏性等作用，使药膳能发挥更好的功效。

不同的药膳原料有不同的性味功能，配伍是将不同原料进行有机组合，而不是各种原料的堆集、杂合，以达到施膳的作用。因此，这种配伍必须遵循一定的原则。《素问·至真要大论》谓："主病之谓君，佐君之谓臣，应臣之谓使。"这成为中医组方配伍的"君、臣、佐、使"配伍原则，也同样是药膳配伍原则。

主要原料：即方中必须有主料，针对用膳者身体情况的主要状态而设，即方中"君"药。如大便秘结是由于津亏肠燥所致时，润肠通便是首要治法，用苏子麻仁粥或郁李仁粥，麻仁、郁李仁即为方中的主料。

辅助原料：是指辅助主料发挥作用的原料，针对主要状态相关的表现而设，称"臣"药。如津亏肠燥型便秘可能伴随津液枯涸，肺胃之气不降，或内热消灼等病机，就需要选用具有生津润肠，降气通腑，或滋阴除热等功效的原料，如苏子麻仁粥之用苏子，可降气通腑，以辅助麻仁通便。

佐使原料：用于针对次要状态或引经的原料。

必须注意的是，药膳作为特殊的膳食，与平常膳食相似处多，而与专用于治疗的中药方剂有很多不同点。一是大多数情况下，药膳方都必须与传统的食物相配，以成为"膳食"，因而与方剂主要用药组方不同；其二，因为是"膳食"，故其药物相对而言味数少而量重，除酒剂和少数膳方配伍药物量多以外，大部分药膳方的药物用法多半在几味或一二味间，就配伍的君、臣、佐、使原则相对而言，不如方剂的药物配伍那样繁杂。这是药膳配伍与药物配伍的区别，也是药膳的特点之一。

第三节　药膳养生的内容与方法

一、药 膳 分 类

（一）按药膳功效分类

药膳的分类方法很多，古代有关药膳的文献中有多种不同的分类方法。如《食医心鉴》按疾病类分为 15 类，每病类又各分粥、菜、酒等不同膳型。《太平圣惠方·食治类》按病分 28 类，各类亦含粥羹、饼、酒各种。《遵生八笺》按药膳加工工艺分为 10 余类，如花泉类、汤品类、熟水类、果实面粉类等。《饮食辨录》按膳食原料属性分类，如谷类、茶类等。根据不同需要，一般常从以下两个方面来分。

由于药膳原料中有中药的成分，并且是根据中医理论进行组方配伍，因此药膳也具有功效特点和对疾病的防治作用。

（1）解表类用于疏解在表的外邪，或用于透疹发表，如生姜粥、姜糖苏叶饮、芫荽发疹饮等。

（2）清热解毒类用于邪热内盛，或暑热中人，或阴虚内热等证，以清解热毒，或滋阴除热，如石膏粳米汤、决明子饮、鱼腥草饮、西瓜汁、二母元鱼等。

（3）泻下类用于里有热结，或肠燥便结证，以泻热通便，或润肠通便，如芒硝莱菔汤、苏子麻仁粥等。

（4）温里祛寒类用于寒邪内盛，或阳虚寒邪内生，或寒滞经脉，以温中祛寒，或温阳救逆，或温经散寒，如黄芪建中鸡、川乌粥、姜附烧狗肉等。

（5）祛风散邪类用于风寒湿诸邪留滞经脉关节诸症，以祛风散寒化湿，通络止痛，如白花蛇酒、豨莶根炖猪蹄等。

（6）利水消肿类用于水湿潴留，湿热蕴结诸症，以渗利水湿，或通淋利水，或利湿退黄，如赤小豆鲤鱼汤、滑石粥、田基黄鸡蛋汤等。

（7）化痰止咳类用于痰浊留滞，痰饮内聚诸症，以化痰消饮，止咳除嗽，如半夏山药粥、昆布海藻煮黄豆、白果蒸鸡蛋等。

（8）消食健胃类用于宿食停滞，食饮不化诸症，以健脾和胃，导滞消食，如大山楂丸、白术猪肚粥等。

（9）理气类用于肝气郁滞诸症，以理气疏肝，如橘皮粥、柿蒂汤等。

（10）理血类用于瘀血阻滞，或出血诸症，以活血化瘀、止血，如红花当归酒、血余藕片饮等。

（11）安神类用于各种因素导致的心神不安，烦躁失眠诸症，以安神镇惊，如酸枣仁粥等。

（12）平肝潜阳类用于肝阳上亢，动风发痉诸症，以滋阴养肝，潜阳息风，如天麻鱼头、菊花绿茶饮等。

（13）固涩类用于阳虚卫弱，不能固护卫表，或不能固涩水液诸症，以温阳固表、温肾止遗，如生脉饮、金樱炖猪小肚等。

（14）补益类用于气血阴阳虚衰诸症，以补养气血阴阳，如人参莲肉汤、当归生姜羊肉汤、乌鸡白凤汤、鹿鞭壮阳汤、清蒸人参元鱼等。

（15）养生保健类包含各种保健药膳，如减肥降脂，有荷叶减肥茶等；美发乌发，有乌发鸡蛋等；润肤养颜，有真珠拌平菇等；延年益寿，有长生固本酒、补虚正气粥等；明目增视，有芝麻羊肝、首乌肝片等；聪耳助听，有磁石粥、法制黑豆等；益智健脑，有金髓煎等；增力耐劳，有芪燕鹌鹑等。

（二）按药膳形态分类

人们的膳食具有多样化的特点，人们不仅需要各种不同的食物以满足机体营养成分的需要，也需要不同形式、不同形态的膳食以满足视觉、嗅觉和口味的需要。药膳作为特殊的膳食，同样也需不同的形态，以体现药膳的色、香、味、形。

1. 菜肴类　这是东方民族每日膳食不可或缺的种类。本类药膳主要以肉类、蛋类、水产类、蔬菜等为基本原料，配合一定的药物，以煨、炖、炒、蒸、炸、烤等制作方法加工的食物，如天麻鱼头、紫苏鳝鱼、香椿鸡蛋等。

2. 粥食类　常以大米、小米、玉米、大麦、小麦等富含淀粉的原料，配以适合的药物，经熬煮等工艺制作的半流质状食品，如山楂粥、人参粥、杜仲粥等。本类食品尤宜于老年人、病后调理、产后特殊状态的"糜粥浆养"。

3. 糖点类　这类食品属非主要膳食的点心类、零食类。常以糖为原料，加入熬制后的固体或半固体状食物，配以药物粉末或药汁与糖拌熬，或掺入熬就的糖料中；或者选用某些食物与药物，经药液或糖、蜜等煎煮制作而成，如丁香姜糖、糖渍陈皮、茯苓饼等。

4. 饮料类　属佐餐类或日常饮用的液体类食物。是将药物与食物经浸泡、绞榨、煎煮、蒸馏等方法加工制作而成，包括鲜汁，如鲜藕汁、荷叶汁；茶，如菊花茶、决明子茶；露汁，如银花露、菊花露；药酒，如木瓜酒、枸杞酒；浓缩精汁，如虫草鸡精、人参精等。

其他不能归入上述各类的另外一些品类有葛粉、藕粉、怀山泥、桃杞鸡卷、芝麻核桃糊、虫草鸭子罐头等。

二、药膳制作

（一）药膳制作要求

作为特殊的膳食，药膳的制作除必须具备一般烹调的良好技能外，尚须掌握药膳烹调的特殊要求。

1. 精于烹调并具备中医药知识 由于药膳原料必须有药物，药物的性能功效与药物的准备、加工过程常常有着密切的关系。如难于溶解的药宜久煮才能更好地发挥药效，易于挥发的药物则不宜久熬，以防有效成分损失。气虚类药膳不宜多加芳香类调味品，以防耗气伤气；阴虚类药膳不宜多用辛热类调味品，以防伤阴助热等。如果对中药的性能不熟悉，或不懂中医理论，只讲究口味，便会导致药效的减低，甚或引起相反的作用，失去药膳的基本功能。

2. 注意疗效并讲究色香味形 药膳不同于普通膳食，就在于药膳具有保健防病，抗衰美容等作用。首先应尽最大可能保持和发挥药食的这一功能。作为膳食，它又具有普通膳饮的作用。而普通膳食必须在色、香、味、形诸方面制作加工出特点，才能激发用膳者的食欲。如果药膳体现出来的全是"药味"，不讲究膳食的基本功能，影响食欲，不仅不能起到药膳的功能，反而连膳食的作用也不能达到。因此，药膳的烹制，其功效与色泽、口味、香味、形态必须并重，才能达到药膳的基本要求。

3. 配料必须严谨 药物的选用与配伍，必须遵循中医理法方药的原则，注意药物与药物、药物与食物、药物与配料、调味品之间的性效组合。任何食物和药物都有其四气或四性、五味，对人体五脏六腑功能都有相应的促进或制约关系，只是常用药物的性味更为人们所强调。因此，选料应当注意药与药、药与食之间的性味组合，尽量应用相互促进的协同作用，避免相互制约的配伍，更须避开配伍禁忌的药食搭配，以免导致副作用的产生。

4. 隐药于食 由于药膳以药物与食物为原料，药膳烹调的感官感觉很重要。如果药膳表现为以药物为主体，用膳者会感觉到是在"用药"而不是"用膳"，势必影响胃口，达不到膳食营养的要求。因此，药膳的制作在某些情况下还要求必须将药物"隐藏"于食物中，在感官上保持膳食特点。

大多数的单味药或较名贵的药物，或本身形质色气很好的药物不必隐藏，它们可以给用膳者以良好的感官刺激，如天麻、枸杞、人参、黄芪、冬虫夏草、田七等，可直接与食物共同烹调，作为"膳"的一部分展现于用膳者面前。这属于见药的药膳。

某些药物由于形色气味的原因，或者药味较多的药膳，则不宜将药物本身呈现于药膳中。或由于药味太重，或由于色泽不良而影响食欲，必须药食分制，取药物制作后的有效部分与一定的食物混合，这属于不见药的药膳。这类药膳的分制可有不同方法，或将药物煎后取汁，用药汁与食物混合制作；或将药食共烹后去除药渣，仅留食物供食用；或将药物制成粉末，再与食料共同烹制。这种隐药于食的方法可使用膳者免受不良形质气味药物的影响，达到药膳的作用。

至于普通膳食制作必须遵循的原则，如必须符合卫生法规的要求，选料必须精细，制作务必卫生，烹调讲究技艺，调味适当可口等，更是烹调药膳的基本要求。

（二）药膳制作方法

药膳的品类繁多，根据不同的方法可制作出不同的药膳，以适应人们的不同嗜好及变换口味。常用膳饮可分为热菜类、凉菜类、药粥、药膳饮料类、药膳面点类。

1. 热菜类药膳的制作方法 热菜类是药膳运用最多的品种，尤其对东方民族来说，热菜是必备菜肴。热菜的制作主要有炖、煮、熬、煨、蒸、炒、爆、熘、炸等法。

炖：是将药物与食物加清水，放入调料，先置武火上烧开，再置文火上熬煮至熟烂，一般需文火 2～3 小时。特点是质地软烂，原汁原味，如雪花鸡汤、十全大补汤的制作法。

煮：将药物与食物同置较多量的清水或汤汁中，先用武火烧开，再用文火煮至熟，时间比炖宜短。特点是味道清鲜，能突出主料滋味，色泽亦美观。

熬：将药物与食物置于锅中，注入清水，武火煮沸后改用文火，熬至汤汁稠浓。烹制时间较炖更长，多需 3 小时以上。适用于含胶质重的原料，特点是汁稠味浓。

煨：将药物与食物置煨锅内，加入清水、调料，用文火或余热进行较长时间的烹制，慢慢煨至软烂。特点是汤汁稠浓，口味醇厚，如川椒煨梨。

蒸：利用水蒸气加热烹制。将原料置于盛器内，加入水或汤汁、调味品，或不加汤水，置蒸笼内蒸至熟或熟烂。特点是笼内温度高（可达 120℃以上），原料水分不再蒸发，药膳可保持形状的完整，造型整齐美观，口味原汁原味。因原料不同，又有粉蒸、清蒸、包蒸的不同。

炒：将油锅烧热，药膳原料直接入锅，于急火上快速翻炒至熟，或断生。特点是烹制时间短，汤汁少，成菜迅速，鲜香入味，或滑嫩，或脆生。有生煸、回锅（熟炒）、滑炒、软炒、干煸的不同。

爆：多用于动物性原料。将原料经初步热处理后，先用热油锅煸炒辅料，再放入主料，倒入芡汁快速翻炒至熟。特点是急火旺油，短时间内加热，迅速出锅，成菜脆嫩鲜香。

熘：原料调味后经炸、煮、蒸或上浆滑油等初步加热后，再以热油煸炒辅料，加入主料，然后倒入兑好的芡汁快速翻炒至熟。熘法必须勾芡，特点是成菜清亮透明，质地鲜嫩可口。有炸熘、滑溜、软溜的不同。

炸：将锅中置入较多量的油加热，药膳原料直接投入热油中加热至熟或黄脆。可单独烹制，也是多种烹调法的半成品准备方法。特点是清香酥脆。有清炸、干炸、软炸、酥炸、松炸、包炸等不同。

其他如烩、扒、卤、烧、拔丝等烹调法也是药膳热菜的常用加工方法。

2. 凉菜类药膳的制作方法　凉菜类药膳是将药膳原料或经制熟处理，或生用原料，经加工后冷食的药膳菜类。有拌、炝、腌、冻等方法。

拌：将药膳原料的生料或已凉后的熟料加工切制成一定形状，再加入调味品拌和制成。拌法简便灵活，用料广泛，易调口味。特点是清凉爽口，能理气开胃。有生拌、熟拌、温拌、凉拌的不同。

炝：将原料切制成所需形状，经加热处理后，加入各种调味品拌渍，或再加热花椒炝成药膳。特点是口味或清淡，或鲜咸麻香，有普通炝与滑炝的不同制法。

腌：将原料浸入调味卤汁中，或以调味品拌匀，腌制一定时间排出原料内部的水分，使原料入味。特点是清脆鲜嫩，浓郁不腻。有盐腌、酒腌、糟腌的不同制法。

冻：将含胶质较多的原料投入调味品后，加热煮制达一定程度后停止加热，待其冷凝后食用。特点是晶莹剔透，清香爽口。但原料必须是含胶汁多者，否则难以成冻。

很多凉菜必须要前期加工后方能制作，卤、蒸、煮为常用前期制作方法。通常用于动物类药膳原料，如凉菜卤猪心、筒子鸡等即需先卤熟、蒸熟后再制成凉菜。

3. 药粥的制作方法 药粥是药物与米谷类食物共同煮熬而成。具有制法简单，服用方便，易于消化吸收的特点。药粥被古人推崇为益寿防病的重要膳食。如南宋陆游即说"世人个个学长生……只将食粥致神仙"。药粥须根据药物与米谷不同特点制作。

生药饮片与米谷同煮：将形、色、味均佳，且能食用的生药与米共同制。如红枣、百合、怀山药、薏苡仁、龙眼肉等与米煮粥，既能使粥增加形色的美观，又能使味道鲜美，增强疗效，如苡米莲子粥。

中药研末与米谷同煮：较大的中药块或质地较硬的药物难以煮烂时，将其粉碎为细末后与米同煮。如茯苓、贝母、天花粉等，多宜研末做粥。

药物提汁与米谷同煮：不能食用或感官刺激太强的药物，如川芎、当归等，不宜与米谷同煮，需煎煮取汁与米谷共煮制粥，如麦门冬粥、参苓粥。

汤汁类与米谷同煮：将动物乳汁，或肉类汤汁与米谷同煮制粥，如鸡汁粥、乳粥。

4. 药膳饮料的制作方法 药膳饮料包括药酒、保健饮料、药茶等。它们以药物、水或酒为主要原料加工制作成饮料，具有保健或治疗作用。

药酒配制法：药酒是以白酒、黄酒为基料，浸泡或煎煮相应的药物，滤去渣后所获得的饮料。酒是最早加工而成药品和饮料的两用品。酒有"通血脉，行药力，温肠胃，御风寒"作用，酒与药合，可起到促进药力的作用，所以药酒是常用的保健治疗性饮料。制作有冷浸法、热浸法、煎煮法、酿造法等不同工艺。

保健饮料制作法：以药物、水、糖为原料，用浸泡、煎煮、蒸馏等方法提取药液，再经沉淀、过滤、澄清，加入冰糖、蜂蜜等兑制而成。特点是能生津养阴，润燥止渴。

药茶制作法：将药物与茶叶相配，置于杯内，冲以沸水，盖闷15分钟左右即可饮用。也可根据习惯加白糖、蜂蜜等；或将药物加水煎煮后滤汁，当茶饮；或将药物加工成细末或粗末，分袋包装，临饮时以开水冲泡。特点是清香醒神，养阴润燥，生津止渴。

5. 药膳面点的制作方法 药膳面点是将药物加入面点中制成的保健治疗食品。这类食品可作主食，也可作点心类零食。多是将药物制成粉末，或将药物提取液与面点共同合揉，按面点制作方法加工而成。主要制作工艺包括和面、揉面、下药、上馅等工艺流程。

⊙ **小 结**

食疗不一定是药膳，而药膳具备食疗功效。开展药膳养生，切记遵守平衡阴阳、勿犯禁忌、合理配伍的原则，在配伍时注意各种药物、食材的搭配。但也要认识到，药膳是"吃"为主，"医"为辅，不可为了"医"全然不顾药膳的味道，色、香、味、形缺一不可。

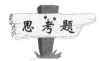

思考题

1. 药膳和食疗的共同点是什么？区别又在哪里？
2. 制作药膳的时候需要注意什么？

第十八章　气法养生

第一节　气法养生的概念

气法养生，是指有意识地控制或调节呼吸，以改变呼吸的节律或气息的大小长短，从而达到养身疗病之目的的一种养生方法。气法修炼可分为两个层次：最基本、最重要的是服气法，而最高级的是胎息法。服气，又称食气、咽气、调气、呵吹、吐纳、行气、炼气，其形式又有服外气和服内气之分。服外气，是一种吐故纳新的功夫，即吐出胸中浊气，而吸收天地间自然生气或日月星辰、山川云雾精华之气。服内气，即在息出之时，叩齿集神，以意引气，咽下丹田，使气凝炼。其内容又有服元气、服真气、炼五脏气等多种方法，但总体不外乎淘气、咽气、调气、行气、炼气、委气等锻炼环节，目的是使气行以顺，让人体气机平和，呼吸调匀。胎息，即在服气的基础上，使神气相结，气息微微，若有似无，呼吸在脐部或丹田进行，如人在胞胎之中，是服气高级形式，又是内丹修炼的基础或初阶。

呼吸训练具有三大要点，第一就是要求呼吸通畅均匀，气道通畅，保证外气的吸入与吐出，气息之间接续顺畅，不出现或大或小停顿的现象。第二是要求气息微细缓慢，早在《抱朴子·内篇·滞释》中记载的气法训练便要求"常令入多出少，以鸿毛着鼻口之上，吐而鸿毛不动为候也"，又如《神仙绝谷食气经》所言"鼻息微长则五脏安，五脏安则怃各顺其理"及朱熹在《调息箴》中对于调息微微的描述"静极而嘘，如春沼鱼，动已而吸，如百虫蛰。氤氲开阖，其妙无穷"，都指出气息微微对于心性和脏腑具有良好的调和作用。第三是要求气息绵长，呼吸必须深沉悠长，正如《庄子·大宗师》所言"真人之息以踵，众人之息以喉"。气法训练要求呼吸经过三焦下入气海，气息运行既深沉而又悠长，最终达到慢慢闭息的程度，亦即胎息的地步。

总之，不管是服气，还是胎息，呼吸修炼的目的，在于通过呼吸气息的调节，改变人体新陈代谢的节奏，使器官得到休息，并使其功能得到改善或加强，从而收到延年益寿的效果。

第二节　气法养生的原则

气法养生流派众多，方法各异。但从根本来讲其本质为呼吸吐纳的功夫，气法原则主要从呼吸的节律深浅快慢入手。从其练功的形式来看，可分为动、静两大类功法。所谓静功，即在练功时要求形体姿势保持不动的身心锻炼方法，又称为内养功，如入静放松功、坐功、卧功、站功等。所谓动功，即在练功时，形体要连续做各种动作的身心锻炼方法，又称为武术气功，无论是从练功的形式还是功法的内容来看，都遵循如下几方面的原则。

一、顺应玄牝，鼻吸口吐

气法养生以鼻吸口吐为顺。鼻应天为玄，口应地为牝，口鼻为玄牝之门，天门地户，生死之根，是生命的关键通道，一息尚存，即生机仍在。通过口鼻呼吸训练，以减少气机损耗，是中华民族最古老的养生发明。根据历代养生家的研究，认为《道德经》所载"谷神不死，是谓玄牝。玄牝之门，是谓天地根。绵绵若存，用之不勤"，是气法养生最经典的方案。对此，《养性延命录》有精辟的阐述：不死的根本，在于玄牝。所谓玄，就是天，天对应于人体就是鼻；所谓牝，就是地，地对应于人体就是口。天用五气供养人们，五气从鼻吸入而贮藏于心肺。五气清轻精微，形成人的精神、聪明、声音及五种秉性。它的精气称作魂。魂附气属阳为雄。五气从人的鼻部出入，与天相通，所以鼻为玄。地用五味供养人们，五味从口进入而贮藏于肠胃。五味厚重黏稠，形成人体的形体、骨骼、肌肉、血脉及六种情态。它的精气称作魄。魄附着于形体属阴为雌。五味从人的口腔出入，与地相通，所以口为牝。因此说口鼻门户，就是天地间元气相互往来的地方。鼻口呼吸喘息，应当悠长细匀，好像是有，又好像是没有，气息吐纳应当深沉缓慢，既不急速，也不频繁。显然，这种口鼻呼吸修持的功夫，其目的就是要实现谷神不死的愿望。陶氏之后，养生家都把鼻引口吐作为气法修炼的基本准则或上上法诀。如《太上老君元道真经注解》称"鼻引口吐，可以去乎寒热""玄牝之门，此为生死之根，绵绵兮若存。能用此理即可天长地久，寒暑难侵"。《幻真先生服内元气诀法》亦说："鼻为天门，口为地户，则鼻纳之，口宜吐之，不得有误。误则气逆，气逆则生疾。吐纳之际，尤宜慎之。"《太清调气经》更为明确地提出："凡调气者先须依门户，依门户者，鼻为天门，口为地户。常从鼻入口吐，即为顺气；口入鼻出，即为逆气。逆气即壅，顺气即宣通，依阴阳分理也。既知门户逆顺，阴阳分理，必须依此修行，无问行住坐卧，鼻常引纳，口常呵吐，引则纳清，吐即出浊。"总之，各家都认为口鼻出入的呼吸训练是气法养生的基本功夫，舍此之外，不是故弄玄虚就是旁门左道。

二、静以养心，调气呼吸

气法养生功法的练习中，离不开调息和调心密切配合，从而达到形神松静，即身心合一。松静自然，即形松、神静，是指在气法锻炼中必须强调身体的松弛和情绪的安静，要尽力避免紧张的心理状态。自然，即不受任何外在和内在环境的干扰，在一种轻松自然的情况下练功，最终达到形神合一，神气合一，整体协调的状态。在吐纳之时，能够保持内心清静，则利于气道顺畅，关节通，使气行顺畅，如《胎息精微论》所言"凡饵内气者，用力寡而见功多。惟在安神静虑，不烦不扰，则气道疏畅，关节开通，内含元和，终日不散，肤体润泽，手足汗出，长生之道诀在此矣"，以静为气脉百关畅通核心。《太清调气经》中在服内气时提出："夫服气者，先以无思无虑，绝缘息念，即兀然和气自至，因而咽之，各归其位，无所不定。"心中无思无虑，达到一种虚其心室的境地，这样便能使元气自生。这与成玄英在《逍遥游疏》中所提到的玄妙境界相同，"圣人形同枯木，心若死灰，本迹一时，动寂俱妙，凝照潜通，虚怀利物"。反之，如果心不安宁，"心不定即气不安，气不安即无自然，无自然即气失度"，说明服气只有在清静自然的状态下才能够实现吐纳流转，濡养经络脏腑。因此，服气的关键就是要对呼吸的节律、频率和深度进行自然调控，以达到均匀、细长、深沉、和缓地呼吸，从而实现疏通经络，协调脏腑，调和阴阳的养生效果。

三、循序渐进，持之以恒

养生的过程是人生命的全过程，选择气法养生方法来养生也不例外，气法养生是一个渐进的过程，坚持专一练习是气法养生的法宝，切忌半途而废、随意更改功法。对于初级功法来讲，短期内学习一些基础知识，掌握一些基本要领、方法是可能的，但要练得很好，则不是一时就可以达到的，需要有一个实践操作的过程。在练习过程中一般有两种倾向，一是急于求成，在短时间内练得过多、过猛，不能坚持；一是松懈散漫，放任自流，在练习过程中，不刻苦，随意性强。这两种倾向是气法养生练习的最大障碍。因此，练功者在练功过程中必须培养坚韧不拔的毅力，多下苦功，克服松懈情绪，要持之以恒。同时，也要科学地认识和理解气法作用下的人体生理变化，要依据生命发展规律，循序渐进，克服急于求成的想法，不可操之过急。只要持之以恒，是会达到目的的。

四、清心寡欲，水到渠成

《养性延命录》："彭祖曰：道不在烦，但能不思衣，不思食，不思声，不思色，不思胜，不思负，不思失，不思得，不思荣，不思辱，心不劳，形不极，常导引纳气胎息尔，可得千岁。"认为当摒弃欲望之心，无欲而气自顺，当为上药。《用气集神诀》认为"神，心中智者也"。只要"安而无欲，则神王而气和正。如此之时，一任所之，唯久弥善。行之不已，体气至安"。意为能做到心安无欲，则能体和气正，自然达到"神气事质合吾一体"的境界。服气养生讲究恒心练习，清心少欲，倘若纵情恣欲只会事倍功半。《申天师服气要诀》强调服气必须"冥心忘情，清息万虑"，指出："凡欲行此道，先须忘身忘本，守元抱一，兀然久之，澄定而入，玄妙之要，在于此也。"更是把修心忘欲提到了更加重要的位置。《中山玉柜服气经》也指出"色欲劳形，纵性费力，气因兹而破坏"，认为纵欲会影响服气的效果。这些论述，均强调在气法修炼的过程中必须保持虚静自然的心理状态。

保持清心寡欲对于气法修炼的影响，体现在气感更加迅速，《张果先生服气法》说："夫服食养生，贵其有常，真气既降，方有通感。岂有纵心嗜欲，而望灵仙羽化，必无此事也。"《尹真人服元气术》称："初用气时，必须安稳，坦然无事，气则流通。若心有所拘，即窒塞不流注也。慎无疑虑，亦勿畏其败失，亦勿虑其不成，但谋进取，勤勤之功，稍稍之效，自然至诚感神，神明自至矣。"认为服气之时，当心无所欲，不论希冀成功，忧虑失败，都应少思，当心不被拘束，诚心湛然，自然水到渠成。《太上老君元道真经注解》言："大凡修道，切忌六欲，内关于心，浊乱于神，浊于心，滞于炁，六欲动，起六情，六情动，动而六根浊，六根浊而六情染，六情染而与真道远矣。"指出了欲望扰心动情，而与真道背离的负面影响。

第三节　气法养生的内容与方法

气法养生历史悠久，鉴于地域、宗教及文化等综合因素的影响，其流派众多，方法各异。这里分别介绍五种常见的养生气法：静坐法、调息法、吐纳法、胎息法、六字诀法。

一、静　坐　法

静坐是气法训练的辅助功夫，但又是必不可少的手段，因为呼吸训练常常是在静坐的状态下进行。静坐亦称作"打坐""端坐""平坐"等。指通过端正身体、静坐养神、调匀呼吸来达到保养身心的方法。

静坐多于书房卧室，或不刻意营造，随处施行。

静坐的时间，儒家多在饭后或申酉向晦之时，道家多在子、午或寅卯时辰，佛家多以夜晚坐禅为多。静坐时间的长短也各有不同。

静坐的姿势，有盘腿和不盘腿之分。不盘腿时，要求身体端正，两脚自然垂下着地，两手平放置腿上。盘腿则有单盘、双盘之分。两手手心向上，平放腿上。亦有双手合抱成"太平印"者，置于脐下。佛家坐禅常坐于蒲团或榻床之上，多盘腿跌坐，要求足、背脊、肩、手、头、眼、舌等七个部位保持一定的姿势，如头正脊直眼平视、两手环结丹田之下，舌抵上腭，两肩平开等。

常见的静坐方式有平坐、靠坐两种。

（1）平坐式：指端坐在方凳上，高度以躯干与大腿、大腿与小腿各成90°为宜，两足着地，两膝左右分开与肩同宽，双手自然放在膝或大腿上，下颌微收，松肩含胸、口眼微闭，舌抵上颚。

《卫生易筋经·分行外功诀》记载其要领为"垂足平坐，膝不可低，肾子不可著在所坐处""凡坐宜平直其身，竖起脊梁，不可东倚西靠""凡行功毕起身，宜缓缓舒放手足，不可急起"。

（2）靠坐式：是指坐于椅上背靠椅背。坐具用椅子、靠椅、沙发均可。姿势要求和平坐式相似，但背部可轻靠于椅背，两脚可略向前伸出，重心在腰背和臀部间。为了防止两脚外倾，可将两脚腕交叉叠放。这种坐式适用于老年体弱不能平坐的人，或者初学之人，腹背容易放松。靠坐式相比平坐式更省力，机体更放松，且时间持久，故对年老体弱者尤为适宜。但必须逐渐改为平坐，因这种坐法肌肤被压迫处较多，影响气血运行。

膝关节部位呈直角，两脚分开与肩同宽，脚底贴放地面，松踝，松髋，直背竖颈，微收下颌，头正顶平，沉肩松臂，手心向下，自然放在左右腿上，双手掌心向内，或双手重叠放于丹田处。两腿可根据个人习惯自然分开或并拢，脚尖自然分向外侧，口齿合拢，舌抵上腭。结合呼吸练功。适用于年老体弱者练习。

二、调　息　法

调息就是对呼吸气息的调理。王畿《调息法》将调息分别称为燕息、踵息、反息。调息类型包含：第一是燕息，是指"耳无闻，目无见，口无吐纳，鼻无呼吸，手足无动静，心无私累"；第二是踵息，是指其呼吸深沉，又是指道家仙人训练有素，不用口鼻呼吸，或口鼻呼吸无声息；第三是反息，是指用意识控制气息的运行，一反正常的气息运行途径，使气息逆向运行。

根据气息调理的方式，可以分为数息、随息、闭息、观息、还息、静息、胎息七种。

数息为调息入定的初级功夫，首出于《安般守意经》。初学之人，往往呼吸难以平和，心绪难以稳定，精神难以集中，可以通过数数的方法来达到入静。随息指意识跟随呼吸运动，亦即意识集中于呼吸气息，不作他想，心无旁骛。闭息亦称"止息""闭气"，指通过较长时间的调息修炼后，对呼吸气息的调理有了较好的把握，鼻中气息已能达到若有若无的境界。祝登元《心医集》称："闭气自一至十，默数九九而止。非闭噎其气也，乃神定气和，绝思忘虑，使鼻之息若有若无。"观息即内视呼吸之气自鼻孔微微出入。还息指听凭呼吸之气自由出入。静息即是呼吸清静缓慢，毫无声音，内心宁静，光明静泰，犹如止水，丝纹不惊。胎息是行气法中的一种，意谓炼气至深入程度，可以不用鼻口呼吸，全靠腹中内气在体内氤氲潜行，如婴儿在母胎中不用鼻口呼吸一样。

关于呼吸的形态，古代养生家把它概括为"四相"，即风、喘、气、息。风相是指呼吸出入有声可闻；喘相是指虽然听不到声音，但呼吸出入尚感结滞不通畅；气相是指呼吸虽然无声、也不结滞，但出入还不够细匀；息相是指在高度安静时出现的深、长、匀的呼吸，气的出入绵绵如丝。唯有息相才是导引锻炼所追求的呼吸状态，风、喘、气三相是练功中所需要注意调整的。

三、吐 纳 法

吐纳法主要是指吐纳锻炼，有时也指内气运行。行气也称"食气""服气""炼气"。春秋战国时期的《行气玉佩铭》即用"行气"命名。《抱朴子·内篇·至理》言："服药虽为长生之本……但行气而尽其理者，亦得数百岁。"《云笈七签》卷五六至六二中的《诸家气法》更是记载了不少行气功法。

龟鳖行气法：《云笈七签》卷三十四载此法为"以衣覆口鼻，不息，九通，正卧，微微鼻出内气，愈塞不通，反两手据膝上，仰头，像鳖取气，致元气至丹田……大拇指急捻鼻孔，不息，即气上行，致泥丸脑中，令……血脉气各流其根，闭巨阳之气，使阴不溢信明，皆利阴阳之道也"。这是模仿动物的行气法。另外还有虾蟆行气法、雁行气法、龙行气法等。

服元气法：《云笈七签》卷五十八《尹真人服元气术》云"人身中之元气，常从口鼻而出，今制之令不出，便满丹田。丹田满即不饥渴，不饥渴盖神人矣"。同卷《服元气法》云："服元气于气海，气海者是受气之初，传形之始，当脐下三寸是也……气海者与肾相连，属壬癸水，水归于海，故名气海。气以水为母，水为阴，阴不能独生成，必以阳相配。心属南方丙丁火，是盛阳之主。既知气海，以心守之，阳既下临，阴即上报，是以化为云雾，蒸熏百骸九窍，无所不达，亦能为津液如甘雨，以润草木，正气流行，他气自匿。"卷六十《幻真先生服内元气诀法·行气诀》云："每三连咽，即速存下丹田，所得内元气，以意送之，令入二穴，因想见两条白气，夹脊双引直入泥丸，熏蒸诸宫……想身中浊恶结滞邪气瘀血，被正荣气荡涤，皆从手足指端出去，谓之散气……如此一度则是一通，通则无疾。则复调之……如前闭气鼓咽至三十六息，谓之小成……至一千二百咽，谓之大成，谓之大胎息。"这是与存思结合的行气法。

墨子闭气行气法：《云笈七签》卷五十九载"长生之道，唯在行气……行气名炼气，一名长息。其法：正偃卧，握固，漱口咽之，三日，行气，鼻但纳气，口但出气……初为之时入五息已一息可吐也，每口吐气欲止，辄一咽之，乃复鼻内气……凡内气则气上升，吐气则气下流"。

对于吐纳时间的要求，道教认为凡服气，皆取天景明澄之时为佳，若当风雨晦雾之时，皆不可引吸外气。这是因为风雨晦雾之时容易导致湿证而不利健康。《养性延命录》："若天露恶风、猛寒大热时，勿取气。"《服气精义论》："凡服气，皆取天景明澄之时为佳，若当风雨晦雾之时，皆不可引吸外气。"人以天地之气而生长，若逢风雨晦雾等天地之气浑浊之时，吸收了天地之间的秽浊之气，自然不能充养五脏六腑经络气血，甚至会导致疾病的发生。

应该取阳时，不取阴时，《服气精义论》中言："凡服气皆取子后午前者，鸡鸣至平旦，天之阴，阴中之阳也；平旦至日中，天之阳，阳中之阳也；日中至黄昏，天之阳，阳中主阴也；黄昏至鸡鸣，天之阴，阴中之阴也。人亦如是。"以天地之阴阳分别一日之阴阳，阴阳再分阴阳，分阴中之阳、阳中之阴，以天人相应的整体观为指导思想对应人体之阴阳，以对应人体气机在一日中发生的升降出入的变化。

服气需对应四季变化，服气之时选取季节月份不同则以"又春气行于经络，夏气行于肌肉，秋气行于皮肤，冬气行于骨髓。又正月二月，天气正方，地气始发，人气在肝。三月四月，天气正方，地气正发，人气在脾。五月六月，天气盛，地气高，人气在头。七月八月，阴气始杀，人气在肺。九月十月，阴气始冰，地气始闭，人气在心。十一月十二月，冰气复，地气合，人气在肾。"天地阴阳之气在四季的不同变化对应人体之气在皮肤肌表、脏腑骨髓的变化，这就要求要在对应的时间选择对应的服气法。

吐纳姿势有坐卧式，坐式可参考调息法坐式，卧式为吐纳常用的练功姿势，卧姿细节很多，一般选用的有仰卧式、侧卧式、三接式、半卧式等。

（1）仰卧式：全身平卧床上，头自然正直，面朝天，口眼轻闭，枕高低适宜，四肢自然伸直，两手分放身两旁或相叠置于下腹部。

要领：仰卧是一种比较舒展自然，不耗体力的姿势，适用于久病体衰者，但易引起昏沉入睡。注意四肢伸直但不使肌肉紧张，两腿相距与肩同宽。

（2）侧卧式：侧身卧于床上（左右侧卧均可，一般采取右侧卧），腰部宜稍弯，身如弓形，头略向胸收，平稳着枕，口眼轻闭。上侧的手掌自然放在胯部，下侧的手置于枕上，手掌自然伸开。下侧的小腿自然伸直，上侧的腿弯曲放在下侧腿上。

要领：侧卧式腹肌较松弛，易于形成腹式呼吸，适用于某些胃肠病或肺病，体弱者亦可采用。注意枕头高低适中（约 15 厘米），姿势要摆得自然舒适。

（3）三接式：左或右侧卧，下侧手掌心按在上侧肘部（曲池穴），上侧的腿屈膝上提，上侧手掌心按在上侧膝部（鹤顶穴），上侧足心（涌泉穴）按在下侧膝部。

要领：三接式易于形成腹式呼吸，适宜于体质虚弱，中气下陷的内脏下垂患者。

（4）半卧式：在仰卧的基础上，将上半身及头部垫高，斜靠床上，也可以同时在膝下垫物。适用于心脏病或哮喘患者及气虚体衰者。

在练习吐纳时首先要强调从自然呼吸入手，逐步过渡到腹式呼吸，乃至更高级的其他呼吸方法。要循序渐进，不要急于求成，要做到"莫忘莫助"，就是说：既不要忘记主动调整呼吸，同时也不要勉强对呼吸状态提出某种要求，而施加压力，否则达不到预期效果。

呼吸锻炼也要又练又养。当练了一段时间吐纳后，可暂时放掉有意识的呼吸锻炼，顺其自然，进入"静养"状态，达到高度入静的状态。

四、胎息法

胎息是行气法中的一种。意谓炼气至深入程度，可以不用鼻口呼吸，全靠腹中内气在体内氤氲潜行，如婴儿在母胎中不用鼻口呼吸一样。《太清调气经》说："胎息者如婴儿在母腹中十个月，不食而能长养成就，骨细筋柔，握固守一"。《延陵先生集新旧服气经·修养大略》说："人能依婴儿在母腹中自服内气，握固守一，是名曰胎息。"道教从逆返先天的理论出发，认为炼气到无鼻息出入、返还到婴儿在母胎中之状态时，就能返本归元，长生不死，故视胎息功为修仙之至要与最高之鹄的。此为气法功夫达到了高级境界。

胎息可分为闭息法：如《抱朴子·内篇·释滞》云："初学行气，鼻中引气而闭之，阴以心数至一百二十，乃以口微吐之……常令人多出少，以鸿毛著鼻口之上，吐气而鸿毛不动为候也。渐习渐增其心数，久久可以至千。"《幼真先生服内元气诀》所述亦为闭息法，略云：先叩齿三十六通，集中精神，随即转颈一匝，舒展喉管，接着调整呼吸，闭气不息。闭到闷极不能再闭之时，方可微微吐出或呵出口中浊气。然后调气再闭。闭气之后，可以咽气。这样闭气、咽气，长久修习，自然成功。

多纳少出法：如梁丘子《黄庭内景经注》所述，其法为纳五六息而吐气，至十吐气，稍作频伸，从头吐纳，久久行之，渐至不吐不纳之胎息。

咽内元气法：如《胎息精微论》所述"从夜半后服内气七咽，每一咽即调气六七息，即更咽之"。纳元气毕，"关节还闭，徐徐鼻出纳外气，自然内外不离，胎中气亦不出。但潜（心）屈指数息，从十至百数，从一百至二百、三百，此为小通""从夜半后服七咽……至五更又服七咽，平旦又服七咽，三七都二十一咽止""久而习惯自然，内外之气不相混杂也，渐渐关节开通，毛发疏畅，气自来往，亦不假鼻中徐徐通外气也，胎息之妙穷于此也"。

存思服气法：如《云笈七签》卷五十八《胎息口诀》所述，其法为端坐宽衣，两手握固（屈拇指于四指下握成拳），调息、咽气、闭息，存想三丹田神人，次存五脏各出青赤白黄黑五色气，与三丹田所出素云合而为一，想自身在气中，想气海中胎气出入。闭息至不可忍时，从鼻中微微放气出。候气平，依前闭息存想。"久久行之，口鼻俱无喘息，如婴儿在胎以脐相通，故谓之胎息矣。"

在胎息训练中要注意下住安心，即把心放于气海丹田，把心镇静下来，下腹部徐徐用力，使之稍稍向前，精神安住，呼吸自然调顺；放松身体，不要矜持，放舍一切，使身体轻松愉快；想气从遍身毛孔出入，通行无障。息调则众患不生，散心易定。总体来讲，无声音，不结滞，不涩不滑。

五、六字诀法

六字诀又称六字气诀，是一种古老的以呼吸吐纳为主要手段的传统健身方法。老子早就有"故物或行或随，或嘘、或吹"（《老子·二十九章》）之说，庄子更将呼吸吐纳与导引肢节相联，作为延年益寿之手段："吹呴呼吸，吐故纳新，熊经鸟申，为寿而已矣。此道引之士、养形之人，彭祖寿考者之所好也"（《庄子·刻意》）。

六字诀最早见于《养性延命录》。陶弘景《养性延命录·服气疗病》云"凡行气，以鼻纳气，以口吐气，微而引之，名曰长息。纳气有一，吐气有六。纳气一者谓吸也，吐气六者，谓吹、呼、唏、呵、嘘、呬，皆出气也。凡人之息，一呼一吸，元有此数，欲为长息吐气之法，时寒可吹，时温可呼，委曲治病。吹以去风，呼以去热，唏以去烦，呵以下气，嘘以散滞，呬以解极。凡人极者，则多嘘呬，道家行气，多不欲嘘呬""心脏病者，体有冷热，呼、吸二气出之。肺脏病者，胸膈胀满，嘘气出之。脾脏病者，体上游风习习，身痒痛闷，唏气出之。肝脏病者，眼痛，愁忧不乐，呵气出之……此即愈病长生要术也"。此为后世"六字诀"或"六字气诀"之雏形。

经宋代黄庭山人邹应博《太上玉轴六字气诀》对其整个流程的完善，增加叩齿、咽津等准备动作及对于时间、次数的要求，明代高濂《去病延年六字诀》增加相应动作与四季配伍的方法，使得六字诀的内容愈加丰富。新中国成立特别是改革开放后，六字诀的发展日趋普及规范。如武术学家马礼堂在对传统六字诀的口型、发音、动作、意念循经行气做进一步研究基础上，编创了"养气功六字诀""长嘘补气顺经行，污浊喷出清气容。呼气要从井穴起，须知顺序是相生"，确定六字诀用于养生时的作用和练习顺序。

去病延年六字诀包括"吹肾气诀""呵心气诀""嘘肝气诀""呬肺气诀""呼脾气诀""嘻三焦诀"等，在吐纳基础上还辅之以动作，如"肝若嘘时目睁精，肺知呬气手双擎。心呵顶上连叉手，肾吹抱取膝头平。脾病呼时须撮口，三焦客热卧嘻宁"，此处提到的睁精（眼）、擎手、叉手、抱膝、撮口和热卧等均为练习六字诀时所做的肢体动作，这些动作简单而幅度不大，应是最早的六字诀配合肢体动作之记载。六字诀功的锻炼，适用于调治五脏六腑各系统疾病。长期坚持，可防病祛病，延年益寿。

四季却病六字诀包括"春嘘明目大扶肝，夏至呵心火自闻，秋呬定知金肺润，冬吹惟令肾中安，三焦嘻却除烦热，四季常呼脾化餐，切忌出声闻口耳，其功尤胜保神丹"。六字诀可以搭配四季应用，可以嘘法配春季、呵法配夏季、呬法配秋季、吹法配冬季、呼法则四季皆宜。

姿势要求取平坐或自然站立势，先使全身放松安静，或先叩齿、鸣天鼓、漱津等做准备。在运用呼法时双目圆睁，运用呬字诀时两手向上伸展，运用呵法时两手在头顶交叉，运用吹法时以手抱膝，运用呼法时口唇撮起，运用嘻法时以卧法操作。呼气念毕后稍仰头，接着行下一次吸气。嘴型标准"嘘"音的口型为嘴角紧缩后引，槽牙即磨牙上下平对，中留缝隙，槽牙与舌边留有空隙。"呵"音的口型是舌体微上拱，舌边轻贴上槽牙。呼音为舌体下沉，口唇撮圆，正对咽喉。"呬"音是上下门牙对齐、放松，中留狭缝，舌顶下齿后方。"吹"音为舌体和嘴角后引，槽牙相对，两唇向两侧拉开收紧，在前面形成狭隙。"嘻"音是嘴角放松后引，槽牙上下平对轻轻咬合，整个口腔气息压扁。

六字诀时还应注意吐纳有度，循序渐进。该功法以清火泻实为主，六字诀过度则伤五脏之气，体虚气弱者须练习适度，并且注意次数，运动量的大小与呼吸长短等均需因人而异，量力而行。默念无声，气息接续。不同的字音主治不同的脏腑疾病。读字时应默念，不发出声音，将气缓缓呼出，用鼻深吸气后稍低头，呼气的同时默念字音，发音极轻，以个人听不到声音为佳，听到声音为用气太过，反会损伤正气，动作要做到松柔而舒缓，以不破坏呼吸吐纳和吐气发声的匀细绵长为原则。宁神静气，准备充分。按自身需要，进行六字诀功单练，或按六字顺序锻炼。预备动作包括叩齿、搅海、咽津等，这些动作均发生在口腔内，是练习六字诀前做的准备工作，可以起到宁心集神的作用。吸气与呼气的时间，一般为呼长吸短，也可相等而行。呼吸的时间不可强作延长，应顺其自然。六字诀功法一般为单字锻炼，也可配合动作进行。

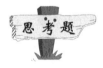 **小　结**

　　气法养生历经千年发展，传承不息，是中医养生学的重要组成部分，在健康养生、调畅精神情志、防治疾病等方面具有积极的作用。

　　气法养生的核心就是以服气、胎息、调息、六字诀等方法来调节呼吸，改变呼吸节律的快慢深浅或气息的大小长短，从而改变人体新陈代谢的节奏，使器官得到休息。中医学认为，呼吸修炼能够畅通经脉，联络表里，使五脏六腑功能得到改善或增强，从而收到益寿延年的效果。在气法实践中应该遵循"顺应玄北、调气静心、循序渐进、清心寡欲"的原则，并持之以恒，方能实现气法养生的效果，同时谨记不同的功法特点及注意事项，防止出现差错。

思　考　题

1. 气法养生的核心指导理论是什么？
2. 气法养生与其他养生方法的不同点体现在哪些方面？
3. 气法养生不同功法之间有什么联系与不同？

第十九章 丹 功 养 生

丹功养生，包括外丹、内丹两部分。外丹采用铅、汞等矿物经炉火烧炼，以求得"金丹大药"，服之以期长生不死。由于丹药毒性大，致死者甚多，唐以后日渐式微，终致不传。因此，本书仅介绍内丹养生的有关知识。

第一节 内丹养生的概念

内丹与外丹相对，是以人体为炉鼎，以精、气为药物，以神为动能，以静坐、吐纳、冥想为途径，运用意念，经过一定步骤的"烧炼"，即可使精气神三者，在体内凝聚成丹，存养于丹田，从而坚固脏腑、强壮肌体、温煦肤表，达到养生保健、延年益寿的目的。

内丹名称，出现在南北朝时期，如当时的慧思在《立誓愿文》中说："藉外丹以炼内丹。"此后隋朝苏元朗在《旨道篇》中指出："行气导引，称为内丹。"内丹始于何时有不同的说法，一说东汉末已有，认为《参同契》便讲内丹；一说魏晋南北朝已有，如《黄庭内景经》"琴心三叠兮儛胎仙"即讲内丹；一说始于隋代青霞子苏元朗，以其《旨道篇》为代表。至唐代修炼内丹的道士逐渐增多，内丹书也不断出现。唐末五代研讨内丹更成为一种风气，这是内丹发展的关键时期，《灵宝毕法》《钟吕传道集》《入药镜》《指玄篇》《无极图》等经籍的产生，表明内丹理论与方法越来越系统化。

宋明以后内丹成为炼养家的主要方法，其内容逐渐丰富，不断融合导引行气、守一存思、服食胎息等各种功法，形成了一整套体系严密、内容丰富的内丹理论。

实际上，内丹是气法炼养长期发展的产物。通过气法炼养，人们逐渐体悟到了生命的一些不寻常信息，因而炼养的功夫趋向更加细致、缜密的层次，最后创造出胎息、内丹的炼养方法。人们终于找到一条"打通周天，贯穿丹田，精气神化，妙合自然"的控制、调节、改变生命过程与生命节律的途径。内丹炼养就是通过"炼精化气、炼气化神、炼神返虚"的过程，使生命与宇宙合一，与自然一体，达到不更不生的永恒境界。

内丹修炼以道家"反者道之动，弱者道之用"精神为指导，以"绵绵若存，用之不勤"为法诀，以"归根复命""深根固柢，长生久视"为目的，是一种生命逆向修持的养生方法。内丹修炼的本质，是想从根本上把握生命的内在信息与规律，放慢生命的速度，尤其是人到中年以后，形体安定、心神清静、脏腑协调稳定，优化"内环境"，减少生命损耗，就有可能延缓衰老、延年益寿。

揭开内丹学神秘的面纱，可以发现其含有许多人体科学的内容。历史上许多内丹学家都是长寿者，如《宋史·陈抟传》说吕洞宾"年百余岁而童颜，步履轻疾，顷刻数百里"；

陈抟寿长 118 岁，张无梦 99 岁，蓝元道 172 岁，张伯端 96 岁，石泰 136 岁，薛道光 113 岁，钟离权、陈朴、刘海蟾、白玉蟾等内丹家，亦皆高寿。这些丹家的寿数难免有传说、夸饰的成分，但总的来说，内丹修炼的养生效价还是有案可稽，值得肯定的。

内丹，由于其理论精深，内容完备，操练规范，最终发展成为中华传统养生的最高级形式，流传颇广，影响很大。内丹养生，因为其本身所蕴含的科学性和巨大的实用价值，不仅在中国古代养生学中占有极为重要的地位，而且对现代保健养生，也具有难以估量的科学价值。

总之，内丹修炼在感悟生命信息、把握生命规律，甚至改变生命过程中的巨大奥秘，有待我们进一步探索下去。

第二节　内丹养生的原则

一、性命双修，众术兼行

性命双修是内丹养生的重要内容之一，是最根本的概念，又称性命之学。所谓性命，历代内丹学家有种种说法。《西山群仙会真记·养心》云："从道受生谓之性，自一禀形谓之命。"石泰《还源篇》云"气是形中命，心为性内神；能知神气穴，即是得仙人"，认为性命等同于神气。内丹学以气为命，以神为性，将身、形、气归于命，将心、神归于性。因此，性命即指神气。

内丹炼养讲究性命双修的功夫，有其独到的意义。修命，即炼形炼气，命即气也，亦指身形。道家主张修道成仙，重视炼气修命，钟离权、吕岩（吕洞宾）将传统的炼气服气方术发展成内丹修炼学说，把修性与修命结合起来，认为神性与气命融合即能凝结成内金丹，并提出了以炼形成气、炼气成神、炼神合道为阶次的三乘之法。

修性，即修炼心神。性即神也，而神者心也。司马承祯提出"信敬""收心""真观""泰定""存想""坐忘"等修心之法，施肩吾、杜光庭认为"修道即修心"。修性为内丹修炼过程中最基本的修炼手段。

性命双修的核心是"性与命二者不可分离"及"性与命二者不可偏废"。张三丰真人认为"气脉静而内蕴元神，则曰真性；神思静而中长元气，则曰真命"，所以道家修炼长生之道，特别强调性命双修。吕岩认为"只修性，不修命，此是修行第一病，只修祖性不修丹，万劫阴灵难入圣"（《钟吕传道集·敲爻歌》）。虽然各门派在修性修命的先后、主次及下手处等方面各持己见，但其主体内容均未离开双修性命。

内丹养生，倡导多种方法综合运用，以期达到全面调理身心的作用。晋代葛洪明确提出养生不能偏修，应该"藉众术之共成长生"的观点，批评那些役其所长、偏修一事的"偏枯之徒"。《抱朴子·内篇·微旨》说："凡养生者，欲令多闻而体要，博见而善择，偏修一事，不足必赖也""若未得其至要之大者，则其小者不可不广知也。盖藉众术之共成长生也。"此后，众术兼修的观点，获得养生家的普遍赞同，在形神兼养、内外并行、性命双修的基础上，创造发展出各种养生方法，而且几乎全部为内丹炼养所吸纳，并彼此涵摄、互相交映、取长补短、兼收并蓄，使道家养生在内丹炼养的带动下大为繁荣。

二、虚心实腹，形神俱妙

形神兼养是道家养生的普遍法则，而形神俱妙是内丹炼养希冀达到的极致目标，实质是指内丹修成、超脱登真、契合大道的一种美妙体悟和欣然景象。

《庄子·知北游》云"正汝形，一汝视，天和将至；摄汝知，一汝度，神将来舍"，提出神将守形、形乃长生的观点，这是道家形神观的重要渊源，也是中医学形神论的重要思想养料。

《素问·八正神明论》曰"形乎形，目冥冥。问其所病，索之于经，慧然在前，按之不得，不知其情，故曰形""神乎神，耳不闻，目明心开而志先，慧然独悟，口弗能言，俱视独见，适若昏，昭然独明，若风吹云，故曰神"。文中亦认为形以神为生命基础，神以形为住宅。

魏晋时期嵇康《养生论》进一步提出"形恃神以立，神须形以存"的观点，指出"精神之于形骸，犹国之有君也。神躁于中，而形丧于外，犹君昏于上，国乱于下也"，认为养生就要"修性以保神，安心以全身，爱憎不栖于情，忧喜不留于意，泊然无感，而体气和平，又呼吸吐纳，服食养身，使形神相依，表里俱济也"。

内丹炼养在形为神舍、形神相抱、形神相须的形神观指导下，炼形中有养神，炼神中有养形，成为共同的技术特点。

形神炼养的下手功夫并不特别追求高妙，反倒有些世俗倾向，最明显的就是"虚心实腹"的操作模式，完全体现出道家"每下愈况"的价值观念。《悟真篇集注》云"虚心是性功上事，实腹是命功上事""不若炼铅服食先实其腹，使金精之气充溢于身，然后行抱一之功，以虚其心，则性命双修，形神俱妙，大修之事毕矣"。这里的"虚心""实腹"云云，无非是对实践效果的观照而已。虚心，就是腾出念想的俗事，让心里的空间大些，澄明一些，甚至呈现"虚室生白"的景象，从而为炼神提供条件准备。实腹，就是填饱肚子，效价则是增强形质，使载道之躯能够有充分的担当。说得直白一点，就是没有强壮的身体素质和良好的精神状态，是难以修炼真丹的。

当形神炼养到一定成就后，可能出现各种奇异的景象。《邱祖全书·金丹验证》说："心定气和，喜悦无穷；水火交济，鼻闻香，舌觉甜，不思眠食；坎离交媾，精气逆流，关节通，和气行，夜见灵光。"这种现象，就是形神俱妙的境界。这既是内丹炼养的实践体悟，也是生命变化的心理与精神感知，是丹道成就的必然反映。但是，这种景象不是每个人都相同的，且不一定要出现景象才为有效，总要顺乎自然，不可强求，日久功成，自然会取得却病延年的效果，否则就会形成"幻丹"。"幻丹"是由于急于求成，幻想成丹，妄为采取，实则还是后天的精、气、神，而收不到实际效果，与真实的形神俱妙相比，相差何啻千里。

三、重视先天，喜阳恶阴

内丹养生的最高目标是要人逆炼成仙。人体之初由先天元气而立命，得先天祖气一点元阳而有性。元气为命，元神为性，性命不分，处于混沌的先天状态。生命一旦降生，元神归于心，元气归于肾，由先天分判为后天之性命，始成长为人。内丹南宗对于先天后天之论述具有代表性，认为先天后天的分别，既指本原和派生的关系，同时也兼有体用的意义。

白玉蟾《快活歌》云："精水神火与意土，炼使魂魄归其根，先天一气今常存，散在万物与人身。"他在《心竟恁地歌》中也有详细论述："翠虚真人与我言，他所见识大不然……人身只有三般物，精神与气常保全，其精不是交感精，迺是玉皇口中涎；其气即非呼吸气，乃知却是太素烟；其神即非思虑神，可与元始相比肩。"强调交感之精、呼吸之气和思虑之神是不同的，它们都是根于父母未生前的先天之物；先天的元精、元气、元神相互融合，是内丹炼养的根本。

内丹炼养乃是阴阳高度融合的过程，是以人体之精、气、神来炼养阴阳，并以炼得先天虚无之阳神为终极追求。按照阴阳修炼的类型，大致可分为修炼自身阴阳、同类阴阳、虚空阴阳三种方法，同时也形成了不同的丹法流派。

内丹炼养由于目标的导向作用，彻底改变了传统的阴阳平衡观念，形成了喜阳而恶阴的价值追求，把阴尽阳极、阳神呈现作为内丹炼就的标志。从历代丹家所用的名号来看，就可反映出这种观念影响的深刻，如钟离权是正阳、吕岩（吕洞宾）是纯阳、王蠚是重阳、张伯端是紫阳等。实际上，阳神与阴神都是内丹学的重要概念，均为阴阳炼合的产物，本质上没有高低贵贱之分，只是生命炼养的不同变化趋势而已，或者说是真丹的两个品类。白玉蟾《海琼白真人语录》说："丹者，心也；心者，神也。阳神谓之阳丹，阴神谓之阴丹，其实皆内丹也。脱胎换骨，身外有身，聚则成形，散则成炁，此阳神也；一念清灵，魂识未散，如梦如影，其类乎鬼，此阴神也。"按照白氏所说，内丹可以分为两类，阴丹、阳丹各有所值。但从内丹学的发展及演变来看，喜阳恶阴的观念始终占据主导地位，多以炼得阳丹为爱好追求。

四、以反为动，绵细为功

内丹养生尊崇道家之说，以"反者道之动""无为而无不为""同于道者，道亦乐得之"为原则，认为"物壮则老，谓之不道"，世间万物壮大了便会衰老，就会背离大道，要想长葆道性，就必须效法天地，"天地所以能长且久者，以其不自生，故能长生"，逆天之道而无不为。《无为清静长生真人至真语录》也提出："顺其天道则逆于人道也，顺于人道则逆其天道也。"所谓"逆于人道"即要反俗而行，在出生入死的路上向死而生，逆向倒行，返还生命的初始状态，甚或生命发生的鸿蒙时代、先天时代。内丹炼养的过程就是生命逆反的过程，就是要把污染的、粗粝的、老化的生命去粗存精、去伪存真，重新回归本真状态。

谭峭在《化书·道花化》中提出："道之委也，虚化神，神化气，气化形，形生而万物所以塞也。道之用也，形化气，气化神，神化虚，虚明而万物所以通也。是以圣人穷通塞之端，得造化之源，忘形以养气，忘气以养神，忘神以养虚，虚实相通，是谓大同。"内丹炼养的形（精）→气→神→虚→道相继逆演的模式，直接体现了《老子》"反者道之动"的精神。

内丹学认为，人和自然的演化关系是神（道）生气，气生精，精生形，此为"顺生"，而人的性命双修则应逆向而行，即炼精（形）化气，炼气化神，炼神还虚，此为"逆修"。"顺则生人，逆则成仙"，这是逆返成丹的主要理论基础。当然，这种逆修过程需要丹家贯注高度的主体能动性，才能"盗天地，夺造化"，实现生命的脱逸与超越。

内丹炼养的路子就是生命的逆返，但这种逆返不是停止生命活动，而是放慢生命的节奏，降低生命的损耗，使生命之线"绵绵若存，用之不勤"。内丹之前，许多养生方法都含有"逆道"的思想观念，如"复归于婴儿""复归于无极""复归于无物"，都是归根复命的具体观照，至于呼吸调节的龟息、踵息、胎息功夫，心神调节的静思、存想、坐忘手段，形体调节的静坐、禅定、睡诀等法窍，无非是啬气、省神、节劳的方式，目的就是避免身心过用，建立稳定的内部环境，减少不必要的损耗，推迟衰老的过早到来，客观上起到了"返还"的效果，只不过主观能动性还没有内丹炼养那样有明确的旨归。

第三节　内丹养生的内容与方法

内丹相对于以矿石等身外药物炼成的外丹而言，指以人的身体比附修炼外丹的"鼎器"，以人体精、气、神比附外丹"药物"，通过人主体"意志"对精、气、神的控制，并使之沿奇经八脉运转比附修炼外丹的"火候"和"还丹"，形成一种不假外物、不劳躯体却能在体内凝聚不散、温养于丹田的融合物"内丹"。

内丹修炼有三个基本要素，并需经历五个步骤。

一、内丹修炼要素

修炼内丹所不可缺少的"鼎炉、药物、火候"三个基本要素，称为"内丹三要"。元代陈冲素《规中指南》称："内丹之要有三，曰：玄牝、药物、火候。"

（一）鼎炉

内丹学认为鼎炉即是自己的身体，而不是外物。在丹书中，鼎炉、三丹田名目繁多。一般来说，下丹田为"炉"，头顶泥丸宫为"大鼎"，中丹田黄庭为"小鼎"。三丹田在内炼中各有所司，即下丹田主精，中丹田主气，上丹田主神。

（二）药物

内丹学的药物指人身三宝"精、气、神"，如《玉皇心印经》所说"上药三品，神与气精"。内丹学将"先天"的精气神和"后天"的精气神区分为内药和外药，强调先天，忌用后天，贵在内药，不取外药。《金丹四百字序》说："炼精者，炼元精，非淫佚所惑之精；炼气者，炼元气，非口鼻呼吸之气；炼神者，炼元神，非心意念虑之神。"

（三）火候

火候是指内丹修炼过程中用意念对各种气感、征兆的调节和控制。内丹以神的运用为"火"，以运火退符的时刻和数度为"候"。《真诠》："火候本只寓一气进退之节，非有他也。"内丹学有起火、进火、退火、文火、武火、沐浴等方法。起火即开始发动，因精气在肾，开始即以神（意念）发动肾气。进火即增强意念，《脉望》卷七："以神御炁，以气定息，息息归根，谓之进火。"退火即降低意守强度。武火急迫，文火轻微，而沐浴则是不进不退、不抽不添，维持原状。内丹学将人体运行的节律与天地自然的节律加以比照，把火候与十二时辰联系起来，认为子、午、卯、酉四时因处东、南、西、北四个方位，最为重要，称为"四正"，以这四时作为进火、退火、沐浴的掌握火候的程序。这种掌握火候的炼功方法，是内丹学的大、小周天功法使用的一般过程。如果没有掌握好火候，使精、气、神失调，那就叫"走火入魔"，是内丹炼功的偏差，需要调整火候加以纠正。

以上所述内丹三要，只是较为公认的说法，实际上在内丹学中依据不同门派，"三要"所指各有不同。下乘丹法以身心为鼎炉，精气为药物，心肾为水火，年月日时行火候；中乘丹法以乾坤为鼎器，坎离为水火，乌兔为药物，一年寒暑为火候；上乘丹法以天地为鼎炉，日月为水火，性情为龙虎，以心炼念为火候等。

二、内丹修炼步骤

内丹炼养分为五个阶段，即炼己筑基、炼精化气、炼气化神、炼神还虚、炼虚合道。

（一）炼己筑基

炼己筑基，是内丹炼习的基础功夫。炼己和筑基同出一理，筑基不在炼己之外，炼己即在筑基之中。道家认为，"修仙而始曰筑基"。筑基就是渐渐积累，创造良好的修炼条件。筑基的目标就是成就元神。内丹学认为，人自婴儿长大成人，精气神皆有所亏损，故须经筑基功夫，炼神、调气、养精，达到三者充盈丰满，才可以进入炼养的下一个阶段。也就是说，成年人由于物欲耗损，先天之精不足，需用先天元气温煦它，使之充实并重返先天精气。可见，筑基实为修复身体、补益精气神的功法。

《天仙正理直论·筑基直论第六》指出筑基的具体方法是"筑基者，渐渐积累、增益之义。基者，修炼阳神之本根，安神定息之处所也。基必先筑者，盖谓阳神，即元神之所成就，纯全而显灵者，常依精气而为用。精气旺，则神亦旺，而法力大。精气耗，则神亦耗而弱，此理之所以如是也。欲得元神长住而长灵觉，亦必精气长住，而长为有基也""古人皆言以精炼精，以气炼气，以神炼神者，正欲为此用也。是以必用精、气、神三宝合炼，精补其精，气补其气，神补其神，筑而成基。唯能合一则成基，不能合一则精、气、神不能长旺，而基不可成。乃基筑成，精则固矣，气则还矣，永为坚固不坏之基，而长生不死"。

根据《西山群仙会真记·修法入道》记载，筑基的辅助方法还有"居静正坐，闭目冥心，定息住气，手兜外肾，搓脐下，举二足等方法，而道则无所不包，无所不通，不泥于伎艺之能，治疾病之功"。总之，筑基可以起到静养身心、调和阴阳、祛病健身、延年益寿的功效。

（二）炼精化气

炼精化气，是内丹学修炼方法的第一阶段，也即初级阶段。《还真集》称："初关炼精化气，抽坎中之阳也。"是将元精化为阳气，通过任督二脉而采入丹田，精采合一。

"精"，谓之形之精。炼精就是炼元精，即修炼体内元精以发生元气，并将产生的元气通过周天火候，运行任督二脉，采入丹田，达到神气合一的境界。采炼日久，可以炼丹。陈致虚也认为："知此道者，怡神守形，养形炼精，积精化气，炼气合神，炼神还虚，金丹乃成。"强调炼精化气是在筑基炼己的基础上完成，即精、气、神三宝复全的基础上进行，而后进入了真正的内丹修炼。炼精化气，实质是将三宝中的精炼化为气，是"三归二"的过程。

炼精化气属于"有为"工夫。其过程包括采药、封固、炼药、止火四个阶段。因其运炼须三百息足，故称"百日关"。又依其搬运河车，行龙虎交媾，用子午周天火候，故又称"小周天工夫"。炼养的具体方法如下。

1. 采药　静坐中元气发生，即为产药，以便及时采取，使其升华。元气，也就是真阳之气，即肾水、壬水的代名词。壬水藏于癸水之中，癸水不生，壬水不现。真阳之气出现必定在癸生之时，静中癸水生，壬水现。为使癸水不下流，所以要急采。《悟真篇》也这样记载："铅遇癸生须急采，金逢望远不堪尝。"

2. 封固　采药后送至下炉封存，不使走漏，即将及时采到的药送入丹田，将其封存不致泄漏，然后凝神合气，聚敛细微的元神收于丹田。《悟真篇》云："送归土釜牢封固，次入流珠厮配当。"

3. 烹炼　又称"转河车"，是运转小周天，实质是督脉升、任脉降的经脉运转，行小周天历三百六十周，神气凝结。

4. 止火　小周天三百六十周完成后，即内药已生，便须止火。一般完成后会出现阳光三现信号，即停止小周天运转，为七日炼大药做准备。

（三）炼气化神

炼气化神，又称中关、十月关、大周天功、结圣胎。初关炼精化气，中关是神、气合炼而归于纯阳之神。这是内丹学修炼方法的第二阶段。《还真集》卷上："中关炼气化神，补离中之阴而成乾也。"

这一阶段是有为向无为过渡的工夫。具体过程包括六根震动、七日生大药、抽铅添汞、守中、温养圣胎、移胎等。因其温养如十月怀胎，故称"十月关"。又依其行乾坤交媾，用卯酉大周天火候，故又称"大周天工夫"。

《西山群仙会真记·炼气成神》记载了炼气化神的全过程："若以神炼气，气炼成神，非在于阳交阴会，其在于抽铅添汞，致三八之阴消，换骨炼形，使九三之阳长。三百日胎仙完而真炁生，不可再采药也。肘后飞金晶，自肾后尾闾穴升之而到夹脊，自夹脊关升之而至上宫，不止于肾炁补脑，而午后降真火以炼丹药，致阴尽阳纯也。"

炼气的要领在于运动，阖、辟、往、来、升、降、呼、吸一刻也不停息，开始运用意念，慢慢改成自然而然，即是老子所谓"绵绵若存，用之不勤"。

这一阶段与初关炼精化气不同，修炼的目的是神、气合炼而归于纯阳之神，也就是结圣胎的阶段。就是在返还童体以后，全身的关窍进一步打开，经脉畅通，此时将人身之气与天地之气进一步相合，并配合自己的元神进行炼养，使神气抟结，结圣胎于中下二丹田间，再和合凝集，以养大丹。

这一阶段的修炼，约需四年时间，待到阳神出现，就可以印证肉体长生；此时性命合一，处于混沌状态，就像胎胞中的婴儿一样，即可返老还童。

（四）炼神还虚

炼神还虚，又称上关、九年关。这是内丹学修炼的第三阶段，也是高级阶段，指一种出神入化的境界。《还真集》卷上："上关炼神还虚，乾元运化，复归坤位而结丹也。"

通过炼炁化神这一关后，便进入丹道修炼的高级阶段。这一阶段是不同于初关的"有为"、中关的"有无之交"，而是行持无为之法，进入大定功夫，炼就纯阳之神，是由之前的肉体修炼而转入精神修炼，即由仙功转入道功，而达到丹道修炼的高级阶段。

虚即"虚无"，纯阳炼就，抱元守一，一切入于虚空之中，一切圆明，返本归根，守母复命，明心见性。翁葆光《悟真直指详说三乘秘要》说："九载功圆，则无为之性自圆，无形之形自妙。神妙则变化无穷，隐显莫测；性圆则慧照十方，灵通无破。故能分身百亿，应显无方，而其至真之体，处于至静之域，寂然而未尝有作者，此其神性形命与道合矣。"

这一阶段的修炼，约需九年时间。"九年关"者，内丹修炼家认为，十月胎圆之后，婴儿移神天谷，仍须藏以玄玄，守以默然，聚天地生意以哺之。近代学者王沐说："实际九年中间，最主要部分为前三年之乳哺阶段，后六年则出神入景，逐渐壮大成长矣。"

（五）炼虚合道

炼虚合道为丹道修炼之最上一乘，是内丹修炼的终极目标，又称粉碎虚空。《性命圭旨》指出"只知炼精化气，炼气化神，炼神还虚而止，竟遗忘了炼虚合道一段"，还不是内丹炼养的最高境界，认为"大道乃虚空之父母，虚空乃天地之父母，天地乃人物之父母"，修炼内丹必须突破虚空，才能契合大道。

这种以得道合道为最终目标的内丹修炼，其要点就在于粉碎虚空之心，无心恋着于虚空，虽然安本体于虚空，但已炼得先天虚无之阳神，本体也已经虚空，与虚空本无二致，合于遍布万化、无所不在的大道，从而可以"百千万亿化身"。这实际上已经进入生命的永恒状态，与道合一，化生万物，生生不灭。这也就是《黄帝内经》倡导的"提挈天地，把握阴阳"的真人境界，属于"道生"之人，即王冰所说"体同于道，寿与道同，故能无有终时，而寿尽天地也"。

需要说明的是，内丹修炼的"还虚""合道"只是一种理想目标，能否实现另当别论，但其虚幻、荒谬也是显而易见的。因此，内丹问世以来，炼养者无数而合道者至今阙如。尽管如此，内丹炼养企图超越生命的精神还是值得肯定的，而且通过内丹炼养来体悟生命现象、探索生命奥秘，所形成的内丹学思想理论博大精深，不仅是古代生命智慧的瑰玮结晶，更是今天养生保健取之不竭的汩汩源泉。

◎ 小 结

内丹养生是在气法养生的基础上形成的内炼养生法。气法炼养的长期发展，使人们逐渐体悟到了生命的一些不寻常信息，因而炼养的功夫趋向更加细致、缜密的层次，最后创造出胎息、内丹的炼养方法。人们终于找到一条"打通周天，贯穿丹田，精气神化，妙合自然"的控制、调节、改变生命过程与生命节律的途径。就是通过"炼精化气、炼气化神、炼神返虚"的过程，使生命与宇宙合一，自然一体，不更不生。

内丹修炼的基本原理是强化人的精神意识对身体的控制和支配，甚至任意改变物质和信息的形式与运动状态，达到精神与物质的高度一致。显然，内丹修炼的最后结果就是增强和改善人体的意识功能，使之能对脏腑经络及血气精神发挥绝对作用，实现生命的超越，达到提挈天地、把握阴阳、功侔造化、妙合自然的境界。内丹炼养由于其有一套完整的思想体系和规范的技术操作程序，且玄冥幽微、变化莫测，成为中华传统养生的最高境界，吸引无数的养生爱好者。

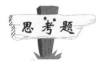

1. 内丹养生的基本原理是什么？
2. 如何理解内丹炼养的火候？
3. 炼精化气、炼气化神、炼神还虚的学理逻辑如何阐释？

第二十章　常用导引养生功法

第一节　曹氏导引法

曹氏导引法选自曹庭栋《老老恒言》，分为卧功、立功、坐功三套。

一、基　本　术　式

（一）卧功

第一势：仰面卧好，伸开两足，竖起足趾，伸开两臂，伸出十指，都用力向下，左右连身，牵动数遍。

第二势：仰面卧好，伸开左足，以右足屈向前方，两手用力攀至左边，到胁部。攀左足与上相同，轮流进行。

第三势：仰面卧好，竖起两膝，两膝头相并，两足向外，以左、右手各攀左、右足，用力向外，数遍。

第四势：仰面卧好，伸开左足，竖起右膝，两手兜住右足底，用力向上，从膝头至胸。兜左足时，与上方法相同，轮流进行。

第五势：仰面卧好，伸开两足，两手握住大拇指，头放在枕头上，两肘放在床席上，微微把腰举起，摇动数遍。

（二）立功

第一势：正直站立，两手叉向后，举起左足，空掉数遍，掉右足与左相同，轮流进行。

第二势：正直站立，仰面昂胸，伸直两臂，向前，开掌相并，抬起来，好像抬动重物一般，高度到头部，做数遍。

第三势：正直站立，横着伸开双臂，左右托开，手握大拇指，然后腕转顺、逆摇动，做数遍。

第四势：正直站立，两臂垂直向前伸开，接近腹部，手握大拇指，好像提起百钧重物，使左右肩都耸动，如此做数遍。

第五势：正直站立，伸开手臂，一只手臂挺直向上，好像托起了重物，一只手臂挺直向下，好像去压重物，左右手轮流进行。

（三）坐功

第一势：双盘打坐，擦热两掌，做洗脸的动作，眼眶、鼻梁、耳根，各处都要周到，直到面部觉得微微发热为度。

第二势：双盘打坐，伸展腰，两手放在膝上，使眼睛随着头的左右转动而左右观看，好像摇头一般，做几十遍。

第三势：双盘打坐，伸展腰，两臂用力，做挽硬弓的动作，左右臂轮流着做。

第四势：双盘打坐，伸展腰，两手掌掌心向上，挺肘用力，一齐向上，好像托起百钧重的物体，做数遍。

第五势：双盘打坐，伸展腰，两手握大拇指作拳头状，向前用力，作捶物状，做数遍。

第六势：双盘打坐，两手握大拇指，左右托实坐的地方，微微举臂，以腰摇摆数遍。

第七势：双盘打坐，伸展腰，两手放置膝上，以腰前扭后扭，再左侧扭，右侧扭，全身使力，互相轮流进行，做数遍。

第八势：双盘打坐，伸展腰，两手伸开手掌，十指相叉，双肘拱起，掌按住胸前，反过手掌推出，正面手掌再挽回来，如此做数遍。

第九势：双盘打坐，两只手握住大拇指作拳头状，反到后面捶背及腰，又向前，左右交叉捶双臂及腿，直到捶得舒服轻快为止。

第十势：双盘打坐，两手按住膝头，左右肩前后交替扭动，好像转动轱辘，令骨节都响动，直到背部微微发热为度。

二、功法特点

曹庭栋《老老恒言》所载三套导引法，动作幅度较小，简单易掌握，可在室内进行，安全性强，特别适合老年人练习。老年人每日坚持练习，可宣通气血，舒展筋骨，有益无害。

三、练习要点

（1）卧功多在睡醒时为之，亦可在睡前为之。

（2）坐、立、卧三套可兼而行之，亦可任选一、二套练习。

（3）动作宜小，力度宜轻，尤其盘腿打坐要以自适为度。

第二节　脏腑导引法

脏腑导引法选自《黄庭内景五脏六腑补泻图》《灵剑子》《遵生八笺》，经整理改编而成。

一、基本术式

（一）肝脏导引法

此法共一势。正身端坐，右手按于右大腿根部，左手按于右手之上，缓慢左右扭转上身各15次。

经常修习此功法，对于肝脏具有保健作用，并能祛除肝脏风邪积聚等疾病，可有效预防各类肝脏疾病的发生。

1. 补肝导引法　此导引法共三势。

第一势：取站式或正坐，双目垂帘，似闭非闭，舌抵上腭，用双手掩口鼻，取热气，再上下搓面三五遍，使面部极热。闭气，意想从肝脏中一股清气缓缓入肩背，引中丹田气入肝脏，复引入下丹田。

第二势：平身正坐，两手胸前用力交叉，然后向上绕头置于项后，仰头，手用力上托，头仰下压。反复多次至力极。

第三势：接上势，两手叠放压于左大腿腹股沟处，用力向上挺身，反复多次至力极，再换右腿重复前法。

此导引法于春季修炼。肝属木，应春，春为肝气所主，故调肝养肝多宜在春季。

2. 养肝坐功法　正坐，两手重叠按大腿骨的下方，慢慢转过身躯，左右各三五次；又以两手拽相叉，翻覆向胸三五次。然后稍稍闭气，闭目，三咽液，三叩齿而止。其功用能去肝脏平时积聚的风邪毒气。

3. 胆腑导引法　此法包括两势。

第一势：平身坐定，两脚掌相对，伸直腰，昂头，用两手分别挽起两脚腕，前后左右摇动两脚。各 15 次。

第二势：伸腿大坐，两手放于身后两侧，按地，用力向上挺身及腰脊，15 次。

经常修炼此法，对于胆具有保健作用，并能祛除胆腑风毒邪气等，可有效预防各类胆病的发生。

4. 养胆坐功法　大坐，脚底朝天，以两手挽起脚踝，摇动三五次；又以两手撑地，举身，撑起腰脊三五次。然后稍稍闭气，闭目，三咽液，三叩齿而止。作用是祛除胆腑的风毒邪气。

（二）心脏导引法

此法包括四势。

第一势：正身端坐，两手握拳，右手向左，左手向右，两手用力相互捣动各 30 次。

第二势：正身端坐，用左手按左大腿上，右手向上托举，向上托举时自我加重如拓重石。左右臂交替行功若干次。

第三势：两手十指相交叉，前伸，用脚踏两手中，左右脚互换各 30 次。

第四势：收势。行功完毕，闭目端坐良久，然后将口中唾液分三次咽下，再叩齿三次而止。

此法须经常修习，可以祛除心胸间各种风邪疾患，预防心脏疾患的发生。

1. 补心导引法　此导引法共三势。

第一势：端坐，闭气，双目垂帘，似闭非闭，舌抵上腭，身体侧弯，同时两手上撑过头，掌心向外，至力极。左右行功同。

第二势：正身端坐，闭气，用一手按大腿腹股沟处，一手向上举，挺腰身，至力极，然后左右互换重复前面动作。

第三势：取站式或端坐，将两手合掌于胸前，指尖向前，极力伸臂，至力极为度。

此导引法于夏季修炼。心属火，应夏，夏为心气所主，故补心养心多宜在夏季。

2. 养心坐功法　正坐，两手握拳，用力左右相虚筑各 6 次；又以一手按腕上，一手向上拓起重石，如撑起重石；又以两手相叉，以脚踏手中五六次。然后稍稍闭气，闭目，三咽液，三叩齿而止。此功的作用是清除心胸之中的风邪诸疾。

（三）脾脏导引法

此法包括两势。

第一势：伸腿大坐，一只脚前伸，另一只脚后屈于臀下。两臂交替向后掣伸，各 15 次。

第二势：收势。正身跪坐，两手按地，身体前倾，左右扭头向后虎视，各 15 次。

经常修习此法，对于脾脏有保健作用，并能祛除脾脏积聚、风邪、毒气等，可有效预防各类脾脏疾病的发生。

1. 补脾导引法　此导引法共四势。

第一势：季春练法。取站式或坐姿，双手自然下垂，双目垂帘，似闭非闭，舌抵上腭，闭口，然后两手握拳提起如弯弓射雕状，然后双手向左右作拉弓状展臂。

第二势：季夏练法。端身正坐，双臂自然伸直，将手指竖起，向后反拘。然后向上举过头，反复 3 遍，后向前屈身，若干次。

第三势：季秋练法。将两手交叉于头上，两手用力向左右相争。

第四势：季冬练法。两手极力上举 3 遍。再双手握拳如射雕状，向左右拉弓状展臂。

此导引法依四季分为四段。脾属土，旺于四时，故此法依四时季春、季夏、季秋、季冬锻炼。

2. 养脾坐功法　正坐，伸一脚，屈一脚，以两手向后反掣各三五次；又跪坐，以两手撑地，回头用力虎视各三五次。然后稍稍闭气，闭目，三咽液，三叩齿而止。作用是去脾脏积聚的风邪，同时增进食欲。

（四）肺脏导引法

此法包括三势。

第一势：正身端坐，两手按于地上，身体前缩，脊背弯曲，向上举 3 次。

第二势：正身端坐，用手握拳，手拳反捶脊背，左右各 15 次。

第三势：收势。行功完毕，闭目端坐良久，然后将口中唾液分 3 次咽下，再叩齿 3 次而止。

经常修习此功法，对于肺脏具有保健作用，并能祛除肺脏风邪、积劳等，如肺部感染及肺结核等，可有效预防各类肺脏疾病的发生。

1. 补肺导引法　此导引法共三势。

第一势：取站式或正坐，双目垂帘，似闭非闭，舌抵上腭，闭气，用双手相叠抱于头项后，旋转身体，可先顺时针旋转，再逆时针旋转，可各 12 遍。

第二势：接上势，将两手交叉，上举过头，左右用力伸拽，十指分开，再交叉合起，反复 10 遍。

第三势：用两拳捶脚胫部，10 余遍。叩齿 36 遍。

2. 养肺坐功法　正坐，两手撑地，蜷缩身体，弯曲背脊，向上三举，以消除肺脏的风邪积劳。接着反过拳来捶击背脊，左右各三五次，以清除胸臆间的风毒。然后闭气为之良久，闭目咽液，三叩齿而止。

（五）肾脏导引法

此法包括三势。

第一势：正身端坐，两手掌伸直高举，然后左右侧弯腰，伸引左右两胁，各 15 次。

第二势：正身端坐，用两手抱左膝，挽肘使膝上举，左右膝互换，同时向左向右扭身，各 15 次。

第三势：收势。正身站立，两脚与肩同宽，两手叉腰，用左脚前后用力踏地，左右脚互换，不拘数。

经常修习此功法，对于肾脏具有保健作用，并能祛除腰肾及膀胱间风邪积聚等，可有效预防各类肾脏及泌尿系疾病的发生。

1. 补肾导引法　此导引法共三势。

第一势：取坐姿或仰卧位，双目垂帘，似闭非闭，舌抵上腭，闭气，将两手交叉，用一只脚蹬手掌上，反复伸屈多次后，可换另一足重复前面动作。

第二势：取坐姿，用双手扳脚趾，并不住搓捏，若干次。坚持锻炼效果更佳。

第三势：取坐姿，用一手抚住膝部，一手抱头，前后俯仰，左右旋转，若干次。

2. 养肾坐功法　正坐，两手从耳朵左右牵引胁肋三五次，可挽臂向空中抛射，左右相同，扭动身体三五次。然后两脚前后摆动，左右各十几次。接着稍稍闭气，闭目，三咽液，三叩齿而止。此功的作用是祛除腰肾、膀胱间的风邪积聚。

二、功法特点

脏腑导引法以中医理论为指导，根据脏腑的生理功能和特性，顺应四时阴阳的变化，协调脏腑之间的平衡稳定，以保养脏腑为目的。

脏腑导引往往兼以存想脏腑形象为导向，通过外在形体的有序运动，使经络疏通、气血流行、关节滑利、四肢灵便、内外结合，最终达到脏腑坚固、气血和调、阴平阳秘、精神饱满的效果。

三、练习要点

（1）根据脏腑的生理功能和特性，春夏秋冬四季及长夏可以对应的五脏功法为练习重点，如春季以肝脏导引为主。

（2）可以结合道家的存想功夫，以所存脏腑为练功指向，集中意念，重点练习某脏功法。

（3）练功地点、方向亦可按时令、脏腑相应的原则选择。

（4）动作幅度随意，练习时间适当，一般不宜有疲倦之感。

第三节　五　禽　戏

五禽戏既有强身健体的养生之功，也有预防疾病或促进疾病康复的作用，适用于高血压、冠心病、神经衰弱、哮喘、肺气肿、消化不良等慢性病症。

一、基 本 术 式

（一）虎戏

直立，放松，脚跟靠拢，调匀呼吸，意守命门。

第一式：两腿屈膝半蹲，左脚稍抬起，脚尖点地，靠近右脚踝关节。两手握拳，提至腰侧，拳心向上，眼观左前方。然后缓吸气，两拳上举，拳心向里。呼气，两拳外翻，向前推出，高与胸齐。同时，左脚往左前跨出一步，右脚随即跟进半步，脚跟前后相对，相距一尺，重心落在左腿，左脚点地，眼看左手食指。

第二式：与左式相反，左脚向前半步，右脚抬起，脚尖点地，靠近左脚踝关节。两手握拳，拳心向上，眼看右前方。缓吸气，两拳上举，拳心向里。呼气，两拳外翻向前推出，高与胸齐。同时，右脚向右前跨出一步，左脚随即跟进半步，脚跟前后相对，相距一尺。重心落在右腿，右脚点地，眼看右手食指。

（二）鹿戏

两脚开立，宽与肩同，双臂下垂。放松，调匀呼吸，意守尾闾。

第一式：屈右膝，上体后坐。伸左腿，稍弯膝，左脚点地。双手前伸，微屈肘，左手在前，右手置左肘内侧，两拳心相对。旋转腰、胯、尾闾。手臂在体前逆时针旋转，手臂绕大环，尾闾绕小环。

第二式：左式动作运转若干次后，重心落在左腿上，右腿前迈，右手前伸，左手置右肘内侧，按顺时针方向旋转腰、胯、尾闾。带动手臂在体前旋转。

（三）熊戏

自然直立，两脚开立，宽与肩齐。双臂下垂，呼吸调匀，全身放松，意守中宫。

第一式：左脚向左前方迈半步，以腰为轴，体略左转，左肩向后外方舒展，臂肘微屈。随即屈右膝，随上体转动，右肩向前下方摇晃，手臂下垂。重心落在右腿。身体向右转，重心移至左腿，右脚收于左脚内侧。

第二式：随呼气，右脚向前方迈半步，以腰为轴，体略右转，右肩向后外方舒展，臂肘微屈，随即屈左膝，随上体转动，左肩向前下方摇晃，手臂下垂。身体稍左移，重心移至右腿，左脚收于右脚内侧。

（四）猿戏

自然直立，全身放松，口微闭，舌抵上腭，呼吸调匀，意守中宫。

第一式：两腿缓屈，重心落在右脚，左脚前迈。左手前举，如探物状，与口齐高时，手由掌变爪，手腕下垂。重心落在左脚。右脚前迈，重心落在右脚，左脚跟抬起，脚掌虚点地。右手前举，如探物状，与口齐高时，手由掌变爪，手腕下垂。左手收回左肋下。

第二式：身体后坐，重心落在左腿，左脚稍后退，踏实，右脚跟随，脚尖点地。同时，左手前举，如探物状，与口齐高时，手由掌变爪，手腕下垂。右手收回右肋下。

（五）鸟戏

两脚相并，自然直立，宁神凝视，意守气海。

第一式：左脚前迈一步，右脚随即跟进半步，右脚尖点地，重心落在左脚，深吸气，两臂左右侧举。右脚向前半步，并左脚，深呼气，两臂下落，屈膝下蹲，深吸气，两臂膝下相抱。

第二式：右脚前迈一步，左脚随即跟进半步，左脚尖点地，重心落在右脚，深吸气，两臂左右侧举。左脚向前半步，并右脚，深呼气，两臂下落，屈膝下蹲，深吸气，两臂膝下相抱。

练习五禽戏时，首先要全身放松，动作自然，情绪恬然愉悦。同时呼吸调匀，气息舒缓。而且要注意排除杂念，专注精神，集中意念。练习时要选择空气新鲜、树木较多、安静清洁的场地。

二、功法特点

（1）五禽戏以"动摇则谷气得消，血脉流通，病不得生，譬犹户枢，终不朽是也"为练功指导思想，倡导"流水不腐，户枢不蠹"的运动养生理念。通过模仿动物的形态气韵来运动身体，使血脉流通，关节灵活，气爽而神清。

（2）五禽戏每一术式的机制各具特点，外形动作是模仿虎的威武、鹿的舒展、熊的沉稳、猿的灵巧和鸟的轻盈。

（3）五禽戏各具功效，如虎戏可疏通三焦气机；鹿戏既可强筋健骨、强腰补肾，也可疏通督脉经气，振奋全身阳气；熊戏可调畅中焦，改善脾胃运化；猿戏可促进脑部的血液循环，调节神经系统；鸟戏可提高心肺功能，改善人体的平衡功能。

（4）五禽戏既活动肢体关节又调整气血运行，练习可因人而异，兼以"气息吐纳"，要做到外导而内引，形动而意充，以意领气，气贯周身，以气养神，气血通畅，从而增强体质。

三、练习要点

（1）练习五禽戏要根据动作的名称含义，做出与之相适应的动作造型，并尽量使动作到位，合乎规范，努力做到"演虎像虎""学熊像熊"。尤其要注意动作的起落、高低、轻重、缓急，做到动作灵活柔和、连贯流畅。

（2）练习时要注意呼吸和动作的协调配合，练功过程中，尽量使呼吸匀长缓慢，避免呼吸急促，遵循起吸落呼、开吸合呼、先吸后呼、蓄吸发呼的原则。

（3）练习五禽戏时，要注意揣摩虎、鹿、熊、猿、鸟的习性和神态。通过以理作意，即意想"五禽"之神态，进入"五禽"的意境之中。

第四节　八　段　锦

八段锦能保健防病，益寿延年，是民间广泛流传的导引炼养术。八段锦有刚、柔两种动作。柔法，简而易学，年老者最宜；刚法，繁而较难，年壮者宜之。八段锦有立式、卧式两种，本书介绍的是立式八段锦。

一、基　本　术　式

第一段：两手托天理三焦

直立，两臂自然下垂，手掌向内，两眼平视前方，舌尖轻抵硬腭，自然呼吸，周身关节放松，足趾抓地，意守丹田，以求精神集中片刻，两臂微屈，两手从体侧移至身前，十指交叉互握，掌心向上。

（1）两臂徐徐上举，至前头时，翻掌向上，肘关节伸直，头往后仰，两眼看手背，两脚伸直，同时脚跟上提，挺胸吸气。

（2）两臂放下，至头前时，掌心由前翻转向下，脚跟下落，臂肘放松，同时呼气。

第二段：左右开弓似射雕

左脚向左侧跨一步，两腿屈膝成马步，上体直，同时两臂平屈于两肩前，左手食指略伸直，左手拇指外展微伸直，右手食指和中指弯曲，余指紧握。

（1）左手向左侧平伸，同时右手向右侧猛拉，肘屈与肩平，眼看左手食指，同时扩胸吸气，模仿拉弓射箭姿势。

（2）两手收屈于胸前，成复原姿势，但左右手指伸展相反，同时呼气。

（3）右手向右侧平伸，同时左手向左侧猛拉，肘屈与肩平，眼看右手食指，同时扩胸吸气。

第三段：调理脾胃须单举

立直，两臂自然垂伸于体侧，脚尖向前，眼平视前方。

（1）右手翻掌上举，五指伸直并拢，掌心向上，指尖向左，同时左手下按，掌心向下，指尖向前，拇指开展，头向后仰，眼看右指尖，同时吸气。

（2）复原呼气。

（3）左手翻掌上举，五指伸直并拢，掌心向上，指尖向右，同时右手下按，掌心向下，指尖向前，拇指开展，头向后仰，眼看左指尖，同时吸气。

（4）复原再呼气。

第四段：五劳七伤望后瞧

直立，两臂自然伸直下垂，手掌向腿旁贴紧，挺胸收腹。

（1）双臂后伸于臀部，手掌向后，躯干不动，头慢慢向左旋转，眼向左后方看，同时深吸气稍停片刻，头旋转原位，眼平视前方，并呼气。

（2）头再慢慢向右旋转，眼向右后方看，并吸气稍停片刻，再旋转原位，眼平视前方，并呼气。

第五段：攒拳怒目增气力

两腿分开屈膝成马步，两侧屈肘握拳，拳心向上，两脚尖向前或外旋，怒视前方。

（1）右拳向前猛冲击，拳与扁平，拳心向下，两眼睁大，向前虎视。

（2）右拳收回至腰旁，同时左拳向前猛冲，拳与肩平，拳心向下，两眼睁大，向前虎视。

（3）左拳收回至腰旁，随即右拳向右侧冲击，拳与肩平，拳心向下，两眼睁大，向右虎视。

（4）右拳收回至腰旁，随即左拳向左侧冲击，拳与肩平，拳心向下，两眼睁大，向左虎视。

第六段：两手攀足固肾腰

两腿直立，两手自然置于体侧成立正势。

（1）两臂高举，掌心相对，上体背伸，头向后仰。

（2）上体向前尽量弯曲，两膝保持正直，同时两臂下垂，两手指尖尽量向下，头略抬高。

第七段：摇头摆尾去心火

两腿分开，屈膝下蹲成马步，两手按在膝上，虎口向内。

（1）上体及头前俯深屈，随即在左前方尽量做弧形环转，头尽量向左后旋转，同时臀部则相应右摆，左膝伸直，右膝屈曲。

（2）复原成预备姿势。

（3）上体及头前俯深屈，随即在右前方尽量做弧形环转，头尽量向右后旋转，同时臀部则相应左摆，右膝伸直，左膝屈曲。

（4）复原成预备姿势。

第八段：背后七颠百病消

立正，两手置于臀后，掌心向后，挺胸，两膝伸直。

（1）脚跟尽量上提，头向上顶，同时吸气。

（2）脚跟放下着地且有弹跳感，同时呼气。

二、功法特点

（1）八段锦依据中医藏象及经络理论，既与脏腑相联又动静结合，按照脏腑经络的生理特点来安排导引动作。每一段都有重点，同时注重每段间功能效应呼应协调，从而全面调整脏腑功能及人体的整体生命活动状态。

（2）八段锦通过动作导引，注重以意识对形体的调控，将意识贯注到形体动作之中，使神与形相合；由于意识的调控和形体的导引，促使真气在体内的运行，达到神注形中，气随形动的境界。

（3）八段锦每式动作，表现出对称和谐的特点，形体动作在意识的导引下，轻灵活泼，节节相贯，舒适自然，体现出内实精神，外示安逸，虚实相生、刚柔相济的神韵。

三、练习要点

（1）八段锦的锻炼，一方面要求精神形体放松，心平方能气和，形松意充则气畅达；

另一方面，要求形体、呼吸、意念要自然协调。

（2）八段锦动作安排和谐有序，对动作的线路、姿势、虚实、松紧等分辨清楚，做到姿势端正，方法准确。经过一段时间的习练力求动作准确熟练、连贯，动作的虚实变化和姿势的转换衔接，无停顿断续，如行云流水，连绵不断。

（3）八段锦的习练要循序渐进，从招式熟练，动作准确，逐步做到动作、呼吸、意念的有机结合，使形气相合，意息相随，达到形气神三位一体的境界。

第五节　易　筋　经

易筋经十二势是中国古代著名功法之一。大约起源于明清时期，托名菩提达摩所创，易筋经十二势的特点是导引术与武术练功相结合，动作刚劲有力，气盈力健，骨劲膜坚，坚而能勇，勇而能坚，适合于中青年强壮之人习练。

一、基　本　术　式

第一式：韦驮献杵第一势

（1）两臂屈肘，平举至胸前，屈腕立掌，指头向上，掌心相对，两掌相距2～3寸，手形如拱。

（2）吸气时，用暗劲使掌根内挤，指向外翘（用暗劲是指身体姿势不变，只是两臂肌肉用力紧张起来）；呼气时，小臂放松，手形如拱。此动作可合呼吸酌情做8～10次，或20次不等。

第二式：韦驮献杵第二势

（1）两脚开立，与肩同宽，两手自胸前徐徐外展，至两侧平举。立掌，掌心向外。

（2）吸气，胸部扩张，臂向后挺；呼气，指尖内翘，掌向外动作可反复进行8～20次不等。

第三式：韦驮献杵第三势

（1）两脚开立，足尖着地，足跟提起；双手上举高过头顶，掌心向上，两臂挺直，全身伸展。

（2）吸气，两手用暗劲尽力上托，同时，两腿用力下蹬，呼气，全身放松，两掌向前下翻。可反复进行8～20次不等。

第四式：摘星换斗势

（1）右手高举伸直，掌心向下，头微右斜，两目仰视右手心；左臂屈肘，自然置于背后。

（2）吸气时，头往上顶，双肩后挺，呼气时，全身放松。连续做5～10次后，两手交换。即左手高举，右手背后，眼看左手心，再连续做5～10次。

第五式：倒拽九牛尾势

（1）两脚开立，两臂前平举，立掌，掌心向前，两眼平视前方。

（2）吸气，两掌用暗劲用力前推，手指向后翘；呼气，臂、掌放松。此动作可连续做8～20次。

第六式：出爪亮翅势

（1）右脚前跨一步，屈膝成右弓步。右手握拳，举至前上方；左手握拳，左臂屈肘，斜垂于身后。

（2）吸气，两拳紧握内收，右拳收至右肩，左拳垂至背后；呼气，两臂两拳放松，复原为（1）的姿势。此动作连续做5～10次后，身体后转，成左弓步，左右手易位，左拳高举，右拳后垂。随呼吸再做5～10次。

第七式：九鬼拔马刀势

（1）左手屈肘背于身后，小臂沿后背尽量上举，手背贴胸椎，指尖向上；右手由肩上屈肘后伸，拉住左手手指；足趾抓地，身体前倾，如拔刀一样。

（2）吸气时，双手用力拉紧，呼气时放松。此动作连续做5～10次后，左右手交换位置，左手在上，右手在下，同样做5～10次。

第八式：三盘落地势

（1）左脚向左横跨一步，屈膝下蹲成马步。上体挺直，两手屈肘翻掌向上，小臂平举，如托重物状；稍停片刻，两手翻掌向下，小臂伸直、放松，如放下重物状。此动作随呼吸进行，托物时，尽量吸气，放物时，尽量呼气。可反复做5～10次。

（2）两腿慢慢伸直，左脚收回，两足并拢，成直立状。

第九式：青龙探爪势

（1）左手握拳，置于腰间，右手向左前方冲出，五指捏成勾手，上体左转。

（2）腰部自左至右转动，右手亦随之自左至右水平划圆，手划至前方时，上体前倾，同时呼气；划至身体左侧时，上体伸直，同时吸气。此动作连续做5～10次后，左右手交换，动作方向相反。

第十式：卧虎扑食势

（1）右脚向前跨一大步，屈右膝下蹲成右弓步，上体前倾，双手撑地，头微抬起，眼看前下方。

（2）吸气，同时两臂伸直，上体抬高；然后呼气，同时屈肘，胸部下落。随呼吸，两臂屈伸，上体起伏，前探后收，如猛虎扑食。以右弓步活动5～10次后，换左弓步，动作同前。

第十一式：打躬势

（1）两腿开立，与肩同宽，两手用力合抱头后部，手指敲小脑后部片刻。

（2）配合呼吸做屈体动作；吸气时，身体挺起，呼气时，俯身弯腰，头探于膝间作打躬状，勿使脚跟离地。以模仿捡粮动作。此动作可据体力强弱做8～20次不等。

第十二式：掉尾势

（1）两腿开立，上体前屈，双臂下垂伸直，手心向上，用力下推，手背触地面时，昂头注目。呼气时，屈体下弯，脚跟稍稍提起；吸气时，上身立起，脚跟又着地。如此反复做20次。

（2）直立，两臂左右侧举，屈伸7次。

二、功法特点

（1）易筋经注重伸筋拔骨而舒展连绵，强调呼吸自然而动息相融，以形导气而意随形走。从练形入手，以神为主宰，形气并练，通过形体动作的牵引伸展、抻筋拔骨来锻炼筋骨、筋膜，并配合呼吸意念，以畅通气机，进而调节脏腑功能。

（2）易筋经格调古朴，其动作刚柔相济而偏重于刚，有些动作以力量和速度锻炼见长，脊柱的旋转屈伸较多。同时强调意识专注，以抻、拉、收、伸等意念调节、维持肌肉和筋骨的张力，力求达到"动随意行，意随气行"，动作一气呵成，从而通畅经络气血，调和五脏六腑。

（3）易筋经的动作，舒展大方，肢体之间对称协调，彼此相随，密切配合，呈现出动作舒展连贯、柔畅协调的神韵。

三、练 习 要 点

（1）易筋经的习练，强调精神放松，意识平和。以动作变化引导气机运行，做到神注桩中，意气相随。运用意念时，不刻意意守某一部位，而是要求将意识贯注到动作之中，并注意用意要轻，似有似无，切忌刻意、执着。

（2）易筋经习练时，要注意把握动作和呼吸始终保持柔和协调，不刻意执着于呼吸的深、绵、细、长，自然呼吸，不喘不滞，强调动作呼吸一体，动息相融，以利于身心放松、心气平和。

（3）易筋经的习练要注意动作的刚柔协调、虚实配合。用力过刚，则易出现拙力、僵力，导致气血运行不畅；动作过柔，绵软无力，则易松懈、空乏，无法引动气机、抻筋拔骨，难以达到锻炼效果。

第六节　延年九转法

延年九转法选自《颐身集》，为清代民间流传的一种摩腹养生功法。

一、基 本 术 式

第一势：用两手中三指（食指、中指、无名指）按在心窝处，从左向右逆时针旋转按摩21次。

第二势：用两手中三指，从心窝处开始往下旋转按摩，一边按摩一边移动，直至肚脐下方的耻骨为止。

第三势：用两手中三指，分别从耻骨处两边往上按摩，一边按摩一边移动，直至心窝处两手相交为止。

第四势：将两手中三指，放在心窝处一齐垂直向下推按至耻骨处，如此21次。

第五势：以肚脐为中心，用右手由左向右绕着肚脐逆时针按摩21次。

第六势：以肚脐为中心，用左手由右向左绕着肚脐顺时针按摩21次。

第七势：左手叉腰，大指在前，四指在后托住，轻轻捏住腰部，用右手中三指从左胸口往下直推至大腿根，反复21次。

第八势：右手叉腰，大指在前，四指在后托住，轻轻捏住腰部，用左手中三指从左胸口往下直推至大腿根，反复21次。

第九势：自然盘坐，双手握拳放于膝上，双脚趾头也稍稍蜷曲，将上身自左向前并右转向后摇转21次，然后再反向自右向左摇转21次。

上面的方法，如果把上身向左摇转，要将左肩超出左膝，向前摇时上身要伏在双膝上；向右摇转，要将右肩超出右膝，向后摇要弓腰后撤。摇的动作不宜过大，不宜过快，不要过度用力，要放松自然。

二、功法特点

延年九转法，又名仙人揉腹，是清代方开所传的著名导引按摩法，全套功法包括八种摩腹方法和一种上身摇转法，故名"九转法"。此功法以"以动化静，以静运动，合乎阴阳，顺乎五行"为原则，将导引功法和腹部推拿融为一体，能通和上下，分理阴阳，祛旧生新，充实五脏，祛外感之诸邪，消内生之百症，发挥强身益寿之效，而且锻炼不受时间、场地等限制，简单易练，动作柔缓，不会太过劳累，最适宜于中老年人练习。

三、练习要点

（1）摩腹时必须凝神静虑，排除杂念。
（2）手指轻揉，缓缓摩动。
（3）长期坚持，早晚两次，久久为功。

◎ 小 结

曹庭栋《老老恒言》导引功分为卧功、立功、坐功三套。动作幅度较小，简单易行，安全性强，特别适合老年人练习。

脏腑导引法根据脏腑的生理功能和特性，顺应四时阴阳的变化，协调脏腑之间的平衡稳定，以保养脏腑为目的。

五禽戏通过模仿动物的形态气韵来运动身体，使血脉流通，关节灵活，气爽而神清。

八段锦是民间广泛流传的导引炼养术，有刚、柔两种术式。柔法，简而易学，年老者最宜；刚法，繁而较难，年壮者宜之。

易筋经十二势的特点是导引术与武术相结合，动作刚劲有力，气盈力健，骨劲膜坚，坚而能勇，勇而能坚，适合于中青年强壮之人习练。

延年九转法将导引和腹部推拿融为一体，能通和上下，分理阴阳，祛旧生新，强身益寿，而且锻炼不受时间、场地等限制，简单易练，动作柔缓，最适宜于中老年人练习。

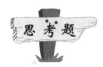

1. 导引功法养生的机制是什么？
2. 各种导引术式的操作要点是什么？

下　编
实践应用编

第二十一章　儿童期养生保健

现代一般认为，自出生至满月为新生儿期，从满月到周岁为婴儿期，从 1 岁到 3 岁为幼儿期，从 3 岁到 12 岁为儿童期。婴幼儿阶段是人生长发育最快的阶段，也是人一生中最脆弱的阶段，容易患病，死亡率较高，需要根据不同阶段的生理和心理特点，采用养教并重的原则，悉心调护，促使婴幼儿健康成长。

第一节　儿童期养生保健特点

按照《素问·上古天真论》的记载，女子 14 岁，男子 16 岁脏腑功能发育基本接近成人。《小儿卫生总微论方·大小论》载："当以十四以下为小儿治。"认为 14 岁以下属小儿诊治范畴。现代医学界认为 14 岁以下为医学观察年龄段。在其他一些古代记载和现代论著中，大部分医者认为 14 岁以下小儿为儿童，在儿童时期，经历了人生发育的第一阶段，脏腑功能和外观不断变化并逐渐成熟，但又不同于成人，整个过程是快速发展变化的，是动态的、渐进的。依据小儿这一时期身心快速发展的特点，养生保健内容方面也不同于成人，尤其是儿童的养生保健需要成人的参与和监管，孩子的父母，要做到心态平和，顺从儿童身心发展特点而保健。

一、生理心理特点

（一）生理特点

《周易·系辞》中说："天地氤氲，万物化醇；男女媾精，万物化生。"说明在男女之精相合之时，一个生命就产生了。初生儿随后历经多次变蒸，心身发展依次演进。"所谓变蒸者，乃气血按月交防煅炼，使脏腑之精神志意魂魄递长，灵觉渐生尔"（《赤水玄珠》）。这时形体、神智快速发育发展，脏腑功能逐步完善，是人生的第一个快速发展期。变蒸过后，转入平衡增长的稳定时期，直至 14 岁，脏腑功能基本接近成人。这个时期有着特殊的生理特点，主要表现为脏腑娇嫩，形气未充，生机蓬勃，发育迅速，且年龄越小表现越显著。

脏腑娇嫩，形气未充，是指儿童时期机体各系统和器官的形态发育及生理功能均处在不成熟、不完善的阶段。历代医家对此多有论述，如钱乙《小儿要证直诀·变蒸》说"五脏六腑，成而未全……全而未壮""骨气未成，形声未正，悲啼喜笑，变态不常"。认为小儿五脏六腑虽成，但其生理功能是不健壮的，是娇嫩的。万全《育婴家秘》也指出：小儿五脏六腑形和气皆属不足，尤以肺、脾、肾三脏不足，故有"稚阴稚阳"之说。这些观点均表明儿童期无论在形态结构还是生理功能上都是幼稚不完善的。

生机蓬勃，发育迅速，是指小儿在生长发育过程中，无论是形态结构还是生理功能活动都是迅速地、不断地向着成熟完善方面发展，并且在发展中遵循一定规律和速度，起着特有的变化。古代医家将此特点概括为"纯阳之体"或"体禀纯阳"。如《颅囟经·脉法》说："凡孩子三岁以下，呼为纯阳，元气未散。"冯兆张《冯氏锦囊秘录·小儿急慢惊风》说："天癸者，阴气也，阴气未至，故曰纯阳。"认为纯阳是指小儿肾气不足，天癸未至。"纯阳"之阳代表的是生机，是小儿不断向完善和成熟阶段发展的动力和基础。

"稚阴稚阳"说体现了小儿脏腑娇嫩，形气未充的一面，"纯阳说"则体现了小儿生机蓬勃，发育迅速的一面。此外，还有医家认为小儿发育过程中具有阳气占主导地位的生理特点，往往表现为"肝常有余，心常有余"。肝常有余是指小儿生长旺盛、易动肝风；心常有余是指小儿发育迅速、易动心火。因心肝之气有余，故情志多有神怯易惊、易喜易怒的改变。

（二）心理特点

儿童心理是以遗传素质（指个体从祖先那里获得的一些天赋的特征）为物质前提、大脑发育为生理基础，在一定教育与环境影响下，通过一定的实践活动而形成和发展起来的。儿童期心理是人一生中心理发展较迅速的一个关键时期。主要特点表现在以下几个方面。

1. 智力特点 智力包括观察力、注意力、记忆力、思维力和想象力。儿童期随着孩子大脑发育不断完善，行为活动范围不断扩大，活动的内容不断丰富，言语和智力得到了快速发展。

（1）感、知觉特点：儿童各种感觉能力从肤觉（包括触觉、温觉和痛觉）、前庭觉、嗅觉、味觉、听觉、视觉是有序发育并不断完善、不断提高的，感受性也在不断发展，从5岁以后，儿童能有目的、有针对性地去观察，可以按成人的要求，按照预定的任务，有意识地进行感知和观察活动。

（2）注意力特点：不同年龄阶段注意力也呈现不同特点。1～3个月时是无条件定向反射，3～6个月时视觉注意进一步加强，6～12个月开始有选择性注意，是有意注意的萌芽阶段。1岁以后随着语言的发育，慢慢开始集中注意。而注意带有情绪色彩，易受新异刺激影响，易被外部有明显特征的事物所吸引。注意事物也在不断增多，如小学儿童平均能看到的客体为2～3个，而成人能看到4～6个。注意时间也在延长，如7～10岁儿童可连续注意20分钟，10～12岁儿童约25分钟，12岁以上约30分钟。

（3）记忆特点：整个儿童期无意识记、理解识记、机械识记、具体形象识记起着重要的作用，同时有意识记、理解识记、抽象逻辑识记在逐步迅速发展。7～11岁这一阶段记忆能力开始显著增长。

（4）思维特点：儿童期思维发展经历了直觉行动思维、具体形象思维、抽象逻辑思维三个发展阶段。学龄初期，处于以具体形象思维为主要形式到以抽象逻辑思维为主要形式的逐步过渡阶段，但这种抽象逻辑思维在很大程度上具有感性经验成分，形象理解能力强于抽象理解能力。7~8 岁时能默默思考问题，9 岁以后，开始掌握一些抽象概念及历史时代概念，12 岁时已基本具有命题、演绎、推理思维的特点。

（5）想象特点：随着孩子思维的发展，想象也在不断发展。婴儿期是儿童想象产生的萌芽期；学龄前期儿童以无意想象、再造想象为主，而且经常将想象与现实混淆，特别是学龄前早期；进入学龄初期后，儿童想象的有意性、创造性、现实性日益发展，幻想也从远离现实的幻想逐步向现实主义的幻想发展。

2. 情绪特点 新生儿期情绪反应有皱眉和哭；3 个月后婴儿主要情绪反应为快乐和痛苦；2 岁左右婴幼儿的情绪反应和成人情绪相差无几，但具有短暂性、强烈性、易变性、真实性和外显性。情绪是不同于情感的，情绪出现较早，多与人的生理性需求相联系。情感出现较晚，多与人的社会性需求相联系。如婴儿有哭、笑等情绪表现，多与食物、水、温度、困倦等生理性需求相关，随着心智的成熟和社会认知的发展，才产生与求知、交往、艺术陶冶、人生追求等社会性需求相关的情感（如道德感、美感等），故 3 岁以前大多为情绪的表达，3 岁时才具备人类的一切基本情感，5 岁时孩子情感开始分化，可明显地表现出羞耻、忧虑、嫉妒、羡慕、失望、厌恶、希望等，同时出现了社会性情感，如道德感、美感、理智感等。7 岁以后小儿的情感内容会更丰富，并富有社会性，情感更深刻、复杂，特别是入学第三个学年后，情绪变得更加复杂，腼腆减少，意志能力增强。总的来说，儿童期的情感较不稳定，控制能力也不是很强。

关于意志，2~3 岁的儿童已经出现意志的最初表现，为了某种目的而有意抑制或延缓自己的行为，比如为了吃到苹果可以短时间坐好等待老师分配。整个学龄前期儿童的自觉性、坚持性、自制力都有一些初步的表现，但水平还较差。虽然能按成人的要求去完成某项任务，但缺乏克服困难的能力和抗干扰能力。进入小学中高年级后，意志品质有了明显发展，开始自觉地、独立地给自己提出行动的动机和目的。这时行动的动机和目的比较具体，克服困难完成任务的能力也逐步提高。

3. 意识特点 孩童在 1 岁末有了自我意识。3 岁左右时自我意识明显发展，开始由把名字理解为自己的信号发展到掌握人称代词"我"，独立性也开始大大增长，表现出不听话，拒绝成人的帮助和干预，甚至执拗，心理学上称为第一反抗期。5~6 岁时，儿童自我评价能力有了较大提高，其评价不再完全是成人评价的翻版，而是对成人评价持有批判态度。6 岁以后，孩子可以说出一些较抽象的品质，并对品质进行内心评价，还可以指出自己的优点和缺点，并力图改正这些缺点。在整个儿童期，儿童的评价能力不是很高，特别是自我评价的能力，一般都落后于评价别人的能力。

总之，儿童期的身心发展是一个连续不断的过程，是从幼稚到完善，从低级向高级水平发展的过程，每一阶段身心发展水平不尽相同，同一年龄阶段，不同的个体之间身心发展水平也不尽相同。养生保健作为贯穿于整个生命活动周期的行为，要结合儿童期身心发展特点去颐养生命，因此养生保健在儿童期有着自身的特点。

二、养生保健特点

儿童期无论身体还是心理都处于不断变化发展的过程中，此阶段孩子身心快速发展，有着自身的规律和特点，儿童期养生的关键是要顺应儿童身心发展水平，顺势养育。

（一）顺应脏腑形体发育特点

儿童的身心发展是一个分阶段连续的发展过程，是由低级到高级、简单到复杂、量变到质变的连续发展过程。对于形体功能来说，身体的发展是按着从头部向下肢、从中心部位向全身边缘方向进行的。因此在体格健康发展中，要顺应这种规律，比如新生儿期不应使孩子过早竖头，婴儿时期不要使小儿过早站立等。

在新生儿期应以预防感染、沐浴保暖、合理调养为原则。胎儿娩出后，由于外界环境发生了巨大变化，尤其是温度，因此出生后要及时擦拭保暖，做好皮肤黏膜的清洁护理。尤其断脐后注意脐部护理，预防脐部感染。

在婴幼儿期，生长发育较快，脾常不足，合理喂养尤为重要。此时父母应多陪伴，多关爱，帮助孩子建立良好的生活习惯。同时积极做好预防接种工作，防止意外伤害的发生。

在学龄前期，孩子活动范围逐渐增大，除协调能力稍差外，身体功能、自主意识开始增强，思维活跃，此时期父母应以培养孩子兴趣，锻炼协调能力，发挥孩子想象力，多鼓励为原则。同时此期孩子御外功能差，要积极预防外感疾病发生。

学龄期至 14 岁孩子，体格发育迅速，步入集体生活，让孩子逐渐建立规则意识，加强体育锻炼，培养良好的学习习惯。但因识别危险能力不足，此期应防止意外创伤和中毒。

小儿脏腑娇嫩，形气未充，为"稚阴稚阳"之体。年龄越小，脏腑娇嫩的表现就越突出。正是由于小儿机体的这种不够成熟、不够完善的生理特点，形成了小儿的御邪能力较弱，抗病能力不强，容易被外邪所伤的特点，因此养生保健应充分考虑小儿脏腑娇嫩的特点，以适寒温，顾脾胃，调节免疫功能为原则。

（二）顺应思维情感发展特点

根据不同年龄阶段认知特点，开发各式游戏以挖掘儿童潜能，养形益智。如 0～2 岁，孩子的认知处于感知运动阶段，可以多进行练习性游戏，可以反复练习敲打、撕纸、拍手、随意图画等。练习性游戏可以贯穿整个幼儿期。

2～7 岁时，孩子的认知处于前运算阶段（个体开始运用简单的语言符号从事思考，具有表象思维能力，获取知识的程度主要取决于自身的知觉），可以多进行象征性游戏（象征性游戏是将知觉到的事物用它的替代物进行表征的游戏形式），可以玩角色扮演。

7～12 岁时，孩子的认知处于具体运算阶段，这一阶段孩子能凭借具体事物或从具体事物中获得的表象进行逻辑思维和群集运算，因此这一阶段的游戏慢慢过渡到规则性游戏（规则性游戏是指为实现预定的教育、教学目的而专门编制的以规则为中心的游戏），它可以是益智类的、体能类的、娱乐类的、音乐类的、结构性游戏（如积木、拼图等）。根据孩子认知的不同，有着不同的游戏形式，通过不同的游戏方式既养护了形体又促进了智力发展。

对于思维发展来说，儿童的思维发展是从具体形象思维发展到抽象逻辑思维，此时不要在具体形象思维快速发展时期去让孩子进行抽象逻辑思维的训练，本该培养孩子丰富想象力的时候去做一些逻辑思维题。但是目前最常见的就是家长让孩子超前学习，这样会损害孩子的身心健康。

对于情感来说，儿童的情感是由喜、怒、哀、惧等初级情感发展到理智感、道德感、美感等高级情感，因此在初期情感为主的婴幼儿时期，一定要树立规则及防险意识，直接告知哪些行为是不可以的，如插座绝对不可以触碰，不可以玩火等。随着高级情感的发展，可以通过树立榜样、讲道理的方式，使孩子内心建立良好的道德感、美感等。

第二节　儿童期养生保健内容

一、饮食养生保健

（一）合理喂养

小儿出生之后母乳喂养最为有益，清代曾懿《女学篇·自乳之得宜》说："欲子女强，仍宜乳，盖天之生人，食料也随之而生，故婴儿哺育，总以母自乳为佳，每见儿女自乳者，身体较为强壮。"说明母乳喂养对孩子的健康最为有益。

一般来说，小儿6个月后开始添加辅食，遵循由一种到多种，由少到多，由细到粗，逐步添加，优先添加富含铁食物的原则，逐渐实现辅食多元化。《小儿要证直诀》载："半岁以后，宜煎陈米稀粥，取粥面时时与之。十月以后，渐与稠粥烂饭，以助中气，自然易养少病。"说明了添加辅食时间一般在6个月以后，同时强调添加的辅食应以"热、软、少"为原则。若生后不能母乳喂养或母乳喂养不够，可以添加配方乳，4个月时即可适量添加辅食。

随着小儿渐渐自主能食，喂养时应遵循定时、定量、定质的原则，同时按照孩子消化能力强弱去调整饮食结构。万全《育婴秘诀》说："小儿无知，见物即爱，岂能节之？节之者，父母也。父母不知，纵其所欲，如甜腻粑饼，瓜果生冷之类，无不与之，任其无度，以致生疾。虽曰爱之，其实害之。"意思是说小儿脾胃薄弱，加上智识未开，饮食不能自节，多喜生冷、甜腻之品，作为父母则不可肆意放纵，强调了在孩子饮食中吃什么，怎么吃，家长起着至关重要的作用。儿童期合理喂养，要做到膳食均衡，食用营养价值高且易于消化的食物。

（二）食有定时

《吕氏春秋·季春纪》云："食能以时，身必无灾。"说明饮食定时，则身康体健，不易生病。新生儿出生后12小时内，可任其安睡，适时口含乳头，一方面刺激乳汁分泌，一方面缓解小儿出生后紧张。对于巨大儿或孕母血糖异常者可适量喂以糖水。12小时后可开始喂乳，白天可3~4小时，夜间可6~8小时，每次喂乳时间5分钟左右，以后可适当延长，3~4天后可延长至每次15~20分钟；5~6个月后要养成夜间不喂乳的习惯；6个月后逐渐添加辅食，周岁左右就可断乳。断乳后，幼儿平均每天进食6~7次，3岁后孩子平均每天进食4~5次，三餐一点或三餐二点，清淡饮食，并能快速吃完一餐饭（尽量控制在半小时之内），中间添加 1～2 次水果、谷类及奶制品，食物温度适宜。

（三）食有定量

《素问·痹论》云："饮食自倍，肠胃乃伤。"《灵枢·五味》："故谷不入，半日则气衰，一日则气少矣。"《医学入门·乳子调护》中说："养子须调护，看承莫纵驰；乳多终损胃，食壅即伤脾。"《幼科发挥》言："小儿脏腑娇嫩，饱则易伤，饮食失常。"这些论述都说明了饮食需定量，不宜过饱。又如梁同书《直语补证》所言："若要小儿安，常带三分饥与寒。"各个年龄阶段的孩子饮食均宜节制。新生儿期可按需喂养，婴儿期可定量喂养。如何确定每个阶段孩子食物的需要量呢？如婴儿期的孩子在哺乳 15～20 分钟时，发现孩子吮吸减慢，昏昏欲睡，此时应及时拔出乳头，不应继续喂养。对于开始进食的孩子，吃饭过程中如果发现进食速度明显减慢，开始脱离餐桌，四处张望，摇头，玩耍，应停止进食。此时孩子已吃饱，若继续进食就会过饱。若该进食时孩子在兴奋玩耍或者注意力过度集中在其他事物上，这时要温和地将孩子引至用餐上面，切忌大声呵斥责骂。

（四）食有好环境

用餐环境会影响孩子食欲和消化能力。进餐环境包括物理环境和心理环境两方面。健康的物理环境要求用餐环境光线充足，空气流通，温度适宜，餐桌与餐具清洁美观，大小合适；避免噪声、喧闹、拥挤，以免影响消化吸收。健康的心理环境要求饮食氛围和谐，不强迫孩子进食，饭前饭后不体罚或批评孩子，使孩子心情愉悦。在进餐过程中，可以播放一些轻松、优美的音乐，以促进食欲。

（五）食有好品质

所谓食物品质，是指食物营养价值对机体健康的影响及孩子对食物的接受程度。儿童时期，为满足自身生长发育需求，要摄入高品质的食物，即摄入营养价值高，并且容易消化的食物。《小儿病源方论·养子调摄》曰："养子若要无病，在乎摄养调和。吃热、吃软、吃少，则不病；吃冷、吃硬、吃多，则生病。"《素问·生气通天论》中说："是故味过于酸，肝气以津，脾气乃绝……味过于辛，筋脉沮弛，精神乃央。是故谨和五味，骨正筋柔，气血以流，腠理以密，如是则骨气以精，谨道如法，长有天命。"这些论述说明，在儿童饮食中需要种类齐全，均衡五味，多以温热、软糯及易消化食物为主，避免生冷及肥甘厚味之品。

（六）食有好习惯

养成良好的饮食习惯是孩子健康生长发育的关键，除不偏食、不挑食、少吃零食，不吃过咸、过烫食物外，还要养成良好的饮食卫生习惯，如饭前便后洗手，饭后漱口，不喝生水，不吃未洗的瓜果蔬菜，不吃腐败变质食物，餐具碗筷不共用等。由于此时期小儿辨识力差，这时应多教孩子哪些食物能食用，哪些食物不能食用。家长在任何时候碰见不能吃的食物，要告知孩子，增加孩子对变质及有毒食物的辨识能力。如遇到腐败的食品，可以让孩子闻一闻，以识别这种气味的食物是不能食用的。告知孩子像奶制品、羊肉、鱼肉等食物更容易腐败变质。让孩子学会识别哪些水果是完全成熟的。告知孩子不知名的野生水果、野菜、蘑菇等不可随便食用。

二、起居养生保健

（一）充足的睡眠时间

儿童应保证充足而规律的睡眠。睡眠充足能保证小儿体格发育，若睡眠不足，会精神不振，烦躁不安，食欲不振，进而影响生长发育。睡眠时间在每一个年龄阶段也有所不同，新生儿一天几乎 20 小时都在睡眠。随着年龄的增加，睡眠时间逐步缩短，2 个月婴儿睡眠时间每天在 16～18 小时，4 个月在 15～16 小时，9 个月在 14～15 小时，12 个月在 13～14 小时，15 个月在 13 小时，2～3 岁在 12 小时，6 岁以后每天需 10 小时。睡眠规律能保证小儿的智力发育，要注意的是在睡前不要使孩子过于兴奋，刺激、鬼怪、离奇、恐怖的画面不宜让孩子观看。这样孩子上床才能很快熟睡，少做噩梦，醒后能精神饱满。

（二）良好的睡眠环境

良好的睡眠环境能够保证儿童睡眠质量，利于大脑发育和免疫力提升。良好的睡眠环境一是室内温度、湿度要适宜，保持室内一定的温度是入睡的重要条件。过冷、过热或潮湿的环境都会刺激大脑皮质而影响睡眠。一般室温为 20℃左右，湿度为 50%最有利。二是卧室光线要暗，睡觉时室内最好不要看到过强光线，不要开灯睡觉，就像《老老恒言》言："就寝即减灯，目不外眩。则神守其舍。"讲的就是睡觉时光线要暗，减少对眼睛的刺激，才能精神内守，有益身体康健。《云笈七签》："夜寝燃灯，令人心神不安。"讲的也是这个道理。除此之外还应注意避免电视及手机光线，最好睡前 1 小时不要看电视、手机。因为电视或手机屏幕闪烁的光线会使人神经兴奋，而影响睡眠。此外，睡觉时光线过于强烈，不仅影响睡眠，对视力也有一定的影响。三是睡眠时衣着以柔软、宽松舒适为宜，不宜紧束四肢，以免妨碍气血流畅，影响发育。睡觉时，不宜穿袜，更不宜戴帽。新生儿可以不用枕头，但是床垫不宜过软，以免影响孩子生理曲线的发育；满月以后建议使用枕头，枕头的高低根据孩子形体的胖瘦来定，相对胖的孩子枕头稍高一些，瘦的孩子枕头稍低些，仰卧睡时呼吸声均匀，保持颈部的平伸状态；枕头的软硬以有轻微的枕凹为度，枕凹太大则会影响孩子的头形发育，枕凹太小提示枕头太硬，会使孩子的头形过于扁平，也会影响小脑发育。如果孩子经常侧头，可以用毛巾卷成一个毛巾卷，放在容易偏向的头部一侧。四是睡眠环境安静，避免噪声，夜间环境噪声限值为不大于 45dB（A），卧室允许噪声级一级为≤40dB（A），二级为≤45dB（A），三级为≤50dB（A）。安静的环境有利于提高睡眠质量。

年龄越小对睡眠环境要求越高，对于较小年龄的孩子，卧室更需要定时通风，以保持空气新鲜。入睡后，室内不要经常有人来回走动。被褥要经常晾晒，保持干燥和洁净。睡眠时，保证头凉背暖足热。因"头为诸阳之会"，宜经常保持清凉，古人也常说："儿头宜凉。"而背部是人体经脉中足太阳膀胱经循行的主要部位，具有防御外邪侵入的作用，加之小儿腠理疏松，易受外邪侵袭，暖背尤为重要，背部一旦受寒，就会损伤阳气，出现上呼吸道感染现象。俗话还说"寒从脚下起",脚是人体最远端,脂肪薄、保暖能力差。足底穴位与人体内脏关系密切,如果足部受凉可引起小儿感冒、腹痛等疾患。

三、运动养生保健

运动与游戏相结合可以养形益智。运动需从小开始,要循序渐进。可根据孩子的年龄,采取不同的训练方法,量力而行。新生儿及婴幼儿期各种感觉开始发育并不断完善,可以通过按摩抚触、做婴儿操等不断完善小儿身体功能。幼儿期孩子平衡协调能力稍差,可以通过走、跑、跳、投掷、钻爬、攀登等锻炼,运动量可由小到大,循序渐进。学龄早期的孩子,可通过做各种游戏使其产生兴趣,寓体育于娱乐之中,但不可过量。正如《保婴要言·琐语》所说"小儿不宜过逸,过逸则饱食暖衣,安闲坐卧,气血凝滞而生病矣。亦不宜过劳,过劳则气涌而血溢,而内伤失血之症成矣"。

幼儿期及学龄早期儿童无论是体育运动还是游戏项目的选择,都应以"玩耍"为主,以轻松愉快的项目为首要选择,不得过量,要力所能及,并做好安全防范,避免意外伤害的发生。注意以下几方面。

1. 以户外为主,室内为辅 户外要注意玩耍场地的安全隐患,地面要平坦,最好是柔软的土地或者是草坪,孩子玩耍环境不要有一些危险物品以免引起伤害。室内玩耍要保持光线充足,空气流通,地面柔软。

2. 运动时间,四季均可,以春秋为主 即便是寒冷的冬天,在没有大风的情况下也应经常让孩子多做户外活动,多晒太阳。如下雪天、下雨天,反而更应该多去户外活动,这时候的空气比较洁净湿润。

3. 运动内容,以自然项目为主,人为项目为辅 如让孩子去户外看鸟、跑步、爬山。让孩子爬爬树、摸摸鱼、抓抓虾、玩玩泥、打个水仗、抓个蝌蚪。在自然状态下的玩耍,对孩子的心理成长更加有利。不必过度担心孩子玩一身泥,在水边玩危险,爬树容易摔伤等,从而限制孩子天然环境下的玩耍。多让孩子与大自然亲近。如攀爬运动,可以促进他们身体的协调性,使他们反应更敏捷。同时,距离高度的变化给视觉带来的感觉和体验,能够培养他们的空间概念,学会从新的角度去观察环境。

四、情志养生保健

人生来就有情志变化,在整个生长发育过程中,小儿形体不断成长,脏腑功能不断完善,情志也在不断变化。对于胎儿期及新生儿期,主要受孕母的情志影响,因此在胎儿期和新生儿期孕母或哺乳期的妈妈要保持心情愉悦,出生后多对新生儿进行抚触,多与孩子对视、言语交流。

婴幼儿期、学龄前期大脑发育迅速,大脑皮质兴奋和抑制过程不平衡,大脑容易兴奋,因此该时期情志变化呈现出容易激动,易受外界情境影响,不稳定等特点。情志反应不再是生理需要是否得到满足,各种需求增多,若所愿不遂,肝气郁结,或环境改变,或父母工作繁忙,分离时间较长,关爱不足,情志焦虑紧张,甚至烦躁、抑郁，长久以往则可导致小儿多动症、屏气发作、习惯性擦腿、拗哭、婴儿反胃、口吃等行为发育异常疾病。因此该时期父母应多陪伴，对无理要求，不能粗暴呵斥，要动之以情，明之以理，因势利导，循循善诱，养成开朗活泼的性格。

学龄期直至 14 岁，由于此期儿童面临的主要环境因素就是学习、考试。学习压力过大，父母期望值过高，或父母长期在外务工，孩子缺乏关爱等，容易造成儿童情绪紧张、抑郁。此时孩童已经有了一定的情绪控制能力，能够用语言、动作等方式控制情绪，在情志养生中，可以教孩子慢慢掌控自己的情感，如遇见情绪波动，可以反复多次深呼吸，使自己身心放松，或者找一个安静的环境使自己逐渐平静下来，为青春期更好地控制情感，调养情志打下良好基础。

此外，父母的情志变化对孩子的影响也很大。父母的不良情绪，会造成孩子的紧张和焦虑，从而影响孩子的免疫系统和生长激素分泌，出现抵抗力变弱，小病不断，甚至食欲不振，睡眠欠佳，身高不长等。父母情绪的稳定会给孩子营造一个良好的家庭氛围，有助于孩子身心健康发展。

五、眼 睛 保 健

眼睛，古称目、精明、命门，是"视万物、别白黑、审短长"获取外界信息的主要感觉器官。如果孩子视力低下，不仅会影响眼的发育，而且眼部疾病发生率也会增高，进而影响孩子的学习生活。儿童期近距离用眼较多，更易形成近视，因此保护视力是儿童期养生保健的重要内容。需注意以下几方面。

（一）护目宜早

护目应从出生后开始，根据视觉发育特点来维护眼睛的健康。从出生后到 6 个月是视觉发育的第一阶段，是最重要的一个时期，小儿从最初只能分辨黑白色，到逐渐能分辨红黄蓝等颜色，这个阶段家长可以给宝宝看一些黑白对比强烈或色彩鲜明的图片，促进宝宝脑部视觉区域的发育。6 个月至 3 岁是视觉发育第二阶段，1 岁时孩子已形成相对完善的视觉功能，对于婴儿来说，要经常调换体位，避免长期朝向一个方向躺着；不要在摇篮或童车上方近距离吊悬玩具让婴儿长时间注视，以免产生共同性内斜（俗称斗鸡眼）；可以通过声音或物体诱导其向左或向右交替，从而促使各条眼肌平衡发育。对于幼儿来说可以让其多玩一些几何图形的玩具，增强立体视觉等功能，但应选择线条清晰、色泽鲜艳、对比性强的活动性玩具；读物应选择纸张洁白、线条清晰、画面简洁、通俗易懂者。3 岁以后随着孩子用眼增多应注意防止孩子出现弱视和屈光不正。不要让孩子过多地看电视、手机，可带孩子多户外活动，让其辨识物体，促进智力和视力的发育。

（二）采光照明

合适的光线下人眼可以得到良好的视觉信息，光线过强或过暗都会给眼睛带来不良的影响。因此无论白天还是晚上室内光线最好在 400~500 勒克斯（Lux），晚上写作业时，最好开着台灯，让台灯的光线从左侧照射，这样能避免看书时各种暗影对眼睛的影响。一般采光照明要光线均匀、稳定、柔和、无刺眼的反光。

（三）用眼习惯

随着年龄的增长，孩子用眼时间变长，养成良好的用眼习惯对于保护视力有着重要的意义。儿童目力较弱，灯光之下，不宜过劳，易伤目力。孩子要避免长时间、近距离用眼，灯光亮度要适宜，不可过暗，所读之物，字体不可过小，否则都会对眼睛造成一定的损伤。阅读时眼与书面的距离不少于 30cm，身体与课桌保持一拳，大约 10cm 的距离，书本与课桌的角度要保持在 30°～45°，写字时不要歪头斜颈，不要弯腰驼背。如果近距离用眼，需每 40 分钟休息 5～10 分钟，多做远眺运动或者看远处绿色的植物。同时增加眼部保健运动。不熬夜，不玩电子产品。

（四）护目方法

1. 按摩 按摩的穴位可选择眼周穴位、四白穴、太阳穴、头部督脉穴、耳垂眼穴等。

2. 熨目 每天晨起或睡前，闭目，双手掌快速摩擦揉搓致发热发烫，随即迅速将手掌按抚于双眼上。每日如此循环多次，可通经活络、改善血液循环。婴幼儿可由父母操作。

3. 运目 适用于较大孩童，可以自然站于窗前 2～3m 处，双眼依次注视 4 个窗角，顺时针方向、逆时针方向反复交替，共 7～14 次。运目是非常有效的眼保健操方式，眼睛经常来回小幅转动，可使眼肌强健，能更好地消除眼疲劳。

4. 极目 双目先平视远处一个目标，尽量放松眼睛，坚持 1～2 分钟后，逐渐将视线移近，直到眼前 1 尺左右，注视约 1 分钟，然后将视线由近而远移到原来的目标上。极目是有效的眼部保健方式，交替凝视远近点的运动，可很好地强健眼肌，提升视力。

5. 浴目 以热水、热毛巾或蒸汽熏浴双眼，每天 1～2 次，每次 15～20 分钟。还可用中药浴，即将菊花、大青叶、桑叶、竹叶之类的中药煎水，趁热以蒸汽熏眼，久之可清热、消炎、明目。

（五）双目保湿

在我们的眼球表面，有一层薄薄的起润滑作用的泪液膜，随着眨眼保持着眼睛湿润。如果一直全神贯注阅读或操作电脑时，眨眼频率会明显减少，这时眼球表面会越来越干燥。应适度眨眼，使角膜保持湿润。

（六）睡眠充足规律

节律的作息有利于眼睛健康。睡眠不足会导致眼睛结膜充血、分泌物增多、畏光流泪、眼酸痛等表现。

（七）营养摄取均衡

偏食会导致锌、钙、铬等微量元素的缺乏，过多摄入糖和蛋白质这些都不利于视力健康。应多吃一些蔬菜、水果、动物肝脏、鱼等食品，做到营养摄取均衡。

六、牙 齿 保 健

《诸病源候论》说："食毕当漱口数过，不尔，使人病龋齿。"宋代张杲《医说》指出：

"早漱口，不若将卧而漱，去齿间所积，牙亦坚固。"这些记载提醒餐后和睡前须漱口，保持口腔牙齿清洁，才能使牙齿坚固。对于较小的婴幼儿可在乳食后喂一些温开水，起到冲洗口腔的作用。稍大的儿童，应教会他们正确的刷牙方法。刷牙不仅能使牙面清洁，还能起到按摩牙龈组织、减少齿龈疾病、增强抗病能力的作用。刷牙时要顺着牙面上下刷，咬合面来回刷，正反面都要刷到。每天早晚各刷 1 次，特别是在晚间临睡前，刷牙对预防龋齿尤为重要，避免睡前再吃东西或喝牛奶。正如《金丹全书》中所说"今人漱齿，每以早晨，是倒置也。凡一日饮食之毒，积于齿缝，当于夜间刷洗，则垢污尽去，齿自不坏。故云：晨漱不如夜漱，此善于养齿者。今观智者每于饮后必漱，则齿至老坚白不坏，斯存养之功可见矣"。

孩子在 6 岁左右开始换牙，当孩子换牙时，父母应细心观察其牙齿的生长和替换情况。如果新牙即将萌出，而乳齿仍未松动或已松动而未脱落，应及时到医院将乳齿拔掉，避免"双排牙"出现。对于错位的恒齿，可请牙科医生酌情矫正。

恒齿长齐后，应教会儿童学会叩齿。叩齿是中国自古以来传统的健齿方法。晋代葛洪《抱朴子》说："早晨叩齿三百下。"唐代《养生方》有"朝夕啄齿齿不龋""鸡鸣时常叩齿三十六下，长行之，齿不蠹，令人齿牢""叩齿九通，咽唾三过，常数行之，使齿不痛，发不白，头不痛"等记载，都提倡适度的叩齿，给牙周一种轻度刺激，促进血液及淋巴液循环，起到保护牙齿的作用。

◎ 小　结

儿童期主要指 14 岁以下孩童，此阶段孩童"全而未壮"，有着特有的生理特点，这一阶段经历了人生第一个快速生长发育期，无论是脏腑本身还是脏腑功能都在不断变化和完善，直至 14 岁时基本接近成人，但又不能完全等同于成人，主要是在情志方面还处于幼稚阶段，需要成人的参与和监管，最终达到"人人好身体，个个好未来"的养护目的。

身心健康的养护要从小开始，因此儿童期的养生保健就显得极为重要。顺从小儿身心发育特点，建立儿童期养生保健原则：合理喂养、起居有常、重感统协调、重养形益智、顺势养育。所有养护内容围绕以上原则，结合不同小儿自身的特点进行养护，无论哪种方式的养护，此时期的孩子不仅要建立规律的饮食习惯，而且需要食有品质，尽量清淡；睡眠充足，学习、运动、游戏相结合；顾护情绪变化；保护好视力与牙齿，为下一阶段的养护建立良好的基础。

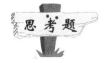

1. 护育儿童期孩童需要遵循哪些原则？
2. 14 岁以下儿童养生保健的特点有哪些？
3. 儿童期养生保健的主要内容有哪几个？

第二十二章　青春期养生保健

关于青春期的概念，从生理学角度来看，尽管存在较大的个体差异，但是一般认为女孩从 11～12 岁到 17～18 岁，男孩从 13～14 岁到 19～20 岁，被称为青春期。这一时期是从童年到成年的过渡阶段，是从幼稚逐渐走向成熟的过程，也是一生中生长发育最旺盛的阶段。其主要特点为身高和体重突增，出现第二性征，生殖系统逐渐发育，其他脏器亦逐渐成熟和健全。机体精气充实，气血调和。往往表现为精神饱满，精力充沛，思维活跃，记忆力强，但是由于心理尚未完全成熟，容易情绪激动，充满幻想，同时自我意识增强，逆反冲动，人生观、世界观和价值观尚未定型。

第一节　青春期养生保健特点

青春期是良好生活方式与健康行为习惯养成的最佳时期，同时也是心理走向成熟稳定的关键时期，这一时期将对其以后的健康及生活质量产生很大影响。因此，青春期的养生保健，需要切实围绕着青少年的生理和心理特点，遵循青少年身心发展的自然规律，注意机体的体格健康和心理上的人格完善，为此后的身心健康打下良好的基础。

一、生理心理特点

（一）生理特点

青少年时期是除了婴儿期之外，生长发育最为迅速的又一时期。这一时期机体的迅速变化主要受到神经和内分泌系统的影响，主要表现在身形的显著变化，器官功能的成熟，以及生殖器官的逐渐成熟。

1. 身形的显著变化　主要表现为身高和体重的迅速增长及出现第二性征。青春期之前，平均年身高增长为 3～5cm，到了青春期，年身高增长为 6～10cm。身高的增长以骨骼的生长为标志，主要是下肢增长，其次是脊柱的伸长。尽管身高与遗传因素有很大关系，但是合理的饮食、适度的锻炼与规律的作息都有助于青春期的孩子长得更快更高。青春期前每年体重增加量为 2～4kg，到青春期为之前的 2 倍甚至更多，可达 5～10kg，这时内脏、骨骼、肌肉和脂肪迅速增长，大大增强了运动功能。需要指出的是，正常体形的人，身高和体重应该是成比例的，体重过高或者过低都是不健康的。通常标准体重（kg）大约等于身高（cm）减去 105，或者为［身高（cm）-100］×0.9；身高在 160cm 以下的，标准体重约等于身高（cm）减 100。另外，以体质指数（BMI）来表示，即 BMI=体重（kg）÷身高（m）^{2}，控制 BMI 为 18.5～24kg/m^2，上下波动范围控制在 10%以内属于正常。

青春期最重要的变化就是第二性征的出现。男性会表现长胡须、喉结突出、骨骼粗大及声音低沉等；女性则表现为乳腺发达、骨盆宽大、皮下脂肪丰富、嗓音尖细等。

2. 器官功能的成熟 在青春期，随着一些器官、组织的迅速发育，在生理功能上也出现了显著的改变。主要有肺活量的显著增大，心脏发育，大脑发育及智力发展等。

所谓肺活量，是指尽力吸气后，最大限度地呼出的气体总量。在青春期，由于胸廓扩大，肺和呼吸肌的发育极快，肺泡容积增加，肺活量因此显著增大。通常情况下，男孩的肺活量大于女孩，且随着年龄的增长，差距越来越大。肺活量是肺活动能力的重要指标，肺活量越大，肺功能越强，可使人吸进更多的氧气，有助于机体的健康。

在青春期，心脏的发育很快，变化极大，主要表现在三个方面。一是心脏的重量大幅度增加。刚出生时，心脏只有 29g，青春期可达 350～380g（增加 12～13 倍）。二是心率（每分钟心脏跳动的次数）的变化。婴儿期心率为 100～120 次/分，到青春期，因为心脏体积增大，容量增加，心肌增厚，收缩力增强，使心率变慢。18 岁时，心率为 70～80 次/分。三是心脏每次收缩时压出的血量，也随着年龄的增长而提高。

大脑的发育，虽然在重量和容量上有小幅度的增加，然而主要体现在大脑内沟回的加深，使得大脑皮质面积大大增加。实践表明，人的智力由大脑内部细胞之间的联系来决定，青春期脑细胞之间的联系不断增加，形成网络结构，极有利于青少年的记忆能力、思维能力、理解能力、判断能力、反应能力等的发展。

3. 生殖器官的逐渐成熟 男性睾丸体积增大，产生精子和雄激素，开始出现遗精现象；女性卵巢重量增加，月经初潮。《素问·上古天真论》中讲：女子"二七而天癸至，任脉通，太冲脉盛，月事以时下，故有子"，男子"二八肾气盛，天癸至，精气溢泻，阴阳和，故能有子"。"天癸"类似于西医学所说的性激素，标志着性功能开始发育成熟。天癸的产生一方面促进第二性征的发育，通过冲任二脉，下至阴器，上荣口唇，女子泄血不荣口唇，因而有月经而无胡须；男子荣口唇而不泄血，故有胡须而无月经。且随着天癸而至的也有青少年的性心理、性欲望，会对异性充满幻想。虽然这时男女都有了生殖能力，但是身体尚未完全发育成熟，心、脑、肺、肾等重要脏器尚未完善，骨骼也未完全钙化。孔子曾说过"少之时，血气未定，戒之在色"。意即青少年时期，若性事过早，会损伤精气。马王堆汉墓出土的汉简《十问》记载："竣气不成，不能繁生。"即性器官未发育成熟时，不要过早进行性生活，对繁衍后代不利。因此，青少年一定要注意肾精的养护，不过早过性生活。

（二）心理特点

1. 智力发展显著 青春期大脑功能不断增强，社会实践活动也不断增多，这时的认知能力获得了长足发展。这个时期，他们的感知觉、记忆力、思维力不断增强，思维的独立性、批判性、创造性显著提高。逐步开始用批判的眼光来看待周围事物，喜欢有自我见解，喜欢质疑和争论。这时提高智力的发展就显得至关重要。首先要保证大脑获取充足养分，多食用含有卵磷脂的食物；其次要保证睡眠，加强体育锻炼，保证大脑血液供应，改善大脑整体性能，使大脑保持新鲜、活力状态，也可以适当制造"困难"模式，主动、积极、有创造性地去思考问题，从而提高智力。

2. 自我意识增强　自我意识是个体对自我及周围人关系的认识。在青春期，随着孩子对外界认识的不断提高，生活经验的不断积累，开始对自己内心世界和个性品质方面进行关注和评价，并且凭借这些来支配和调节自己的言行。青春期自我意识逐渐增强体现在"我的事情我做主"的独立感的日益增强。随着自我评价日臻成熟，自我意识逐步分化，对父母及其他成人的反抗性有所减弱，在心理上分成了"理想自我"和"现实自我"两个部分，能够以理性的、尊重的态度对待长辈和他人，但这一时期的自尊感更为突出和强烈，极其渴望得到别人的赞赏和肯定，对外界评价尤其关注和敏感。

3. 性意识觉醒和发展　随着第二性征的出现，性功能的逐渐成熟，反映在心理上是性意识的觉醒。所谓性意识，指青少年对性的理解、体验和态度。这时候孩子开始意识到两性的差别和两性的关系，同时也带来一些特殊的心理体验，如有的青少年对自己的性特征变化感到害羞和不安，对异性的变化表示好奇和关注等。早恋现象增多即基于此原因。此时应加强青少年性教育，树立健康性观念。

4. 情感发展与现实的矛盾　随着自我意识的不断增强，孩子对美好事物的认知与现实社会存在一定的偏差，其情感发展会出现与现实相矛盾的地方，主要表现在：第一，美好愿望与心理准备脱节的矛盾。每个青春期的孩子对未来都充满着憧憬和向往，实际上他们追求的是实现理想后的种种荣誉与享受，而对实现理想需要从现在做起，需要付出艰苦的劳动却想的不多。第二，浓厚的享受意识与劳动观念淡薄的矛盾。随着经济的发展，物质生活丰富多彩，加上家长溺爱，部分孩子过着饭来张口，衣来伸手的日子，消费过高，享受为主，劳动观念淡薄。第三，信息视野扩大与鉴别能力不足的矛盾。大量信息涌入孩子视线范围，孩子在获取有益知识的同时，对不良信息的辨识能力较差，出现迷茫和疑惑，从而影响心理健康。第四，独立意识与依赖心理的矛盾。随着年龄的增长，他们越来越感到自己是"大人"了，对婆婆妈妈式的说教及过分关心会产生反感，个别学生会发生顶撞老师现象，甚至对学校、社会产生反抗情绪，可以说他们的独立意识、主体意识是十分强烈的，但同时他们又缺乏必要的知识与独立生活能力，从而呈现出自我情感与现实之间的矛盾，会使青春期孩子的情感出现迷惘，从而出现行为偏差。

二、养生保健特点

青春期孩子生理素质已基本接近成人，但心理水平却处于从幼稚到成熟的过渡阶段，这一阶段是心理变化最为迅速而明显的时期，是一个反抗时期。从他们所要应付的各种问题来看，青春期也是一个负担很重的时期，这种身心发展的不平衡性，造成了此时期的养生保健重点应在精神情志调养方面。一方面要接受自身的身体变化，另一方面要多参与社会实践活动，逐步建立起较为成熟、更加符合社会规范的思想观念和行为模式，使身心平衡协调发展以达到养生保健的目的。

青春期的养生保健，重点要围绕以下几个方面展开。

（一）养成良好的饮食起居习惯

在青春期这一阶段，经历了人生的第二个快速生长发育时期，这一时期新陈代谢旺盛，对饮食要求也相对较高，但忙碌的日程，或不满身体形象，或为了彰显自我，或渴望同伴接纳等多种因素，造成目前青春期饮食习惯特点是顾不上吃饭，尤其早餐和午餐；在外吃饭多于在家吃饭；吃零食；消费快餐食品；节食等，这些都会影响青春期孩子的生长发育，在这个阶段建立良好的饮食习惯尤为重要，这就要求青春期孩子的饮食要遵守膳食平衡的原则，从而起到康养体质的目的。

《素问·生气通天论》说："起居如惊，神气乃浮。"清代名医张隐庵说："起居有常，养其神也，不妄作劳，养其精也。夫神气去，形独居，人乃死。能调养其神气，故能与形俱存，而尽终其天年。"这些观点均说明起居有常是调养神气的重要法则。神气在人体中具有重要作用，它是对人体生命活动的总概括。青春期孩子保持起居有常，合理作息，就能保养神气，使精力充沛，生命力旺盛，面色红润光泽，目光炯炯，神采奕奕。起居有常是青春期养生保健的重要原则。

（二）养成良好的运动锻炼习惯

青春期是一生中运动锻炼的最好时期，运动能强健机体，促进体格增长，为今后健康打下良好的基础。青春期人体各组织器官系统的形态生理功能正常与否，在很大程度上会影响到今后身体健康水平和劳动能力。在青春期，加强运动，对促进身体发育和增强体质的作用是很大的，但应遵循以下原则。

1. 全面性原则　运动时多选择全身性的运动项目，通过全身锻炼使身体形态、功能、素质和心理品质等都得到全面和谐的发展，如跑步、游泳、舞蹈等。

2. 经常性原则　众所周知，生命在于运动，锻炼在于坚持，只有坚持不懈的锻炼才能使脏腑功能更强健，机体也更强壮。如果长期不运动，或时动时止，各器官系统的功能就会慢慢减退，体质也会逐渐下降。故应坚持经常性的运动。

3. 渐进性原则　人体各器官的功能不是一下就可以提高的，它是一个渐进的过程，这就说明运动锻炼的内容、方法和负荷等要根据每个人的实际情况，遵循内容由易到繁，负荷由小到大，逐步提高的原则。

4. 个体化原则　青春期的个体情况不尽相同，因此其运动应根据自身状况，从实际出发，使运动的负荷量及项目选择适合自己的健康条件。即根据自己的身体状态选定运动的内容和方法，辨体运动是基本原则。

5. 自觉性原则　青春期孩子的运动应遵循兴趣、自觉原则。通过引导教育逐步建立孩子运动的自觉性，从兴趣导向开始，调动和发挥更大的主动性、积极性，使运动建立在自觉的基础上。

6. 安全性原则　青春期孩子容易冲动、莽撞，缺乏安全意识，因此在运动锻炼时应该注意对环境、场地、器材的安全检查，严防运动伤害。运动前应充分进行准备活动，给机体和心理一个缓冲，以预防肌肉痉挛和运动损伤。冬季锻炼时注意保暖，夏季运动时注意防暑，避免疲劳和饥饿时进行剧烈运动。合理控制运动时间。

（三）养成良好的心理道德素质

青春期孩子大多敏感、多疑，容易自我怀疑，他们充满热情和抱负，趋于理想主义，但现实又容易让他们心灰意冷，忧心忡忡。这种理想与现实的差异性使青春期孩子的情绪处于一种不稳定阶段，更容易受外界事物影响，内心情感起伏也较大，此时期的养生一定要以养心为要。养心则重在保持适度的喜怒哀乐等情绪变化，同时老师和家长要做好青春期孩子的心理教育和疏导，使青春期孩子对世界和自我有一个客观正确的认识，是保持青春期孩子身心健康的重要原则。

青春期是道德建设的重要时期，既要养"形"，也要养"性"。这里说的养"性"，就是养道德，养心理。通过提高道德修养，达到心理健康，而心理健康自然就能身体健康，从而达到真正的健康。青春期孩子从自身发展状况看，正处在世界观、人生观、价值观形成和发展的重要时期，这个时期一方面他们的可塑性大，另一方面他们年轻，缺乏社会经验，易受外界不良因素的影响，辨识能力差。重视社会道德教育，树立正确的道德观念对青春期养生保健有着重要的意义。

第二节　青春期养生保健内容

一、饮食养生保健

（一）建立良好的饮食习惯

青少年时期是人体生长发育的重要阶段。良好的饮食习惯对身体和智力发育成长起着至关重要的作用。不良的饮食习惯会影响营养的消化和吸收，从而影响身体的生长发育。建立良好的饮食习惯包括以下几个方面。

1. 谨和五味，全面膳食　五味即酸、苦、甘、辛、咸。谨和五味是说五味要适当调配，以取得丰富、全面的营养。全面膳食就是全面摄取人体所必需的各种营养成分。《素问·脏气法时论》中说："五谷为养，五果为助，五畜为益，五菜为充，气味合而服之，以补精益气。"提出了全面膳食、合理搭配的饮食养生原则。青少年在选择食物时，每餐应荤素搭配，有干有稀，不食用限制级零食，尤其不可过量饮用碳酸类饮品，不能把水果当正餐，不节食、不偏食。广食谱是青春期饮食的基本原则。

2. 清淡饮食，寒热适宜　清淡饮食是指饮食要少油、少糖、少盐，不辛辣。因为少烹制和少调料的食物可最大程度地保存食物的营养成分，能快速被消化系统吸收消化，减少体内热量和脂肪堆积，满足机体所需的能量。寒热适宜，一方面指食物的寒热属性应相互协调；另一方面指食物入口时的温度要适宜。正如《灵枢·师传》说："食饮者，热无灼灼，寒无沧沧。寒温中适，故气将持，乃不致邪僻也。"孙思邈也曾指出："热无灼唇，冷无冰齿。"如果过食温热食物，容易损伤脾胃阴液；过食寒凉食物，容易损伤脾胃阳气。脾胃乃后天之本，损伤日久则人体阴阳失调，变生各种病症。

3. 饮食有节　即饮食要有规律，适时适量。适时是说一日三餐要按时吃饭，三餐进食时间安排合理，早餐可以在早上的6～7点，午餐在中午12点，晚餐在下午的6～7点。每次进餐时间 20～30 分钟，餐后休息 0.5～1 小时再开始学习和活动，体力活动后至少休息 10～20 分钟再进餐。另外，青少年处于长身体的重要阶段，可以不拘泥于三餐，可以选择在上午 10 点左右进行加餐，以补充能量，促进生长，提高学习效率。适量是指每次进餐不要吃得太饱，如《吕氏春秋·尽数》记载："凡食之道，无饥无饱，是之谓五脏之葆。"意即饮食量要适宜，不可过饥过饱，适量则五脏就可以安和不生病。同时《饮膳正要》提出："日食以三餐为宜，早餐好，中餐饱，晚餐少。"说明含蛋白质、脂肪丰富的食物应安排在早餐、午餐；晚餐则以蔬菜和汤粥谷类食物为主。

4. 食不厌细　青春期孩子学业变重，各种校内外活动变多，时间相对紧张，孩子往往感觉到饥饿时才去进食，进食时又喜狼吞虎咽。但是进餐过快，一方面会造成神经系统来不及反馈信号，导致进食过多，长久以往造成血糖、血脂的升高。另一方面，食物没有经过充分的磨碎，会加重胃肠负担，不利于食物的消化吸收。按照营养学规矩，每口能咀嚼 30 次为最好。因此青春期孩子进食应细嚼慢咽，合理控制进餐时间。

5. 饮食卫生　不仅是指良好的用餐卫生，也包括食品安全。首先，餐具要干净。其次，食物和烹饪要卫生安全，拒绝购买包装不完整，标识不明的食品。

6. 专心用餐　青少年进食时应避免电子产品的使用。手机、网络、电视会延长用餐时间，分散用餐注意力，加重胃肠负担。因此青少年应控制电子产品在用餐时的使用，专心用餐。

7. 饮水充足　是青春期生长的重要保障。中医学认为水能补阴、养阴，是滋阴生津的天然食材，喝水也是一种养生法。水不仅参与机体构成，调节体温，滋润肌肤、关节，还参与新陈代谢，起到帮助消化食物、吸收营养、排除废物的作用。每天足够的饮水是最好的排毒养生法。

这里的饮水是指白开水，不是可乐、咖啡、奶茶这些含糖饮料。这些含糖饮料不仅不能代替白开水，还会减慢胃肠道吸收水分的速度，对身体功能产生不良影响。那么孩子们该如何喝水、什么时候喝水？从健康角度来说，可以晨起一杯水，因为早晨起床后会处于一种生理性缺水的状态，在尚未进食之前，空腹喝下一杯温开水，能稀释血液，促进大脑清醒，使思维清晰敏捷。除此之外，饭后半小时可以饮水，两餐之间可以饮水，吃咸、便秘时还可以适量增加饮水。不能口渴才喝水，或大口喝猛水、喝冰水，建议 30℃左右的温开水最好。

（二）考试期间饮食要求

青春期孩子面临各种各样的考试，除心理调适外，饮食调摄至关重要。家长在考前不要特别改变考生的饮食习惯，可以遵循以下原则。

（1）选择低热量和低脂肪食物。

（2）不要饮用咖啡和茶水。

（3）应试前 2 小时进食。

（4）不要空腹应试。

二、起居养生保健

青少年身体强壮，功能基本接近成人，一定要保证起居规律，从而使身体状态有一个好的根基。要做到居住环境适宜，劳逸适度、按时休息。

（一）居住环境适宜

青春期孩子以学习为主，居住环境宜安静，避免噪声干扰。无论居家还是学校需要远离交通运输区及繁华商贸区。选择坐北朝南的房屋，采光通风良好，容积率高的地方居住。卧室内宽敞适中，微小气候（指室内气候）适宜，夏季室内适宜温度 21～31℃，湿度 30%～65%；冬季室内温度 16～20℃，湿度 30%～45%。室内墙壁以白色为主。避免居住潮湿阴暗之地。除此之外还应有合适的睡具（床、枕），宽大松软舒适的被、褥、睡衣。

（二）生活规律

1. 作息有常　《黄帝内经》曰："起居无节，故半百而衰。"是说作息失常容易导致衰老加速，抵抗力下降，器官功能衰退，易生疾病。《抱朴子·内篇·极言》曰："定息失时，伤也。"意思是说生活作息不规律，夜卧晨起没有定时，其结果必然损伤机体。

在青春期睡眠养生保健中，需要做到以下几点：其一，保证睡眠时间。青少年睡眠时间应保证 8 小时左右，晚上 10 点前入睡最佳。其二，保证良好的睡眠环境。包括安静的睡眠环境、适宜的温度和良好的空气。在睡前，将卧室的温度和湿度调节好，防止条件因素给学生身体和心理带来不适。其三，保证良好的睡眠姿态，找到最适合睡眠的体位。通常来讲，右侧位是最佳睡眠体位。其四，保持宽松愉悦的心理氛围。睡前少批评，不阅看情景激烈的书籍视频。老师和家长应及时发现并解决学生存在的心理问题，避免学生因过重的心理负担影响睡眠。

2. 顺时作息　青少年也应顺应春生、夏长、秋收、冬藏的变化。春季宜"夜卧早起，广步于庭"。春天到来，万物复苏，一派欣欣向荣，人体也应顺应春天阳气升发，万物始生的特点，晚睡早起，散步于树林河边，以发散体内沉闷之气。到了夏季宜"夜卧早起，无厌于日"，秋季宜"早卧早起，与鸡俱兴"，冬季宜"早卧晚起，必待日光"，总之人体应顺应四时变化而保养正气，正气充足则不生病或少生病，从而保养生命。

顺时除顺应四时之外，还应顺应一天的时辰变化，如白昼阳气旺盛之时从事学习，而到夜晚阳气衰微之时就应安卧休息。做到体内阴阳盛衰与外界阴阳消长的协调一致，这样有利于脏腑功能的发挥与抵御外邪的入侵。所以，青春期少年不宜经常熬夜。

3. 充足睡眠　古谚语有"不觅仙方觅睡方""吃人参不如睡五更"的说法。充足的睡眠，良好的睡眠质量，有助于消除疲劳，养蓄精神；保护大脑，稳定情绪；促进发育，提高智力；增强免疫功能，达到预防疾病的目的。良好而充足的睡眠标准：一是入睡快，一般在 10～15 分钟入睡；二是睡眠中少觉醒；三是觉醒后有清新、爽快、舒适之感。

4. 劳逸适度　正常的劳动和体育锻炼，有助于全身气血流通，增强体质，健心益智；而必要的休息，有助于消除疲劳，恢复体力和脑力。劳逸适度的养生核心在于"度"，不过劳也不过于安逸；过劳则伤精、耗气、神散，过于安逸则气机壅滞、血脉不畅。做到劳逸结合，脑力劳动与体力劳动相结合，休息与娱乐保养相结合，如此才能精足气充，神旺形健。动则养形，静则养神，故劳逸适度也是动静相随、形神兼养的养生方法之一。

但对于青春期孩子来说，大部分过着三点一线的生活，课程繁多，任务重，压力大，脑力劳动过多。此时期养生保健应注意：一是应课间主动休息，劳逸结合。二是多运动，可以跑步。三是积极参加校内社团活动，提高社会交往能力。四是积极参与家庭劳动，如洗衣服、刷鞋、整理房间、买菜做饭。

5. 二便正常 二便是人体新陈代谢、排出代谢废物的主要形式。二便正常与否，直接影响到人体的健康。所以，良好的二便习惯，对健康养生有着重要的意义。汉代王充在《论衡》中指出："欲得长生，肠中常清；欲得不死，肠中无滓。"就是说肠中的残渣、浊物要及时清理，排出体外，才能保证机体健康功能。苏东坡在《养生杂记》中说："要长生，小便清；要长活，小便洁。"意思是说保持小便通利，是身体健康的重要标志。

无论大便还是小便都要做到有便不强忍；要注意前后二阴卫生，经常用温水清洗，勤换内裤；应穿着薄而柔软的棉布制品，不易过紧或过松。

6. 衣着顺时适体 青少年着装要适应外界气候的变化，注意天气增减衣物，衣着适宜舒适。在选择衣料上，由于青春期孩子运动量大，易汗出，冬季宜选择保暖性良好还要有一定透气功能的衣物，衣物以深色为主，可以吸收辐射热，夏季应选择透气性较好的衣物，还要选择吸湿、散湿性能好的材质，宜穿浅色服装，以反射辐射热。

在衣着大小方面，不宜过紧过瘦或过肥过大，一方面不利于青少年生长发育，另一方面过肥过大衣物存在一定的安全隐患。只有衣着款式合体才会既增添美感，又使人感觉舒适，从而起到养生保健的效果。

青春期孩子尤要注意适时增减衣物，如春季阴寒未尽，阳气渐生，所以早春不宜过早减少衣物。秋季气候转凉，注意适时添加衣物。无论任何时候都要注意大汗时不能当风脱衣，汗湿的衣物不要久穿。

三、运动养生保健

运动养生保健是运用各种体育活动方式进行锻炼身体，以达到增强体质、促进发育的目的。中医学认为运动具有扶助正气、平衡阴阳、疏通经络及调和气血的作用。如球类运动，能够促进孩子的全身发育；障碍游戏（在树林里奔跑、躲避树木、走独木桥、翻滚、躲闪等）能够锻炼他们眼、脑和身体的配合；有氧运动（包括跳绳、踢毽子等）、团体游戏等，都是培养和发现孩子创造力的最自然、最好的方法，也能让孩子在游戏中发现和展示自己的能力，能够有效地培养他们的秩序感和与他人相处的能力。再如游泳，对于孩子来说，不仅是多一份保障自身安全的技能，同时也能有效地刺激神经系统、呼吸系统等身体多个系统的发育，促进身体多个部位的肌肉锻炼。

无论何种运动项目，运动之前要先热身，注意安全，穿合身的衣服，身体上不要揣有利器，把握好运动强度，如果冬天的话，一定要注意保暖，运动后注意擦汗。对于生理期女生来说，适当参加一些体育活动，可以改善盆腔内的血液循环，调节大脑的兴奋与抑制过程，使人保持心情愉快、减少烦恼，但应注意避免参加过度激烈的比赛运动，可以坚持一些平时经常参加并习惯的运动项目，但需要注意缩短时间，放慢速度，减少运动量，以避免出血量过大。

四、情志养生保健

《史记·廉颇蔺相如列传》:"赵王窃闻秦王善为秦声,请奉盆缶秦王,以相娱乐。"宋代叶适《东塘处士墓志铭》:"既苦志不酬,右书左琴以善娱乐。"通过健康的、积极的、向上的娱乐活动,可以愉悦心情,缓解压力,使不良的情绪得到宣发而释怀。情志养生保健主要有以下形式。

(一)音乐

音乐养生是中医养生的内容之一,是运用音乐来调节精神生活,改善精神状态。音乐有着优美的旋律,歌词往往表达的都是一种美好的境界和向往,有的歌词诙谐幽默,朗朗上口,便于吟唱,是青春期孩子比较喜欢的一种娱乐方式。实践证明,音乐对人的感情、思想、心理和生理都有明显的影响,能使大脑得到良好的刺激,调节整个神经系统及内分泌、心血管、消化道等器官的功能。《乐记》中说:"音乐者,流通血脉,动荡精神,以和正心也。"说的就是音乐通过调节情志,使人欢悦,故而令周身脉道通畅,气血调达。《黄帝内经》探讨了音乐与人体生理、病理、养生益寿及防病治病的关系,认为角为木音通于肝,徵为火音通于心,宫为土音通于脾,商为金音通于肺,羽为水音通于肾,阐明了五音、五行和五脏的内在联系。宫音悠扬谐和,助脾健运,旺盛食欲;商者铿锵肃劲,善制躁怒,使人安宁;角音调畅平和,善消忧郁,助人入眠;徵音抑扬咏越,通调血脉,抖擞精神;羽音柔和透彻,发人遐思,启迪心灵。说明音乐确能起到和血脉,协调五脏功能的作用。

音乐不仅可以令人心情舒畅,气血和调,演奏不同的乐器或伴随优美的乐曲而翩翩起舞也可以动形健身。吹、拉、弹、拨各种不同的乐器,可以心、手并用,既抒发情感,也活动肢体,而且,手指的活动还可以健脑益智。在音乐旋律的境界中,舒展身体,轻歌曼舞,使人情动形动,畅情志而动筋骨,从而达到动形健身的目的。

(二)旅游

旅是旅行、外出,即为了实现某一目的而在空间上从甲地到乙地的行进过程;游是外出游览、观光、娱乐。两者合起来即旅游。旅游是一种有益身心健康的综合活动,有利于提升孩子的社会健康能力。

1. 旅途长短 青少年的旅行一般以郊游为主,以野外为主,选取较近的田园旷野,城郊的公园、树林、农家、风景游览区等。一方面是因为短距离的旅行可行性强;另一方面根据现代研究表明,最具养生价值的是短距离、短时间的郊外远足。

2. 游伴选择 多以家庭为单位,年满 18 岁可结友而行。因为适当的群体活动既能沟通情感,相互交流,又可以制造出更多的欢乐气氛,选择年龄相仿、志趣相同的游伴,更有利于身心愉悦感的形成。

3. 旅游季节 春季天地气清,万物以荣,春芽初萌,自然生发之气始生,逢春季应顺应自然之生机,踏青便是一项有益活动。夏季天气炎热,暑热之气难耐,此时若去海滨或森林,则可避暑养气。若旅游外出,也应择时而往,避免太阳直射。秋高气爽的季节,无论登山临水，还是游览古迹，是最使人惬意的黄金季节。冬季，雨雪偏多，一般不宜远游，但近处踏雪赏梅，观冰山玉树，看雪天飞絮，也颇有情趣。

4. 旅游地的选择 好奇是孩子的本能，青春期的孩子更是如此，对未知的事物充满好奇和期待。这时家长应根据孩子的特性合理安排旅游日程及目的地，使孩子在旅游过程中，开阔眼界，踏出自己的课堂，到自然环境中去学习，获得精神上的享受。同时在旅游过程中提高文化和鉴赏水平，鉴赏水平提高了，就能深谙风景名胜的内在美，从而使旅游获得最佳的养生效果。

5. 合理安排旅游日程 注意休息睡眠。适量的旅游活动，可以活动身体筋骨关节，使人气血流通，利关节而养筋骨，畅神志而益五脏。旅游日程不能过度紧凑，像赶场子一样，造成过于疲惫，反而影响健康，甚至导致组织器官的损伤。

6. 避免发生意外 旅游时家长要严密监管。旅游时注意交通安全、饮食饮水安全、景区的安全提示，防范野外环境的各种不安全因素。遵守当地习俗，遵守景区的参观游览规定，文明旅游，安全旅游。叮嘱孩子不要争强好胜、攀爬游泳、登高涉险，必须量力而行，不可争强好胜，勉力而为，从而避免意外的发生。

（三）阅读

欧阳修说过："立身以立学为先，立学以读书为本。"高尔基也说过："书籍是青年人不可分离的生活伴侣和导师。"古往今来，无数中外名人都在强调读书的重要意义。读书可以丰富知识，增长智慧，陶冶情操，实则在于养心，心静则神安，神安则脏腑功能正常，从而身体功能康健。但是怎样的阅读才能愉悦身心呢？首先，在阅读内容上，建议多读中外文学、经典名著类作品，也可以结合自己的兴趣爱好读一些音乐、摄影、美术等专业类书籍，包括鉴赏名画，反复吟咏一些诗词古文。无论何种类型的读物，都要选择有益身心的优秀文化成果，规避消耗性阅读，这类读物大多是让读者因故事情节或者寄托情绪而上瘾的书，此类书本除了消磨时间、获得生理或情绪快感外，可以吸收的东西寥寥无几。其次，阅读环境上尽量避免嘈杂之地，阅读环境应该是一个光线充足、有文化氛围的活动空间。阅读场所墙面颜色需和谐、淡雅，使整个空间充满休闲和趣味的感觉。最后阅读时需要学会品味，只有反复品味，才能发现书中的真趣，在多读中比较，在多思中创新。对于美妙的词句、语段，每每在记忆中回味这些美句、美景，能够调整情绪，保持着一种雍容恬雅，潇洒达观的境界以怡情养性，从而收到良好的养生效果。

（四）书画

青春期孩子往往容易情绪激动，易受外界环境因素影响。书画可以养神宁心，同时培养他们的耐心和细心。一是习书作画本身可以起到养生的作用，书画前洗笔调墨，需要四体放松，此时可疏通全身气血经络。书画之时，预想字形或构思画之内容，需要宁神静思，少躁动，故可宁神养心。二是对书画作品的欣赏也能起到养生作用。好的作品可以赏心悦目，令人乐在其中。学习书画，可以从自己的创造中得到满足感，心境也随之得到一种超然与净化，达到心绪舒畅。

除此之外，还有一些虚拟游戏、社交软件等娱乐方式也很受青春期孩子的吹捧，应尽量避免。过量电子产品的应用，冲击了孩子的视觉感，扼杀了孩子们的想象力、主动思考能力、逻辑思维能力，减少了与现实世界的互动。孩子会慢慢习惯这种被动互动，久而久之就会出现缺乏自主性、缺乏思维和逻辑推理能力，没法集中注意力，一旦现实生活中不被满足，就可能出现心情低落，甚至是情绪失控、焦虑等诸多问题。

五、性的养生保健

（一）青春期女生的保健

1. 乳房的保健　女孩子大约在 15 岁乳房发育基本定形，需要及时佩戴胸罩。一般情况下，可用软尺从乳房上缘经乳头量至乳房的下缘，上下距离大于 16cm 时即可佩戴胸罩。穿戴的胸罩应稳固舒适，除了可以防止乳房下垂之外，还可以防止胸部组织受到进一步的压迫，防止外伤。通常内衣的尺寸要稍微松一些，防止乳房挤压，引起不适。在月经周期前后，可能有乳房胀痛、乳头痒痛现象，这时千万不要随意挤弄乳房，抠剔乳头，以免造成破口而发生感染，可以用毛巾热敷或按摩的方法来缓解不适。因乳晕有许多腺体，会分泌油脂样物质，它可以保护皮肤，但也会沾染污垢、产生红肿等，所以平时可以用温水擦拭乳头、乳晕、乳房。

2. 外阴部卫生　女孩进入青春期后，随着月经的来潮和白带的分泌，很多女生缺乏基本的常识，容易引发青春期的阴道炎症，所以应养成良好的个人卫生习惯。一是内裤要晾晒，睡前用温水清洗外阴，不要使用护理液。二是预防着装不适所引起的阴道炎。青春期少女过分追求体形美，各种体形裤备受青睐，此类裤子裤裆瘦短，布质厚，弹性不佳，透气不良，这会使阴道倍受压迫，阴道分泌物排泄不畅，会阴部又处于温热、潮湿的状态，各种致病菌在此环境下更容易生长、繁殖，患上阴道炎。三是避免过早性生活。青春期少女过早的性行为，很容易患上性病或者引发阴道炎。四是防止性病间接感染。此时期孩子多住在学校，使用的多为公共卫浴，但女生最好淋浴而不要盆浴、池浴，防止阴道滴虫等的间接感染，同时亦应掌握相应的性病知识，防止性病的间接接触感染。

3. 经期的保健　青春期女生初潮后，由于卵巢并未完全发育成熟，可能出现第二次月经在数月或者半年后再来，而且月经量偏多，出现痛经的现象。月经期由于盆腔充血，胞宫经血下行，血室开放，抵抗力减弱，因此经期摄养尤为重要。需注意以下几点。

（1）劳逸适度：经期气血损耗，机体易感疲劳，故不宜做超越本身体力的劳动或剧烈运动，保证充足的睡眠。

（2）注意保暖：经期胞宫气血空虚，应注意保暖，避免受寒、冒雨涉水等，以防止月经失调、痛经、带下及妇科杂病。

（3）清淡饮食：经期不宜食辛辣香燥伤津食物，以免耗伤阴血或热迫血妄行，不宜食生冷之品以防导致寒凝血脉，经行不畅。

（4）调畅情绪：经期因经血下注，阴血不足，肝气易郁，情绪容易失控，或忧思烦怒，以致气血逆乱，导致月经失调等症，故应保持心情舒畅，维持气血正常运行，避免疾病发生。

（5）坚持热敷：能有效缓解痛经、疏通经络、血管。

（6）经期不能乱用药物：一般在月经期腹部轻微疼痛不适，经后可自然消失。如果遇到有腹痛难忍或流血过多，需要告诉家长或生活老师，到正规医院妇产科就诊。

4. 白带的保健　女孩子到了青春期阴道内会出现白带。白带可以抑菌杀菌，对生殖系统具有保护作用，正常情况下是无色、无味、透明的，像是鸡蛋清一样的物质。在排卵期或是月经来潮前后可能出现白带增多，如果颜色、味道和性状没有异常变化，注意用清水清洗，然后及时更换内衣就可以了。

在青春发育期，会对性有高度的敏感性，有时会产生莫名的冲动和兴奋，阴道分泌物增多，不需要懊悔和自责，这都是正常的。

（二）青春期男生的保健

1. 注意卫生　青春期男性生殖功能不完善，卫外能力差，易患生殖系统疾病。这一时期的养护主要有三个方面。

（1）养成良好的生活习惯：不抽烟，不喝酒，不熬夜，多运动，不穿紧身的牛仔裤，应注意睾丸的保护。睾丸是身体的重要器官，十分脆嫩，在嬉戏运动过程中，要随时注意保护自己的生殖器官，同时注意千万不要去踢打他人的下身。

（2）经常清洗外生殖器：男孩子在幼年时，阴茎的包皮会将阴茎头（又称龟头）盖住，随着青春发育的开始，阴茎上的包皮会逐渐向上退缩，慢慢露出龟头。在这一变化过程中，阴茎头部冠状沟相当容易囤积脏物，形成白色甚至紫黑色的"包皮垢"，所以应该经常清洗。在清洗时，将包皮往上推送，露出龟头，用清水慢慢地清洗，同时经常更换内裤。

（3）定期体检：尽早发现异常情况，青春期男生要注意定期体检，如包皮过长、包茎、隐睾等都是这一时期常见的生殖发育异常。

2. 遗精与早勃　男孩子在青春期会容易发生性冲动、性幻想、梦遗和早勃的现象，多因此期肾气始盛，天癸渐充，精气溢泻。这都是正常现象，做到不焦虑、不恐慌，平时可以通过转移注意力的方式来增强控制力。如果频繁发生遗精现象，1～2天一次或一天数次就需要找寻原因，是外界不良刺激过多，生殖器局部发育异常，还是内衣裤穿着过于紧身摩擦过多。

无论男女，由于体内生理变化和性激素的刺激，都会自然而然地产生性冲动和性需求，作为本能，他们会在性萌动的驱使下以手淫的行为满足其性欲望。手淫偶尔为之，并无大碍，不会影响青少年的心理生理健康。然而，若手淫过于频繁，或者深陷其中，则会严重影响青少年生长发育。我国古代医学著作《医心方》引《玉房秘诀》，认为手淫"皆贼年命，早老速死"，是一种恶习，不利健康。长期手淫，会使人产生精神负担，身体疲乏，下肢酸软，恐惧自卑，势必会影响日常生活和学习。

总之，青春期无论男性还是女性，都应认识和接受自己日趋成熟的身体，保护好自己的私密处，注意性卫生健康，避免过早性生活，定期体检及时发现发育中的不正常现象，从而保证青春期性器官发育正常。同时树立正确的性道德观，约束不良性行为。

六、道德品质修养

青春期孩子缺乏社会经验，缺少自控能力，心理耐受力差，仍无法完全依靠自己的力量来协调学习与生活中的一系列复杂矛盾，易产生强烈的情绪冲突，难以控制。要控制这种生理和心理的"不稳定性"，就要修身养性，以德养性，避免难以控制的强烈情感变化，修德达健。修德的主要内容包括个人品德（包括正直、善良、诚实、宽容、勤奋学习等）、家庭美德（包括珍爱家庭、孝敬父母、勤劳俭朴及文明礼貌等）、社会公德（个人仪表，维护尊严；遵守公德，严于律己；真诚友爱，礼貌待人等）、环境道德（指人们为维护人类生存和可持续发展所必须正确处理的人与环境关系的行为准则和规范，是全人类的社会公德）。

青春期孩子道德修养可从四个方面做起。一是以"学"养德。读书学习是最有效的方法，通过多读书，读好书，不断丰富自己的知识，提高自身文化修养。一个人的文化素养深厚了，形成了相对稳定的内在品质和自我约束能力，就会自觉追求真善美，摒弃假恶丑。二是以"静"养德。任何时候唯有保持宁静的心态，才能使学习成为自觉，在各种纷扰面前，心无旁骛，处变不惊，在各种诱惑面前，心有定力，不为所惑。三是以"齐"养德。即"见贤思齐焉，见不贤而内自省也"，在生活中，处处留心，不断学习别人的长处，时时思考自己的不足，才能健康快速成长。四是以"俭"养德。现代生活优渥，物质充足而丰富，无形中出现了骄奢现象，浪费严重。崇尚节约，传承中华美德，做社会主义核心价值的践行者。

青春期是一个从年龄上横跨少年和青年的群体，既有青年的朝气，又有少年的稚气，一方面思维逐步走向成熟，另一方面又充满了青春的躁动和思想的波动。于外界隐藏在美丽外表下的诱惑，社会中出现的各种阴暗现象，常常使他们困惑、迷惑，不免有时盲从、盲动，随波逐流，甚至于在不知不觉中受到伤害或为了利益伤害他人。一定要树立法治观念，依法学习生活娱乐，不触犯法律，不妨害他人自由，健康自由快乐地学习成长。

总之，若要法纪得以遵守，美德是不可缺少的，若要美德得以保存，法纪是必需的。遵纪守法是最基本的道德修养，有法纪有道德的人大多身心健康，有了良好的道德，做人才有理想，生活才有质量。保持良好的道德情操，遵纪守法，从而获得幸福的人生，是养生的首要环节。

◎ 小 结

　　青春期是人体脏腑功能趋于完善的关键时期，是人生第二个快速生长发育期，是最为盛壮的一个时期。这个时期体格发育已接近成人并趋于定型，但心智尚未成熟，是一个身心发育不平衡的时期。这个时期的养生保健应以促进身心平衡协调发展为目的，重在精神情志的调养。养生保健的原则除饮食、起居和运动等方面，还要维护生殖卫生、重心理养生保健、修德达健。具体养生保健要求：饮食方面强调膳食平衡，冷热适宜，饮水充足，专心用餐。起居方面除充足睡眠外，还需顺时养生，不熬夜，二便通畅；加强运动；注重性卫生保健，包括性心理健康和性生理健康；通过娱乐养生宣泄不良情绪，释放多余能量；此时期是三观形成的重要时期，需注重养德。青春期也是一生体质形成的关键时期，养护得当，为成年后的养生保健建立良好的健康基础。

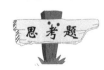

思考题

1. 青春期的生理心理特点有哪些？
2. 青春期养生保健的内容有哪些？

第二十三章　中年期养生保健

中年期既是青年期的延续，又是向老年的过渡时期。随着全球人口平均预期寿命的增加和老龄化的加剧，WHO 对年龄分期进行了重新划定，规定 45～59 岁为中年人。中年养生极其重要，调理得当能防止早衰，预防慢性病，延年益寿。

第一节　中年期养生保健特点

一、生理心理特点

（一）生理特点

1. 脏腑由盛转衰，形气渐虚　中年时期机体已发展到鼎盛阶段，脏腑气血充足，阴阳和合，同时也是人体衰老的开始，脏腑气血由充足转为不足，形气逐渐虚少，阴阳逐渐失衡。《素问·阴阳应象大论》："年四十，而阴气自半也，起居衰矣。年五十，体重，耳目不聪明矣。"人到了 40 岁之后，肾中精气衰退，动作的协调性、灵活度及思维逻辑性、观察敏锐度等均会呈现下降趋势。《灵枢·天年》指出："四十岁，五脏六腑十二经脉，皆大盛以平定，腠理始疏，荣华颓落，发颇斑白，平盛不摇，故好坐；五十岁，肝气始衰，肝叶始薄，胆汁始减，目始不明；六十岁，心气始衰，若忧悲，血气懈惰，故好卧。"徐春甫《古今医统大全》："人年五十始衰，脾胃虚薄，食饮不多，易饥易饱。"临床上，中年期多见脏腑逐渐衰退的表现，包含了阴阳失衡、营卫失和、肝胆衰弱、心肺虚衰、脾胃虚弱、肾精不足、肾气虚衰等。

2. 男女有别　《普济本事方·妇人诸疾》中指出："男子以精为主，女子以血为主。"叶天士也言："男以肾为先天，女以肝为先天。"男性生理特点主要是生精、排精，与肾关系密切；女性生理上有经、孕、产、乳的特点，极易耗血，与肝关系密切。所以，男女的脏腑衰老也各有其特征。

女性在中年时期会经历围绝经期和绝经后期两个生理阶段，绝经前后女性进入了明显的衰老阶段。《素问·上古天真论》对女性中年阶段的描述：女子"六七，三阳脉衰于上，面皆焦，发始白。七七，任脉虚，太冲脉衰少，天癸竭，地道不通，故形坏而无子也"。女性 42 岁时，三阳经脉气血衰弱，面部憔悴无华，头发开始变白；49 岁时，任脉气血虚弱，太冲脉的气血也逐渐衰弱，天癸枯竭，月经断绝，所以形体衰老，失去了生育能力。可见，女性经过经带胎产，衰老始于"阳明脉衰"，后而"三阳脉衰于上"，继而出现"任脉虚，太冲脉衰少"，进而肾气衰，"天癸竭"，所以，女性的生理特点主要为气血亏虚。对于绝经期前后的女性，由于肾气衰，任冲脉虚，精血亏虚，机体阴阳失衡，容易出现月经紊乱的特点，常出现肾阴不足，阳不潜藏或肾阳不足，温煦功能减退抑或肾阴阳两虚的表现。同时在这一过渡阶段也会出现诸多疾病，常伴有潮热盗汗、易怒烦躁、头晕耳鸣、心悸乏力、失眠健忘等病症。

男子"五八，肾气衰，发堕齿槁。六八，阳气衰竭于上，面焦，发鬓颁白，七八，肝气衰，筋不能动，天癸竭，精少，肾脏衰，形体皆极"。男性 40 岁时，肾气衰退，头发开始脱落，牙齿开始枯竭。48 岁时，上部阳气逐渐衰竭，面部憔悴无华，头发和两鬓花白。56 岁时，肝气衰弱，筋骨的活动不能灵活自如。男子的衰老始于"肾气衰"，继而"肝气衰"，逐渐发展至五脏俱虚。男子的生理特点以肝肾亏损为主。

（二）心理特点

中年人是社会的中坚力量，是家庭的中梁砥柱。中年人，多已成家立业，生活较为安定，且能脚踏实地。虽其体力与精力已不如壮年期之充沛，但身心相当健康而稳定。中年时期处于智力、心理状态最稳固时期，同时也处于身心逐渐衰退的时期。有研究表明，中年心理状态与年龄、受教育程度、婚姻状况、家庭关系、经济状况、职业、躯体健康状况等因素密切相关。心理健康状况的影响因素较多，不同因素相互作用、相互影响。孙思邈在《千金翼方·养老大例》中指出："人年五十以上，阳气日衰，损与日至，心力渐退，忘前失后，兴居怠惰，计授皆不称心。视听不稳，多退少进，日月不等，万事零落，心无聊赖，健忘嗔怒，情性变异，食饮无味，寝处不安。"随着年龄的增大，身体渐虚，人的心理、情绪也随之发生异常变化。中医学认为与肝失调达、肝郁化火、心脾气结、气滞久郁、痰瘀互结、阳气虚衰等原因有关。由于心理构成因素、社会复杂性及心理能力的发展始终是一个动态的过程，心理状况个体存在差异颇大，会出现积极的心理特点和消极的心理特点。

积极的心理特点包括：①深思熟虑，逻辑性强。中年人由于社会责任的不同，能够更有目的、有计划及持久地对客观事件进行观察和分析，尽可能排除主观臆断，权衡利弊，运用知识技能和经验解决问题。②情绪稳定，干练豁达。中年人较青年人阅历丰富，见多识广，更能延缓对较强刺激的反应能力，使自我情绪趋于稳定；同时由于成长及生活环境的磨炼，其知识储备、专业技能、人际关系等更为牢固，在人际关系及社会行为方面，趋于干练豁达，遇到困难与批评能及时调整自己的行为。③意志坚强，自控性好。人到中年，大多自我意识明确，对于家庭责任及社会责任，一般都能表现出坚韧的意志力，有克服困难，渡过难关的忍受力，在长期的社会实践中逐渐发展起来更多的自制力。

消极的心理特点包括：①敏感多疑，失落感强。可能与生理功能减退，感觉迟钝，听觉、知觉、记忆和语言能力等下降或因患慢性疾病出现躯体健康状况改变及社会角色转变等因素有关。②情绪多变，急躁易怒。不良的婚姻关系、与子女关系不和谐、家庭经济不佳、职业压力大等因素，更易导致中年人出现情绪变化、急躁易怒。③抑郁、焦虑等。抑郁是常见的情绪表现，症状是压抑、沮丧、悲观、厌世等。长期存在焦虑心理会使中年人变得心胸狭窄、吝啬、固执、急躁，久则会引起神经内分泌失调，诱导或加重疾病发生。中年人长期身体超负荷运转、心理持续紧张，使中年人极易形成焦虑、抑郁甚至敌意等不良的心理状态。

二、养生保健特点

（一）因人而养

因年龄、性别、先天禀赋、后天调养、地域环境、工作生活方式等不同，人群身体状况具有明显的个体差异性和时空下的多态性。依据不同人群机体状态进行养生调摄，可以提高养生有效性和确保安全性，如果辨体不当，必定影响养生方案的准确性，不仅不能达到延年益寿的目的，更有甚者会加重病情或变生他病。

1. 不同体质类型的辨体施养　辨体养生的关键在于辨析体质。不同的体质类型决定了不同的机体脏腑功能的偏颇、正气的盛衰、疾病的易感性、机体对于邪气的适应性和疾病愈后能力等。养生要注重体质的辨识，遵从不同体质对应的养生法则，选择合适的养生方案调理偏颇脏腑，协调身体阴阳平衡，达到延年益寿的目的。中年人脏腑功能逐渐衰弱，肥胖、高脂血症、高尿酸血症、高血压、糖尿病等疾病的出现，相对平和的体质或单一体质占比逐渐减少，常出现多脏腑亏虚、多基础疾病叠加的兼杂体质状态。所以，对于中年人的体质辨识，更是一个多维度、多因素、系统性的过程。对其每个维度影响的众多因素做到全面分析和有机结合，制订和实施具有全面性和针对性的养生方案。

2. 不同性别的施养　男女性别不同，其先天遗传、外形体态、心理状态、脏腑功能、体质特征、心理特征也不尽相同。中年男性常因生活压力大、思虑过度、精神紧张、劳作过度或房劳过度，易出现肾虚，表现为腰膝酸软、神疲乏力、夜尿频多、阳痿早泄等症状。女性阴柔之体，皮肤细嫩，腠理疏松，脏腑功能较男性娇弱，加之又有经带胎产的特点，中年女性又遇围绝经期和绝经后期，女子多易患阴证、寒证、虚证或虚实夹杂证。心理上，女子多气郁，多表现为心思细腻，多愁善感、情感依赖性强、心胸狭窄、易郁易怒等特征。中年女性的养生保健，除一般的养生保健外，尚需注重经期、孕期、产褥期、哺乳期及更年期的保健。

3. 疾病有异，调养各不同　中年人的脏腑功能随着年龄增长发生退行性改变，身体功能也逐渐下降。心血管方面，动脉硬化、冠心病、高血压的风险增高；呼吸系统方面，呼吸功能减退，易出现呼吸道感染；神经系统方面，易出现失眠、记忆力下降。另外，骨质疏松、颈椎病、腰椎病、肩周炎等疾病也成为中年人常见病、多发病。中医学认为，此与气血失和、阴阳失调、气滞血瘀、痰湿阻滞等原因相关。对于疾病的调养，除了常规的合理的营养、适当的休息、有选择的运动、保持乐观心态外，我们也需要关注各疾病的疾病预警信号、现代功能评估手段、西医防治手段等，将现代与传统科学结合进行疾病养生保健，提高生命质量。

（二）动静适宜

中年人身负家庭重任，任务繁多，要避免长期超负荷劳作，防止过度疲劳，避免积劳成疾。"天下之万理，出于一动一静"（《类经附翼·医易》），古代养生家主张动静结合、刚柔相济，动以养形，静以养气。动静结合，使人体的精神、形体、气息三者结合进行调整，能够改善中年人的心血管系统、呼吸系统、消化系统、神经系统、运动系统的功能，促进新陈代谢，防止早衰，有强身健体的功效。

1. 动以养形　运动养生可以疏通经络、调节气息、调和气血，从而增强人体体质，促进气血畅通，提高抗病能力。《黄帝内经》中记载的运动养生方法有散步、导引、按跷、吐纳等，后世亦有五禽戏、八段锦、太极拳、太极剑、肢体按摩等，也包括慢跑、快走、球类运动、游泳等。中年人可以根据自己的实际情况进行选择，循序渐进，中年人体力不及青年人，所以要注意"常欲小劳，但莫大疲及强所不能耳"。

2. 静以养气　中年人要注重劳逸结合，合理地安排睡眠时间并保证睡眠质量，减少脑力劳动和体力劳动给身体带来的疲乏感，也可以选择通过冥想、绘画、书法、音乐、下棋、调息打坐等方式来陶冶性情，调养精神，以利人体生理、心理功能整体优化。

（三）养神护精

1. 形神兼养，未病先防　现代社会生活压力大、工作竞争激烈。人际关系紧张，容易产生易怒、紧张、失眠、健忘、疲乏等亚健康精神状态，甚至出现焦虑、抑郁、躁狂等心理疾患，同时也伴随着高血压、糖尿病、癌症等慢性病的提早出现。所以在形神出现衰退前，未病先防，不仅要进行形体的保养，还要重视精神的调摄，使形体强健，神气清静，身体和精神协调发展。养生只有做到形神兼养，才可保持生命的健康长寿。

2. 节制房事，保肾固精　精禀于先天，又赖后天水谷充养而藏于五脏。五脏安和，精自得养。五脏之中，肾为先天，主藏精，故中年人要节制房事，保肾固精。中医养生强调节欲保精，使肾精充盛，有利机体健康。若纵情泄欲，则易精液亏竭，元气耗散，多脏器虚损而未老先衰。"四十已上，常固精养气不耗，可以不老"，可见，节制房事，保肾固精对于中年人尤为重要。中年人应根据各自的实际情况，严格而有规律地节制房事。

（四）合理膳食

现代社会中年人群的肥胖症、糖尿病、高血压、肿瘤等多种疾病高发，与人们的饮食结构息息相关。所以，中年人合理饮食对减少疾病及避免早衰具有重要的意义。

1. 平衡饮食，荤素搭配　中年人随着年龄增大，五脏功能日益衰退，脾胃功能日渐衰弱，食量较青年时期少，可以清淡饮食为主，同时也要保证营养充足均衡。

2. 饮食有节　一为进食的分量；二为饮食的时间规律。中年人脾胃虚弱，运化吸收力弱，合理安排进餐时间，能够保证脾胃运化的规律性，保证消化吸收功能正常；另外，不食不洁之物，中年人尤其要注意饮食卫生，否则不仅损伤脾胃，还容易变生他病。

3. 注重饮食的三因制宜　饮食调养也讲究三因制宜，即因时、因地、因人制宜。中年人饮食，既要注重四季饮食规律，也要注重一天中"早吃好，午吃饱，晚吃少"的饮食讲究。"一方水土养一方人"，不同地域各异的地域环境、气候特点、饮食文化等导致不同地域的人出现体质及所患疾病的差异。所以，饮食调养要分清饮食习惯的利弊，制订有针对性的饮食调养方案，趋利避害。对于中年人的不同体质状态、不同性别、有无基础疾病等客观因素给予不同的饮食方案。比如对于气郁的中年女性，我们在补养气血的同时注意理气解郁，宜适量加入轻宣辛散之品，忌壅滞碍气；妇女更年期肾气衰者，食疗应以补肾为主同时兼顾健脾、养心等。

第二节　中年期养生保健内容

一、情志养生保健

　　人到中年，作为承上启下、继往开来的中坚力量，出现心身问题在所难免，所以，情志养生的关键在于能调动主观能动性处理好身心与外环境的关系问题。一则中年人应该修身养性，规范自己的言行，光明磊落、积德行善，良好的品行有益保持心理平衡；二则平和心态，勿斤斤计较、追名逐利，减少求而不得之欲望，学会自我心理调节，转移情绪反应，保持良好的心境。三则避免外界环境的不良刺激，优美的环境、良好的人际关系、和谐的社会环境、和睦的家庭氛围有利于情绪调节。对于存在躯体亚健康或者疾病状态的中年人，积极治疗，辅以药物及中医外治疗法，防止躯体与心理问题的相互影响。也提倡中年人培养兴趣爱好和积极参与娱乐活动以调整心态，可以唱歌、弹琴、书法、绘画、品茶、下棋等修身养性，或学习导引气功、冥想等，以消除疲劳和缓解紧张状态。

二、饮食养生保健

　　饮食养生可遵照《遵生八笺》中相关思想以顺应自然而养。"当春之时，食味宜减酸益甘，以养脾气"，春季饮食要多吃甘味的食物养护脾气，如红枣、山药、红薯、土豆等，而少吃酸味的食物以免影响肝气升发，也可以吃能助疏肝气的食物，如黄花菜、木耳、佛手、萝卜、莲藕等；更年期妇女，饮食上要注意补养肝血。体质较虚弱的中年人，早春时节适量补充高热量为主，包括谷类、黄豆、芝麻、花生、核桃、蛋、牛肉、虾等食物，以固护肾阳。饮食上也忌黏硬、生冷、油腻、辛辣之品。"当夏饮食之味，宜减苦增辛以养肺"，夏季饮食要少吃苦味多吃辛辣食物来养护肺气，以免心火过旺而灼伤肺气。中年人户外劳作，天气炎热，人体消耗大，可以少量食用具有清热解暑作用的食物，如苦瓜、苋菜、鲜藕、绿豆芽、丝瓜、黄瓜、冬瓜等。夏季手脚心发热、入睡困难、心情烦躁的中年人，可以加用养心清心的食物，如麦冬、小麦、莲子。长夏暑湿之气盛，对于湿气重的中年人，不宜食用过甜和黏腻的食物，应多吃红豆、薏米、小米、冬瓜、丝瓜等健脾祛湿的食物。夏天饮食要清淡，不宜贪凉过食寒凉之品，不吃不新鲜的食物，以免损伤脾胃，特别对于脾胃亏虚的中年人尤须注意。"当秋之时，饮食之味宜减辛增酸以养肝气"，秋季燥邪易损伤肺部津液，秋季宜润肺防燥，酸味的食物一则养阴生津，二则有助气机收敛，减辛一则防肺燥，二则防气机升散。中年人多存在血虚精亏，可食莲子、山药、莲藕、百合和梨等生津润燥，同时要多吃补益脾胃的食物，如南瓜、红枣、山药、扁豆等，而不宜食辛发物、炙烤和辛辣之物。冬季"饮食之味，宜减咸增苦，以养心气"，中年人冬季饮食不宜过咸，适量吃些白萝卜、白菜、黄豆芽等清苦的蔬菜有利于身体气机疏通，调养上既要固护阳气，也要养护阴气，阳气不足怕冷的中年人，可以选用温补之品，饮食上可选择羊肉、鸡肉、牛肉、鱼类、虾等肉类，炖煮或炒熟趁热食用。肝肾精血不足的中年人，可以适当选择核桃、芝麻、燕麦、豆制品、枸杞、大枣、桂圆、芝麻等益精养血。少吃冷饮、海鲜等寒性食物。同时要注重补养脾肾，多食黑色食品，黑色入肾可补肾，如黑米粥、黑豆膏、黑芝麻糊、黑枣黑木耳羹、乌骨鸡汤等。在一年四季的饮食养生中，尤其要重视四季转接"土"季时对脾胃的调养，发挥"启而承之，再承而启之"的功用，从而更好地调摄人体肝肺、心肾、肺肾等枢机，保持脏腑气血阴阳的平衡稳定。

对于有疾病状态的中年患者，饮食更需谨慎。睡眠障碍的中年人，睡觉前 4～6 小时不宜太饱，晚餐吃易于消化的食物，避免"胃不和则卧不安"，可以吃些有助睡眠的食物，不吃含咖啡因的食物；高血压、冠心病、动脉硬化的中年人，强调要低盐低糖低脂饮食，不宜过量饮酒；糖尿病患者饮食上推荐主食定量，粗细搭配，全谷物、杂豆类占 1/3，多吃蔬菜，水果适量，种类、颜色要多样，常吃鱼禽，蛋类和畜肉适量，限制加工肉类，奶类豆类可常吃，零食加餐合理选择，清淡饮食，足量饮水，限制饮酒，定时定量，细嚼慢咽，注意进餐顺序；乙肝患者提倡以植物谷类为主的传统食物模式，忌油炸黏腻、肥甘厚腻、寒凉生冷、发疮动风的食物。

三、起居养生保健

中年时期的体力不如青年时期，良好的睡眠对于恢复体力尤为重要。一要起卧有常。四季的起卧可顺应自然之气的变化而变化。春季"夜卧早起，广步于庭"，以顺应春之生发。夏季"夜卧早起，无厌于日"，以顺应夏之华秀。秋季"早卧早起，与鸡俱兴"，以应秋之收敛。冬季"早卧晚起，必待日光"，以应冬之收藏。中年人睡眠更应该重视"子午觉"，不要熬夜，"夜卧"不应超过晚上 11 点，提倡午休 0.5～1 小时，养成规律的作息，保证充足的睡眠。二要安卧有方。晚餐不宜过饱，不宜吃可以兴奋精神的食物，睡前不要用脑过度或情绪激动，保持睡眠环境的安静，减少噪声，保持适宜的温度和湿度，可以睡前用热水浴足、放松身体、听助眠的音乐以安神，提高睡眠质量，更好地消除疲劳，恢复精力。三要劳逸适度。中年人要避免长期超负荷运转，防止积劳成疾，劳作要循序渐进，量力而行，工作与休息、娱乐相结合，松弛有度，但也不可过于安逸，要固护肾精，不可房事过度伤精耗气。四为穿衣宜忌。古代养生学家提出："春穿纱，夏着绸，秋天穿呢绒，冬装是棉毛。"穿衣总体是以舒适为主，应气候变化加减。中年人抵抗寒邪的能力较年轻人弱，春秋季注意保暖，减少感冒的可能，同时也适度采用"春不忙减衣，秋不忙增衣"的春捂秋冻养生方法。

四、运动养生保健

《素问·生气通天论》曰："故阳气者，一日而主外。平旦人气生，日中而阳气隆，日西而阳气已虚，气门乃闭。是故暮而收拒，无扰筋骨，无见雾露，反此三时，形乃困薄。"晚上主张不运动或少运动，不扰动筋骨，不汗出伤阳，早起锻炼要"必待日光"，特别是对于气血不足或阳气不足的中年人。运动要循序渐进，持之以恒，微微汗出为度。中年人锻炼宜练形、练神兼顾，协调气血，延缓衰老。对于运动体能良好的中年人，可以选择快走，或者快走慢跑相结合，适当加些举哑铃、俯卧撑、仰卧起坐、下蹲等力量锻炼，防止肌肉力量过早减退，也可以选择户外打篮球、骑车等运动，但避免剧烈运动，每周不超过 2 次为宜。对于体力较弱、基础疾病多、疾病恢复期的中年人，可以选择太极拳、八段锦、五禽戏、易筋经等传统导引功法，达到通调脏腑、疏通经络、调和气血、延年益寿的目的。中年人常伴有肾虚的表现，在导引功法中可选择针对肾的调理方案，如八段锦的"双手攀足固肾腰"，通过缓慢地前屈后伸，可以刺激脊柱、督脉及命门、阳关、委中等穴，有疏通带脉及任督二脉的作用，能强腰、壮肾、醒脑、明目；五禽戏中的"鹿戏"，通调气血，流贯百脉，有益于保养脊柱、缩减腰围；六字诀中"吹字诀"可调治腰膝酸软、盗汗遗精、阳痿早泄、子宫虚寒等肾经疾患。多脏腑亏虚的中年人则可制订导引处方进行调理，如痰湿型肥胖的中年人，以健脾益气为法，遴选熊戏及"呼"字诀练习，以健胃运脾，适当配以"呬"字诀及鸟戏以助益肺气推动周身津液运行，避免津液异常积聚成为痰湿，再配以"嘘"字诀及虎戏疏肝理气，以助脾气健运。脾气健运，气机调畅，水谷精微得以运化输布，则痰湿无以内生。

五、药膳养生保健

药膳是在中医理论指导下，根据人体体质和药食同源之理，以合适的药物和食物为原料，加入适量的调味品、香料、茶，经过烹调加工制成的食品，其具有预防疾病、增强体质、治疗疾病、康复保健、延年益寿、美容抗衰的作用。中年人脏腑功能渐衰，在服用药膳享有美味的同时，又兼顾了气血阴阳，达到调和气血、补养脏腑的目的。补气药常用人参、党参、黄芪、山药、灵芝等，养血药常用当归、熟地黄、阿胶、龙眼肉、大枣、桑椹、枸杞子等，养阴药常用黄精、石斛、制何首乌、麦冬、生地黄、女贞子等，温阳药常用杜仲、菟丝子、韭菜子、蛤蚧等，野菊花、金银花、蒲公英也常用于清热解毒。对于身体状况比较稳定，脏腑亏虚不严重的中年人，可以根据四季气候变化施膳养生，春天可以服用大枣粥以养脾胃，防肝木之气太过而伤脾胃；夏天喝三豆饮（黑大豆或薏苡仁、赤小豆、绿豆等量煮水饮，煮 1 小时以上），可清解暑热；秋燥伤肺，可以选择雪梨银耳百合羹（银耳 50g、雪梨 1 个、鲜百合 20g，冰糖少许，做成羹食用）润肺清燥、养阴生津以防病；冬季可以用姜枣红糖饮（生姜 10g、红枣 5 枚、红糖 15g 煮水服用），能养血御寒。中年人常有肾虚表现，或表现为腰膝酸软无力，畏寒肢冷，小便频数、清长，夜尿多，男子早泄等肾阳虚证或表现为腰膝酸痛、头晕耳鸣、失眠多梦、潮热盗汗、五心烦热等肾阴虚证或阴阳两虚的表现。肾气（阳）虚药膳推荐：当归羊肉生姜汤（《金匮要略》）、艾叶生姜煮蛋（《饮食疗法》）、枸杞羊肾粥（《饮膳正要》）、补骨脂胡桃煎（《证类本草》）、人参炖鸡汤（《随息居饮食谱》）、苁蓉羊肾汤粥（《滇南本草》）等；肾阴虚证药膳推荐：地骨皮饮（《备急千金要方》）、菟丝子粥（《粥谱》）、杞精炖鹌鹑（《民间老年药膳全方》）、黄精熟地脊骨汤（《药膳食疗学》）、黄精枸杞牛尾汤（《保健药膳》）等；肾阴阳两虚证药膳推荐：枸杞羊肾粥（《饮膳正要》）、乌豆酒汤（《养生秘旨》）、虫草枸杞淮山羊肉汤、核桃鸭子等。需要注意的是，药膳养生也需要讲究辨证论治，同时要注意药物与食物之间配伍运用及饮食禁忌等，建议在医生的指导下服用。

六、房事养生保健

中年人较青年人体力有所下降，加上工作、生活压力大，精神消耗多，故应该节制房事。关于中年人的房事频率，《素女经》《备急千金要方》提出 40 岁 16 日 1 泄，50 岁 21 日 1 泄，体弱者行房间隔时间延长 1 倍，60 岁闭精不泄。体质虚弱的中年人，根据自身的实际情况减少房事次数或避忌房事，以免消耗肾精或变生他病。由于中年人脏腑功能下降，生理反应及功能减退，所以要调整好心态，保持愉悦的状态并注意行房技巧，行房后适时静养以恢复体力。另外要注意讲究房事卫生，情志过激时、醉酒体虚、大风雷雨天气、环境欠佳、女性月经期、产后百日内均不可行房，女性怀孕期也要谨慎行房，妊娠期前 3 个月和后 3 个月不可行房。

小 结

中年养生的学习内容主要包括：①中年人的生理特点是脏腑由盛转衰，形气渐虚；"男子以精为主，女子以血为主"，所以中年女性以气血亏虚为主，男性以肝肾亏虚为主。②中年人的心理特点，既有中年时期智力、心理状态最稳固时所表现的积极作用，也会存在身心逐渐衰退表现出的消极心理特点。③中年养生的保健原则包含因人而养、动静适宜、养神护精、合理膳食。④从情志养生、饮食养生、起居养生、运动养生、药膳养生、房事养生方面介绍了中年养生的保健内容。

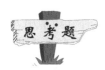

1. 试述中年人养生如何做到"顺应自然"？
2. 中年养生原则有哪些？
3. 中年人饮食和运动养生方法要领是什么？

第二十四章　老年期养生保健

第一节　老年期养生保健特点

一、生理心理特点

（一）生理特点

人体于 60 岁以后进入老年期。老年人的生理特点主要在于生理功能的衰退，主要反映在脏腑、血气精神、形体外貌等几方面的变化。其中，以五脏为核心的脏腑生理功能的衰退，是机体衰老变化的内在原因，老年生理变化的全身表现，都与此有关。老年人的生理特点，主要表现在以下几个方面。

1. 脏腑渐衰　《灵枢·天年》指出："五十岁，肝气始衰，肝叶始薄，胆汁始减，目始不明。六十岁，心气始衰，苦忧悲，血气懈惰，故好卧。七十岁，脾气虚，皮肤枯。八十岁，肺气衰，魄离，故言善误。九十岁，肾气焦，四脏经脉空虚。百岁，五脏皆虚，神气皆去，形骸独居而终矣。"从五脏功能变化等方面阐述了老年生理特点。从五脏的生理功能来看，老年人心气虚则生血不足而推血无力，血流缓而易滞，脉道失于通利，机体由于得不到充足的营养而出现衰老征象。肝气衰，故常寡言少欢，多疑善虑，急躁易怒，失眠多梦，嗳气腹胀，食纳减少。脾气衰，运化失职，升清无力，故常有头昏目眩、纳呆乏味、脘腹胀满、疲惫懒动、肌肉瘦削、唇淡不华等表现。肺气渐弱，则呼吸不利，胸闷气短，不耐劳作，皮肤枯燥，易感外邪。肾气虚衰，表现为精神疲惫，腰膝酸软，健忘，步态不稳，齿松毛白，耳聋失聪，夜尿频繁，大便秘结或滑泄等。

因此，以五脏为核心的脏腑功能亏虚是人体衰老的根源，使老年人阴阳气血衰少，抗邪能力低下，易于发病而难于康复，故有老年人是"虚若风烛，百疾易攻"之说。

2. 阴阳渐虚　《素问·生气通天论》云："阴平阳秘，精神乃治，阴阳离决，精气乃绝。"人体的生理功能活动，以阴阳协调、平衡为健康的保证。当人进入老年以后，由于新陈代谢功能衰退，脏腑、气血的阴阳平衡往往出现失调，因而，在生理上会出现种种衰老的征象。《素问·阴阳应象大论》中指出："年四十，而阴气自半也，起居衰矣。年五十，体重，耳目不聪明矣。年六十，阴痿，气大衰，九窍不利，下虚上实，涕泣俱出矣。"从阴气亏虚描述了老年生理变化的表现。孙思邈在《养老大例》中指出："人年五十以上，阳气日衰，损与日至。"而朱丹溪在《养老论》中亦指出"人身之阴，难成易亏，六七十后，阴不足以配阳，孤阳几欲飞越""夫老人内虚脾弱，阴亏性急。内虚胃热则易饥而思食，脾弱难化则食已而再饱。阴虚难降则气郁而成痰"。这些分别从老年人阳气衰、阴不足两个方面论述了老年人阴阳失调的种种生理变化特点。

人之气血阴阳在营养脏腑，维系其功能活动的过程中不断被消耗，又不断地从饮食物里得到生化和补充，但进入老年以后，这种正常的生化供求关系便难以继续维持。因此，与小儿为"稚阴稚阳之体"相比，老年人就称得上是"残阴残阳之身"了。残阴、残阳，就是老年人的基本生理特点。这一基本生理特点直接影响着一切老年病的发生、发展和转归，有时甚至起着决定性作用。

3. 卫外不固 老年人脏腑薄脆，精气亏乏，阴不能营守于内，阳不能卫护于外，适应能力和防御能力都比较低下，即所谓"腠理不密，卫外不固"，容易感受外邪而发病，正如《养老奉亲书》说老年人"神气浮弱，返同小儿""老人气弱，骨疏，怯风冷，易伤肌体"。主要表现在：①易感阴邪：老年人正气虚衰，以阳气不足更为突出。阳虚不能温运气血，寒自内生，"阴得阴助"故外感常以寒、湿阴邪居多。因此，老年人易患风寒感冒、寒凝腹痛、寒湿吐下，以及寒痹、湿痹等阴邪引起的病证。②微邪易袭：《冯氏锦囊秘录》说"虚为百病之由……正气弱者，虽即微邪，亦得易袭，袭则必重，故最多病，病亦难痊"。故临床上每遇节气迭变之时，老年人患时令感冒、夏月中暑、秋冬喘咳等病的发生率都明显高于青年人，而且患病之后常常由急转慢，延久难愈。③感邪深重：《医原纪略·风无定体论》说"邪乘虚入，一分虚则感一分邪以凑之，十分虚则感十分邪"。指出在一般情况下，正气虚弱的程度决定着感邪的浅深轻重。因此，老年人感受外邪，往往由于正气虚损而导致感邪深重。

4. 易生积滞 老年人易生积滞的根本原因是脾胃虚衰，老年人脾胃之气衰减，运化功能衰退，食欲渐退，日久，生化乏源，精血、脏腑的充养都会受到影响。肾元亏损，中气大虚，则饮食更难消化。此外，老年人还有牙齿松动而咀嚼困难，儿孙敬孝而食纵口福，调养身体而进补无度，以及起居怠惰、饮食不洁、偏食五味、嗜好烟酒等生活特点，也都是导致饮食积滞的常见原因。

5. 多痰多瘀 和饮食积滞一样，痰饮和瘀血也是常见的伴随人体衰老的致病因素，是老年病虚实夹杂的病机变化中的重要方面。老年人脏腑功能减退，气机失调，使得水液代谢障碍而成痰饮，血液循行迟滞而成瘀血。加之老年人往往久患宿疾，痰饮、瘀血相互影响而致痰瘀互结，因复病或外感六淫而发病，可表现为眩晕、心悸、不寐、呕恶、痴呆、昏仆、瘿瘤等。临床上以眩晕、痰塞气急、肢体麻木或哮喘、肥胖、舌苔腻垢为特点者，多为痰邪所致。以固定部位的疼痛，如胸胁痛、脘腹痛、头痛、肩周关节痛等，以及出血紫暗，唇舌紫暗或有瘀点、瘀斑为特点者，多为瘀血使然。

（二）心理特点

精为生命活动的物质基础，藏于肾而充于脑，精充则可养神，神健则精力旺盛，思维敏捷。人至老年，阴精亏耗，精不足则神失所养，故精力日衰，反应迟钝，思维混乱而不敏。《千金翼方·养老大例》指出"人年五十以上……心力渐退，忘前失后，兴居怠惰，计授皆不称心，视听不稳，多退少进，日月不等，万事零落，心无聊赖，健忘嗔怒，情性变异"，论述了老年人精神衰老、情志失调的生理改变。

老年人精神心理的常见表现为或健忘、语言善误、寤寐失调、视听不稳，或情志抑郁、忧思太过、多疑善虑、神情不安等。《养老奉亲书》指出："老人之性，孤僻易于伤感，才觉孤寂，便生郁闷。"人至老年，体力衰退，脑髓空虚，对情绪调节能力显著降低，或苦有躯体疾病，或伤残，或丧偶而对生活失去信心，或因离退休及社会角色改变等产生失落感，所愿不遂，这些都可使老年人情绪易于低落，出现喜怒不定，孤独伤感，郁闷无聊之情感。正如《格致余论·养老论》所言："夫老人内虚脾弱，阴亏性急……至于视听言动，皆成废懒，百不如意，怒火易炽。"

情志不调易使老年人气机紊乱，正气虚衰，抵抗能力下降。在外邪侵袭的情况下，内外夹攻，造成各种疾病的发生，使许多老年病一开始时就呈现较重的趋势。情志异常波动，使原有的病情加重或者恶化，从而影响正常的疗效，目前的临床也证实了情志因素诱发疾病已经成了老年人入院的主要原因，甚至因五志过极，病情突发，神志昏迷，发为厥逆，或致真心痛、胸痹等危急重症。现代的心身疾病学把许多老年易患疾病都列入老年心身疾病的范畴，这也是导致老年人疾病缠绵不愈的主要原因之一。总之，七情内伤为老年病的常见病因，而调节情志则是老年养生、保持健康的重要方法。

二、养生保健特点

由于老年人特殊的生理和心理特点及各种因素的影响，其适应环境及自我调控能力低下，若遇不良环境和刺激因素，易于诱发疾病。因此，老年人的养生保健关键在于防治疾病，延缓衰老，延年益寿。

（一）顺应自然，四时摄养

徐文弼在《寿世传真》中，结合老年人的生理病理特点提出了诸多针对老年人的养生思想、养生方法，他指出："卧起有四时之早晚……居处无犯八邪，则身自安矣。"老年人应顺应寒热温凉，卧起规律，避四时之邪气，调养筋骨以护其身。宋代陈直也认为，老年人在形体上"五脏气衰，精神耗竭，若稍失节宣，即动成危瘵"；在情志上由于"形气虽衰，心亦自壮，但不能随时人事，遂其所欲""性气不定""止如小儿"。因此老年人更应顺从四时阴阳的变化来加以调摄，主要以预防疾病为主，注重调理。如春时乍寒乍热，风冷易伤肌体，故不可顿减棉衣。过暖之时，一重渐减一重，即不致暴伤也。《寿亲养老新书》依据《黄帝内经》中"阴阳四时者，万物之终始也，死生之本也"，提出顺应春生夏长秋收冬藏四时运行规律来调养老年人身体的理论与方法，认为"人能执天道生杀之理，法四时运用而行，自然疾病不生，长年可保"。

（二）动静结合，形神兼养

对于老年人而言，养神宜静，养形宜动。曹庭栋所著《老老恒言》十分重视养静的重要性，认为"养静为摄生首务"，主张静养安寐、静养心神、起居养静。老年人与其他群体相较而言，有着较为丰富的生活阅历与积淀，对待事物的认知也相对客观，但亦有不少老年人进入老年期后认知会有所偏差，反而争强好胜或恃老骄纵，甚至性情也有所变化。因此，老年人应当保持内心的宁静平和，修养德行，寡欲清心，面对生活中的任何事情都应冷静、客观地去处理，保持稳定的心态和达观的处世态度，顺其自然，切勿患得患失、耗费心神。正如尤乘所言："应以自然，任其自去，忿愤恐惧，好乐忧患，皆得其正。"

老年人生活中的静养，并非绝对的静，不能久卧、久坐，要适当运动。《景岳全书·传忠录·治形论》云："人之所有者唯吾，吾之所有者唯形……其形既败，其命可知。"《寿世传真》云："户枢不蠹，流水不腐。人之形体，亦犹是也，故延年却病，以按摩导引为先。"提出机体应该像流水一样不停地运动才可使气血长流，神旺体健。

（三）医药扶持，重视护理

老年人精血耗竭，神气浮弱，百疾易攻，宿疾时发，无论是治疗用药，还是保健用药，都不同于中青年人。一般而言，老年人用药应遵循以下原则：宜多进补少用泻；药宜平和，药量宜小；培元固本，兼顾五脏；辨体质论补，调整阴阳；掌握时令季节变化规律用药，定期观察；药食并举，因势利导；不可乱投汤药，妄行针灸。如此方能收到延缓衰老、防治老年病的目的。

《养老奉亲书》中指出老年人"精血耗竭，神气浮弱，返同小儿，全假将护，以助衰晚"，强调老年人调养护理的重要性。该书中指出老年人"栖息之室，必常洁雅。夏则虚敞，冬则温密"。除此之外，还论及老年人被褥应柔软，枕以低长为宜，坐椅应低矮，使老年人容易坐起，左右设有围栏，前置茶几等。另外，还应对老年人进行一定的心理护理，引导老年人接触新事物，适应社会环境的变化。

第二节　老年期养生保健内容

一、情志养生保健

《礼记·中庸》曰："大德必得其寿。"意在说明道德对于精神与健康的影响。《黄帝内经太素》所说"修身为德，则阴阳气和"，亦体现了道德修养可以影响脏腑阴阳。明代王文禄于《医先》中提及："养德、养生一也，无二术也。"可见修德为老年养生首务。中医养生文化植根于传统文化并深受熏陶，重视德对于人的精神思想和健康的影响。修德养神作为延年益寿的重要方法，历来受到养生家的重视，拥有高尚的道德情操、正确的价值观念是老年期情志养生的根本。

《素问·上古天真论》提倡人要保持恬惔虚无的心境，注意内守精神，减少欲望，心思纯正，对生活常有满足感，做到"志闲而少欲"；保持心神安宁，不要为外物所惊扰，做到"心安而不惧"。人至老年，处世宜知足常乐、豁达宽宏、谦让和善，从容冷静地处理各种矛盾，从而保持家庭和睦、社会关系的协调，明理智，存敬戒，生活知足无嗜欲，做到人老心不老，退休不怠情，热爱生活，保持自信，勤于用脑，树立乐观主义精神和战胜疾病的信心，有益于身心健康。

同时，老年人应回避各种不良环境、精神因素的刺激。《寿亲养老新书·戒忌保护》提出："凡丧葬凶祸不可令吊，疾病危困不可令惊，悲哀忧愁不可令人预报……暗昧之室不可令孤,凶祸远报不可令知,轻薄婢使不可令亲。"即遇到丧事追悼等,尽量不要让老年人哀思凭吊;遇到疾病困苦,尽量不要让老年人受到惊吓;有哀愁悲愤之事,尽量不要让老年人知晓;不要让老年人独处等。旨在不让老年人的情绪有剧烈的波动。这些都是古代养生家的经验之谈,值得借鉴。因此,老年人应根据自己的性格和情趣,主动设法怡情悦志,如澄心静坐、益友清谈、临池观鱼等,使生活自得其乐,有利康寿。

二、饮食养生保健

《寿亲养老新书·饮食调治》指出:"高年之人,真气耗竭,五脏衰弱,全仰饮食以资气血。"故老年养生当审慎调摄饮食,以求祛病延年。反之"若生冷无节,饥饱失宜,调停无度,动成疾患",则损体减寿。老年人的饮食应该营养丰富、口味清淡、易于消化,适合老年期生理特点。

1. 食宜多样 年高之人,精气渐衰,应该摄食多样饮食,使谷、果、畜、菜适当搭配,做到营养丰富全面,以补益精气延缓衰老。老年人不要偏食,不要过分限制或过量食用某些食品,又应适当补充一些机体缺乏的营养物质,使老年人获得均衡的营养。

例如,老年人由于生理功能减退,容易发生钙代谢的负平衡,出现骨质疏松症及脱钙现象,极易造成骨折。同时,老年人胃酸分泌相对减少,也会影响钙的吸收和利用。故在饮食中选用含钙高的食品,适当多补充钙质,对老年人具有特殊意义。乳类及乳制品、大豆及豆制品是较好的钙来源食物,像芹菜、山楂、香菜等含钙量也较高。

针对老年人肾气亏虚、脾胃功能减退的特点,可经常食用莲子、山药、藕粉、菱角、核桃、黑豆等补脾肾益康寿之食品,或辅食药膳进行食疗,如扁豆山药粥、莲子芡实粥、牛髓膏子等。

2. 食宜清淡 老年人的脾胃虚衰,受纳运化力薄,其饮食宜清淡,多吃鱼、瘦肉、豆类食品和新鲜蔬菜水果,不宜吃浓浊、肥腻或过咸的食品。要限制动物脂肪,宜食植物油。现代营养学提出老年人的饮食应是"三多三少",即蛋白质多,维生素多,纤维素多;糖类少,脂肪少,盐少,符合"清淡"这一原则。

3. 食宜温热熟软 老年人阳气日衰,而脾胃又喜暖恶冷,故宜食用温热之品护持脾胃,勿食或少食生冷,以免损伤脾胃,但亦不宜温热过甚,以"热不炙唇,冷不振齿"为宜。老人脾胃虚弱,加上牙齿松动脱落,咀嚼困难,故宜食用软食,忌食黏硬不易消化之品。明代医家李梴于《医学入门·本草分类》中提倡老人食粥,曰:"盖晨起食粥,推陈致新、利膈养胃,生津液,令人一日清爽,所补不小。"粥不仅容易消化,且益胃生津,对老年人的脾胃尤为适宜。

4. 食宜少缓 老年人宜谨记"食饮有节",不宜过饱。《寿亲养老新书·饮食调治》强调:"尊年之人,不可顿饱,但频频与食,使脾胃易化,谷气长存。"主张老年人少量多餐,既保证营养供足,又不伤肠胃。进食不可过急过快,宜细嚼慢咽,这不仅有助于饮食的消化吸收,还可避免吞咽呛咳的发生。老年人如果脾胃功能不佳,可每日食4~5顿,每顿5~6分饱,以帮助脾胃运化。至于每餐具体的时间,可根据老年人及其家人的生活规律进行安排,逐步固定下来。

三、起居养生保健

老年人的气血不足，护持肌表的卫气常虚，易致外感，当规律调摄生活起居。《寿亲养老新书·宴处起居》指出："凡行住坐卧，宴处起居，皆须巧立制度。"老年人的生活，既不要安排得十分紧张，又不要毫无规律。老年人应慎衣着，适寒暖，要根据季节气候的变化而随时增减衣衫。要注意胸、背、腿、腰及双脚的保暖。起居作息要符合老年人的生理特点和生活习惯，这是老年期养生的重要内容。

良好的睡眠是老年期养生的重要内容。《老老恒言·昼卧》篇言明："寝过节则惑乱"，指出老年人"居常无所事""老年闲寂"的生活状态，老年人这种生活状态的改变，再加上白天容易疲惫，因此常常过度睡眠，节律紊乱，导致睡眠障碍的发生，表现为老年人睡眠时间少、入睡慢和过早醒，伴有小便频、身体酸痛等。老年人睡眠养生，应当从生活中细小的、简单的、容易操作的事情做起。如睡眠环境、睡姿、睡眠用具、睡眠习惯、睡眠之前的准备等。老年人的居住环境以安静清洁、空气流通、阳光充足、湿度适宜、生活方便的地方为好。老年人睡眠时间的安排不必勉强，一定按照四时有所分别，有"当自省其宜"的观点，即按照自身的情况去调整合适的习惯，老年人午后容易疲倦，午后休息之时，应当或寐或醒，任其自然，欲起即起，不须留恋。老年人应避免夜间饱食，夜眠须减少言语，建议每天在相同的时间入睡，则容易形成固定的睡眠规律，有助于入睡。

老年人的肾气逐渐衰退，房事频度应随增龄而递减。年高体弱者要断欲独卧，避忌房事。体质刚强有性要求者，不要强忍，但应适可而止。《泰定养生主论·论衰老》认为："人年五十者，精力将衰，大法当二十日一次施泄。六十者，当闭固勿泄也。"这与孙思邈的老年节欲观相似。

老年人机体功能逐渐减退，较易疲劳，尤当注意劳逸适度。要尽可能做些力所能及的体力劳动或脑力劳动，但要量力而行，做到"行不疾步，耳不极听，目不久视，坐不至久，卧不久疲"(《抱朴子·内篇·极言》)，切勿过度疲倦，以免过劳致病。《保生要录·调肢体》指出："养生者，形要小劳，无至大疲。"说明了劳逸适度对老年保健的重要性。

另外，老年人还应保持良好的卫生习惯，面宜常洗，发宜常梳，早晚漱口。临睡前，宜用热水洗泡双足。要定时排便，经常保持大小便通畅，及时排除导致二便障碍的因素，防止因二便失常而诱发疾病。

四、运动养生保健

老年人锻炼保健，要注意选择适合于自身的锻炼方法和运动量。年老之人，精气虚衰，气血运行迟缓，故又多瘀多滞，积极的体育锻炼可以促进气血运行，舒筋活络，延缓衰老，并可产生一种良性心理刺激，使人精神焕发，对消除孤独垂暮、忧郁多疑、烦躁易怒等情绪有积极作用。

老年人运动锻炼应遵循因人制宜、适时适量、循序渐进、持之以恒的原则。参加锻炼前，要请医生进行全面检查，了解身体健康状况及有无重大疾病。在医生的指导下，选择恰当的运动项目，掌握好活动强度、速度和时间。一般来讲，老年人的运动量宜小不宜大、动作宜缓慢而有节律。老年人切忌在恶劣气候环境中锻炼，以免带来不良后果。如盛夏季节，不要在烈日下锻炼，以防中暑或发生脑血管意外；冬季冰天雪地，天冷路滑，外出锻炼，要注意防寒保暖，防止跌倒。雾霾、大风、大雨天气，不宜外出运动。

老年人锻炼还要注意掌握自我监护知识。运动时，要根据主观感觉、心率及体重变化来判断运动量是否合适，酌情调整。必要时可暂时停止锻炼，不要勉强。锻炼3个月以后，应进行自我健康小结，总结睡眠、二便、食欲、心率、心律正常与否。一旦发现异常，应及时就诊，调整运动方案。适合老年人的运动项目如下。

1. 散步　步行是最简单、安全的运动，可促进体内新陈代谢，调整神经系统功能，缓解血管痉挛状态，使血管平滑肌放松。此外，步行能使全身肌肉关节得到活动。体质较差或尚无锻炼习惯的老年人可以从速度慢的散步开始，循序渐进，逐渐增加。

2. 慢跑　慢跑锻炼活动，对心肺锻炼作用大，而且速度可随人掌握，因此是老年人锻炼的好项目，但是要量力而行，防止膝、踝关节损伤，或因过量运动诱发疾病。

3. 导引健身　通过导引功法锻炼，可以疏通经络、疏通气血、增强体质、预防疾病。在心理上，可以通过锻炼开发智力、陶冶情操、保持乐观的情绪，培养坚强的意志，提高心理的承受能力。在社会上，可以通过集体练功，加强交流，建立良好的人际关系，提高社会适应能力。例如，"五禽戏"方法简便，行之有效，是世界医学史上第一套系统的保健体操，开创了运动健身之先河。五禽戏对老年人健康的作用有调神养性、强身防病等作用。太极拳是中华民族古代养生保健宝贵经验的结晶，是宝贵的文化遗产，它是一种柔和、缓慢、轻灵的拳术，能调节人体的阴阳平衡，调畅气血，舒展筋骨，培养正气，使人体的功能发挥正常，以达到内外调和，预防疾病，抵抗外邪和延年益寿的目的。

适合老年人的运动项目还有广场舞、八段锦、游泳、乒乓球、羽毛球、老年体操等。锻炼时要量力而行，力戒争胜好强，避免情绪过于紧张或激动。运动次数每天一般宜1～2次，时间以早晨日出后为宜，晚上可安排在饭后1.5小时以后。

◎ 小　结

　　人体进入老年以后，以五脏为核心的脏腑功能日渐亏虚，使老年人阴阳气血衰少，抗邪能力低下，因而，在生理心理上出现种种衰老的征象。老年人特殊的生理和心理特点，决定了其适应环境变化及自我调控能力低下，易于发病而难于康复。因此，老年人的养生保健需要从顺应自然，四时摄养；动静结合，形神兼养；医药扶持，重视护理等几个方面，做到防治老年病，延缓衰老，延年益寿。老年期养生保健的具体方法包括调摄情志，食饮有节，起居有常，和于术数等，需要老年人根据自身具体情况，选择有针对性的便于操作的养生保健方案。

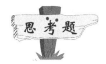

1. 老年人的心理特点有哪些？
2. 老年人饮食养生的要点是什么？
3. 老年人形体锻炼有哪些注意事项？

第二十五章 女性养生保健

女性作为社会的半边天，生儿育女的重担，家庭、社会的双重压力，使她们付出的心血更多。为了孕育新生命，女性要经历月经、妊娠、分娩、哺乳等特殊的生理过程，这个过程是神圣而无法代替的，同时也给女性的身体带来很多伤害。女性身体健康是下一代健康的基本保障，关系着社会的卫生保健水平。妇女养生保健工作是我国卫生事业的一个重要组成部分。如何正确认识、调理、呵护女性的身体，不仅仅是爱惜女性的需要，也是对家庭和社会负责。女性的健康不仅影响自身寿命，还关系到子孙后代的体质和智力发展。做好女性的养生保健，对于社会可持续发展有重要意义。

第一节 女性养生保健特点

一、生理心理特点

（一）生理特点

人体脏腑经络气血的活动，男女基本相同。但由于女性的特殊解剖结构，产生了以月经、带下、妊娠、产育和哺乳为代表的生殖生理特征而导致其脏腑经络气血活动的某些方面与男子有所不同。正如《备急千金要方·妇人方》中说："妇人之别有方者，以其胎妊生产崩伤之异故也。"

女性一生，从出生到衰老，不同时期有不同的生理特点。《素问·上古天真论》论述女性生长发育周期："女子七岁，肾气盛，齿更发长；二七而天癸至，任脉通，太冲脉盛，月事以时下，故有子；三七，肾气平均，故真牙生而长极；四七，筋骨坚，发长极，身体盛壮；五七，阳明脉衰，面始焦，发始堕；六七，三阳脉衰于上，面皆焦，发始白；七七，任脉虚，太冲脉衰少，天癸竭，地道不通，故形坏而无子也。"从上述可以看出，女子先从阳明开始衰老，阳明为后天之本、气血生化之源。阳明衰，必先导致气血生化不足，气血亏虚，而见面焦发堕。经带胎产是女子特有的生理特点，而经带胎产必以血液为其根本。《灵枢·五音五味》曰："今妇人之生，有余于气，不足于血，以其数脱血也。"即认为由于月经的影响，女子气有余而血液处于不足的状态，所以女性养生首先必须重视阳明气血的调护，以血为养生的根本。在晚年阶段，女子主要是由于血液亏虚所导致的任脉虚，太冲脉少。

现代医学根据女性卵巢功能的演变过程，将其分为 7 个时期，每个时期各有不同的形体、生理变化。

1. 胎儿期　从卵子受精到出生，共计 266 天。

2. 新生儿期　出生后 4 周内称为新生儿期。胎儿在母体内生长过程中受到母体内雌激素的影响，出生时，子宫、卵巢、乳房都有不同程度的发育，故少数女婴出生后乳房胀大、白带多、阴道少量流血，这都属于正常现象，不久即可自然消失。

3. 儿童期　从出生第 2 个月至 12 岁左右，身体发育快，但生殖器官发育不明显，为幼稚型。

4. 青春期　指 12～18 岁，即从开始来月经至生殖器发育成熟的阶段。在此期间，女孩身体和生殖器发育较快。表现出女性特有的体态。青春期生理变化很大，女孩常表现为思想、情绪不稳定，应加强心理保健工作。

5. 性成熟期（生育期、育龄期）　从 18 岁开始，持续 30 年，又称为生育年龄。此期，月经正常，卵巢周期性排卵且分泌雌、孕激素，生殖器、乳房乃至全身都有不同程度的周期变化。此期间也正处于人生的青、中年期，学习、工作、家务都比较繁重，应加强卫生保健。

6. 围绝经期　指 45～52 岁，是卵巢功能逐渐衰退、生殖器官开始萎缩的时期。

7. 老年期　为卵巢功能衰退、生殖器萎缩的时期。

（二）心理特点

《备急千金要方·妇人方》说："女人嗜欲多于丈夫，感病倍于男子，加以慈恋、爱憎、嫉妒、忧恚，染著坚牢，情不自抑，所以为病根深，疗之难瘥。"

女性情感丰富，较为细腻敏感，加之现代社会女性作为社会的半边天，承受着来自家庭和社会的双重压力，最易受七情所伤。如受到突然、强烈或较为持久的精神刺激，则发生较大的情绪反应而导致七情太过，脏腑功能紊乱、气血失常而伤及冲任，以致发生妇科疾病。其中以怒、思、恐对女性的影响最大。张仲景《金匮要略·妇人杂病脉证并治》指出："妇人之病，因虚、积冷、结气。"把"结气"列为妇科疾病的重要病因。《傅青主女科》有"郁结血崩""多怒堕胎""大怒小产""气逆难产""郁结乳汁不通""嫉妒不孕"等记载。

女性在日常工作、学习、生活中应注意避免过度情绪刺激，注意和调七情，保持乐观、积极的心态。

二、养生保健特点

女性的养生保健除了注意一般的养生保健外，根据其生理特点，需注重其月经期、妊娠期、产褥期、哺乳期及围绝经期等特殊时期的养生保健。

（一）女性以"血"为根本

中医学认为组成人体的基本物质有精、气、血、津液。女性是阴柔之体，以"血"为根本。历代中医关于女性机体的经典言论即"女子主血"，也就是说女性的养生以养血为主。

血是人体各种生理活动能够正常运行的最基本的物质基础。眼睛由于血的滋养而能够看清世界，手足由于血的供应而能够拿取东西和行走，乌黑的头发、聪明的头脑等一切生理活动和组织器官都离不开血的营养作用。对于女性而言，因有经、带、胎、产、乳等生理现象，血容易消耗而不足。所以女子血病多见，血虚引起的疾病尤其多。除了女性的身体特征离不开血液之外，女性的心理也会影响到血液的健康。因为，从女性心理特征来看，女性性格一般多偏于内向，多愁善感，感情细腻。女性容易被情绪所伤，产生气机郁滞，气滞又可影响血行。由于女性的经、带、胎、产、乳等生理特点都以血为用，因此，如果女性不注意维护血液健康，那么就会产生气血不足、气血不畅，从而引发月经失调、痛经、乳腺增生等各种疾病。

（二）女性以调"肝"为重

从生理上讲，肝藏血，主疏泄。"女子以血为本"。血的运行与调节离不开气机的调畅，而气机的调畅离不开肝的疏泄。妇女经、带、胎、产、乳的生理过程都与肝的生理功能密切相关。如果肝的藏血、疏泄功能失调，就会产生月经失调、带下病、不孕、胎动不安、产后乳汁不畅等病证。临床上治疗这些病症，往往从治肝入手。冲为血海，任主胞胎，冲任二脉的生理功能同样与妇女的经、带、胎、产密切相关。在女性的一生中，最重要的是青春期和围绝经期，前者是生长发育的重要转折期，后者是由中年向老年过渡的重要时期。以上两个生理过程除了与肾相关外，与肝的生理功能也密切相关。在这两个时期中，女性心理方面的变动也比较大，这也与肝的藏血、疏泄功能有关。女性由于生理、家庭、工作、社会各方面的原因，情绪波动较大，容易因心情不舒畅而抑郁少欢或烦恼多思，日积月累容易影响肝的生理功能，所以很多亚健康状态和疾病都与中医学所说的"肝气郁结"有关。中医学认为肝脏是一个多气少血的器官，所以一旦心情不愉快，就容易造成气的流行不畅，出现胸闷、胁胀、腹部胀满，甚至产生乳腺增生、乳房纤维瘤、甲状腺瘤、月经不调及消化道疾病。所以对女性来说，调养肝脏尤为重要。

第二节　女性养生保健内容

一、月经期养生保健

（一）月经期生理特点

月经是女性特有的生理现象，表现为周期性子宫出血。月经的产生，是女性生殖功能成熟的标志，是脏腑、天癸、气血、经络相互协调，肾-天癸-冲任-胞宫生殖轴功能正常的表现。

正常月经周期一般为 21～35 天，平均 28 天。经期一般为 3～7 天。经量一般为 20～60ml，经色暗红，不稀不稠，无血块，无臭味。月经期间一般无特殊症状，部分女性可出现可耐受的下腹部、腰骶部、乳房不适或情绪不稳定，经后可自然缓解。

（二）月经期养生保健要点

1. 寒温得当　经期女性血室正开，阴户失于闭藏，易受外邪侵袭。且经期血海空虚，气血外泄，机体卫外功能下降，更导致经期不耐外邪。血得温则行，遇寒则凝，遇热则妄行。经期要注意寒温得当，需根据天气变化适时增减衣物，调节室内温度，防止过寒过热。尤其注意子宫保暖。同时避免高温环境作业、冒雨涉水、冷水洗浴、坐卧湿地、水中作业等，以防六淫邪气侵犯。

2. 调和情志　经血以下流为顺，以适量为常。经血的运行和经量的把控，离不开气的推动和固摄作用。女性在行经之时，由于激素水平下降，常出现不同程度的情绪变化，如心烦易怒，闷闷不乐，抑郁忧伤等。若不注意调和情志，保持心情愉快，七情一旦过度则伤气机。轻则加重经期不适，重则月经失调，甚至引发生殖功能障碍。

3. 饮食有节　《女科经纶》曰："血者，水谷之精气也，和调五脏，洒陈六腑，在男子则化为精，在女子则上为乳汁，下为血海。"充足的水谷之精是正常月经的前提。经期应多吃寒温适宜，易消化且益气养血之品，避免寒凉、辛辣的食品。同时可根据月经的具体情况，在辨证辨体的基础上进行针对性的饮食。如经血量多属实热者，宜用清热降火、凉血止血之品，如莲藕、生地黄、芦笋等。阴血不足者可食用大枣、桂圆、栗子、核桃、葡萄干等。同时可多食用鸡、鸭、鱼肉类，乳类，蛋类等血肉有情之品以益气养血。

4. 起居有常　经期女性不宜久卧。谨防久卧伤气而影响经血下行。不可坐卧湿地，坐卧不可当风。经期必须保持内外阴清洁。注意内裤及卫生巾勤换。可淋浴，不可盆浴，不可游泳。严禁房事和内外阴检查。如因诊断必须做相关检查者，务必严格消毒。

5. 劳逸适度　经期女性由于阴血外泄，气随血脱，较平日更不耐受疲劳。故经期应多休息，不可劳心劳力太过。要避免过度紧张疲劳、过度用脑，进行剧烈运动及重体力劳动。但也不可过于安逸。过逸则影响气血正常运行，可致气血壅滞而发痛经、崩漏等病证。

二、妊娠期养生保健

（一）正常妊娠生理特点

妊娠是从受孕开始，直至胎儿及其附属物从母体内娩出的过程，是胚胎和胎儿在母体内生长发育的过程。女性受孕后身体会发生一系列的生理变化。

1. 停经　月经正常的性成熟期女性，有正常的无避孕的性生活，月经停止来潮通常是妊娠的第一征兆。

2. 早孕反应　部分孕妇会出现早孕反应，如晨起恶心呕吐、厌食择食、头晕乏力等，一般不影响正常工作、学习、生活。

3. 妊娠脉象　妊娠妇女脉象多见滑疾流利，尺脉按之不绝。

4. 乳房变化　妊娠后乳房常会增大发胀，乳头乳晕着色。

5. 子宫增大　妊娠 6 周即可扪及子宫增大、变软。通常妊娠 12 周以后即可在小腹部扪及子宫。

6. 腹部膨隆　妊娠 4～5 个月，小腹逐渐膨隆。

7. 胎动胎心　一般妊娠 5 个月左右即可用听诊器在孕妇腹部听见胎心音，孕妇可自觉胎动。

8. 胎位胎体 中、晚期妊娠可通过腹部视诊及产科四步触诊判断胎方位、胎先露部。此外，孕妇还可出现带下增多、尿频、便秘、面部色斑、妊娠纹等生理性变化。

（二）妊娠期养生保健要点

《万氏妇人科·胎前章》说："妇人受胎之后，所当戒者，曰房事，曰饮食，曰七情，曰起居，曰禁忌，曰医药。须预先调养，不可少犯，以致伤胎难产，且子多疾，悔之无及。"

1. 调情志，戒恼怒 孕后经血不泄，聚于冲任胞宫以养胎。冲脉气盛，上逆犯胃而致恶心呕吐、厌食择食，极易引发不良情绪。同时腹中胎体渐大，易致气机不畅。孕期保健首重调畅情志，条达气机。《竹林女科证治·安胎》强调："恼怒则痞塞不顺，肝气上冲则呕吐、衄血、脾肺受伤。肝气下注则血崩带下，滑胎小产。"故七情中尤其注意戒恼怒。

2. 怡心神，施胎教 《竹林女科证治·安胎》提出："不较是非，则气不伤矣。不争得失，则神不劳矣。心无嫉妒，则血自充矣。情无淫荡，则精自足矣。安闲宁静，即是胎教。"女性妊娠之后心神安宁，目不视恶色，耳不听恶声，口不出恶言，多接触美好事物，多与腹中胎儿互动聊天，可促进胎儿身心发育。即如《妇人大全良方·胎教门》曰："自妊娠之后，则须行坐端严，性情和悦，常处静室，多听美言，令人讲读诗书，陈礼说乐。耳不闻非言，目不观恶事，如此则生男女福寿敦厚，忠孝贤明。"

3. 戒房事，小勤劳 古代医家认为保胎以绝欲为第一要策，妊娠期应清心寡欲、独宿颐养。尤其是前3个月与后3个月必须谨戒房事。前3个月胎尚不稳，发生房事易致流产、胎停，后3个月发生房事触动欲火，可能引起强烈宫缩而致生产提前发动，引发早产。

妇人孕后应注意劳逸适度。适量运动使气血调和，百脉流畅，有利于胎儿的生长发育。孕晚期坚持运动有利于正常分娩。不可过劳，过劳则易耗气伤血而伤胎。亦不可过逸，久坐久卧，气血凝滞，不利于胎儿生长发育，且可能导致胎位不正，甚至难产。

4. 避外邪，慎寒温 妊娠之时，气血下聚以养胎，正气暂虚，易受外邪侵袭。故孕期要顺应四时气候之变化，及时增减衣物。但由于孕妇阳亢而偏热，衣物不可过厚，否则易汗出当风而病。同时孕早期需尤其注意避免感染时邪，避免电磁辐射，避免接触有害物质，否则可能影响胎儿生长发育，甚至导致胎元不固，发生胎漏、胎动不安、堕胎、小产。

5. 节饮食，慎用药 妊娠之后需要更多的营养以供胎儿生长发育之需，因此，妊娠期间要特别重视饮食的调摄。饮食宜营养丰富，易于消化，品类多样。可多食蛋白质含量较高的蛋类、肉类、豆类及含大量维生素、纤维素的蔬菜水果等。孕早期一般会有不同程度的妊娠反应，此时不可强迫进食，可少量多餐，给予清淡、易消化且富有营养的食物。可适量选食理气安胃之橄榄、柑橘、枇杷、生姜、萝卜，以及消食导滞和胃之山楂等。呕吐剧烈者，易伤津耗气，宜多饮水，并食用番茄、蜂蜜、莲藕等以滋润生津，食用山药、香菇等以益气健脾。

饮食应有所节制，过量饮食可致多种妊娠疾病，如妊娠高血压、妊娠糖尿病等，有碍胎产。《竹林女科证治·安胎》云："胎之肥瘦，气通于母，恣食厚味，多致胎肥难产，故孕妇调摄饮食，宜淡薄不宜肥厚，宜清虚不宜重浊，宜和平不宜寒热。"同时孕妇应保持良好的饮食节律和饮食习惯，不可暴饮暴食，不可过食生冷刺激、肥甘厚味，同时注意戒烟限酒。

妊娠期间，凡峻下、滑利、祛瘀、破血、耗气、散气及一切有毒之品应禁用或慎用，以避免药物对孕妇和胎儿产生不良影响。如果病情需要，可适当选用，但务必掌握剂量，控制用药时间，"衰其大半而止"。

6. 讲卫生，宽服饰　孕妇应讲卫生，勤洗澡，勤换衣裤。尤其是由于激素水平升高，孕妇往往带下较多，应时刻保持内裤清洁，否则易发生阴道炎、宫颈炎，甚至盆腔炎性疾病等病证。衣着应柔软宽大，忌束缚过紧，以免影响胎儿发育。

此外，孕期应定期进行产前检查，随时了解孕妇及胎儿情况，若出现异常情况，应及时处理，以确保孕妇健康及胎儿正常发育。

三、产褥期养生保健

分娩结束后，产妇的全身脏腑、气血、胞宫恢复至正常未孕状态的时间称为产褥期，一般需要6～8周。

（一）产褥期生理特点

由于分娩时的产创与出血，且体力消耗较大，产后气血较虚。因此产褥期可出现畏寒肢冷、微热自汗等"虚"象，同时分娩后子宫收缩而小腹阵痛、排出恶露，出现"瘀"候，故产褥期的生理特点是"多虚多瘀"。产褥期养生保健有助于产妇身体恢复，保障婴儿正常哺乳。如不注意产褥期养生保健，易发生多种产后疾病。

（二）产褥期养生保健要点

1. 新产静养，劳逸适度　《竹林女科证治·保产》曰："产后五七日内强力下床，伤动血气，致使风邪乘虚入之。"分娩产伤，耗气伤血，产后宜静养。不可过早操劳负重。特别是产后24小时内必须卧床休息，以缓解分娩时的疲劳及恢复盆底肌肉的张力。

产后多瘀，卧床休息时需经常变换卧位。一般顺产可在产后24小时后起床活动，进行适量的轻微运动。畅通气血，不仅有利于恶露的排出和子宫的恢复，也可以令二便通畅，避免产后二便不通等病。

2. 调适寒暑，避受风寒　《张氏医通·产后》指出："一禁卧，二禁酒，三禁浴，四禁寒……新产骤虚，最忌着寒，寒则血气凝滞，诸变冗生，每至饮食不化，腹痛作泻，祸患莫测。"

《圣济总录·产后统论》云："凡产妇一月之内，寝卧常须覆衣被，纵值暑月，亦不得露身体，尤避风冷阴湿之气。"产后气血俱虚，腠理疏松，营卫不固，易受外邪侵袭。所以，产褥期必须注意保暖，避受风寒。《胎产心法·产后禁忌论》云："凡产逢暑月，切不可当风睡卧，最忌贪凉用扇，及洗足澡浴，虽盛暑不可用冷水洗手足。"即产褥期不宜当风而卧，亦不可过于贪凉、凉水洗浴，以免感冒。需注意的是，不可为避风寒而衣着过厚或高温密室，应以产妇感到舒适为宜。

3. 新产清补，忌食生冷　产时体力消耗较大，气血骤虚，可通过饮食补益以加强营养。但不可过于滋腻，以防加重脾胃负担。应以清补为主，可多食味道清淡、富含营养，又容易消化的食物，如牛奶、小米粥、菜粥、鸡汤、鱼汤、蛋羹、牛奶煮麦片、牛奶煮木瓜等。由于产后多虚多瘀，产后食补以滋补不碍胃、补虚不留瘀为原则。忌食生冷食物，易伤脾阳而致恶露不下或乳汁不通，也不宜吃辛燥动血之物，以防恶露过多且大便难解。产妇饮食宜少量多餐，每日可进餐 4～5 次，不可过饥过饱。

4. 调畅情志，预防抑郁　产妇分娩时耗气伤血，导致心之气血不足而神不安。且突然转换成母亲的角色，一时无法适应，易烦躁抑郁。同时由于需担负更多的责任，容易感到焦虑不安、惊悸恐惧。因此，产妇分娩前要调试好心态，分娩后要及时做好母亲的角色转换，对产后的身体状况和照料孩子的困难有充分的思想准备。家人对产妇应耐心安慰，细致照顾，帮助产后适应新生活，从而使其心情舒畅，精神愉悦，避免发生产后抑郁、产后焦虑等心理疾病。

5. 注意清洁，忌早入房　产后恶露排出且汗出较多，易感邪毒而致病，故应保持清洁。随着现代社会女性身体素质的提高和居住条件的改善，目前认为，正常分娩的产妇产后 2～5 天即可淋浴，水温 35～37℃为佳，温水淋浴有助于促进气血运行，减少瘀滞。产后 4 周内不能盆浴，以防邪毒内侵而导致产后感染。要特别注意外阴清洁，每天宜用温开水洗涤外阴，及时更换会阴垫及内衣裤。有分娩创伤者，应使用消毒敷料或药液熏洗。

《备急千金要方·妇人方》指出："凡产后满百日乃可合会，不尔，至死虚羸，百病滋长，慎之。凡妇人皆患风气，脐下虚冷，莫不由此早行房故也。"《胎产心法·产后禁忌论》有言："若未满百日交合，则虚羸百疾从此而生，必患脐下虚冷，手足腰腿酸痛等证，名曰蓐劳，最难治疗。"产后气血皆虚且恶露未尽，瘀血内阻，不可行房事。房事应待百日之后，子宫恢复后方可进行，同时注意采取可靠的避孕措施。

四、哺乳期养生保健

（一）哺乳期生理特点

产妇产后即有少量乳汁分泌，正常分娩后 30 分钟即可开始哺乳。让新生儿吮吸乳头，于产妇可促进泌乳，有利于子宫复旧及体形恢复，减少产后出血，于婴儿可增强抗病能力，促进胎粪排出。同时可尽早建立母子感情。《景岳全书·妇人规》说："妇人乳汁，乃冲任气血所化。"母乳为气血所化生。产后饮食正常，脾胃健旺，精血津液充足，则能化生足够乳汁。若产妇体质虚弱、气血不足、营养不良、情绪不佳均会影响泌乳与哺乳。注重哺乳期养生保健不仅有助于提高乳汁质量，提高婴儿抵抗力，而且有利于产妇的身体恢复。一般哺乳期以 6～10 个月为宜。

需注意的是产妇在哺乳期大多月经停闭。但此时产妇排卵功能正常，发生性生活时应注意避孕。产妇停止哺乳后务必用药物回乳，避免乳汁继续分泌而发生妇科相关疾病。

（二）哺乳期养生保健要点

1. 注意乳房卫生　顺产后半小时即可开始哺乳。初次哺乳前要洗净乳头并涂抹植物油，使乳头的积垢及痂皮变软，然后用肥皂和清水洗净。开始哺乳时，可能出现蒸乳反应，乳汁排出不畅且伴有乳房胀痛，可频繁哺乳，双侧交替哺乳，每次哺乳尽量将乳汁排空；

也可用陈皮煎水或热水、葱汤局部热敷，或沿乳腺用手由乳周向乳头方向按摩，以疏通乳络；也可辨证内服下乳涌泉散等促其通乳。

每次哺乳前，乳母都要用温水洗手和乳头，哺乳后也要保持乳头清洁，如仍有余乳，可用手或吸奶器将乳汁挤出、吸空，以促进乳汁分泌，并防止乳汁淤积。已经有乳房胀痛症状的产妇要注意及时排空乳房。乳汁分泌充足的乳母要减少催乳类饮食的摄入，以防乳痈的发生。若出现乳头皲裂或乳痈，应及时医治。

2. 科学合理饮食　《类证治裁·乳症论治》曰："乳汁为气血所化，而源出于胃，实水谷精华也。"《妇人大全良方·产后门》强调："凡妇人乳汁或行或不行者，皆由气血虚弱，经络不调所致也。"乳汁化源于水谷精微，乳母饮食应注意科学、全面、营养均衡，粗细搭配。乳汁不足时可多食花生猪蹄汤、黄芪当归猪蹄汤、王不留行通草猪蹄汤、鱼汤、鸡汤、鲫鱼豆腐汤等营养丰富且有助于催乳的汤水。但不可过补，过补不仅可能造成乳汁壅塞，而且容易导致乳母肥胖，不利于乳母身心健康。忌食辛辣、寒凉之品，以及浓茶、咖啡等刺激性较大的食物。哺乳期对于钙的需求量很大，所以哺乳期务必记得补钙。

3. 谨慎服用药物　哺乳期生病在所难免，但选择药物时注意药物是否会影响乳汁分泌，是否会影响乳汁营养，长期服用是否会影响婴儿身体健康。因此乳母生病时切不可随意服药，应遵医嘱服药。例如，服麦芽可导致回乳，服大黄可使婴儿泄泻。因此，哺乳期应谨慎服用药物。

4. 重视情绪调节　乳母情绪的变化对乳汁的分泌有很大的影响。生气、抑郁等不良情绪会通过下丘脑而影响垂体功能，从而导致泌乳素分泌减少，继而出现乳汁突然减少，甚至全无。所以乳母应时刻注意自身情绪调节，不必过多关注乳汁分泌的多少，只要坚持正确的母乳喂养，保证足够的吸吮次数，一般都能满足婴儿营养。当然，乳母的情绪调节离不开家人的关心和悉心照料。

五、围绝经期养生保健

围绝经期是指女性因激素水平波动或激素水平下降而出现月经紊乱、血管舒缩功能不稳定、自主神经功能失调及精神症状等一系列躯体及精神心理症状的时期，一般为出现上述症状始，至绝经后 1 年左右。围绝经期一般为 45～55 岁。围绝经期是女性的必经生理阶段，符合自然规律。大部分女性可平稳渡过这个时期，但少部分女性症状比较明显，甚至影响其生活质量和身心健康。因此围绝经期的养生保健显得尤其重要。

（一）围绝经期生理特点

《素问·上古天真论》曰："七七任脉虚，太冲脉衰少，天癸竭，地道不通，故形坏而无子也。"围绝经期天癸竭，肾气虚衰，冲任亏虚而月经紊乱，直至绝经。肾阴不足，肾水不能上济于心而心神不安，出现心悸、头晕、失眠。水不涵木，肝失所养，出现肢体麻木、手足拘挛。肝失疏泄，气机郁滞而郁郁寡欢、焦躁易怒。肾阳不足，不能温运脾土而见脾肾阳虚，出现纳呆腹胀，倦怠无力，腰膝酸软。总体而言，围绝经期以肾虚为本，肾阴阳平衡失调，影响心、肝、脾等脏腑功能，从而出现一系列症状。

（二）围绝经期养生保健要点

1. 情绪稳定乐观 由于对于围绝经期相关知识的不了解，很多女性进入围绝经期后过于紧张、害怕，导致主观上更加放大各种不适。要正确认识围绝经期是女性不可逾越的生理阶段，之所以产生各种不适是由于肾气虚衰、冲任亏虚所致。应解除思想顾虑，消除紧张、焦虑，甚至恐惧情绪。同时通过培养兴趣爱好，增加社会交往等方式怡情养性，转移注意力，从而保持情绪乐观稳定，平稳渡过围绝经期。

2. 注重饮食调养 围绝经期女性有肾阴阳两虚、脾肾阳虚、心肾不交、肝肾不足等生理特点，故更应该通过合理的膳食搭配补充所需要的各类营养素，以防营养不良。由于脾阳不足，应少食油腻及生冷刺激的食物，如咖啡、浓茶、辣椒、胡椒等。注意戒烟限酒。多吃豆类、鱼禽类、蛋类以补充蛋白质，缓解骨质疏松等症状。多吃薯类、粗粮、蔬菜水果以补充维生素，保持大便通畅。但应注意围绝经期女性由于代谢减慢而容易体重增加、脂肪堆积、血液流速减慢而胆固醇含量增高、血管硬化，因此要少吃或不吃动物内脏和其他含胆固醇较高的食物，同时注意控制进食糖类和脂肪。平时不要吃得过饱。

3. 适量体育活动 围绝经期女性应保证充足的休息和睡眠。但不可过分贪睡。只要身体状况允许，就应坚持正常工作，同时还应进行适度运动。如传统的导引术八段锦、易筋经、太极拳等，还有当下流行的慢跑、跳绳、瑜伽、广场舞等。适量的体育运动不仅可以锻炼筋骨四肢，而且可以使内在的精神、脏腑、气血得到锻炼，从而调节气血运行，改善睡眠，避免体重过度增加，同时身心愉悦。

4. 定期进行体检 围绝经期是女性生殖器肿瘤和乳腺癌的好发年龄。有的肿瘤可能不会出现明显临床症状，应每隔半年至 1 年做一次体检，以及时发现器质性病变。若出现经断复来或白带明显增多、白带夹有血丝或反复少腹部疼痛、触及少腹部包块或乳房胀痛明显、触及乳房包块等要及时就医，以免贻误或加重病情。

小 结

　　女性的健康不仅影响自身寿命，还关系到子孙后代的体质和智力发展。做好女性的养生保健，对于社会可持续发展有重要意义。

　　由于女性的特殊解剖结构，产生了以月经、带下、妊娠、产育和哺乳为代表的生殖生理特征，女子"以血为本"。同时女性感情丰富，心思细腻，气血多易耗损，又承受着来自家庭和社会的双重压力，最易受七情所伤。女性的养生保健除了注意一般的养生保健外，需结合其必要的检查结果及在月经期、妊娠期、产褥期、哺乳期、围绝经期等特殊时期的生理特点进行针对性养生保健，同时时刻注意和调七情、顾护冲任。

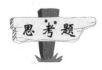
思考题

1. 为什么男女养生保健要点不尽相同？
2. 女性养生保健具体原则是什么？
3. 女性在月经期需要注意哪些养生保健要点？
4. 女性在月经期、妊娠期、产褥期、哺乳期和围绝经期的饮食养生有何不同？

主要参考书目

陈直撰，邹铉编次，2021. 寿亲养老新书[M]. 蒋力生，叶明花点评. 北京：中国医药科技出版社.

邓铁涛，2018. 中医养生史[M]. 南宁：广西科学技术出版社.

蒋力生，2013. 大国医这样养生[M]. 北京：北京科学技术出版社.

蒋力生，马烈光，2017. 中医养生保健研究[M]. 北京：人民卫生出版社.

蒋力生，王平，2021. 中医养生文献学[M]. 北京：中国中医药出版社.

蒋力生，叶明花，2016. 道家养生精要[M]. 南昌：江西科学技术出版社.

蒋力生，叶明花，章德林，2019. 常用养生古法选编[M]. 南昌：江西科学技术出版社.

马烈光，蒋力生，2016. 中医养生学[M]. 北京：中国中医药出版社.

孙思邈，1982. 备急千金要方[M]. 北京：人民卫生出版社.

佚名，2012. 黄帝内经素问[M]. 北京：人民卫生出版社.

佚名，2012. 灵枢经[M]. 北京：人民卫生出版社.